Risonanza magnetica cardiaca

Francesco De Cobelli • Luigi Natale
(*a cura di*)

Risonanza magnetica cardiaca

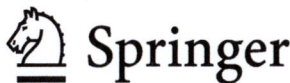

a cura di

Francesco De Cobelli
Dipartimento di Radiologia
IRCCS Ospedale San Raffaele
Università Vita-Salute San Raffaele
Milano

Luigi Natale
Istituto di Radiologia
Dipartimento di Bioimmagini e Scienze Radiologiche
Università Cattolica del Sacro Cuore
Roma

ISBN 978-88-470-1693-4   ISBN 978-88-470-1694-1 (eBook)

DOI 10.1007/978-88-470-1694-1

© Springer-Verlag Italia 2010

Quest'opera è protetta dalla legge sul diritto d'autore, e la sua riproduzione è ammessa solo ed esclusivamente nei limiti stabiliti dalla stessa. Le fotocopie per uso personale possono essere effettuate nei limiti del 15% di ciascun volume dietro pagamento alla SIAE del compenso previsto dall'art. 68, commi 4 e 5, della legge 22 aprile 1941 n. 633. Le riproduzioni per uso non personale e/o oltre il limite del 15% potranno avvenire solo a seguito di specifica autorizzazione rilasciata da AIDRO, Corso di Porta Romana n. 108, Milano 20122, e-mail segreteria@aidro.org e sito web www.aidro.org.
Tutti i diritti, in particolare quelli relativi alla traduzione, alla ristampa, all'utilizzo di illustrazioni e tabelle, alla citazione orale, alla trasmissione radiofonica o televisiva, alla registrazione su microfilm o in database, o alla riproduzione in qualsiasi altra forma (stampata o elettronica) rimangono riservati anche nel caso di utilizzo parziale. La violazione delle norme comporta le sanzioni previste dalla legge.

L'utilizzo in questa pubblicazione di denominazioni generiche, nomi commerciali, marchi registrati, ecc. anche se non specificatamente identificati, non implica che tali denominazioni o marchi non siano protetti dalle relative leggi e regolamenti.

Responsabilità legale per i prodotti: l'editore non può garantire l'esattezza delle indicazioni sui dosaggi e l'impiego dei prodotti menzionati nella presente opera. Il lettore dovrà di volta in volta verificarne l'esattezza consultando la bibliografia di pertinenza.

Layout copertina: Ikona S.r.l., Milano
Impaginazione: Ikona S.r.l., Milano
Stampa: Arti Grafiche Nidasio, Assago (Mi)

Springer-Verlag Italia S.r.l., Via Decembrio 28, I-20137 Milano
Springer fa parte di Springer Science+Business Media (www.springer.com)

Indice

Introduzione 1
Lorenzo Bonomo, Alessandro Del Maschio

1 **Requisiti hardware e software: preparazione del paziente** 3
Emanuele Grassedonio, Massimo Galia, Giuseppe Lo Re, Ludovico La Grutta, Giuseppe La Tona, Massimo Midiri

2 **Anatomia cardiaca e piani di studio** 19
Andrea Romagnoli, Massimiliano Sperandio, Carmelo Cicciò, Giovanni Simonetti

3 **Le sequenze a sangue nero** 31
Agostino Meduri, Luigi Natale, Lorenzo Bonomo

4 **Studio funzionale: sequenze cine e *velocity-encoded*** 39
Antonio Esposito, Francesco De Cobelli, Silvia Ravelli, Alessandro Del Maschio

5 **Studio con mezzo di contrasto: perfusione e *delayed enhancement*** 53
Luca Salvolini, Pietro Renda, Valeria De Biasio, Andrea Giovagnoni

6 **Come strutturare un esame RM completo** 65
Agostino Meduri, Luigi Natale, Lorenzo Bonomo

7 **Studio dell'ischemia miocardica** 81
Luigi Natale, Antonio Bernardini, Lorenzo Bonomo

8 **Studio post-infarto acuto e cronico** 91
Luigi Natale, Agostino Meduri, Lorenzo Bonomo

9 **Coronaro-RM** 103
Francesco Secchi, Antonello Giardino, Francesco Sardanelli

10 Cardiomiopatie 121
   Francesco De Cobelli, Elena Belloni, Antonio Esposito,
   Alessandro Del Maschio

**11 Aritmie ventricolari e displasia aritmogena
   del ventricolo destro** 133
   Rossella Fattori, Luigi Lovato, Vincenzo Russo, Katia Buttazzi

12 I tumori del cuore 141
   Luigi Lovato, Vincenzo Russo, Katia Buttazzi, Rossella Fattori

13 Malattie infiammatorie del miocardio 157
   Francesco De Cobelli, Antonio Esposito, Renata Mellone,
   Alessandro Del Maschio

14 Malattie del pericardio 165
   Marco Francone, Francesca Antonella Calabrese, Ilaria Iacucci,
   Matteo Mangia

15 Valvulopatie 177
   Guido Ligabue, Federica Fiocchi

16 Cardiopatie congenite 189
   Mauro Oddone, Daniela Tani, Francesca Rizzo

17 Spettroscopia RM 203
   Gianluca Perseghin, Francesco De Cobelli

**18 Indicazioni cliniche alla RMC e criteri
   di appropriatezza** 211
   Giancarlo Casolo, Jacopo Del Meglio, Carlo Tessa

   Indice analitico 217

Elenco degli Autori

Elena Belloni Dipartimento di Radiologia, IRCCS Ospedale San Raffaele, Università Vita-Salute San Raffaele, Milano

Antonio Bernardini Servizio di Radiologia, Ospedale G. Mazzini, Teramo

Lorenzo Bonomo Istituto di Radiologia - Dipartimento di Bioimmagini e Scienze Radiologiche, Università Cattolica del Sacro Cuore, Roma

Katia Buttazzi Dipartimento Cardio-Toraco-Vascolare, U.S. di Radiologia Cardiovascolare, Policlinico Universitario S. Orsola, Bologna

Francesca Antonella Calabrese Dipartimento di Scienze Radiologiche, Università "Sapienza" di Roma, Roma

Giancarlo Casolo U.O.C. di Cardiologia, Ospedale Versilia, Lido di Camaiore (LU)

Carmelo Cicciò U.O.C. di Diagnostica per Immagini e Radiologia Interventistica, Policlinico Tor Vergata, II Università di Roma, Roma

Valeria De Biasio Dipartimento di Radiologia, Policlinico Abano Terme, Padova

Francesco De Cobelli Dipartimento di Radiologia, IRCCS Ospedale San Raffaele, Università Vita-Salute San Raffaele, Milano

Alessandro Del Maschio Dipartimento di Radiologia, IRCCS Ospedale San Raffaele, Università Vita-Salute San Raffaele, Milano

Jacopo Del Meglio U.O.C. di Cardiologia, Ospedale Versilia, Lido di Camaiore (LU)

Antonio Esposito Dipartimento di Radiologia, IRCCS Ospedale San Raffaele, Università Vita-Salute San Raffaele, Milano

Rossella Fattori Dipartimento Cardio-Toraco-Vascolare, U.S. di Radiologia Cardiovascolare, Policlinico Universitario S. Orsola, Bologna

Federica Fiocchi Servizio di Radiologia I, Dipartimento Integrato dei Servizi Diagnostici e per Immagini, Università di Modena e Reggio Emilia, A.O.U. Policlinico di Modena, Modena

Marco Francone Dipartimento di Scienze Radiologiche, Università "Sapienza"di Roma, Roma

Massimo Galia Dipartimento di Biotecnologie Mediche e Medicina Legale, Sezione di Scienze Radiologiche, A.O.U. Policlinico "Paolo Giaccone", Palermo

Antonello Giardino Università degli Studi di Milano, Dipartimento di Scienze Medico-Chirurgiche, IRCCS Policlinico San Donato, Servizio di Radiologia, San Donato Milanese (MI)

Andrea Giovagnoni Dipartimento di Scienze Cliniche Specialistiche e Odontostomatologiche, Sezione di Scienze Radiologiche, Università Politecnica Marche - Ospedali Riuniti, Ancona

Emanuele Grassedonio Dipartimento di Biotecnologie Mediche e Medicina Legale, Sezione di Scienze Radiologiche, A.O.U. Policlinico "Paolo Giaccone", Palermo

Ilaria Iacucci Dipartimento di Scienze Radiologiche, Università "Sapienza"di Roma, Roma

Ludovico La Grutta Dipartimento di Biotecnologie Mediche e Medicina Legale, Sezione di Scienze Radiologiche, A.O.U. Policlinico "Paolo Giaccone", Palermo

Giuseppe La Tona Dipartimento di Biotecnologie Mediche e Medicina Legale, Sezione di Scienze Radiologiche, A.O.U. Policlinico "Paolo Giaccone", Palermo

Guido Ligabue Servizio di Radiologia I, Dipartimento Integrato dei Servizi Diagnostici e per Immagini, Università di Modena e Reggio Emilia, A.O.U. Policlinico di Modena, Modena

Giuseppe Lo Re Dipartimento di Biotecnologie Mediche e Medicina Legale, Sezione di Scienze Radiologiche, A.O.U. Policlinico "Paolo Giaccone", Palermo

Luigi Lovato Dipartimento Cardio-Toraco-Vascolare, U.S. di Radiologia Cardiovascolare, Policlinico Universitario S. Orsola, Bologna

Matteo Mangia Dipartimento di Scienze Radiologiche, Università "Sapienza"di Roma, Roma

Agostino Meduri Istituto di Radiologia - Dipartimento di Bioimmagini e Scienze Radiologiche, Università Cattolica del Sacro Cuore, Roma

Renata Mellone Dipartimento di Radiologia, IRCCS Ospedale San Raffaele, Università Vita-Salute San Raffaele, Milano

Massimo Midiri Dipartimento di Biotecnologie Mediche e Medicina Legale, Sezione di Scienze Radiologiche, A.O.U. Policlinico "Paolo Giaccone", Palermo

Luigi Natale Istituto di Radiologia - Dipartimento di Bioimmagini e Scienze Radiologiche, Università Cattolica del Sacro Cuore, Roma

Mauro Oddone Centro Diagnostico Biomedical, Diagnostica per Immagini, Genova

Gianluca Perseghin Dipartimento di Scienze dello Sport, Nutrizione e Salute, Università degli Studi di Milano e Divisione di Scienze Metaboliche e Cardiovascolari, IRCCS Ospedale San Raffaele, Milano

Silvia Ravelli Dipartimento di Radiologia, IRCCS Ospedale San Raffaele, Università Vita-Salute San Raffaele, Milano

Pietro Renda Dipartimento di Radiologia, Policlinico Abano Terme, Padova

Francesca Rizzo IRCCS Giannina Gaslini, U.O. di Pediatria II e Radiologia, Genova

Andrea Romagnoli U.O.C. di Diagnostica per Immagini e Radiologia Interventistica, Policlinico Tor Vergata, II Università di Roma, Roma

Vincenzo Russo Dipartimento Cardio-Toraco-Vascolare, U.S. di Radiologia Cardiovascolare, Policlinico Universitario S. Orsola, Bologna

Luca Salvolini Dipartimento di Scienze Cliniche Specialistiche e Odontostomatologiche, Sezione di Scienze Radiologiche, Università Politecnica Marche - Ospedali Riuniti, Ancona

Francesco Sardanelli Università degli Studi di Milano, Dipartimento di Scienze Medico-Chirurgiche, IRCCS Policlinico San Donato, Servizio di Radiologia, San Donato Milanese (MI)

Francesco Secchi Università degli Studi di Milano, Dipartimento di Scienze Medico-Chirurgiche, IRCCS Policlinico San Donato, Servizio di Radiologia, San Donato Milanese (MI)

Giovanni Simonetti U.O.C. di Diagnostica per Immagini e Radiologia Interventistica, Policlinico Tor Vergata, II Università di Roma, Roma

Massimiliano Sperandio U.O.C. di Diagnostica per Immagini e Radiologia Interventistica, Policlinico Tor Vergata, II Università di Roma, Roma

Daniela Tani IRCCS Giannina Gaslini, U.O. di Pediatria II e Radiologia, Genova

Carlo Tessa U.O. di Radiodiagnostica, Ospedale Versilia, Lido di Camaiore (LU)

Introduzione

Lorenzo Bonomo, Alessandro Del Maschio

La risonanza magnetica è una tecnica affidabile e matura per pressoché tutti gli organi e gli apparati del corpo umano. Il cuore ha rappresentato per anni l'organo più difficile da visualizzare con tecniche radiologiche quali la risonanza magnetica e la tomografia computerizzata ed è stato sempre studiato prevalentemente con tecniche di imaging quali l'ecocardiografia, la scintigrafia miocardica e la coronarografia, dove estremamente ridotto è stato ed è il ruolo del medico radiologo.

Le prime immagini di risonanza magnetica del cuore sono state ottenute all'inizio degli anni '80 e oggi, a quasi 30 anni di distanza, molti radiologi non sono ancora del tutto a conoscenza degli eccezionali progressi fatti dall'imaging e dalla tecnologia in questo settore; lo sviluppo, infatti, di magneti più potenti con gradienti più rapidi e performanti, con bobine e sequenze dedicate hanno reso possibile oggi la valutazione completa del cuore dando la possibilità di studiare in modo estremamente preciso ed affidabile la morfologia, la funzione e la fisiopatologia del cuore rendendo quindi possibile la diagnosi di molte entità patologiche cardiache.

L'obiettivo di questo libro, è stato quello di colmare un vuoto presente nella letteratura radiologica italiana: la mancanza di un libro di risonanza magnetica dedicato interamente al cuore e scritto dai maggiori esperti cardioradiologi italiani.

Ci sentiamo, quindi, di inviare un apprezzamento agli Autori, che con entusiasmo e con piene competenze tecniche e cliniche, crediamo siano riusciti a dare risposte alle molte domande riguardanti la patologia cardiaca e al come affrontarla nel modo migliore con la risonanza magnetica. Questo libro infatti potrà aiutare il lettore non solo nell'esecuzione e nell'interpretazione delle indagini di cardio-RM ma anche nel capire quanto la risonanza magnetica possa oggi risultare decisiva nella diagnosi se opportunamente integrata con le altre tecniche cardiologiche.

L. Bonomo (✉)
Istituto di Radiologia - Dipartimento di Bioimmagini e Scienze Radiologiche, Università Cattolica del Sacro Cuore, Roma

Requisiti hardware e software: preparazione del paziente

Emanuele Grassedonio, Massimo Galia, Giuseppe Lo Re, Ludovico La Grutta, Giuseppe La Tona, Massimo Midiri

L'utilizzo della risonanza magnetica (RM) in applicazioni cardiovascolari è maturata con lo sviluppo dei sistemi hardware delle attuali macchine RM: velocissimi tempi di attivazione e disattivazione dei gradienti (*slew-rate*), bobine di radiofrequenza con altissima sensibilità, elevate ampiezze di gradiente, ecc. Lo sviluppo hardware, unito a quello di nuove tecniche per il controllo del movimento e degli artefatti dovuti al flusso, consente oggi di ottenere con un solo esame di risonanza magnetica cardiaca (RMC) la valutazione della morfologia del cuore, della sua funzione, della perfusione, della vitalità miocardica, dei flussi ed infine dell'anatomia coronarica [1, 2]. Grazie al rapido e continuo sviluppo tecnologico avuto negli ultimi anni, la RM si è introdotta con forza ed autorevolezza nella quasi totalità dei percorsi diagnostici della cardiologia clinica. Ad oggi, la difficoltà maggiore nel delinearne le indicazioni nell'iter diagnostico risiede in un numero di evidenze di costo-efficacia significativamente inferiore rispetto a metodiche tradizionali (quali, ad esempio, l'ecocardiogramma).

1.1 Strumentazione hardware

Un tomografo di RM ad uso clinico è generalmente costituito dalle seguenti parti [3]:
- un magnete che genera il campo magnetico statico (B0) indispensabile per l'allineamento dei protoni all'asse del campo stesso;
- un trasmettitore d'impulsi RF, costituito da una bobina che genera impulsi RF al fine di perturbare l'allineamento dei protoni a B0;
- un ricevitore di segnali RF, costituito da una bobina ricevente l'energia rimandata dai protoni sotto forma di segnale RM;
- tre bobine per la generazione dei gradienti di campo magnetico, che modificano l'omogeneità del campo B0 in modo da rendere spazialmente riconoscibile ogni punto;
- un sistema computerizzato per l'amplificazione, la digitalizzazione e l'elaborazione dei segnali RM, indispensabili per il componimento dell'immagine finale.

Nella Figura 1.1 è riportato lo schema di tale sistema.

1.2 Requisiti hardware

1.2.1 Il magnete

Il magnete è l'elemento principale di un tomografo di RM: esso ha il compito di generare un campo magnetico statico (B0) indispensabile all'allineamento dei protoni all'asse del campo stesso. L'intensità del campo magnetico si misura in Tesla (1 Tesla è pari a 10.000 Gauss).

Esistono in commercio tomografi di RM che utilizzano diversi tipi di magnete (permanente, resistivo, superconduttivo), ma quello utilizzato per lo studio cardiaco, grazie agli ottimi livelli d'intensità, omogeneità e stabilità temporale del campo magnetico statico è il magnete superconduttivo. I principali vantaggi di questo tipo di magnete consistono nella possibilità di raggiungere campi magnetici elevati (>1,5T), nell'elevata stabilità temporale del campo e nella possibilità di avere un campo omogeneo anche su grandi volumi, così da poter acquisire con campi di vista elevati.

Il magnete superconduttivo si basa sul principio per

M. Midiri (✉)
Dipartimento di Biotecnologie Mediche e Medicina Legale,
Sezione di Scienze Radiologiche,
A.O.U. Policlinico "Paolo Giaccone", Palermo

F. De Cobelli, L. Natale (a cura di), *Risonanza magnetica cardiaca.*
© Springer-Verlag Italia 2010

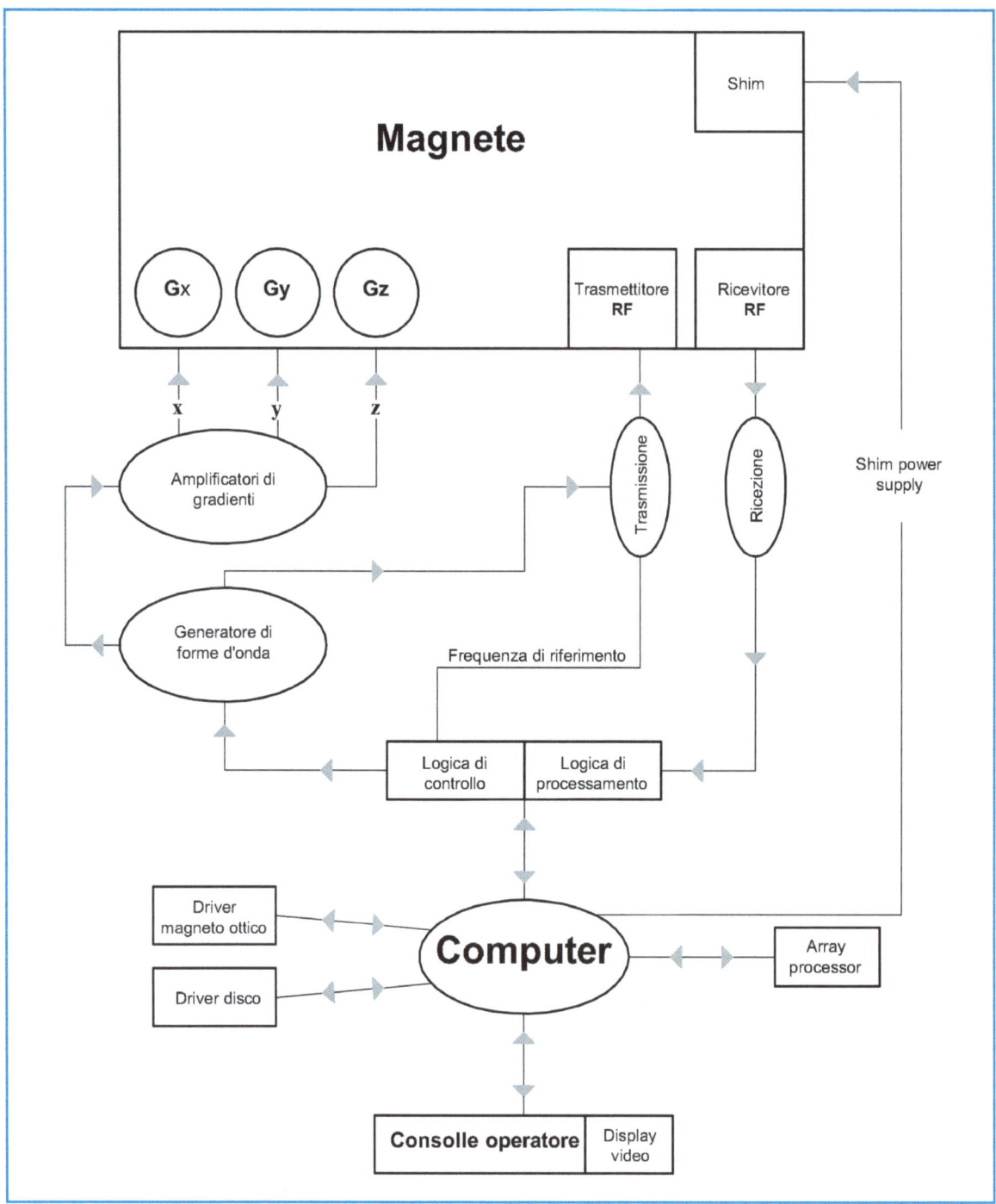

Fig. 1.1 Rappresentazione schematica di un sistema RM

cui in alcuni materiali, detti appunto superconduttori, in particolari condizioni di temperatura (prossima allo zero assoluto) la corrente elettrica può passare con una resistenza praticamente nulla. In tal modo la corrente che attraversa le spire del superconduttore genera un campo magnetico di altissima intensità, indefinitamente, fino a che le condizioni della temperatura prossima allo zero sono mantenute.

Il rovescio della medaglia per questo tipo di magneti consiste negli elevati costi di acquisto e di gestione: per la creazione dell'ambiente freddo nel quale alloggia il materiale superconduttore si utilizzano infatti dei criogeni (come elio ed azoto) piuttosto costosi. Tali liquidi sono periodicamente reintegrati nella camera del superconduttore in modo da garantire una temperatura costante (-269 °C).

1.2.2 Omogeneità di campo magnetico

Una delle caratteristiche peculiari di un campo magnetico utilizzato per la RMC consiste nella sua omogeneità. Una bassa omogeneità di campo causa la formazione d'immagini di scarsa qualità perché i protoni del campione in esame, non trovandosi alla stessa intensità di campo magnetico, non risentono tutti dell'impulso RF, che agisce invece selettivamente sui protoni che compiono la precessione alla frequenza di risonanza stabilità [4]. L'omogeneità di campo magnetico si misura in parti per milione (ppm); caratteristica fondamentale del magnete è appunto avere disomogeneità piuttosto contenuta, di poche ppm. Le apparecchiature di RM sono dotate di sistemi, detti *shim*, che controllano l'omogeneità del campo magnetico statico; questi si dividono in passivi ed attivi. Lo *shimming* passivo è realizzato in fase di costruzione del magnete e corregge le disomogeneità del campo dovute alla presenza delle strutture metalliche utilizzate per la realizzazione del magnete stesso. Lo *shimming* attivo è invece un sistema di correzione delle disomogeneità del campo che sfrutta bobine poste internamente all'apparecchio (bobine di *shimming*) (Fig. 1.1) al fine di correggere con estrema precisione le disomogeneità nel volume centrale al magnete.

1.2.3 Gradienti di campo

Sono bobine che sono accese e spente frequentemente con lo scopo di generare campi magnetici variabili nel tempo e nello spazio. Le bobine dei gradienti sono poste esternamente al magnete. Grazie all'opportuna attivazione e disattivazione dei gradienti, infatti, si ottengono le tre codifiche spaziali (selezione della fetta, codifica di fase e codifica di frequenza) al fine di rendere riconoscibile la posizione di ogni punto del campione, caratterizzandolo con una propria intensità di campo magnetico. I gradienti in un tomografo di RM sono tre, ognuno orientato secondo una delle tre direzioni dello spazio (x, y, z, di cui z solitamente si definisce parallela a B0), tanto da rendere possibile la selezione di sezioni assiali, sagittali e coronali. Inoltre, dalla combinazione dei gradienti tra loro, è possibile effettuare scansioni secondo qualsiasi altro piano nello spazio, oltre ai tre piani ortogonali.

Nella valutazione dell'efficienza di un gradiente i parametri importanti da considerare sono l'ampiezza massima (misurata in Tesla su metro, T/m), il tempo necessario per raggiungere il picco d'ampiezza (misurato in millisecondi) e la velocità con cui il gradiente raggiunge il valore massimo d'ampiezza (detto *slew-rate* e misurato in T/m/sec). Nelle attuali macchine RM utilizzate in cardiologia, con tomografi aventi un B0 di 1,5T, i gradienti di campo hanno ampiezza da 10 a 40 mT/m, tempo al picco di 150-256 msec e *slew-rate* di 70-150 T/m/sec [4].

1.2.4 Sincronismo con ECG

Per acquisire immagini cardiache, oltre a dover utilizzare sequenze che richiedono tempi di acquisizione brevi, occorre che in tali tempi l'organo in esame sia fermo il più possibile, altrimenti nell'immagine saranno presenti i cosiddetti artefatti da movimento (*motion artifacts*). Un moto nella direzione del gradiente di lettura crea un annebbiamento (*blurring*) nell'immagine finale, mentre se il movimento è lungo la direzione del gradiente di fase, si hanno dei contorni ripetuti (*ghosting*). Un metodo per ridurre simili artefatti consiste nell'assicurare che ogni impulso RF della sequenza venga effettuato sempre allo stesso istante del ciclo cardiaco. Per ottenere ciò è necessario sincronizzare l'acquisizione con l'elettrocardiogramma. Tale sincronismo è effettuato tra l'onda R e l'impulso RF per l'acquisizione del segnale di risonanza. Poiché il tracciato ECG può essere degradato dall'effetto magneto-idrodinamico, quasi tutti i sistemi impiegano un approccio vettorcardiografico mediante il quale si ottiene un *triggering* ECG più robusto. Esso si basa sull'orientamento tridimensionale del complesso QRS e dell'onda T dell'ECG, nonché delle varie componenti di distorsione del segnale ECG. Conseguentemente il solo QRS è in grado di triggerare l'acquisizione RM.

Esistono due tipologie di gating cardiaco, il *gating* prospettico ed il *gating* retrospettivo [5]. Con il primo (Fig. 1.2) l'acquisizione delle immagini parte immediatamente dopo il complesso QRS e termina con il completamento di circa l'80% del ciclo cardiaco. In tal modo i dati

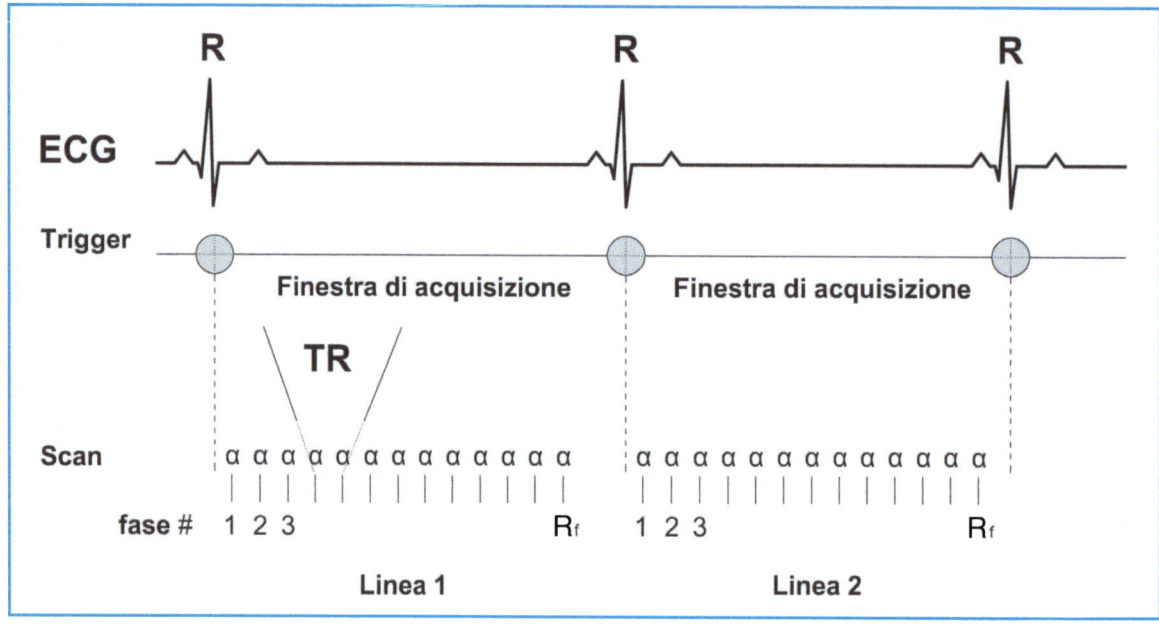

Fig. 1.2 Diagramma del *gating* prospettico

sono acquisiti ad un predefinito ritardo (*delay time*) dall'onda R, che funziona da *trigger*. Ad ogni *trigger delay* si acquisiscono una o più linee di codifica di fase sino al riempimento completo del K-spazio. Con il *gating* retrospettivo [6-8] i dati sono acquisiti in continuazione durante il ciclo cardiaco, consentendo così una registrazione simultanea dell'ECG e del *timing* degli impulsi di RF. Il *timing* di ogni impulso di RF è retrospettivamente associato alla traccia ECG. La cine-RM (SSFP e PC) è il metodo ideale per lo studio della funzione diastolica, poiché consente di ottenere dati anche alla fine del ciclo cardiaco.

1.2.5 Controllo del respiro

Il respiro costituisce un'altra fonte di artefatti. Anche il sincronismo con il respiro può aiutare a ridurre questi artefatti, ma dato che il respiro ha un ciclo della durata di diversi secondi, ciò comporta un notevole allungamento dei tempi di acquisizione.

I metodi di compenso del movimento respiratorio rientrano in due categorie principali: le tecniche a respiro trattenuto e quelle a respiro libero. I metodi a respiro trattenuto sono comunque impegnativi per il paziente per cui vengono di solito impiegati in pazienti collaboranti e motivati. Nella pratica clinica, invece, molti pazienti possono non riuscire a trattenere il respiro sufficientemente a lungo e questo porta ad ottenere respiri disuguali responsabili di errori durante la registrazione delle slices con immagini scarsamente diagnostiche.

Una valida scelta, che potrebbe essere utilizzata per ridurre i tempi di acquisizione, è rappresentata dall'acquisizione in apnea per almeno la metà del tempo di scansione, il tempo cioè in cui si stanno acquisendo le linee centrali del K-spazio. Le linee centrali, infatti, corrispondono alle frequenze spaziali più basse; poiché l'informazione principale dell'immagine è prevalentemente nelle basse frequenze, è bene che gli artefatti da movimento siano minimi in questa fase di acquisizione.

È comprensibile, quindi, che la qualità dell'immagine cardiaca aumenta se questa è acquisita con il sincronismo con l'ECG ed il trattenimento del respiro da parte del paziente per tutta la durata dell'acquisizione. A volte, a seconda delle immagini richieste e delle sequenze utilizzate, possono essere necessarie ripetute apnee: durante ciascuna di esse ci sarà un certo numero di fasi del ciclo cardiaco in cui l'acquisizione dei dati può essere segmentata. Questo metodo sarà efficiente se durante ciascuna apnea il torace sarà ogni volta nella stessa posizione. Questo può essere assicurato utilizzando la tecnica Navigator-Echo (Fig. 1.3). Un opportuno impulso RF è applicato durante l'attivazione dei gradienti di selezione della fetta (Gz) e di fase (Gy). Ciò comporta un riempimento del K-spazio a spirale.

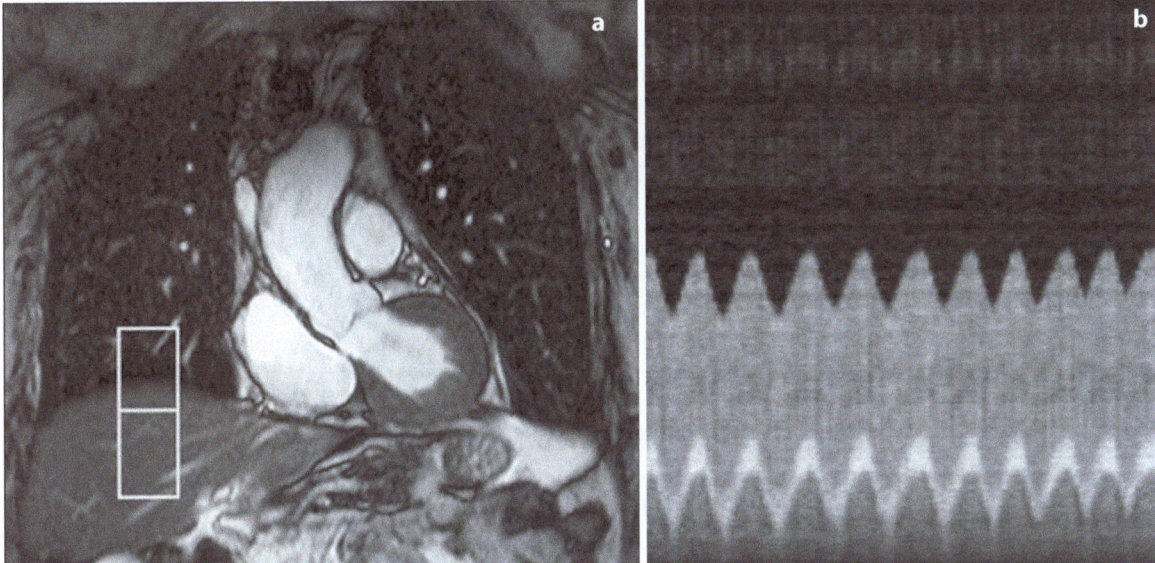

Fig. 1.3 a Tracker (navigatore) per il controllo cranio-caudale della posizione dell'emidiaframma destro. **b** Monitoraggio dell'escursione cranio-caudale dell'emidiaframma destro. Una volta definiti i limiti spaziali entro i quali si vuole procedere con l'acquisizione, il sistema seleziona in maniera automatica la posizione a livello della quale acquisire il segnale (in genere si predilige l'espirazione)

Tale sequenza eccita selettivamente una stretta colonna di spin lungo la direzione del gradiente di lettura.

Il gradiente di lettura permette l'acquisizione di un eco dalla colonna di spin e la trasformata di Fourier di questo segnale eco è una proiezione monodimensionale lungo la colonna. La colonna da acquisire viene localizzata opportunamente, così da intersecare il diaframma in prossimità del bordo polmoni-fegato. Mediante un algoritmo di riconoscimento dei contorni (*edge detection*) è così possibile determinare più volte nel tempo la posizione di tale bordo; in questo modo la posizione del diaframma può essere valutata ad ogni apnea, prima di acquisire la serie d'immagini.

1.3 Requisiti software

1.3.1 Sequenze Spin-Echo veloci

Per lo studio del cuore non dovrebbero essere utilizzate sequenze Spin-Echo (SE) standard a causa di tempi di acquisizione elevati, dell'ordine di qualche minuto. Questo allungamento dei tempi è dovuto, inoltre, al fatto che la sincronizzazione cardiaca implica che ogni riga della matrice secondo la codifica di fase sia acquisita dopo un prefissato ritardo dal QRS, determinando TR e quindi tempi di acquisizione molto lunghi [9, 10]. Sono state pertanto messe a punto diverse strategie al fine di ottenere immagini in SE con tempi di acquisizione molto brevi.

Tali nuove metodologie fanno parte della grande famiglia delle sequenze in Fast Spin-Echo (FSE), o single shot (HASTE o SSFSE).

Le sequenze FSE presentano dopo l'impulso α a 90° numerosi impulsi a 180° (treno di echi). Con tale tecnica ogni eco è soggetto a un differente gradiente di codifica di fase, quindi ad una diversa riga del K-spazio.

Se, ad esempio, si deve ottenere un'immagine con matrice 256, si devono acquisire 256 echi; questi possono essere assicurati con 256 TR, come avviene nelle sequenze SE tradizionali, oppure possono essere ottenuti 10 per volta, 20 per volta, 30 per volta con una sequenza FSE.

Il numero di echi che sono acquisiti contemporaneamente determina la lunghezza del treno di echi (ETL) o fattore turbo (TF) [11].

1.3.2 Sequenze Gradient-Echo

Per lo studio del cuore viene utilizzata un'altra tipologia di sequenze, le sequenze Gradient-Echo (GE), che hanno la caratteristica di essere più rapide delle SE perché intrinsecamente hanno bisogno di TR più corti e, quindi, consentono una più agevole sincronizzazione cardiaca [12, 13]. Questa soluzione, però, può portare alla saturazione del segnale e quindi alla riduzione dell'ampiezza del segnale acquisito. Per ovviare a questo inconveniente, le acquisizioni in GE sono effettuate fissando *flip angle* (FA) molto bassi. Oggi le sequenze che utilizzarono per prima tale strategia, ovvero le TGE o FLASH [12], non sono più impiegate per la contrattilità cardiaca, ma unicamente per lo studio della perfusione. L'acquisizione di segnali con FA molto bassi fa sì che il TR possa essere molto breve, anche inferiore al tempo T1 del tessuto che si sta acquisendo (T1 del muscolo cardiaco pari a 800 msec). Le sequenze GE utilizzate per il cuore sono di tipo segmentato; in esse il K-spazio non è riempito da echi completamente identici, ma lievemente diversi ottenuti in fasi non perfettamente omologhe del ciclo cardiaco: ciò consente di ottenere un fattore che moltiplica la velocità di acquisizione in modo simile a quello delle sequenze FSE. Le sequenze GE segmentate permettono la rapida acquisizione in successione di più fasi cardiache all'interno di un limitato numero di cicli cardiaci (intervalli RR). In questo modo si ottiene un'immagine della sezione del cuore con ritardi diversi rispetto al QRS del tracciato ECG [14, 15]. Così facendo si acquisiscono delle immagini in cine che permettono di valutare sia qualitativamente che quantitativamente la contrattilità miocardica.

Al fine di ottenere immagini in GE senza artefatti occorre che la magnetizzazione trasversale, sul piano perpendicolare a B0, sia completamente nulla alla fine dell'intervallo TR, cosicché, al momento del successivo impulso RF, sia presente solo la componente longitudinale (parallela a B0) della magnetizzazione. In questo modo, l'ampiezza del segnale che otteniamo dipende solo dal rilassamento longitudinale durante il TR, ignorando i possibili effetti dovuti alla magnetizzazione trasversale rimanente alla fine dell'intervallo TR. Un metodo per il trattamento della componente trasversale

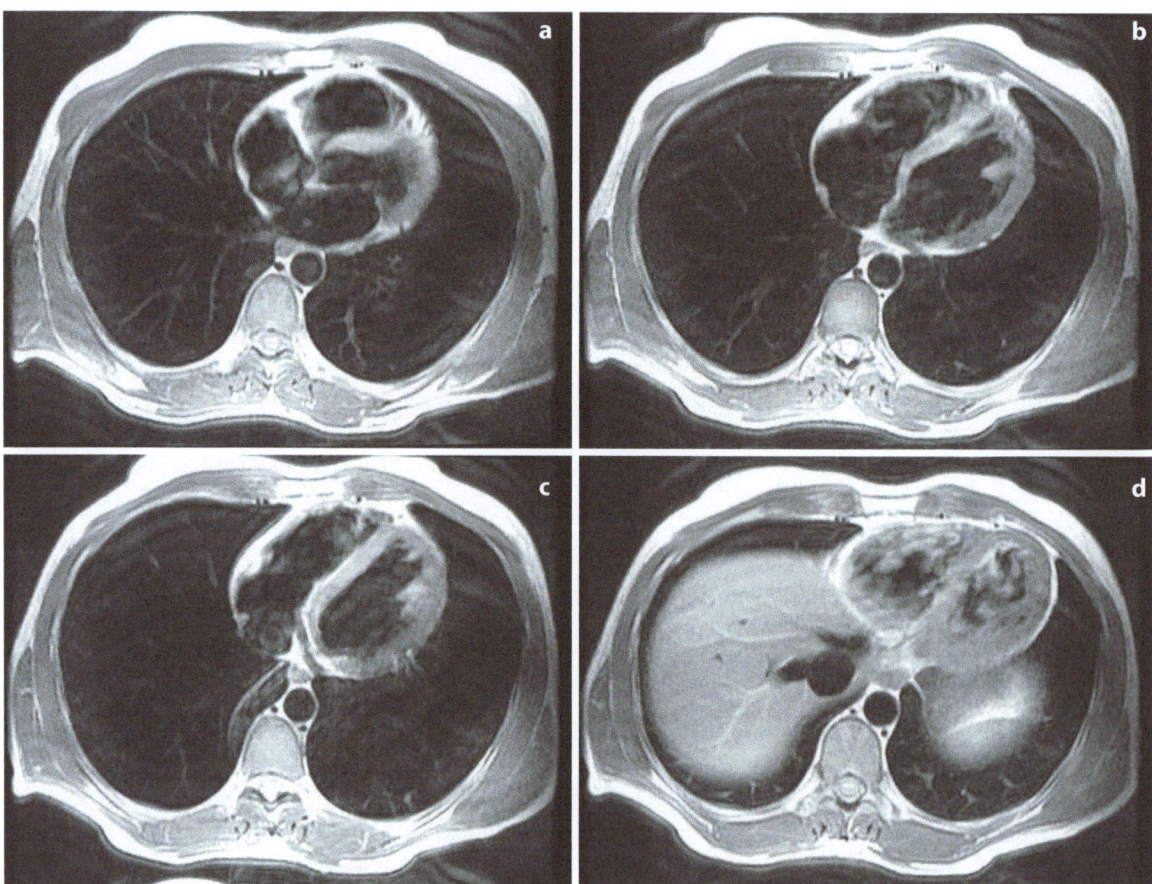

Fig. 1.4 Immagini in 4 camere *black-blood* FSE ottenute in breath hold in direzione cranio-caudale

rimanente prima di un successivo impulso RF, cioè alla fine dell'intervallo TR, consiste nell'utilizzare tale componente proprio per migliorare il SNR e aumentare la coerenza di fase tra i successivi intervalli TR [16]. Con questa tecnica, dunque, la componente trasversale rimanente è riciclata sfruttando un fenomeno fisico detto precessione libera allo stato stazionario (*steady state free precession*). Tale tecnica permette l'acquisizione utilizzando FA anche alti e TR molto brevi, senza il rischio di saturazione.

Le sequenze che sfruttano tale metodo includono quindi una prima fase consistente in una successione opportuna di impulsi a RF, fino al raggiungimento dello stato stabile, cui segue la sequenza vera e propria di acquisizione dei dati per la formazione dell'immagine. Tali sequenze, molto utilizzate per la valutazione della funzionalità cardiaca, sono le TRUE-FISP della Siemens, le FIESTA della General Electric e le FFE Balanced Echo della Philips [17].

1.3.3 Sequenze Inversion Recovery

Le sequenze con impulso d'inversione (*Inversion Recovery*, IR) si caratterizzano per l'impiego, prima dell'impulso α, di un preimpulso a 180° che ribalta la magnetizzazione dalla parte opposta del piano longitudinale. Tali sequenze possono essere applicate sia per lo studio morfologico che per il *late enhancement* [18].

Le sequenze morfologiche sono sequenze in black blood FSE con TR sincronizzati su un intervallo RR, in modo da ottenere immagini a respiro trattenuto con TR più brevi e quindi più pesate in T1, con alta risoluzione e prive di artefatti da movimento respiratorio e da flusso (Figg. 1.4, 1.5).

Altre sequenze morfologiche sono le TRIPLE IR che permettono di ottenere immagini pesate in T2 con saturazione del grasso, utilizzate per la caratterizzazione di un tessuto o nell'infarto acuto per identificare più facilmente l'edema miocardico.

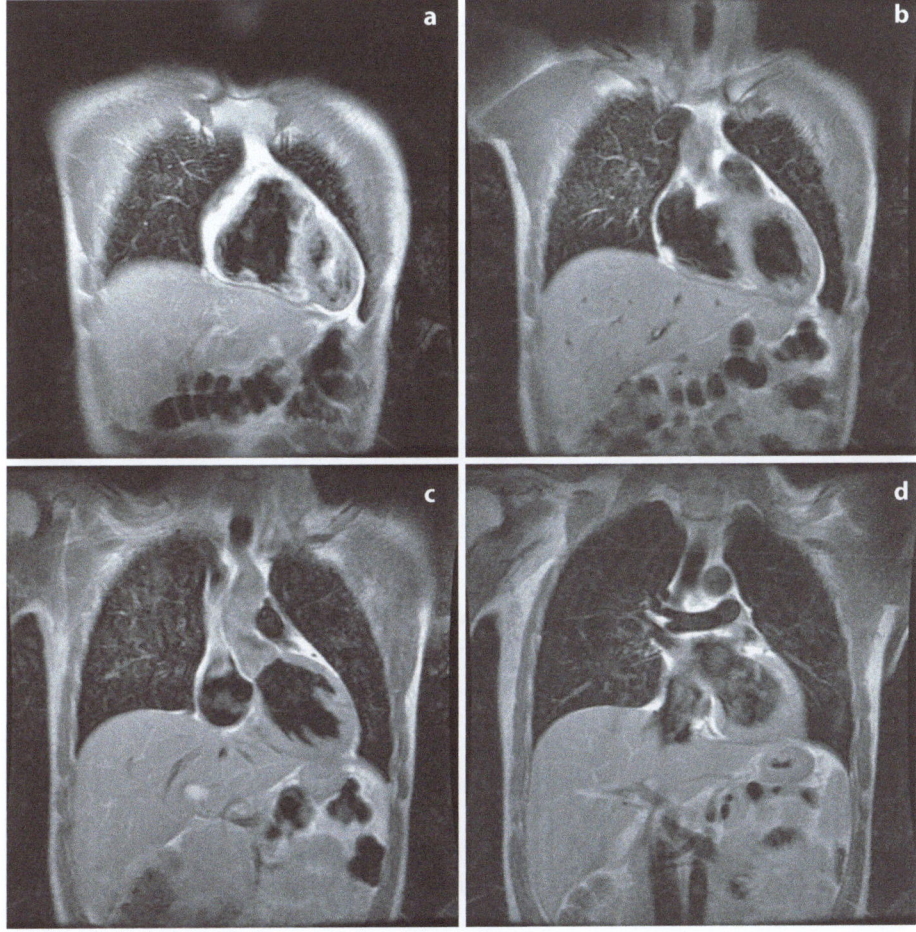

Fig. 1.5 Immagini *black-blood* FSE ottenute in breath hold sul piano coronale in direzione antero-posteriore

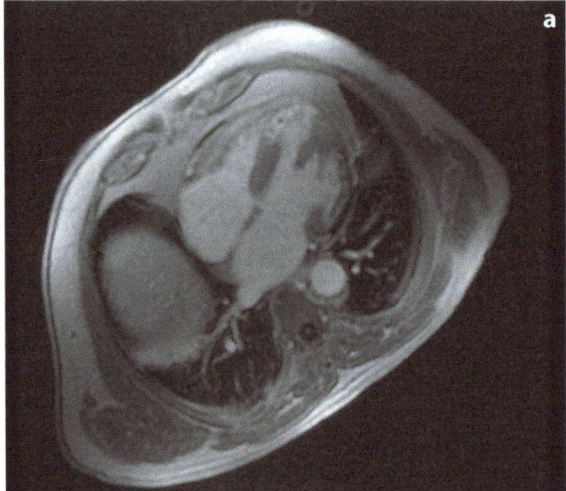
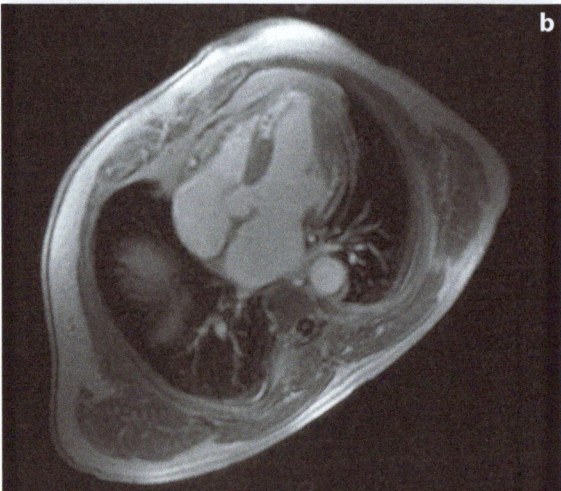
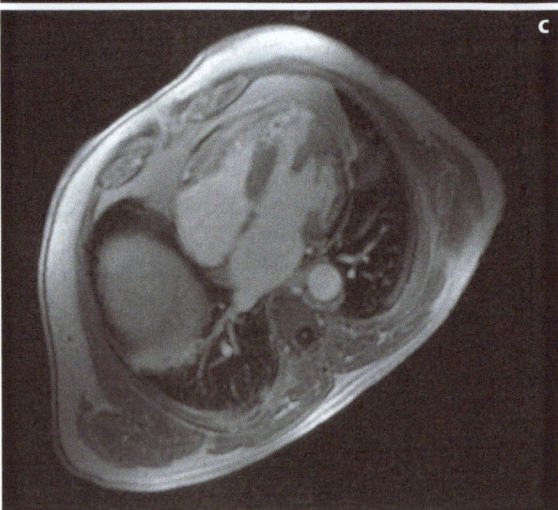

Fig. 1.6 Immagini in 4 camere di *late enhancement* in direzione caudo-craniale. Paziente con recente infarto miocardico: si noti l'ampia area di LE in sede settale medio-distale ed in sede apicale

Le sequenze per il *late enhancement* (LE) utilizzano anch'esse un preimpulso d'inversione che serve ad annullare il segnale del miocardio ed esaltare il segnale proveniente dalle lesioni. Tali sequenze sono del tipo Turbo Flash-IR e TrueFisp con preimpulsi d'inversione, calcolati attraverso diversi tentativi con lo scopo di ottenere (dopo 10-20 min dalla somministrazione e.v. del Gadolinio) una completa soppressione del tessuto miocardico normale ed un'iperintensità delle aree di miocardio sofferenti con all'interno il Gadolinio (Fig. 1.6).

1.3.4 Post processing

La valutazione del cuore non può prescindere da un'accurata analisi di parametri quali gli spessori, i diametri, le aree, i volumi e le masse i cui rapporti risultano spesso risolutivi per una diagnosi appropriata [19].

Nella valutazione degli spessori parietali sono sicuramente da preferire immagini ottenute in sequenze cine, in considerazione del contrasto ottimale tra contorni endo- ed epicardici (Fig. 1.7) propri di questo tipo di sequenze. Piani di scansione in asse corto in sede sottomitralica con immagini ottenute sia in telediastole che in telesistole saranno utilizzati per la valutazione degli spessori parietali sinistri. A seconda delle indicazioni potranno risultare utili anche misure ottenute in sede papillare e parapuntale. Le stesse immagini ottenute possono essere utilizzate per la valutazione delle dimensioni endoventricolari del ventricolo di sinistra e, per il ventricolo di destra, oltre agli spessori della parete sia in fase telediastolica che telesistolica (a livello del tratto di afflusso e del tratto efflusso), è possibile analizzare i diametri a livello del tratto di efflusso tra setto e parete libera. Per quanto concerne le misure lineari atriali, quelle craniocaudali sono ottenibili su scansioni in asse lungo verticale, quelle antero-posteriori e lateri-laterali sull'asse lungo orizzontale. La misura del volume e della massa ventricolare sono indubbiamente due parametri di rilevante importanza clinica [20-23].

Grazie ai nuovi strumenti software (Fig. 1.8), applicati anche in questo caso essenzialmente a immagini ottenute in asse corto con sequenze Fast cine, la RMC permette di valutare questi indici in modo estremamente preciso.

Utilizzando sequenze cine, partendo da un'immagine 4 camere e posizionando una serie di piani perpendicolari al setto interventricolare, dall'apice al piano valvolare, otteniamo una serie di fette parallele in grado di coprire l'intera estensione dei ventricoli; la scansione risultante

1 Requisiti hardware e software: preparazione del paziente

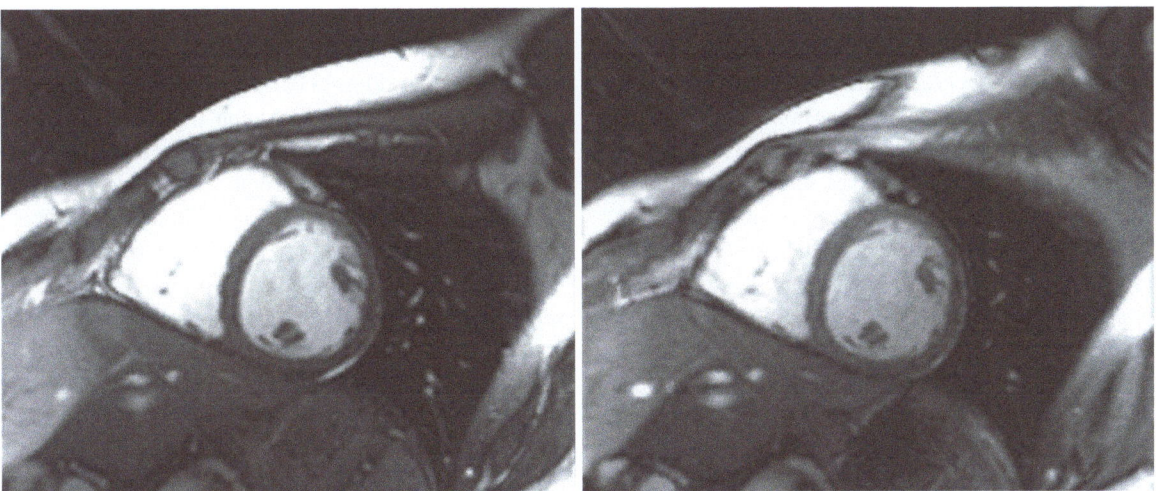

Fig. 1.7 Immagini ottenute in asse corto con sequenza FIESTA. Si noti l'ottimo contrasto tra i contorni dell'endocardio e dell'epicardio

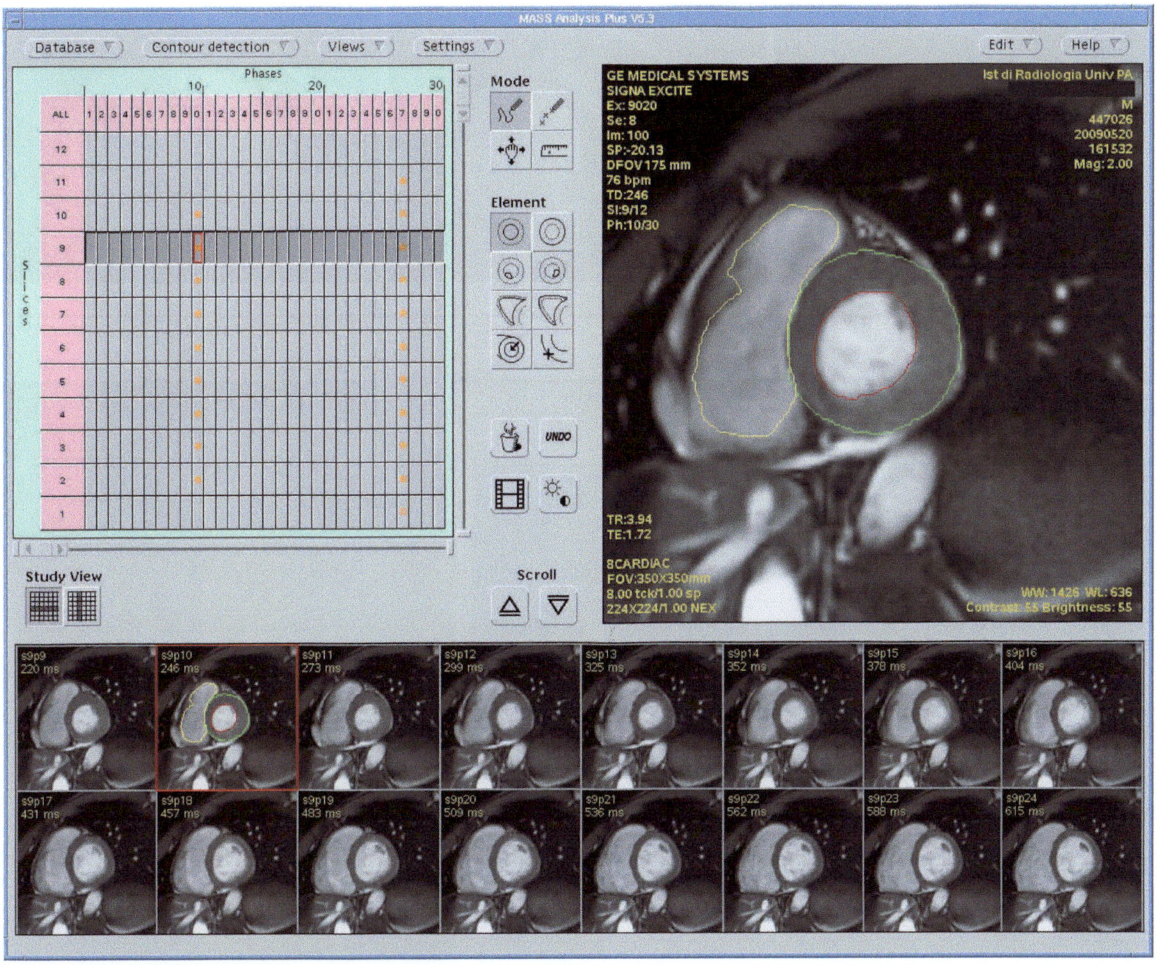

Fig. 1.8 Finestra di dialogo software per l'analisi dei contorni endo- ed epicardici

da ogni singola fetta darà origine alla formazione di un numero elevato di immagini (15-30 *frame*) che, visualizzate in rapida sequenza, permettono di valutare un ciclo cardiaco per ciascun piano di scansione. Il numero delle immagini totale sarà molto elevato pertanto la valutazione di ogni singola immagine, specie se ottenuta in maniera completamente manuale, risulterà improbabile.

Per la risoluzione di tale problema sono stati sviluppati numerosi software per l'analisi automatica in grado di ridurre drasticamente il tempo necessario per un'analisi completa [24].

Nel processo di elaborazione automatica vengono utilizzati algoritmi di segmentazione a contorni in cui è evidenziata la discontinuità dell'intensità in un'immagine dettata dalle brusche variazioni dei livelli di grigio visibili, ad esempio, tra parete e cavità endoventricolare.

Allo stato attuale i software disponibili non consentono un'elaborazione totalmente automatica delle immagini [24]; per ridurre i tempi di elaborazione ottenuti con tecnica semiautomatica, con l'ausilio cioè di un utente che effettua le opportune correzioni manualmente, vengono valutate per ogni fetta solo le immagini ottenute in diastole e sistole, in modo da ridurre notevolmente i tempi di elaborazione.

Solitamente all'utente viene richiesto di inserire un seme per l'algoritmo di segmentazione automatica, in genere un contorno approssimativo all'interno del ventricolo sinistro o un marker al centro del ventricolo stesso; a questo punto l'algoritmo procede automaticamente cercando di individuare i contorni desiderati (epicardio ed endocardio del ventricolo sinistro) (Fig. 1.9). Il programma è in grado a questo punto di

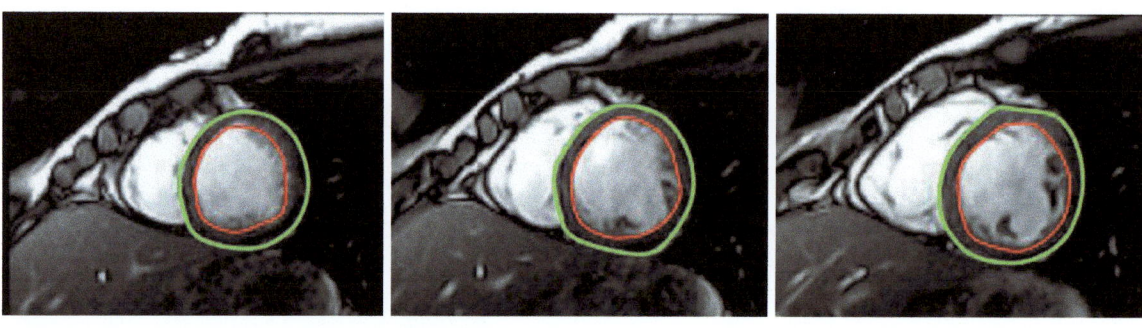

Fig. 1.9 Endocardio ed epicardio rilevati su immagini RMC

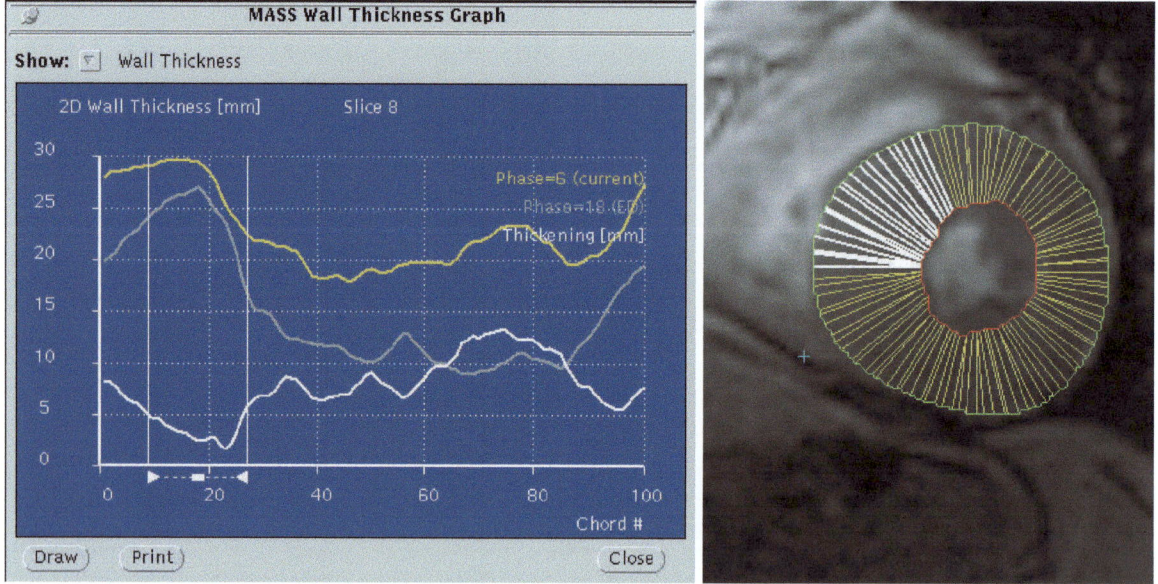

Fig. 1.10 Rappresentazione grafica dello spessore di parete (*wall thickness*) in paziente con ipertrofia miocardica

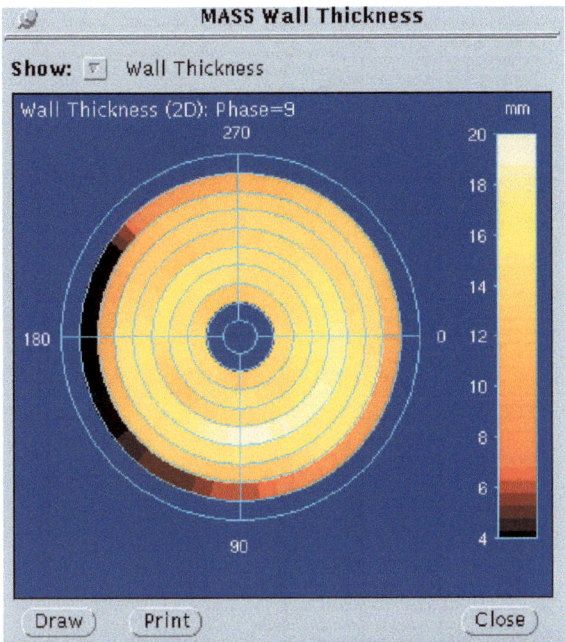

Fig. 1.11 *Bull's Eye* per la valutazione dello spessore di parete (*wall thickness*). Paziente con riduzione dello spessore parietale a carico dei segmenti basali antero ed infero settale e del segmento inferiore basale

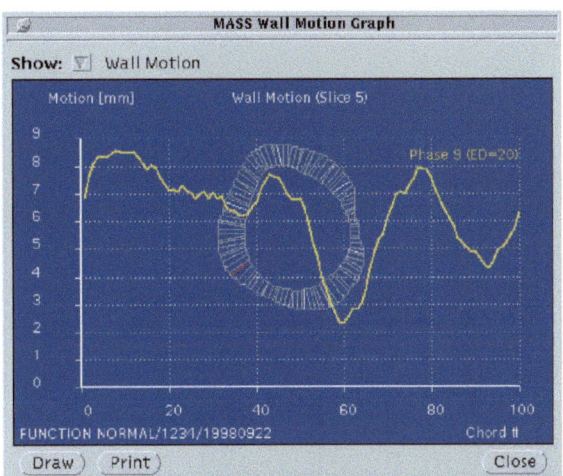

Fig. 1.12 Esempio di rappresentazione grafica per la valutazione del movimento di parete (*wall motion*)

calcolare automaticamente il volume e la massa ventricolare nella fase considerata, valutando l'area delle curve che definiscono l'endocardio e l'epicardio; poiché il volume ventricolare è approssimato, seguendo una serie di piani paralleli si avrà un errore proporzionale alla distanza tra le fette (metodo di Simpson modificato).

Ripetendo il calcolo del volume e della massa per la fase sistolica si può valutare il valore della frazione di eiezione [25]. Altri parametri, quali lo spessore di parete (*wall thickness*) e l'ispessimento di parete (*wall thickening*) durante il ciclo cardiaco, rispetto alla fase diastolica, sono ottenibili automaticamente grazie ai software installati sia sotto forma numerica che in forma grafica (Figg. 1.10, 1.11).

Un altro parametro correlato ai precedenti è il movimento di parete (*wall motion*) (Fig. 1.12), che rappresenta l'ispessimento assoluto rispetto alla fase diastolica. Per l'analisi sono utilizzati gli stessi piani di scansione precedentemente ricordati in fase di misurazione manuale.

Riassumendo, il contorno endocardico di tutte le fette in telediastole e telesistole è utilizzato rispettivamente nella valutazione dei volumi telediastolico e telesistolico; la frazione di eiezione è valutata utilizzando il contorno endocardico di tutte le fette sia in telediastole che in telesistole, così come la valutazione della gittata sistolica. Lo sviluppo degli attuali software consente, inoltre, di effettuare una accurata analisi del flusso.

Le principali indicazioni per cui è importante avere a disposizione informazioni sulla velocità del flusso sanguigno sono: la valutazione quantitativa dell'insufficienza valvolare (aortica, mitralica, tricuspidale, polmonare); la valutazione del flusso coronarico e di quello polmonare, con flussi separati tra ramo principale destro e sinistro; le cardiopatie congenite; la valutazione preoperatoria di shunt o nei controlli post-operatori dei condotti extracardiaci [26, 27].

Lo studio della velocità dei flussi è ottenuta utilizzando come punto di riferimento un'immagine anatomica ed una serie di immagini cosiddette a "contrasto di fase" (*Phase Contrast*, PC), di solito 20-40 per ciclo cardiaco, che contengono informazioni sulla velocità del flusso sanguigno solitamente durante un intervallo RR.

Per effettuare l'analisi l'utente deve definire i contorni del vaso su un'immagine PC, dove i contorni del vaso stesso siano ben delineabili o utilizzando come punti di riferimento l'immagine anatomica corrispondente; a questo punto una procedura automatica provvede a delineare i contorni su tutte le immagini PC con possibilità di correzioni manuali di eventuali errori. Sarà compito del programma software estrarre il valore medio del segnale dalle regioni di interesse e visualizzare i

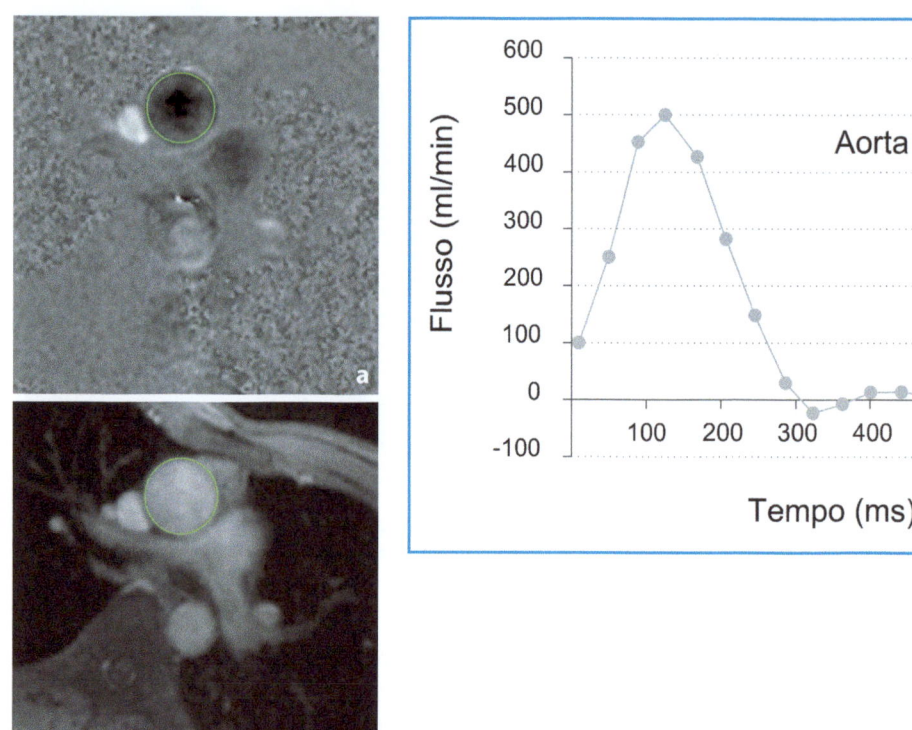

Fig. 1.13 a, b Analisi di immagini PC. **c** Grafico flusso/tempo

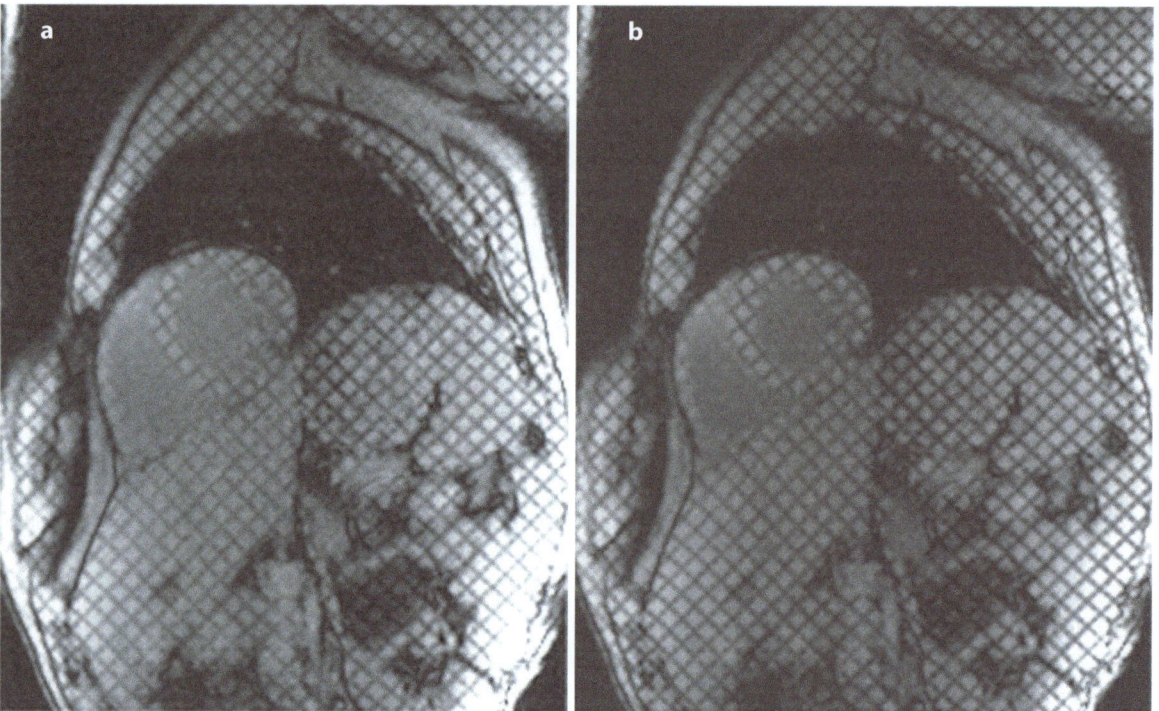

Fig. 1.14 Immagini in asse corto ottenute con tecnica *tagging*

dati ottenuti (velocità, flusso, volume) sotto forma di grafico [28, 29] (Fig. 1.13).

Un'altra importante tecnica, tuttavia ancora in via di perfezionamento, è quella del *tagging*, tecnica che permette di marcare il miocardio con assi di demagnetizzazione (generalmente sotto forma di linee ortogonali tra loro, così da formare una "griglia"), che permangono durante il ciclo cardiaco (Fig. 1.14).

In pratica, durante la fase post acquisizione e quindi di valutazione delle immagini, la presenza di queste griglie facilita di per sé l'analisi della contrattilità regionale del miocardio. Il *tagging* rappresenta ad oggi l'unica metodica non invasiva per lo studio particolareggiato della funzione diastolica [30], valutabile soltanto previo cateterismo intraventricolare.

Le problematiche ancora esistenti riguardano principalmente i sistemi di individuazione automatica delle linee di demagnetizzazione e la standardizzazione dell'analisi; una metodologia di analisi recentemente disponibile, l'Harmonic analysis of Phase [31] permette di eliminare il riconoscimento delle linee di saturazione, facilitando di gran lunga il post processing.

1.4 Preparazione del paziente

1.4.1 Controindicazioni

Anche lo studio cardiologico, così come è di norma per tutti i pazienti che devono sottoporsi ad un esame di RM, è di fondamentale importanza un'accurata valutazione anamnestica da parte del personale responsabile (medico e tecnico), al fine di escludere tutte le possibili controindicazioni. Si deve utilizzare, a tale scopo, una modulistica adeguata, chiara ed aggiornata. Nella Tabella 1.1 è proposto un elenco delle controindicazioni assolute e relative all'esame e delle condizioni "particolari", valide per pazienti ed eventuali accompagnatori.

In breve, valvole cardiache protesiche (ad eccezione della Star-Edwards), stent coronarici, punti di sutura sternale o protesi dell'anca non costituiscono una controindicazione allo studio di RM, per quanto possano determinare degli artefatti. Si richiede estrema cautela per i pazienti con clips cerebro-vascolari che possono essere studiati, in caso di necessità, solo dopo parere positivo del neurochirurgo di riferimento.

Tabella 1.1 Esame RM: controindicazioni assolute, relative e condizioni particolari

Controindicazioni assolute - l'esame non deve essere eseguito
clip vascolari ferromagnetiche
pacemaker cardiaco
dispositivi elettromeccanici non rimovibili
alcuni impianti cocleari e protesi stapediali
protesi del cristallino con anse e punti intraoculari ferromagnetici (rare)
filtri, stent e spirali endovascolari ferromagnetici (solo entro 6 settimane dall'impianto)
catetere di Swan-Ganz
corpi estranei ferromagnetici contigui a vasi, occhi, ecc.
Controindicazioni relative - esame eseguibile sotto responsabilità congiunta medico/paziente, qualora non "sostituibile" con altra indagine
gravidanza (in particolare nel I trimestre)
Condizioni particolari
A - esame eseguibile sotto responsabilità congiunta medico/paziente corpi estranei ferromagnetici in sedi non vitali clip o altri dispositivi metallici non ferromagnetici filtri, stent e spirali di qualsiasi tipo, dopo 6 settimane dall'impianto vecchi tipi di shunt ventricolo-peritoneali protesi ortopediche metalliche (artefatti)
B - esame eseguibile dopo informazione su possibili rischi protesi mammarie IUD e diaframmi uterini tatuaggi
C - rimozione prima dell'esame (artefatti ed accumulo nel magnete) cosmetici con polveri ferromagnetiche (mascara, eye-liner, ecc.)

Una controindicazione rimane per i pazienti con pacemaker o defibrillatori impiantabili, per quanto le ditte produttrici stiano sviluppando dispositivi RM-compatibili. Per tali pazienti lo studio di RM è proponibile solo per quesiti salvavita non risolvibili con altre indagini disponibili. In tal caso si impone la presenza in sala dell'elettrofisiologo, che dovrà provvedere a settare i dispositivi in stand-by durante lo studio ed alla verifica di tutti i parametri di programmazione dopo lo studio stesso.

ziente che durante lo svolgimento dell'esame sentirà dei rumori, legati al funzionamento del magnete e che per attutirli gli verrà data in dotazione una cuffia con cui potrà ascoltare le istruzioni (ad esempio apnee respiratorie) fornitegli dal tecnico radiologo. Tutti questi accorgimenti consentono di aumentare la fiducia del paziente, così da garantire una sua migliore collaborazione durante l'esecuzione dell'esame, indispensabile per gli studi di RMC.

1.4.2 Informazione del paziente

Prima di iniziare l'esame RM è necessario informare il paziente su come verrà svolto, fornendo dati circa la durata dell'esame, la necessità di dover trattenere più volte il respiro e l'eventuale utilizzo del mezzo di contrasto paramagnetico. È utile, inoltre, informare il pa-

1.4.3 Posizionamento degli elettrodi per il monitoraggio dell'ECG e gating respiratorio

Come detto in precedenza, uno dei requisiti fondamentali per poter effettuare un esame di RMC è la sincronizzazione dell'onda R e dell'impulso a RF per l'acquisizione del segnale di risonanza. Per ottenere tale sincronizzazione è indispensabile un corretto posizionamento degli elettrodi (Fig. 1.15) tale da garantire un'elevata ampiezza dell'onda R ed un'ampiezza ridotta dell'onda T (Fig. 1.16). Prima di posizionare gli elettrodi, che dovranno essere del tipo non metallico e dotati di gel, sarà opportuno pulire la superficie cutanea con dell'alcool o posizionare del gel abrasivo. Se sarà necessario, bisognerà radere con un rasoio usa e getta la superficie cutanea dove saranno posizionati gli elettrodi.

Fatto questo, prima di iniziare l'esame, bisognerà accertarsi di aver a disposizione una traccia ECG ottimale (alte onde R e basse onde T), altrimenti si provvederà ad un nuovo posizionamento degli elettrodi. In combinazione con l'ECG, per monitorare il paziente, verrà utilizzato il gating respiratorio. Per ottenere la traccia del respiro è utilizzata una cintura elastica posta inferiormente alle coste all'altezza del diaframma.

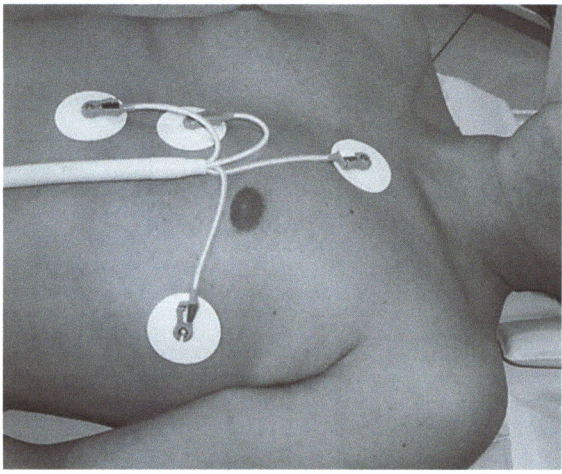

Fig. 1.15 Corretto posizionamento degli elettrodi

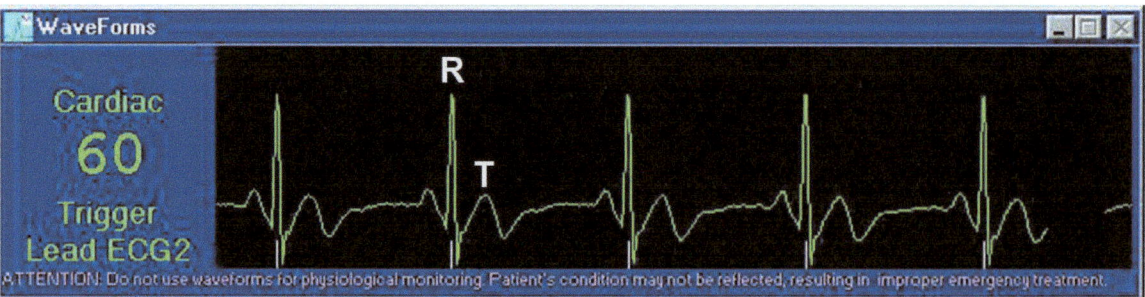

Fig. 1.16 Grafico ECG ottimale dopo un corretto posizionamento degli elettrodi. Notare l'elevata ampiezza dell'onda *R* ed un'ampiezza ridotta dell'onda *T*

Bibliografia

1. Boxerman JL, Mosher TJ, McVeigh ER et al (1998) Advanced MR imaging techniques for evaluation of the heart and great vessels. RadioGraphics 18:543-564
2. Poon M, Fuster V, Fayad Z (2002) Cardiac magnetic resonance imaging: a "one-stop-shop" evaluation of myocardial dysfunction. Curr Opin Cardiol 17:663-670
3. Dal Pozzo G (2001) Compendio di risonanza magnetica - cranio e rachide. UTET Diagnostica per immagini, Torino
4. Lombardi M, Bartolozzi C (2004) Risonanza Magnetica del cuore e dei vasi. Springer-Verlag Italia, Milano
5. Finn JP, Nael K, Deshpande et al (2006) Cardiac MR imaging: state of technology. Radiology 241(2):338-354
6. Lenz GW, Haacke EM, White RD (1989) Retrospective cardiac gating: a review of technical aspects and future directions. Magn Reson Imaging 7:445-455
7. Sondergaard L, Stahlberg F, Thomsen C et al (1993) Comparison between retrospective gating and ECG triggering in magnetic resonance velocity mapping. Magn Reson Imaging 11:533-537
8. Spraggins TA (1990) Wireless retrospective gating: application to cine cardiac imaging. Magn Reson Imaging 8:675-681
9. Mansfield P (1997) Multi-planar image formation using NMR spin-echos. J Phys C 10:L55-L58
10. Hahn EL (1950) Spin echoes. Phys Rev 80:580
11. Henning J, Nauerth A, Friedburg H (1986) RARE-imaging: a fast imaging method for clinical MR. J Magn Reson Med 3:823-833
12. Haase A, Frahm J, Mathaei D et al (1986) FLASH-imaging. Rapid imaging using low flip-angle pulses. J Magn Reson 67:256-266
13. Oshio K, Feinberg DA (1991) GRASE (gradient-and-spin-echo) imaging: a novel fast MRI technique. Magn Reson Med 20:344-349
14. Barkhausen J, Ruehm SG, Goyen M et al (2001) MR evaluation of ventricular function: true fast imaging with steady-state precession versus fast low-angle shot cine MR imaging: feasibility study. Radiology 219:264-269
15. Oppelt A, Graumann R, Barfuss H et al (1986) FISP: a new fast MRI sequence. Electromedica 54:15-18
16. Haacke EM, Brown RW, Thompson MR, Venkatesan R (1999) Magnetic resonance imaging. Physical principles and sequence design. Wiley-Liss (John Wiley & Sons), New York
17. Scaeffter T, Weiss S, Holger E, Rasche V (2001) Projection reconstruction balanced fast fild echo for interactive realtime cardiac imaging. Magn Reson Med 46:1238-1241
18. Nitz WR (2002) Fast and ultrafast non-echoplanar MR imaging techniques. Eur Radiol 12:2866-2882
19. Santarelli MF, Positano V, Michelassi C et al (2003) Automated cardiac MR image segmentation: theory and measurament evaluation. Mediacal Engineering and Physics 25:149-159
20. Fiorentine MS, Grosskreutz CL, Chang W et al (1986) Measurement of left ventricular mass in vivo using gated nuclear magnetic resonance imaging. J Am Coll Cardiol 8:107-112
21. Maddahi J, Crues J Berman DS et al (1987) Non invasive quantification of left ventricular mass by gated proton magnetic resonance imaging. J Am Coll Cardiol 10(3):682-692
22. Lorenz CH, Walker ES, Morgan VI et al (1999) Normal human right and left ventricular mass, systolic function and gender difference by cine magnetic resonance imaging. J Cardiovasc Magn Reson 1:7-21
23. Pennel DJ (2002) Ventricular volume and mass by CMR. J Cardiovasc Magn Reson 4:507-513
24. Frangi AF, Niessen WJ, Viergever MA (2001) Three-dimensional modeling for functional analysis of cardiac images: a review. IEEE Trans Med Imaging 20:2-25
25. Chuang ML, Hibberd MG, Salton CJ et al (2000) Importance of imaging over imaging modality in non invasive determination of left ventricular volumes and ejection fraction: assessments of two and three-dimensional echocardiography and magnetic resonance imaging. J Am Coll Cardio 35:477-484
26. Van Dick P (1984) Direct cardiac NMR imaging of heart wall and blood flow velocity. J Comput Assist Tomogr 8(3):429-436
27. Van der Gest RJ, Niezen RA, van der Wall EE et al (1998) Automated measurement of volume flow in the ascending aorta using MR velocity maps: evaluation of inter- and intraobserver variability in healthy volunteers. J Comput Assist Tomogr 22(6):904-911
28. Doumolin CL (1992) Phase-contrast magnetic resonance angiography. Neuroim Clin NA 2(4):65-676
29. Turski P, Korosec F (1993) Phase-contrast angiography. In: Anderson CM, Edelman R Turski P (eds) Clinical Magnetic Resonance Angiography. Raven, New York, pp 43-72
30. Zile MR, Brutsaert DL (2002) New concept in diastolic dysfunction and diastolic heart failure: Part I diagnosis, prognosis and measurements of diastolic function. Circulation 105(11):1387-1393,
31. Osman NE, Kervin WS, McVeight E et al (2000) Cardiac motion tracking using cine harmonic phase (HARP) Magnetic Resonance Imaging. Magn Reson Med 42(6):1048-1060

Anatomia cardiaca e piani di studio

Andrea Romagnoli, Massimiliano Sperandio,
Carmelo Cicciò, Giovanni Simonetti

2.1 Introduzione

L'inizio del nuovo secolo ha visto la nascita e l'affermazione di una nuova branca della diagnostica per immagini ad oggi conosciuta come cardioradiologia, dedicata alla valutazione non invasiva del cuore e del circolo coronarico. Già dagli anni '80, nonostante i limiti tecnologi dell'epoca, la risonanza magnetica (RM) aveva iniziato a muovere i primi passi verso uno studio non invasivo del miocardio. Attualmente l'introduzione della tecnologia dell'imaging parallelo, i nuovi programmi di sincronizzazione elettrocardiografia e le geometrie delle recenti sequenze di scansione, come le sequenze SSFP (*Steady-State Free Precession*; evoluzione delle TFE), hanno consentito di esplorare il distretto cardiaco con elevata risoluzione e soprattutto in assenza di artefatti da respiro e da pulsazione, che un tempo inficiavano la qualità diagnostica dell'immagine.

Fino ad oggi il distretto cardiaco è stato sicuramente la struttura anatomica meno investigata dal medico radiologo, che si rapportava con diffidenza allo studio del cuore, essendo rappresentato da immagini sfumate ed alterate da numerosi artefatti. Con l'introduzione delle nuove generazione di apparecchiature di RM e di tomografia computerizzata multistrato (TCMS) si sono superati i limiti tecnologici che nel secolo scorso hanno limitato lo studio del cuore, ponendo le condizioni per il medico radiologo del nuovo millennio di riappropriarsi della diagnostica non invasiva di un distretto anatomico che, per tali limiti, era appannaggio del solo medico cardiologo.

Sicuramente il primo passo del neo-cardioradiologo (nuova figura professionale che sta conducendo "vita ibrida tra la diagnostica per immagini e la cardiologia") consiste nell'acquisire dimestichezza con l'anatomia del cuore e del circolo coronarico, sia secondo piani radiologici convenzionale (i piani di studio standard del torace: assiale, coronale e sagittale), sia adoperando, in relazione alla multiplanarietà delle metodiche utilizzate, i classici piani di studio ecocardiografici che sfruttano gli assi intrinseci del cuore: asse lungo due camere, asse lungo quattro camere, asse lungo tre camere e asse corto biventricolare.

Il cuore è un organo singolo, contenuto interamente nel sacco pericardico e posizionato al centro del torace, più precisamente nel mediastino antero-inferiore, interposto ai due polmoni ed adagiato sul diaframma; anteriormente è protetto dallo sterno e posteriormente dal tratto dorsale del rachide. È sospeso con la sua base ai grandi vasi che emergono, rispettivamente, dal ventricolo sinistro (aorta ascendente, Ao) e dal ventricolo destro (tronco principale dell'arteria polmonare, Ap), occupando una posizione asimmetrica con l'apice diretto anteriormente, inferiormente e verso sinistra.

Funzionalmente, nella vita extra-uterina, il cuore deve essere considerato come una duplice pompa meccanica disposta in serie, in cui si distinguono delle sezioni di destra e di sinistra. Le due strutture funzionali sono separate dal setto interatriale (SIA) e dal setto interventricolare (SIV), in modo da dividere la circolazione polmonare da quella sistemica ed evitando una commistione tra il sangue venoso sistemico, che deve essere nuovamente ossigenato ed è prettamente gestito dalle sezioni di destra, ed il sangue ossigenato che, dopo aver attraversato le sezioni di sinistra, viene inviato nel circolo sistemico. Nel cuore vengono distinte in tutto quattro camere principali, rispettivamente due atri

---

A. Romagnoli (✉)
U.O.C. di Diagnostica per Immagini e Radiologia Interventistica,
Policlinico Tor Vergata, II Università di Roma, Roma

e due ventricoli. Seguendo il fisiologico percorso ematico, il sangue è raccolto nell'atrio destro ed indirizzato nel ventricolo di destra, passando per una struttura valvolare atrioventricolare, la valvola tricuspide, e successivamente introdotto nel circolo polmonare, passando dal tratto di eiezione del ventricolo di destra (RVOT). Successivamente il sangue polmonare viene accolto nell'atrio sinistro ed attraverso una seconda struttura atrioventricolare, la valvola mitralica, viene immesso nel circolo sistemico passando per il cono d'eiezione del ventricolo sinistro (LVOT). Entrambe le strutture ventricolari sono separate dai loro corrispettivi circoli vascolari attraverso due strutture morfologicamente dissimili da quelle atrioventricolari e definite valvole semilunari, rispettivamente polmonare e aortica.

Dopo questo rapido e breve "viaggio" attraverso le sezioni cardiache di destra e sinistra, analizzeremo singolarmente ogni camera cardiaca, effettuando occasionali richiami all'embriologia del cuore, utili ai fini di un'analitica comprensione dell'organizzazione strutturale cavitaria di un organo che, ad un primo impatto, potrebbe risultare estremamente semplice.

2.2 Cuore destro

2.2.1 Atrio destro

L'atrio destro (AD) (Figg. 2.1-2.3) è la prima camera cardiaca che il sangue refluo incontra nel suo percorso; è dotata di tre accessi, rispettivamente due inferiori ed uno superiore. Inferiormente il sangue refluo della porzione inferiore del corpo raggiunge l'atrio tramite la vena cava inferiore (VCI) (Figg. 2.1c, 2.2g); l'ostio di tale struttura si colloca a livello della faccia postero-inferiore della parete libera ed appare delimitato dall'abbozzo valvolare di Eustachio (VE), che in parte limita eventuali ritorni venosi per via retrograda. Adiacente a

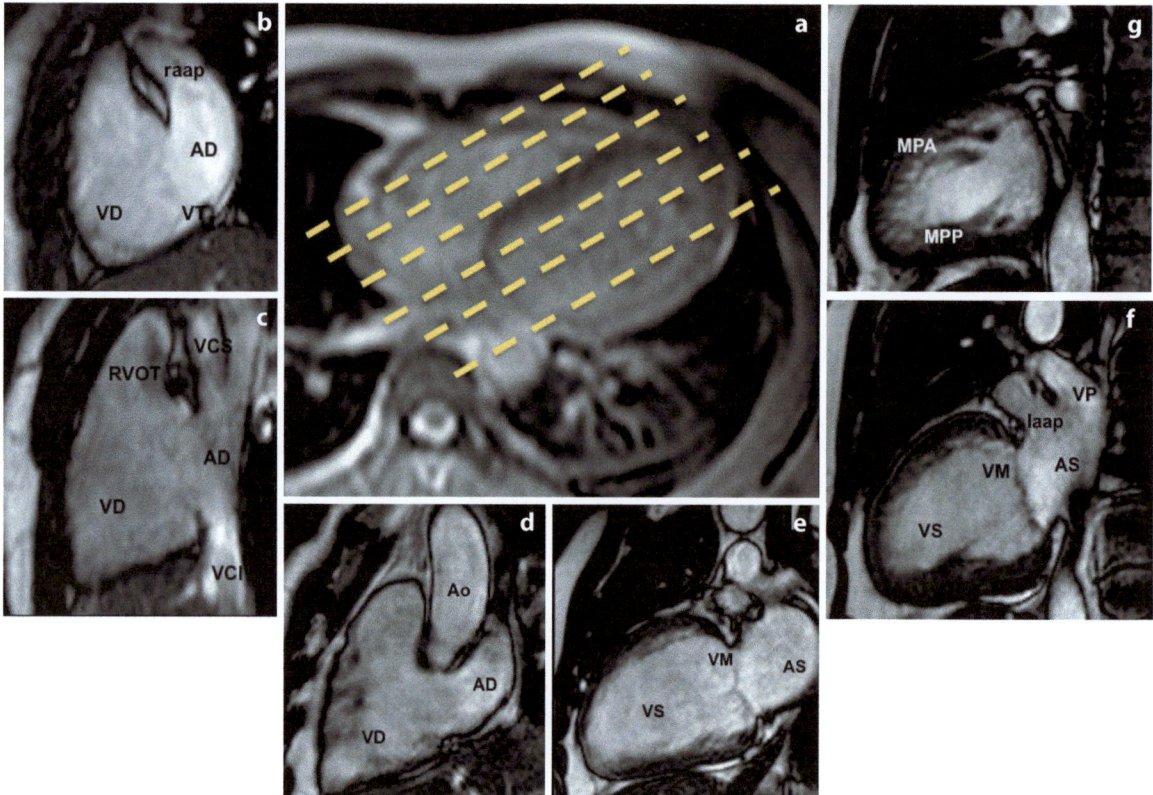

Fig. 2.1 Asse lungo 2 camere (o asse lungo verticale). È ottenuto posizionando su un'immagine assiale di riferimento (**a**), in cui sono visualizzate le camere ventricolari, una serie di piani paralleli (**b-g**) all'asse ideale che congiunge l'apice del ventricolo sinistro con il centro del piano valvolare mitralico. *VD*, ventricolo destro; *VS*, ventricolo sinistro; *MPA*, muscolo papillare anteriore; *MPP*, muscolo papillare posteriore; *VM*, valvola mitrale; *VT*, valvola tricuspide; *Ao*, aorta; *laap*, auricola sinistra; *raap*, auricola destra; *VP*, vena polmonare; *AS*, atrio sinistro; *AD*, atrio destro; *RVOT*, tratto di efflusso ventricolo destro; *VCI*, vena cava inferiore; *VCS*, vena cava superiore

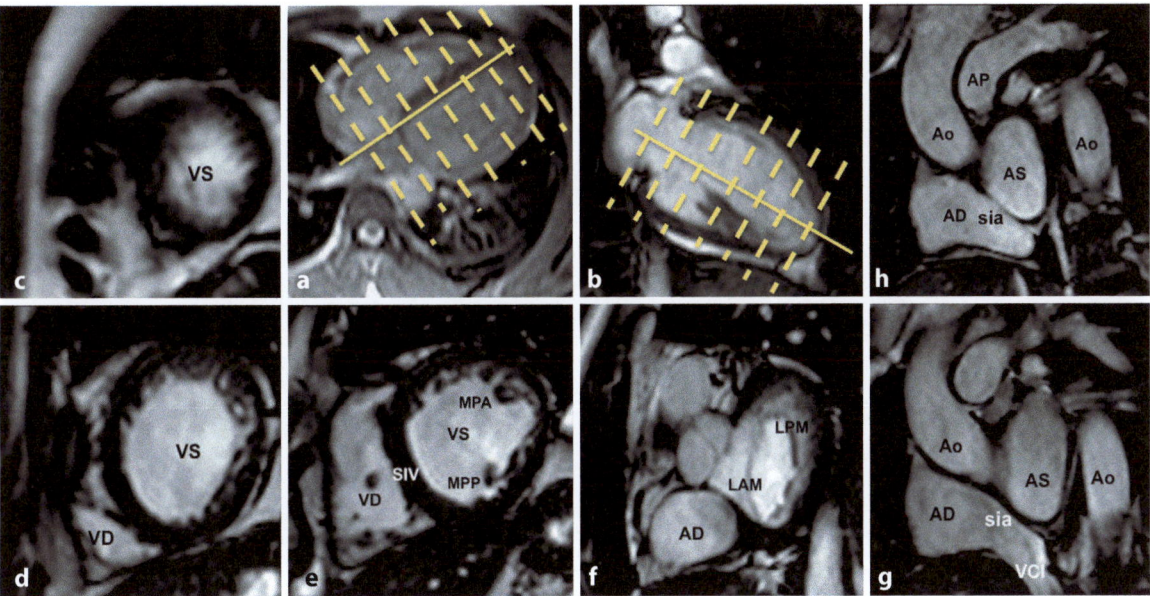

Fig. 2.2 Asse corto 2 camere (o asse corto bi-ventricolare). È ottenuto posizionando su due immagini di riferimento (**a**, **b**) una serie di piani perpendicolari (**c-h**) rispetto al setto interventricolare (**a**) e all'asse ideale che congiunge l'apice ventricolare con il centro del piano valvolare mitralico (**b**). *SIV*, setto interventricolare; *SIA*, setto interatriale; *LAM*, lembo anteriore valvola mitrale; *LPM*, lembo posteriore valvola mitrale; *MPA*, muscolo papillare anteriore; *MPP*, muscolo papillare posteriore; *AD*, atrio destro; *AS*, atrio sinistro; *Ao*, aorta; *AP*, arteria polmonare; *VS*, ventricolo sinistro; *VD*, ventricolo destro; *VCI*, vena cava inferiore

tale struttura si localizza lo sbocco del seno coronarico, che raccoglie il sangue refluo del circolo coronarico. Anche tale orifizio può essere circondato da una piega valvolare costituita dall'abbozzo della valvola di Tebesio, che congiungendosi con la porzione postero-inferiore della valvola di Eustachio costituisce una commissura, dal cui apice origina il tendine di Todaro. A livello della parete postero-superiore dell'AD si individua lo sbocco della vena cava superiore (VCS) (Figg. 2.1c, 2.3c), che solitamente appare sprovvista di strutture valvolari, ma in alcuni casi può essere debordata da un tessuto valvolare periostiale definito "valvola del seno venoso". Sebbene da un punto di vista fisiologico l'AD si presenti come una camera unica, in realtà viene distinto anatomicamente, come risultato della fusione di due strutture in epoca embriologica, rispettivamente in un atrio primitivo, trabecolato ed a pareti sottili (porzione anteriore) e in *sinus venarum*, ovvero seno venoso (porzione posteriore), a pareti lisce ed in cui sboccano le vene cave. L'esito di tale processo di fusione è la cresta terminalis (CT) (Fig. 2.3d), una struttura aggettante nell'atrio più o meno pronunciata, che in alcuni casi può essere mal interpretata, nell'esecuzione di un esame ecocardiografico come una massa endoluminale. Tale struttura appare più pronunciata superiormente, in prossimità dello sbocco della vena cava superiore e meno evidente sul lato destro dell'orifizio della vena cava inferiore, e trova il suo corrispettivo sulla superficie esterna del cuore nel solco terminalis. La porzione anteriore dell'atrio, a morfologia triangolare, è caratterizzata da una superficie altamente trabecolata, per la presenza dei muscoli pettinati connessi alla cresta terminalis, e si continua antero-superiormente con l'auricola destra (raap) (Figg. 2.1b, 2.3c). Al contrario, la porzione postero-mediale è caratterizzata da una superficie liscia, originando nelle fasi embrionali da una struttura vascolare, e svolge appieno il ruolo di vestibolo accogliendo il sangue refluo. Attraverso scansioni asse corto bi-atriale si può visualizzare come i lembi valvolari tricuspidali si inseriscano proprio a tale livello. L'atrio di destra, infine, è caratterizzato dal setto interatriale (SIA) (Fig. 2.2g-h), atto a dividere le sezioni di destra da quelle di sinistra. Il setto viene distinto in una porzione prettamente interatriale ed una porzione inferiore atrioventricolare; la porzione propriamente detta divide le due camere atriali e comprende la fossa ovale (Fig. 2.3e-f), il pavimento fibro-muscolare e l'ostio del seno coronarico. La seconda porzione del setto, definita atrioventricolare, separa l'atrio destro dal ventricolo di sinistra; tale porzione presenta una mor-

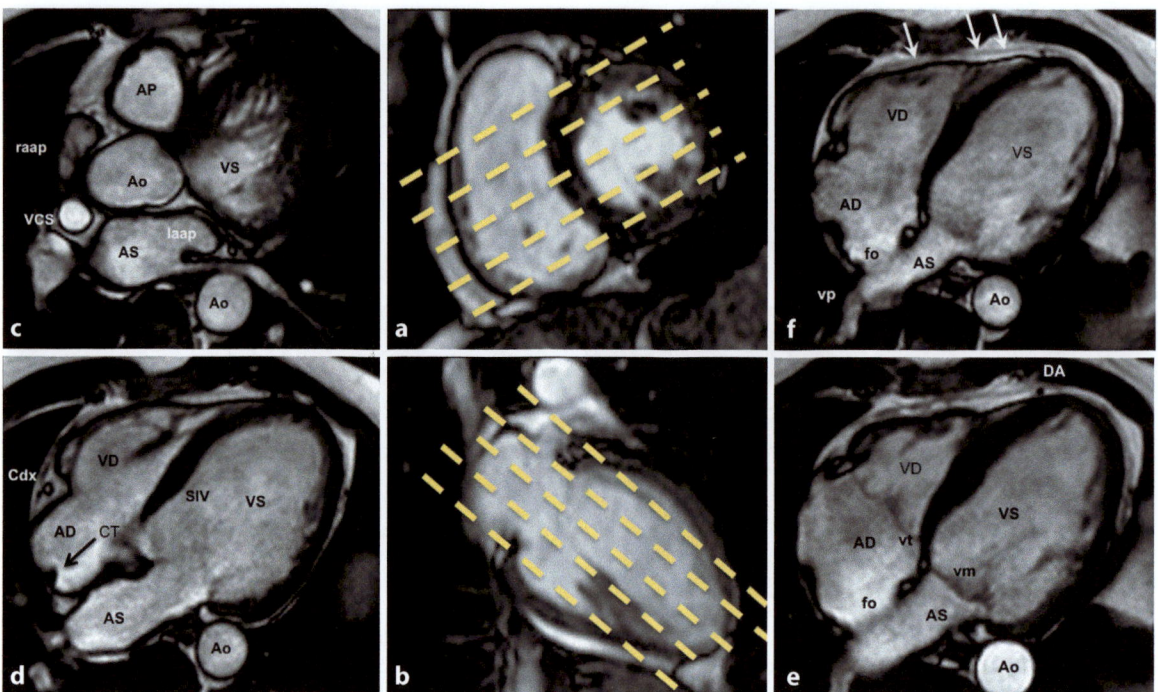

Fig. 2.3 Asse lungo 4 camere (o asse lungo orizzontale). È ottenuto posizionando una serie di piani perpendicolari (**c-f**) al setto interventricolare (**a**) e paralleli all'asse ideale che congiunge l'apice ventricolare con il centro del piano valvolare mitralico (**b**). *AP*, arteria polmonare; *Ao*, aorta; *raap*, auricola destra; *laap*, auricola sinistra; *AD*, atrio destro; *AS*, atrio sinistro; *CT*, crista terminalis; *VS*, ventricolo sinistro; *VD*, ventricolo destro; *VP*, vena polmonare; *Cdx*, coronaria destra; *SIV*, setto interventricolare; *Fo*, fossa ovale; *VM*, valvola mitrale; *VT*, valvola tricuspide; *DA*, ramo discendente anteriore; *VCS*, vena cava superiore; *frecce bianche*, pericardio

fologia triangolare ed ha una struttura prettamente muscolo-fibrosa. Tale zona, anche detta triangolo di Koch, è di estremo interesse da un punto di vista elettrofisiologico, presentando un'intensa attività elettrica e potendo risultare sede di anomale correnti elettriche in grado di innescare particolari turbe del ritmo. Questa zona di elevato interesse elettrofisiologico è delimitata posteriormente dall'ostio del seno coronarico, inferiormente dall'inserzione settale della valvola di Tebesio e superiormente dal tendine di Todaro. Nello spessore parietale di tale zona si localizza sia il nodo atrioventricolare che la porzione prossimale del fascio di His.

2.2.2 Ventricolo destro

Il ventricolo destro (VD) (Figg. 2.1-2.3) è la camera cardiaca più anteriore del cuore e localizzata immediatamente dietro allo sterno. Da un punto di vista tridimensionale, il ventricolo destro presenta una morfologia piramidale e può essere suddivisa in due porzioni principali: una vestibolare (*inlet tract*) ed una porzione infundibolare (*outlet tract*); può essere inoltre distinta una terza componente definita apico-trabecolare. La prima porzione si estende dalla base dell'anello tricuspidalico sino all'inserzione dei corrispettivi muscoli papillari; la seconda porzione si estende dalla cresta sopraventricolare sino alla base dell'anello valvolare polmonare; la porzione apicale, infine, si estende dall'inserzione dei muscoli papillari all'apice cardiaco. Nel complesso, il ventricolo di destra può essere distinto in una porzione di afflusso, con una superficie particolarmente trabecolata, ed una componente di efflusso (RVOT) (Fig. 2.1c). Dal punto di vista emodinamico, il flusso ematico, nel suo percorso lungo tale camera ventricolare, descrive una traiettoria a V con un'inclinazione variabile tra i 45° ed i 60°. Questi due distinti ambienti del VD appaiono anatomicamente separati da prominenti fasci muscolari: il fascio parietale, la cresta sopraventricolare (CSV), il fascio settale ed il fascio moderatore della trabecola setto-marginale.

La CSV presenta una morfologia a semiluna e mette

2 Anatomia cardiaca e piani di studio

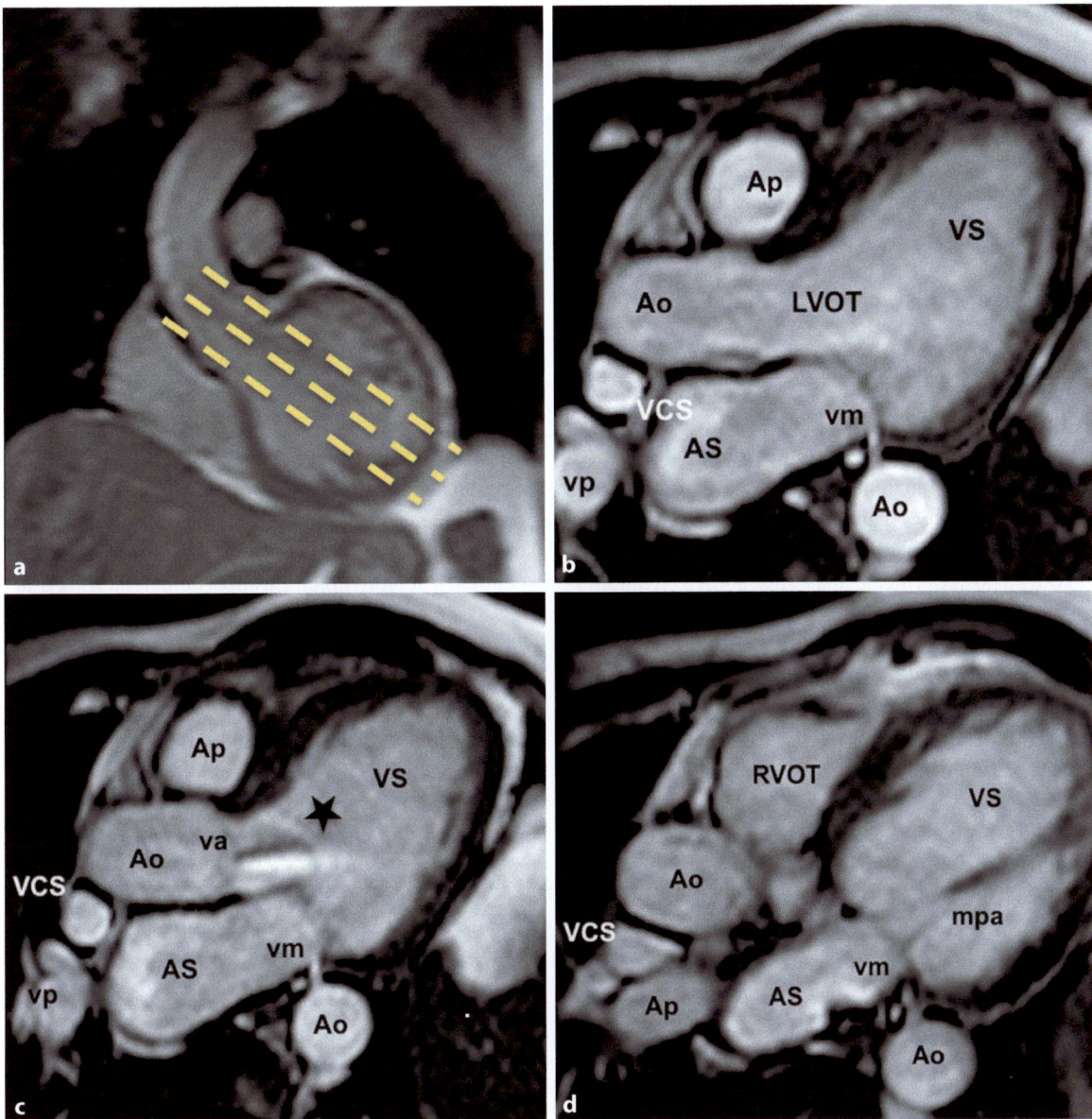

Fig. 2.4 Asse lungo 3 camere. È ottenuto posizionando una serie di piani (**b-d**), paralleli al cono di efflusso del ventricolo sinistro, orientati in un'immagine di riferimento coronale (**a**), parallelamente all'asse ideale che congiunge l'apice ventricolare con il bulbo aortico. *RVOT*, tratto di efflusso ventricolo destro; *LVOT*, tratto di efflusso ventricolo sinistro; *VS*, ventricolo sinistro; *AS*, atrio sinistro; *VCS*, vena cava superiore; *VP*, vena polmonare; *VM*, valvola mitrale; *Ao*, aorta; *Ap*, arteria polmonare; ✱, signal void da insufficienza valvolare aortica

in comunicazione la parete libera con il setto interventricolare; la trabecola setto marginale (TSM) decorre longitudinalmente al setto interventricolare (definita a tale livello "banda o fascio settale") e trasversalmente a livello medio-apicale, disponendosi a ponte tra il setto interventricolare, in corrispondenza dell'inserzione del muscolo papillare anteriore della valvola di Tebesio, e la parete libera del ventricolo (banda moderatrice). La banda moderatrice è una struttura muscolare al cui interno decorre la branca destra del miocardio specifico, indirizzata alla parete libera del VD. I muscoli papillari del VD, posti a confronto con i papillari del ventricolo di sinistra, sono dimensionalmente inferiori e numericamente più numerosi. La superficie del tratto di efflusso presenta solo poche trabecole carnee che si riducono fino a scomparire in prossimità della valvola polmonare. Il cono arterioso d'eiezione polmonare presenta, infatti, una superficie liscia. In relazione ai regimi pressori gestiti nelle sezioni di destra, compresi tra 0 e 25 mmHg, gli spessori fisiologici della parete libera del ventricolo di destra non oltrepassano i 3-4 mm in fase telediastolica.

2.3 Cuore sinistro

2.3.1 Atrio sinistro

L'atrio sinistro (AS) (Figg. 2.1-2.4), a differenza del controlaterale, ha un'unica origine embrionale, ma anatomicamente e funzionalmente viene distinto in due porzioni: il corpo, con una superficie endocardica liscia, e l'auricola, con superficie altamente trabecolata. L'AS si colloca posteriormente alla radice aortica ed anteriormente all'esofago (Figg. 2.3, 2.4) e per tal ragione risulta facilitata la sua valutazione ecotomografica per via transesofagea. Il corpo dell'atrio riceve normalmente lo sbocco delle quattro vene polmonari (VP) (Figg. 2.1f, 2.3, 2.4), rispettivamente due a destra e due a sinistra (con la possibilità di alcune varianti anatomiche). L'ostio delle quattro vene polmonari, non dotato di strutture valvolari o pseudo-tali, si colloca a livello della faccia postero superiore del corpo dell'atrio, che presenta una morfologia a "cupola". L'auricola sinistra (laap) (Figg. 2.1f, 2.3c) è la continuazione della parete anteriore e superiore dell'atrio; la sua forma è piuttosto variabile, allungata o ripiegata ad "S". Il lume presenta piccoli muscoli pettinati che derivano dalla parete laterale. L'auricola appare separata dal corpo atriale tramite una struttura definita *ridge atriale*, che risulta di particolare importanza durante le procedure elettrofisiologiche.

2.3.2 Ventricolo sinistro

Il ventricolo sinistro (VS) (Figg. 2.1-2.4) fisiologicamente è la vera pompa cardiaca, essendo la camera che gestisce la circolazione sistemica e genera i maggiori regimi pressori, raggiungendo i 120 mmHg ad ogni ciclo sistolico. Il VS si colloca in posizione posteriore ed inferiore, rispetto alle restanti camere cardiache prese in esame. Presenta una forma cilindrica affusolata con apice conico. Secondo il piano asse corto ventricolare, il VS presenta una morfologia prettamente circolare, in opposizione alla forma triangolare del VD. Sul piano asse corto distinguiamo il setto interventricolare (SIV) (Figg. 2.2, 2.3), la parete libera (margine ottuso) e la porzione inferiore. La parete libera, nel suo spessore risulta, composta per un quarto da trabecole carnee e per i restanti tre quarti da muscolo compatto. Come per il VD, anche il sinistro risulta composto da tre porzioni: una porzione sinusale (*inlet tract*), cui si accede dalla valvola mitralica, una porzione infundibolare (*outlet tract*, LVOT) (Fig. 2.4b), che culmina nella valvola aortica, ed una componente apico-trabecolare. Nel contesto della porzione sinusale, ovvero nel lume del tratto di afflusso ventricolare, identifichiamo due muscoli papillari, rispettivamente antero-laterale (o anteriore, MPA) (Figg. 2.2e, 2.4d) e postero-mediale (o posteriore, MPP) (Fig. 2.2e), più spessi rispetto alle corrispondenti strutture della cavità destra, inseriti a livello della parete libera ventricolare e bifidi in corrispondenza dei loro apici. La superficie della zona d'afflusso è altamente e finemente trabecolata. La porzione di efflusso del ventricolo si estende dall'apice ventricolare, raggiungendo il piano valvolare aortico e risultando costituita in parte da tessuto muscolare ed in parte da tessuto fibroso. Lo studio degli spessori miocardici documenta dei valori non uniformi nei vari segmenti: dalle misurazioni eseguite in telediastole si apprezza come il setto interventricolare, a livello basale, presenti uno spessore compreso tra i 7-10 mm, la parete libera tra i 7-9 mm e l'apice di circa 3 mm.

2.4 Valvole atrioventricolari

Le camere atriali e ventricolari, sia di destra che di sinistra, sono in comunicazione tramite le valvole atrioventricolari, rispettivamente la valvola tricuspide (VT) a destra e la valvola mitrale (VM) a sinistra. La VT (Fig. 2.3e) è costituita da tre lembi valvolari (settale, inferiore ed antero-laterale), ognuno separato dall'altro dalle corrispettive commessure (antero-settale, superoinferiore ed infero-settale).

In particolare occorre sottolineare come il lembo settale della VT risulti caratterizzato da un attacco diretto delle corde tendinee alla superficie ventricolare del setto, in assenza di muscoli papillari, a differenza degli altri lembi, che seppur di dimensioni ridotte rispetto a quelli della camera ventricolare di sinistra, presentano dei muscoli papillari ove si ancorano le rispettive corde tendinee.

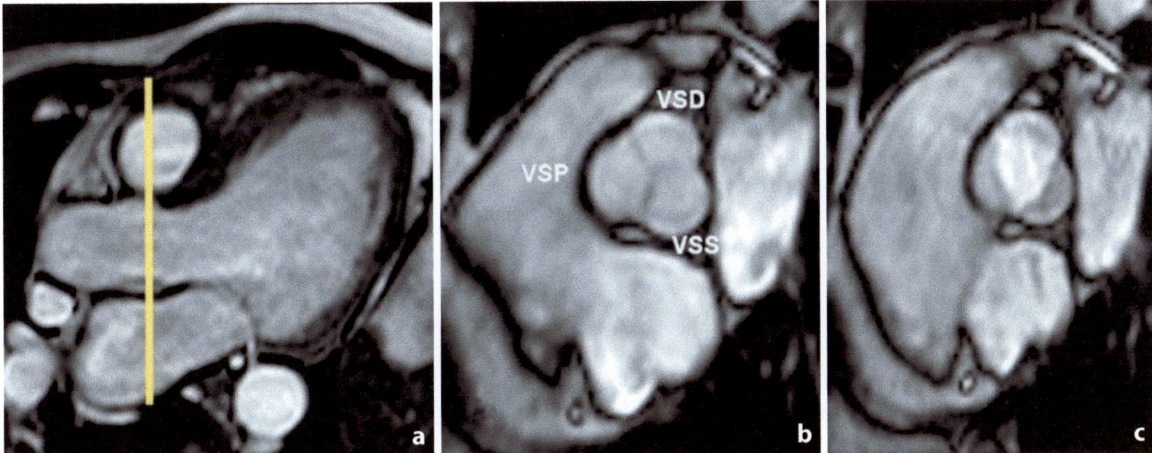

Fig. 2.5 Apparato valvolare aortico. Si può ottenere mediante il posizionamento di un piano perpendicolare al bulbo aortico utilizzando come immagine di riferimento un asse lungo 3 camere (**a**). Visualizzazione dello stato funzionale (apertura/chiusura) delle valvole semilunari in fase telediastolica (**b**) e telesistolica (**c**). *VSS*, valvola semilunare sinistra; *VSD*, valvola semilunare destra; *VSP*, valvola semilunare posteriore

La VM (Figg. 2.1-2.3) è costituita da due lembi: il lembo anteriore (o aortico, LAM) (Fig. 2.2f) e il lembo posteriore (o murale, LPM) (Fig. 2.2f), separati rispettivamente dalle commissure antero-laterale e postero-mediale e congiunti, tramite corde tendinee, al proprio muscolo papillare anteriore e posteriore.

2.5 Valvole semilunari

Entrambe le strutture ventricolari sono separate dai corrispettivi circoli polmonari e sistemici dalla valvola semilunare polmonare e semilunare aortica. Ogni valvola è composta da tre cuspidi (Fig. 2.5), che non risultano dotate di strutture muscolari come i papillari delle valvole atrioventricolari. Tali valvole sono fissate alla relativa grossa arteria tramite un anulus valvolare fibroso localizzato a livello della giunzione ventricolo-arteriosa e localizzate in una complessa struttura bulbare, che culmina superiormente nella giunzione seno tubulare. Proprio le giunzioni seno tubulari, caratterizzate dal classico rigonfiamento bulbare, da un punto di vista funzionale possono essere considerati i veri orifizi valvolari, tanto da ricoprire un ruolo di primaria importanza nel follow-up dei "pazienti valvolari". La valvola polmonare è posizionata più anteriormente rispetto alla valvola aortica ed è composta dalla cuspide anteriore, posteriore destra e posteriore sinistra. La valvola aortica (Figg. 2.4c, 2.5) ricopre una posizione prettamente centrale nel cuore ed entra in contatto con tutte le camere cardiache. In virtù dell'origine del circolo coronarico dalle relative cuspidi valvolari, queste saranno distinte in cuspide coronarica destra (o valvola semilunare destra, VSD), cuspide coronarica sinistra (o valvola semilunare sinistra, VSS) e cuspide non coronarica (o valvola semilunare posteriore, VSP) (Fig. 2.5).

2.6 Pericardio

Il pericardio è la struttura di rivestimento del cuore ed è composta da una duplice componente, rispettivamente fibrosa, più esterna, che si ancora al terzo prossimale dei gradi vasi, ed una sierosa, in stretto contatto con il cuore a ricoprirne la superficie ed il relativo tessuto adiposo epicardio (Fig. 2.3f). Lo spazio delimitato tra il foglietto sieroso e fibroso è considerato virtuale, con un contenuto fluido, nelle condizioni fisiologiche, non superiore ai 20-25 mL. Nella valutazione con RM del cuore il pericardio, risulta fisiologicamente rappresentato da una sottile linea curva ipointensa lungo i profili del cuore, apprezzabile soprattutto a ridosso della parete libera del ventricolo di destra con le scansioni asse lungo quattro camere, ed immersa nel tessuto adiposo, all'esterno mediastinico-pericardio, e sul versante interno nel tessuto adiposo epicardico omogeneamente iperintenso. Una piccola area triangolare nella sua porzione anteriore si trova immediatamente dietro allo sterno ed è separata da esso da tessuto areolare adiposo, dalla fascia endotoracica e dal muscolo trasverso del torace. Negli studi RM il pericardio, in condizioni di normalità, presenta uno spessore in telediastole di 1,2 ± 0,5 mm, mentre nei quadri di pericardite costrittiva lo spessore può raggiungere anche i 4 mm.

2.7 Piani di studio

Lo studio del cuore con RM può essere eseguito secondo due protocolli:
- il primo prevede valutazione uno studio secondo piani di scansione corporei tradizionali, ovvero assiale, coronale e sagittale, consentendo una valutazione del cuore rispetto alle strutture circostanti, in particolar modo dei rapporti tra il cuore, i grandi vasi e i polmoni;
- il secondo prevede una valutazione del cuore sfruttando i suoi assi intrinseci, già ampiamente utilizzati per lo studio ecocardiografico e scintigrafico, fornendo in questo modo una completa analisi della cinesi segmentaria e della dinamica dei flussi attraverso le strutture valvolari atrioventricolari e semilunari.

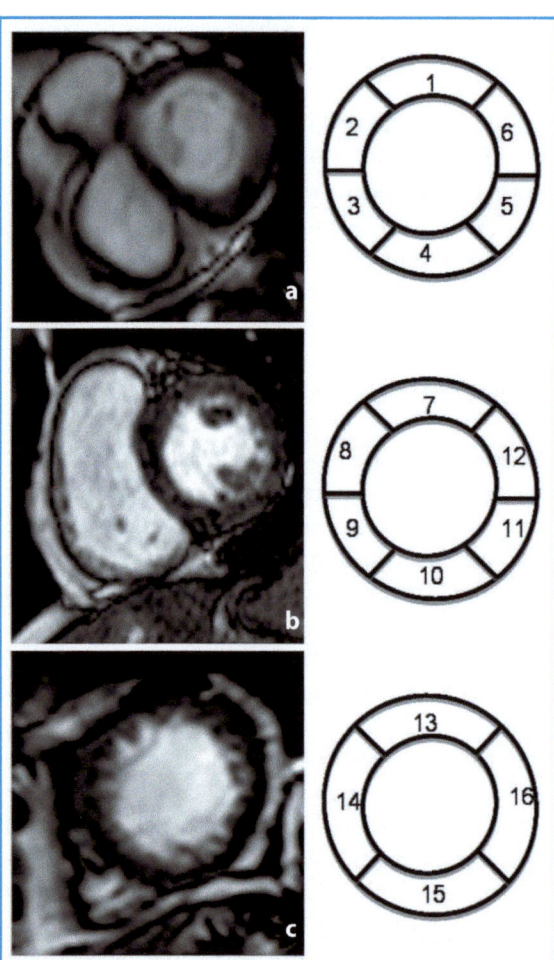

Fig. 2.6 Suddivisione della parete del ventricolo sinistro, raffigurata secondo l'asse corto biventricolare, in 6 segmenti basali (**a**, segmenti 1-6), 6 segmenti medio-cavitari (**b**, segmenti 7-12), 4 segmenti apicali (**c**, segmenti 13-16)

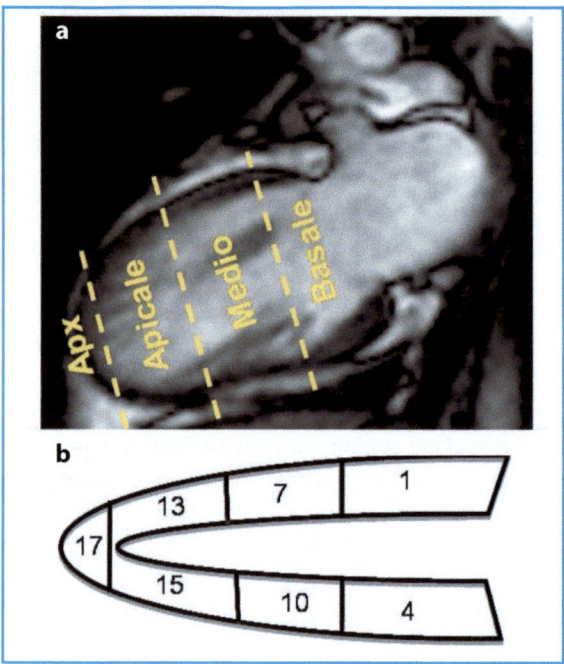

Fig. 2.7 Asse lungo 2 camere (o atrio-ventricolare) (**a**) con visualizzazione nello schema (**b**) della segmentazione della parete anteriore e posteriore del ventricolo sinistro (basale, medio-cavitaria ed apicale); il segmento 17 corrisponde all'apice vero (*Apx*)

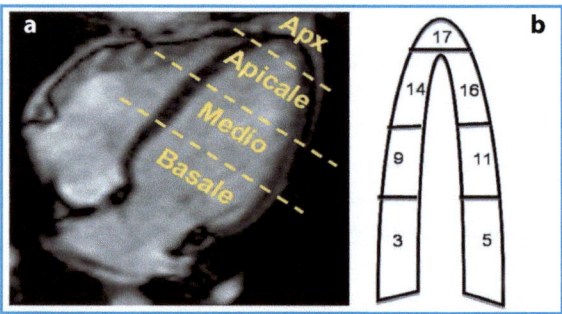

Fig. 2.8 Asse lungo 4 camere (**a**) con visualizzazione nello schema (**b**) della segmentazione delle corrispondenti parti del setto interventricolare e della parete libera del ventricolo sinistro (basale, medio-cavitaria ed apicale); il segmento 17 corrisponde all'apice vero (*Apx*)

Come raccomandato dall'*American Heart Association* (AHA), la corretta valutazione morfo-funzionale cardiaca richiede che le immagini vengano ottenute utilizzando dei piani di acquisizione obliqui rispetto ai principali assi anatomici del cuore, per ottenere immagini secondo l'asse corto bi-ventricolare (Fig. 2.6), l'asse lungo verticale (Fig. 2.7) ed orizzontale (Fig. 2.8) (corrispettivi delle proiezione ecocardiografiche asse corto parasternale, proiezione apicale 2 e 4 camere). Il tessuto miocardico, visualizzato secondo questi convenzionali piani di acquisizione, viene suddiviso in 17 segmenti, utilizzando come criterio la distribuzione territoriale della vascolarizzazione coronarica. Il ventricolo di sinistra viene suddiviso in tre porzioni: basale (dall'anulus mitralico all'apice dei muscoli papillari) (Fig. 2.6a), medio (dall'apice dei papillari alla loro inserzione settale) (Fig. 2.6b) ed apicale (Fig. 2.6c), con il 17° segmento rappresentato dall'apice vero (visualizzabile solamente nell'asse lungo verticale ed orizzontale) (Figg. 2.7, 2.8).

Per ottenere i corretti assi di studio del cuore occorre dapprima eseguire una scansione di centramento, detta *survey*, secondo i tre piani dello spazio assiale, coronale e sagittale. (Fig. 2.9). Successivamente verrà impostato sulla *survey* assiale uno *slab* (Fig. 2.1a) parallelo al setto interventricolare secondo un asse passante tramite il piano della valvola mitralica sino a raggiungere l'apice ventricolare; in tal modo otterremo ciò che viene definito asse lungo due camere atrioventricolare (ovvero asse lungo verticale) (Fig. 2.1), visualizzando le sezioni di destra (Fig. 2.1a-c) e successivamente quelle di sinistra (Fig. 2.1d-f). Impostando uno *slab* perpendicolare al setto interventricolare (Fig. 2.2a) sulla *survey* assiale, e simultaneamente perpendicolare all'asse lungo del piano lungo due camere (Fig. 2.1b), otterremo un asse corto bi-ventricolare (Fig. 2.2), così da visualizzare le due sezioni contemporaneamente. Ciò che confermerà la corretta esecuzione del piano asse corto bi-ventricolare non sarà altro che la morfologia del ventricolo di sinistra, che presenterà una forma perfettamente circolare; nel caso in cui ciò non si verificasse, ma la morfologia ottenuta sia quella a "becco di flauto", occorrerà inclinare in modo perpendicolare lo *slab* sul piano asse lungo atrioventricolare. Seguendo il piano successivo si potràanno visualizzare contemporaneamente, secondo il loro asse lungo, entrambe le sezioni di destra e di sinistra: tale piano verrà definito asse lungo quattro camere (Fig. 2.3) e potrà essere ottenuto posizionando rispettivamente lo *slab* in modo perpendicolare al setto interventricolare sull'asse corto bi-ventricolare (Fig. 2.3a) e contemporaneamente parallelo all'asse lungo due camere (Fig. 2.3b) (è fondamentale, durante l'esecuzione della RMC, controllare il piano in esame almeno secondo due assi precedentemente acquisiti, permettendo all'operatore di ottenere degli assi geometricamente ideali). Il piano asse lungo tre camere è un piano di fondamentale importanza, in quanto consente di valutare il ventricolo in esame in tutte le sue componenti, il tratto di efflusso e quello di afflusso, e le corrispettive strutture valvolari. Il piano lungo tre camere (Fig. 2.4) viene impostano sulla *survey* in coronale (Fig. 2.4a), parallelamente ad un asse passante al centro della valvola aortica e raggiungendo l'apice cardiaco. Infine, per completare lo studio, occorre eseguire la valutazione morfologica,

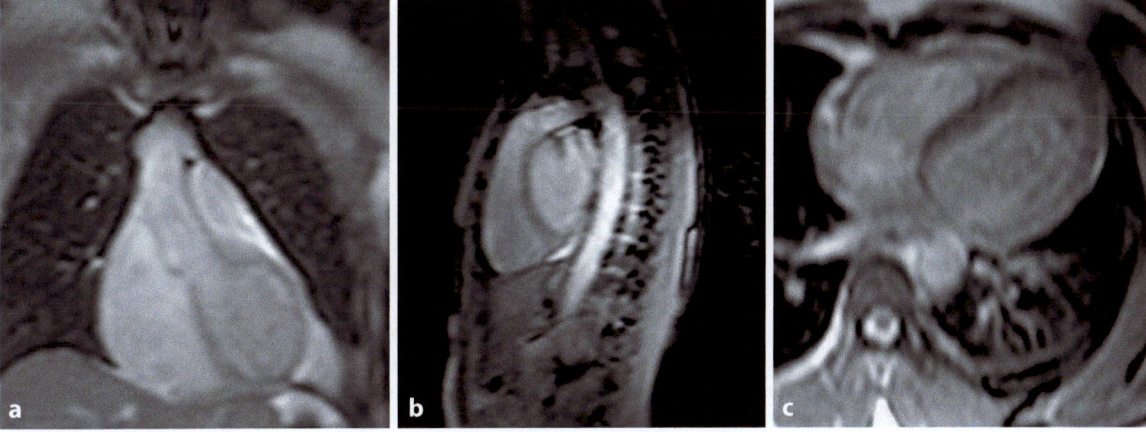

Fig. 2.9 Acquisizione iniziale di centramento (*survey*), secondo i piani coronale (**a**), sagittale (**b**) ed assiale (**c**)

e funzionale, della valvola aortica attraverso una scansione assiale del piano valvolare, posizionando lo *slab* perpendicolarmente all'asse aortico (Fig. 2.5a); in questo modo si avrà una scansione assiale della valvola semilunare aortica, ottenendo il classico "segno del trifoglio" che caratterizza la fisiologica morfologia della valvola tricuspide (Fig. 2.5b).

2.8 Circolo coronarico

Il circolo coronarico è composto da due arterie principali, che originano rispettivamente dal seno del Valsalva della cuspide aortica destra (anteriore) e dal seno coronarico della cuspide aortica di sinistra.

L'arteria coronarica destra (Cdx) (Fig. 2.10a, b) decorre lungo il solco atrioventricolare destro (Fig. 2.3d), portandosi inferiormente, sino a livello della superficie inferiore del cuore a ridosso della cupola diaframmatica, raggiungendo il punto di incontro tra il solco atrioventricolare ed il solco interventricolare posteriore; tale punto viene definito "crux" del cuore (ovvero "croce" del cuore), punto da cui solitamente origina l'arteria discendente posteriore. Secondo la classificazione dell'AHA, l'arteria coronarica destra è suddivisa in tre segmenti: prossimale, medio e distale. In alcuni casi dal terzo prossimale dell'arteria coronarica destra può originare il ramo del nodo del seno, in caso contrario tale ramo può emergere direttamente dal bulbo aortico; dal terzo medio della coronaria destra emergono i rami deputati alla vascolarizzazione della superficie acuta del cuore, ovvero della parete libera del VD, definiti rami marginali acuti (MA) (Fig. 2.10a). Dal terzo distale della coronaria destra, a livello della crux, origina l'arteria discendente posteriore; la coronaria destra prosegue oltre la crux in un segmento terminale definito ramo posterolaterale. La coronaria sinistra (CS) è distinta in un segmento prossimale, di principale importanza, definito tronco comune (TC) (Fig. 2.10b, c), che può raggiungere un'estensione massima di circa 1 cm e da cui originano la discendente anteriore e l'arteria circonflessa. La discendente anteriore decorre nel solco interventricolare anteriore (DA) (Fig. 2.10b, c) e viene suddivisa in tre segmenti, rispettivamente prossimale, medio e distale; quest'ultimo solitamente arriva ad avvolgere l'apice del VS e decorrere nella porzione distale del solco interventricolare posteriore. Dalla discendente anteriore emergono i rami che si occupano dell'irrorazione della parete libera del ventricolo di sinistra, denominati rami diagonali (D1) (Fig. 2.10b); simultaneamente in opposizione ai rami diagonali originano i rami settali (st) (Fig. 2.10c), deputati all'irrorazione del setto interventricolare. La circonflessa decorre nel solco interventricolare di sinistra ed è distinta in due segmenti: prossimale e medio. Dall'arteria circonflessa emergono i rami marginali ottusi (MO) (Fig. 2.10a), che in sinergia con i rami diagonali

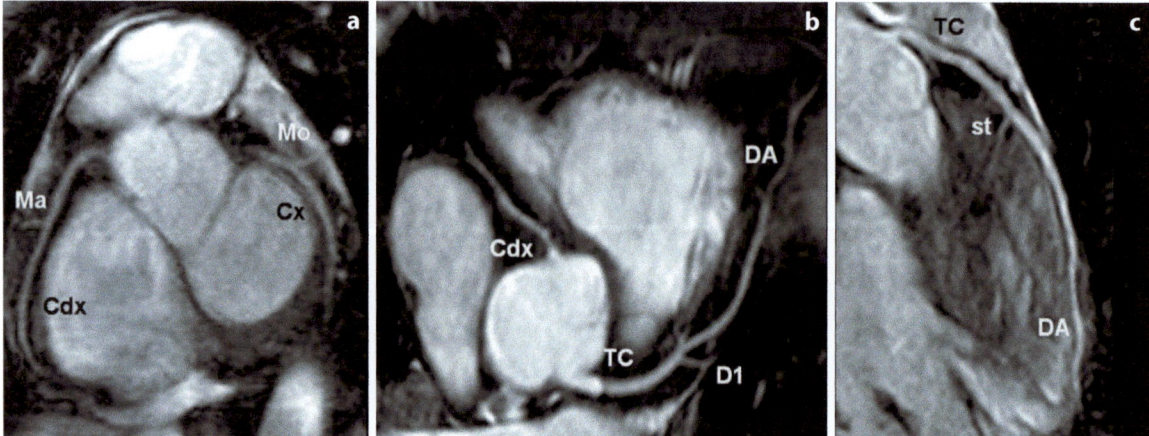

Fig. 2.10 Coronaro-RM. Visualizzazione delle arterie coronarie mediante tecnica 3PPS. **a** Rappresentazione dell'arteria coronaria destra (*Cdx*), nel suo tratto prossimale e medio con visualizzazione del ramo marginale acuto (*Ma*). Nello stesso piano di rappresentazione è possibile osservare parte dell'arteria circonflessa (*Cx*) e di un ramo marginale ottuso (*Mo*). **b** Visualizzazione dell'origine della coronaria destra (*Cdx*), del tronco comune (*TC*) e del tratto prossimale e medio della discendente anteriore (*DA*) con il I ramo diagonale (*D1*). **c** È possibile apprezzare per l'intero decorso il tronco comune e la discendente anteriore con visualizzazione dell'emergenza di un piccolo ramo settale (*st*)

si occupano dell'irrorazione della parete libera del ventricolo di sinistra. Nell'80% dei casi il tronco comune si biforca in discendente anteriore ed arteria circonflessa, mentre nel restante 20% della popolazione, al posto della biforcazione, troviamo una "triforcazione", per la presenza di un ramo accessorio definito ramo intermedio.

Nella valutazione del circolo coronarico occorre stabilire la "dominanza" in relazione all'origine dell'arteria discendente posteriore (DP); nell'85-90% della popolazione la DP origina dalla coronaria destra, definendo per l'appunto un circolo a dominanza destra. In circa il 5% dei casi la DP origina dall'arteria circonflessa, descrivendo un circolo con dominanza sinistra; infine nel 10% circa degli individui l'irrorazione delle porzioni inferiori è gestita da entrambe le arterie coronarie, stabilendo un circolo bilanciato, ovvero codominante.

Attualmente la valutazione del circolo coronarico con RM è ancora in una fase di ampio studio ed in parte in ombra rispetto all'oramai affermata TCMS del circolo coronarico. In RM lo studio delle arterie coronarie viene eseguito con scansioni volumetriche TFE SSFP a respiro libero. Utilizzando la tecnica del *3-point plane scan* (3PPS) viene localizzato il volume cardiaco su di una sequenza di scansioni assiali a bassa risoluzione spaziale, sulla quale vengono posizionati i tre reperi lungo il decorso dell'arteria coronarica da esaminare. Nella valutazione dell'arteria coronaria di destra vengono posizionati i tre reperi, rispettivamente lungo la porzione di destra del solco atrioventricolare dall'origine del vaso; in questo modo viene tracciato il centro dello *slab* volumetrico 3D ad alta risoluzione, che si posizionerà parallelamente all'asse del solco atrioventricolare così da includere non solo la coronaria di destra, ma in parte anche la circonflessa, che decorre nell'emiporzione di sinistra del solco atrioventricolare. La valutazione della coronaria di sinistra risulta più complessa ed articolata, richiedendo almeno due piani di studio per coprire tutta la sua estensione sino all'apice ventricolare. Il primo *slab*, secondo la tecnica del 3PPS, verrà disposto tangenzialmente alla parete superiore del ventricolo di sinistra, visualizzando in tal modo il tronco comune (TC), la biforcazione (o eventuale "triforcazione") coronarica ed i terzi prossimali della discendente anteriore e della circonflessa. Il secondo *slab* verrà disposto parallelamente all'asse del setto interventricolare, consentendo di visualizzare i tre tratti della discendente anteriore sino all'apice e l'origine dei relativi rami diagonali ed eventuali settali ipertrofici. In alternativa alla tecnica del 3PPS si può utilizzare una scansione assiale volumetrica ad alta risoluzione, che include l'intero volume del cuore dal bulbo aortico sino al piano diaframmatico, e in seguito rielaborarla con protocolli di post-processing, quali MIP, volume rendering e MPR-curved 2D.

Bibliografia essenziale

1. Amplatz K, Möller JH (1993) Cardiac anatomy. In: Amplatz K, Möller JH (eds) Radiology of congenital heart disease. Mosby Year Book, St Luis, pp 13-48
2. Anderson RH (2000) The anatomic structure of the normal heart and the structure of congenitally malformed hearts. A handbook prepared to support the foundation course in cardiac morphology held at the Institute of Child Health University College London on 10th and 11th February 2000. UK, pp 2-24
3. Barkhausen J, Goyen M, Ruhm SG et al (2002) Assessment of ventricular function with single breath-hold real-time steady-state free precession cine MR imaging . AJR Am J Roentgenol 178:731-735
4. Burbank F, Parisch D, Wexler L (1998) Echocardiographic-like angled views of the heart by MR imaging. J Comput Assist Tomogr 12:181-195
5. Castillo E, Bluemke DA (2003) Cardiac MR imaging. Radiol Clin North Am 41:17-28
6. Cerqueira MD, Weissman NJ, Dilsizian V et al (2002) Standardized myocardial segmentation and nomenclature for tomographic imaging of the heart. Circulation 105:539-542
7. Friedman BJ, Waters J, Kwan OL, DeMaria AN (1985) Comparison of magnetic resonance imaging and echocardiography in determination of cardiac dimensions in normal subjects. J Am Coll Card 5:1369-1376
8. Longmore DB, Underwood SR, Hounsfield GN et al (1985) Dimensional accuracy of magnetic resonance in studies of the heart. Lancet I:1360-1362
9. Simonetti OP, Finn JP, White RD, Laub G, Henry DA (1996) "Black blood" T2-weighted inversion-recovery MR imaging of the heart. Radiology 199:49-57
10. Stehling MK, Holzknecht NG, Laub G et al (1996) Single-shot T1- and T2-weighted magnetic resonance imaging of the heart with black blood: preliminary experience. MAGMA 4:231-240
11. Stuber M, Botnar RM, Danias PG et al (1999) Double-oblique free breathing high resolution three dimensional coronary magnetic resonance angiography. J Am Coll Cardiol 34:524-531

Le sequenze a sangue nero

Agostino Meduri, Luigi Natale, Lorenzo Bonomo

La risonanza magnetica fornisce, con i suoi diversi approcci, una grande varietà di informazioni anatomiche, angiografiche e funzionali. Le sequenze morfologiche a sangue nero, pur non fornendo informazioni funzionali, hanno elevato contrasto, alta risoluzione spaziale e consentono una dettagliata visualizzazione delle strutture cardiache, del mediastino e delle pareti vascolari.

3.1 La sequenza Spin-Echo

Le immagini a sangue nero sono derivate dalla classica tecnica Spin-Echo (SE), che produce immagini con buona risoluzione anatomica; il contrasto fra i differenti tessuti è elevato e può essere modificato, ottenendo una pesatura T1, T2 o in densità protonica mediante un'opportuna scelta dei tempi di ripetizione e di eco. La sequenza Spin-Echo è tipicamente composta da:
- un primo impulso di eccitazione a 90°, che ruota il vettore di magnetizzazione sul piano trasverso;
- un secondo impulso di radiofrequenza a 180° per rifocalizzare i momenti magnetici, reso necessario dal rapido defasamento della magnetizzazione trasversa dopo un tempo TE/2.

Si ottiene così, al tempo TE, un segnale misurabile detto Spin-Echo (Fig. 3.1a).

La sequenza è quindi ripetuta dopo un tempo TR per più volte (pari al numero di fasi per il numero di eccitazioni, o NEX).

La necessità di riallineare gli spin per mezzo del secondo impulso di radiofrequenza richiede tempo, limita il numero delle immagini che possono essere ottenute

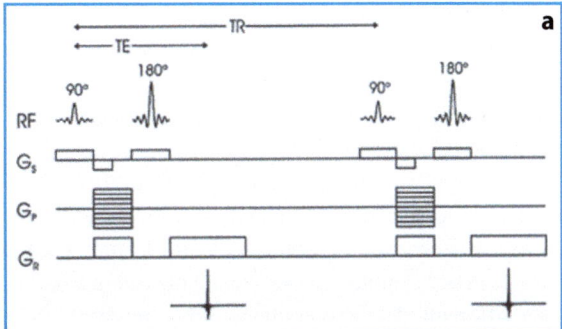

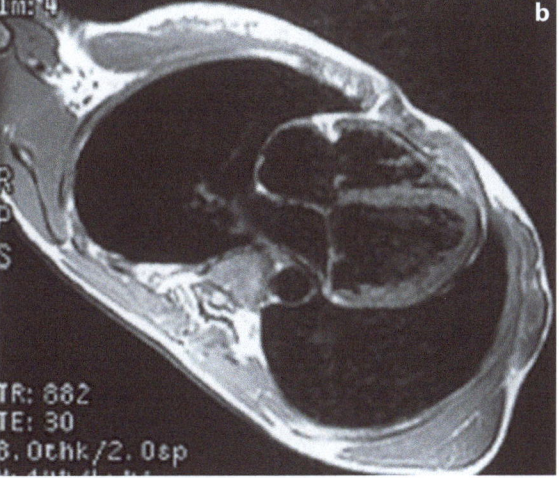

Fig. 3.1 Sequenza SE. **a** Schema dalla sequenza SE. **b** Immagine SE T1 pesata asse lungo orizzontale

e rende relativamente lunghi i tempi di scansione della sequenza Spin-Echo (dai 3 ai 6 minuti circa per le immagini pesate in T1, sino a 12 minuti per le immagini a TR lungo).

Il cuore è un organo in costante movimento ed il suo studio con la risonanza magnetica richiede la sincronizzazione elettrocardiografica (*gating*). Senza il

---

A. Meduri (✉)
Istituto di Radiologia - Dipartimento di Bioimmagini e Scienze Radiologiche, Università Cattolica del Sacro Cuore, Roma

gating il cuore si troverebbe in differenti e varie posizioni durante le singole acquisizioni, con conseguente cattiva visualizzazione delle strutture anatomiche. Il *gating* elettrocardiografico migliora la qualità di immagine riducendo gli artefatti causati dal movimento periodico del cuore e dei grossi vasi e mostra le strutture del cuore come se fossero ferme.

Le sequenze Spin-Echo utilizzano il *gating* prospettico: ogni intervallo RR viene diviso in una serie di punti di raccolta dati, ognuno con un dato ritardo dall'onda R che costituisce il *trigger* [1]. Per ogni ritardo dal *trigger* si ha un unico step di codifica di fase, fino a che tutti i passi della codifica di fase sono completati.

Possono essere acquisiti differenti strati contemporaneamente (*gating singola fase multi-slice*), ma ognuno ad una diversa fase del ciclo cardiaco; per tutta la durata della sequenza ogni strato è sempre acquisito allo stesso momento del ciclo cardiaco.

Dal momento che ciascuna sezione delle camere cardiache corrisponde ad uno ed un solo momento del ciclo cardiaco e, come abbiamo visto, le immagini a sangue nero SE multislice sono ottenute ognuna in una fase differente del ciclo cardiaco, non è possibile ricavare da tale sequenza informazioni funzionali; essa è invece usata per valutare la morfologia dato l'elevato dettaglio delle immagini (Fig. 3.1b).

La sincronizzazione elettrocardiografica richiede che il TR sia strettamente correlato alla lunghezza del ciclo cardiaco: esso deve essere pari ad uno o più intervalli RR; la lunghezza del TR effettivo, variando con l'intervallo RR, è perciò inversamente proporzionale alla frequenza cardiaca (FC) del paziente (ad esempio per TR=1RR e FC=60 TR_{eff}=1000 ms, mentre per FC=90 TR_{eff}=750 ms).

Per ottenere immagini Spin-Echo pesate in T1 il TR corrisponde ad un singolo intervallo RR, il TE ha valori compresi fra 20 e 40 ms ed il numero di fasi è limitato a 128 o 160 per non allungare eccessivamente i tempi di esame. In realtà, specie a frequenze basse in cui l'intervallo RR (e quindi il TR_{eff}) sono lunghi, la pesatura delle immagini tende verso la densità protonica.

Le sequenze Spin-Echo pesate in densità protonica e T2 richiedono un TR più lungo, che si ottiene utilizzando due o tre intervalli RR (Fig. 3.2a). Il TE è pari generalmente a 40 ms per la densità protonica ed 80 ms per le immagini T2 dipendenti [2]. Tempi così lunghi comportano una riduzione del rapporto segnale/rumore [3].

Tessuti quali il miocardio o il muscolo hanno intermedia intensità di segnale in T1, appaiono relativamente

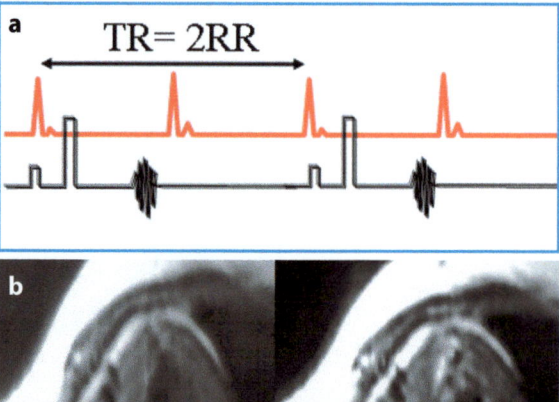

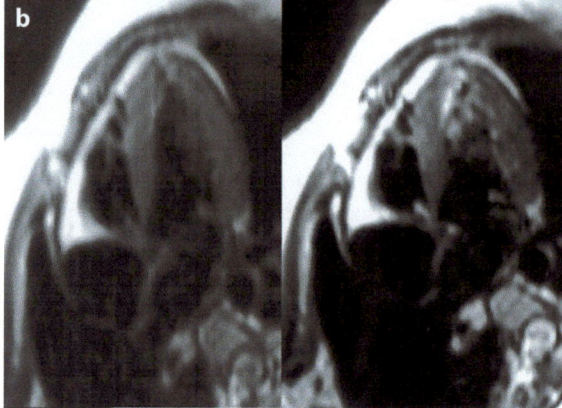

Fig. 3.2 Sequenza SE: pesatura T2. **a** Nelle immagini SE la pesatura T2 dipendente si ottiene con un TR pari a 2 o più intervalli RR. **b** Immagini SE T2 dipendenti asse lungo orizzontale

ipointensi in densità protonica e sono maggiormente ipointensi in T2 (Fig. 3.2b). Il tessuto adiposo ha intensità di segnale elevata in T1, intermedia in densità protonica ed in T2.

A causa del lungo tempo di acquisizione necessario, la sequenza Spin-Echo viene acquisita in respiro libero. La media di segnali multipli, cioè l'aumentare il numero di NEX, riduce gli artefatti respiratori, tuttavia aumentare le NEX fa aumentare proporzionalmente la durata della sequenza.

Gli artefatti da movimento respiratorio possono essere ridotti utilizzando il *gating* respiratorio o tecniche di compenso del movimento respiratorio. Inoltre gli artefatti da *ghosting*, che originano principalmente dal tessuto adiposo della parete toracica ed addominale, possono essere ridotti applicando una banda di saturazione anteriore su queste strutture.

Perchè le immagini Spin-Echo sono a sangue nero (Fig. 3.3)? Il principio dell'acquisizione a sangue nero è legato al movimento del sangue. Bisogna considerare due presupposti:
- nella sequenza SE gli impulsi a 90° e 180° eccitano soltanto lo stato selezionato;

3 Le sequenze a sangue nero

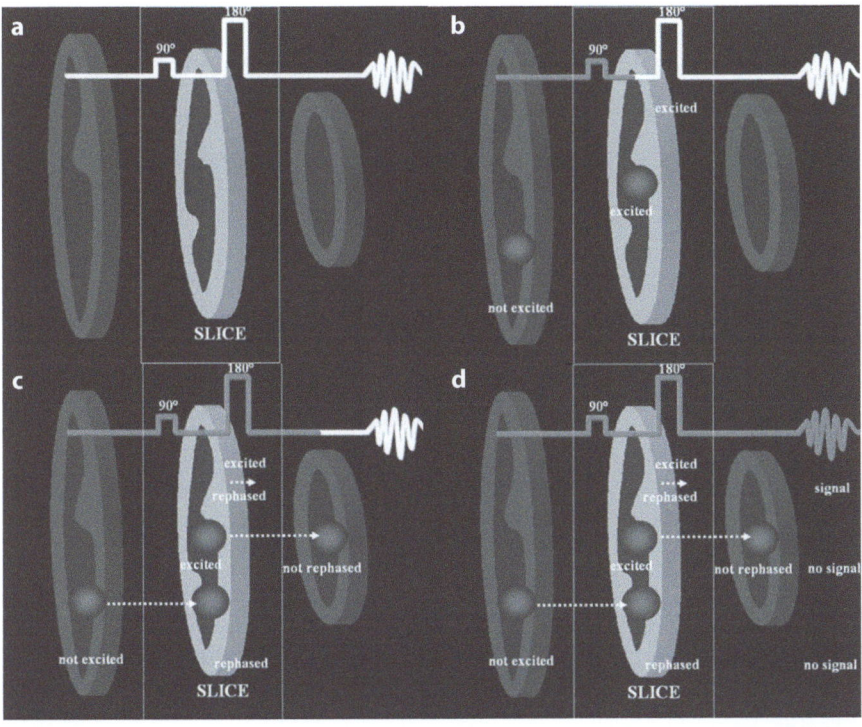

Fig. 3.3 Sequenza SE: effetto a "sangue nero". a Gli impulsi a 90° e 180° sono selettivi di slice. b I soli protoni compresi nella slice vengono eccitati dall'impulso a 90°. c Al tempo dell'impulso a 180° i protoni del sangue che si trovavano all'interno della fetta, e che erano stati eccitati, ne fuoriescono non venendo rifasati. I protoni del sangue interno alla slice vengono rifasati, ma non erano stati precedentemente eccitati. d Solo il miocardio subisce entrambi gli impulsi e genera segnale. I protoni del sangue, avendo subito solo uno dei due impulsi, non sono in grado di generare segnale

- solo i protoni che ricevono entrambi gli impulsi sono in grado di emettere segnale.

In relazione a questo:
- i protoni della parete miocardica, rimanendo nel piano di esame, vengono sia eccitati che rifocalizzati, emettendo quindi segnale;
- i protoni del sangue che si trovano nella sezione in esame durante l'impulso a 90° vengono eccitati; al tempo TE/2 ne sono fuoriusciti, non ricevendo l'impulso a 180°, non vengono rifocalizzati e pertanto non sono in grado di generare segnale;
- i protoni del sangue che si trovano nella sezione durante l'impulso a 180° (che in precedenza al tempo dell'impulso a 90°, trovandosi all'esterno di essa, non erano stati eccitati) anch'essi non generano segnale.

In conclusione, nelle immagini Spin-Echo il sangue in movimento nelle cavità cardiache e nel lume dei vasi presenta una caratteristica assenza di segnale (apparendo cioè nero), definita "vuoto da flusso" poiché proprio a causa del flusso i suoi protoni non possono generare un segnale di RM nel tempo di ripetizione della sequenza. Tuttavia, se il flusso è rallentato o stagnante i protoni del sangue possono ricevere entrambi gli impulsi e generare un segnale RM [4]. Nell'individuo sano ciò può avvenire in diastole quando il movimento del sangue è minimo, mentre nei pazienti con disfunzione ventricolare, cardiomiopatia dilatativa o aneurismi ventricolari, anche le immagini acquisite in sistole danno segnale endocavitario.

È da notare, inoltre, che se il piano di scansione è parallelo al flusso ematico, più facilmente i protoni del sangue in movimento genereranno segnale, in quanto permangono più a lungo nel piano di studio.

L'entità del segnale del sangue potrà essere ridotta impiegando TE più lunghi, riducendo lo spessore di sezione, scegliendo un piano di scansione ortogonale alla direzione del flusso. Sul piano assiale è preferibile eseguire la scansione in senso caudo-craniale, in modo che le prime sezioni, acquisite in sistole, siano condotte sui ventricoli mentre le ultime, nel piano dell'aorta e dei grossi vasi, vangano acquisite in diastole. È inoltre possibile posizionare delle bande di saturazione a monte delle strutture esaminate in modo da sopprimere il segnale del sangue in entrata.

3.2 La sequenza fast Spin-Echo

Le sequenze fast Spin-Echo sono più efficienti, in quanto vengono acquisiti più echi per ogni TR [5]. Questo si ottiene poiché ad ogni impulso di eccitazione

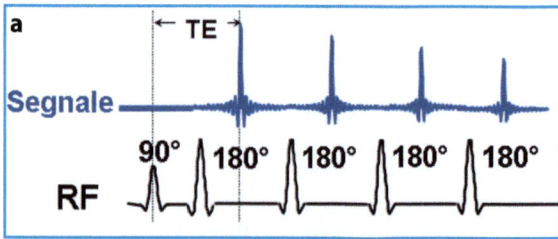
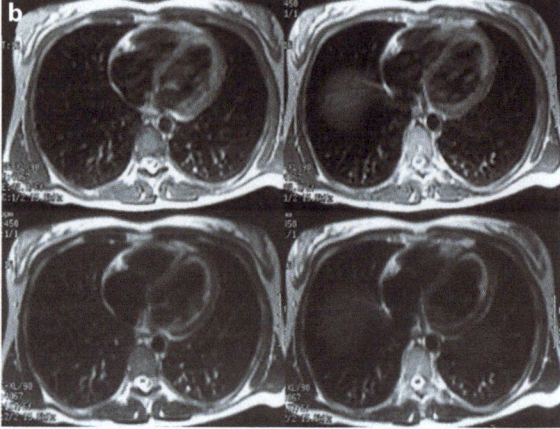

Fig. 3.4 Sequenza FSE. **a** Schema della sequenza fast Spin-Echo (FSE). **b** Immagini FSE sul piano assiale

a 90° seguono più impulsi di rifocalizzazione a 180°, che generano altrettanti echi (Fig. 3.4a); per ogni TR possono essere così riempite più linee di spazio K, rendendo più rapida l'acquisizione.

Il numero di impulsi di rifocalizzazione/echi prodotti è detto "fattore turbo" o "lunghezza del treno di echi" (ETL).

Rispetto alla corrispondente sequenza SE, il tempo della scansione è ridotto di un fattore pari all'ETL; con un ETL sufficientemente elevato la maggiore velocità della sequenza consente di acquisire le singole immagini nel tempo di un'apnea (acquisizione *breath-hold*). Aumentando il treno di echi il tempo di acquisizione di una singola slice si riduce: questo permette un maggior numero di codifiche di fase e, quindi, di impiegare matrici maggiori ottenendo una maggiore risoluzione spaziale.

Gli echi sono generati a differenti TE: il TE effettivo (TE_{eff}) della sequenza, le linee centrali dello spazio K. Con fattori turbo maggiori la pesatura dell'immagine risultante è meno definita.

Nelle immagini FSE il tessuto adiposo ha segnale più intenso rispetto alle immagini SE corrispondenti, mentre il tessuto solido, come il miocardio, ha intensità ridotta.

La tecnica FSE determina una maggiore sfocatura delle immagini, che aumenta con l'aumentare dell'ETL e con TE_{eff} brevi (Fig. 3.4b).

Il maggior tempo necessario a campionare un lungo treno di echi rende inoltre le immagini più sensibili al movimento cardiaco. Per questo motivo è preferibile acquisire le immagini FSE durante la diastole con un *trigger delay* (ritardo rispetto all'onda R) di almeno 200 ms.

In alternativa all'acquisizione di una singola slice per apnea, la tecnica FSE consente anche l'acquisizione multislice a respiro libero. In questo caso è necessario limitare il fattore turbo per ridurre la sensibilità al movimento cardiaco. L'acquisizione FSE a respiro libero può essere comunque difficoltosa perchè il *gating* cardiaco non è sempre compatibile con il compenso del respiro o con il simultaneo *gating* respiratorio e le immagini possono essere gravate da artefatti da movimento respiratorio.

3.3 La sequenza Fast Spin-Echo con preimpulsi di inversione

Con la sequenza FSE, per il lungo tempo di campionamento del segnale e per la necessità di acquisire le immagini in diastole, il segnale del sangue non è completamente annullato. La corretta soppressione del segnale del sangue in movimento si ottiene aggiungendo alla sequenza una coppia di impulsi di preparazione *Inversion Recovery* (IR) [6, 7] (Fig. 3.5).

All'inizio della sequenza, subito dopo il *trigger*, si applica un primo impulso IR (a 180°) non selettivo. Questo inverte la magnetizzazione in tutto il FOV (Fig. 3.6a); subito dopo, un secondo impulso di inversione è applicato sulla sola sezione in esame, riportandone alla normalità la magnetizzazione. L'effetto combinato dei due impulsi sulla sola fetta in esame si annulla, mentre la magnetizzazione del resto del corpo, che ha subito solo il primo impulso, rimane invertita (Fig. 3.6b).

Il tempo di rilassamento T1 del sangue è approssimativamente 1200 ms; a circa 650 ms il rilassamento longitudinale riporta a 0 la magnetizzazione del sangue che si trovava al di fuori dello strato in esame e che era stata invertita avendo subito solo il primo impulso IR, annullandone la capacità di generare segnale. A questo punto viene avviata una normale sequenza FSE.
Nello strato in esame:
- il miocardio ha subito entrambi gli impulsi e la sua magnetizzazione non è variata, potendo quindi generare segnale;

- il sangue originariamente contenuto nella sezione ed in grado di generare segnale ne è fuoriuscito;
- la slice è stata riempita da sangue che si trovava al suo esterno e la cui magnetizzazione è nulla.

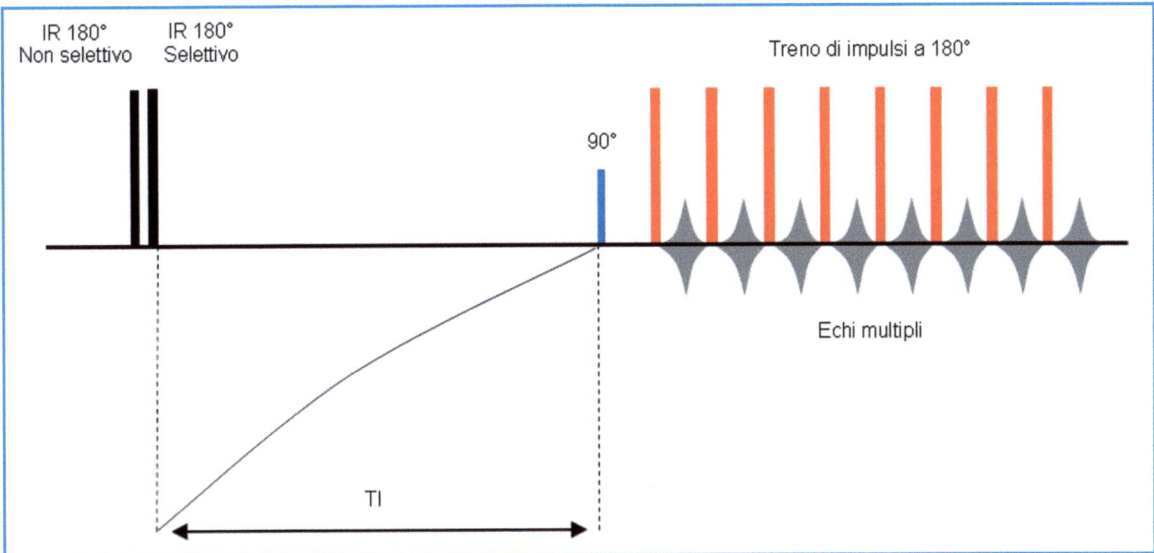

Fig. 3.5 Schema della sequenza FSE con doppio impulso di inversione

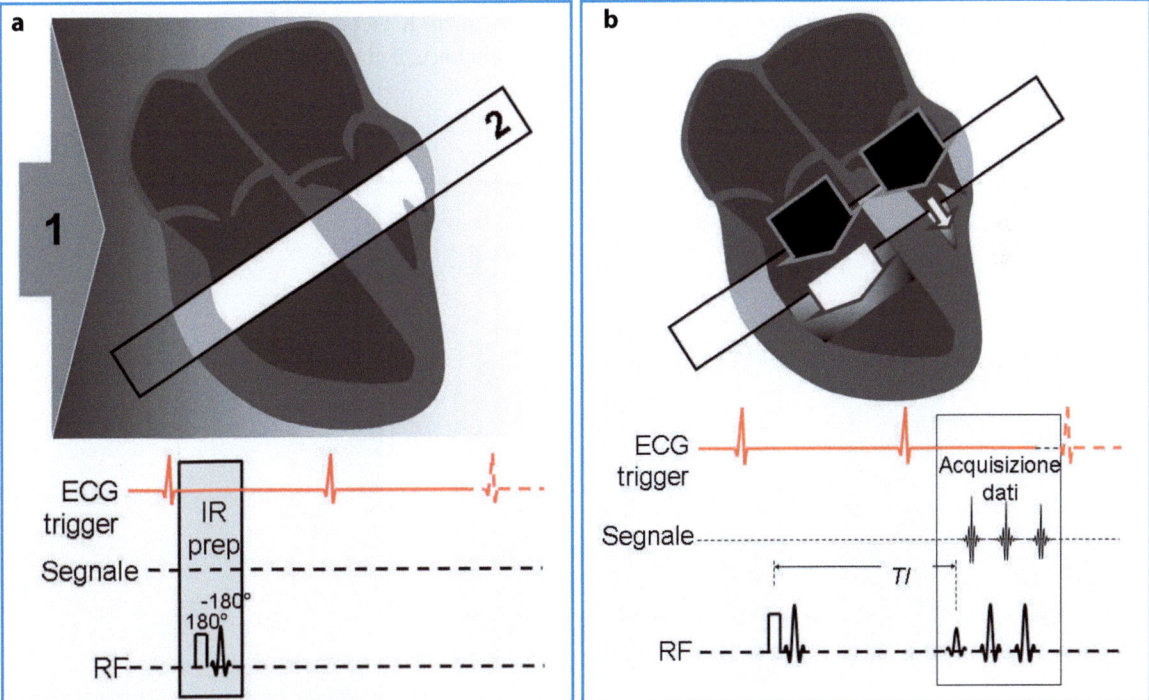

Fig. 3.6 Sequenza FSE con doppio impulso di inversione: effetto "a sangue nero". **a** Il primo impulso IR non selettivo inverte la magnetizzazione in tutto il FOV; il secondo impulso la ristabilisce nella sola fetta in esame. **b** Dopo circa 600 ms la magnetizzazione del sangue esterno alla fetta ha raggiunto lo zero. Il sangue contenuto nella sezione ne fuoriesce mentre essa viene riempita da sangue la cui magnetizzazione è annullata e, quindi, non è in grado di generare segnale. A questo punto viene avviata la sequenza FSE con conseguente effetto "a sangue nero"

Tale ciclo viene ripetuto sino a completare tutte le viste della sequenza. Ogni immagine viene acquisita nello spazio di 16 intervalli RR e la sua durata è perciò dipendente dalla frequenza cardiaca del paziente. Essa è comunque compresa fra 10 e 16 secondi e pertanto nel tempo di un'apnea si possono ottenere una o due immagini. Questa strategia consente di ottenere con la sequenza FSE immagini morfologiche effettivamente "a sangue nero".

Una difficoltà legata al movimento del cuore è riuscire ad applicare il secondo impulso di inversione alla stessa porzione di tessuto che si troverà nello strato successivamente esaminato dalla sequenza FSE. Ciò si risolve con i seguenti due artifici:
- gli impulsi di inversione vengono avviati dall'onda R; il tempo di attesa di 650 ms corrisponde circa ad un intervallo RR, quindi il cuore si trova in diastole in entrambi i momenti;
- per maggiore sicurezza la larghezza dello strato sottoposto ad inversione è tre volte quello della sezione in esame [8].

Come risultato il tessuto miocardio mantiene il suo segnale ed il sangue ne appare correttamente privo.

Il TE può essere variato dall'operatore e nella stessa apnea si possono contemporaneamente ottenere immagini a TR breve e lungo.

3.4 La sequenza FSE *fat-sat* con tre impulsi di inversione

Un terzo impulso di inversione consente di annullare il segnale del tessuto adiposo e di ottenere immagini di tipo STIR (*short time inversion recovery*) (Fig. 3.7).

Il terzo impulso di inversione, selettivo di slice, viene applicato al tempo in cui la magnetizzazione del sangue raggiunge lo zero, non avendo quindi effetto sul segnale del sangue [4]. L'acquisizione della sequenza inizia dopo circa 160 ms con conseguente soppressione del segnale dei tessuti con T1 breve come il tessuto adiposo. Sequenze con triplo impulso di inversione e pesatura T2 sono particolarmente efficaci nella valutazione dell'edema miocardico.

3.5 Le sequenze veloci

Con le bobine multicanale è inoltre possibile aumentare la velocità di acquisizione delle immagini FSE con doppio e triplo impulso di inversione, sfruttando il principio dell'imaging parallelo [9].

Lo spazio K viene acquisito parzialmente saltando una o più linee, il che genera un'immagine con *foldover*.

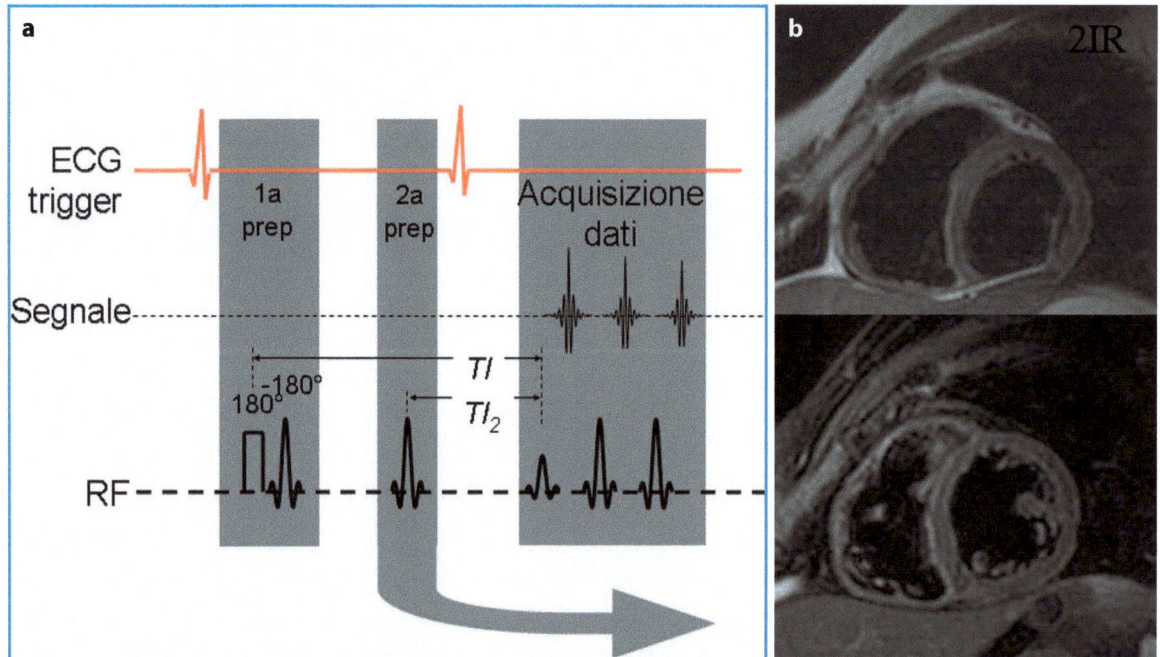

Fig.3.7 a Sequenza FSE con soppressione del grasso. L'aggiunta di un terzo impulso IR 160 ms prima della sequenza FSE determina un effetto STIR con soppressione del tessuto adiposo. **b** *In alto*, immagine 2IR, *in basso* con soppressione del grasso

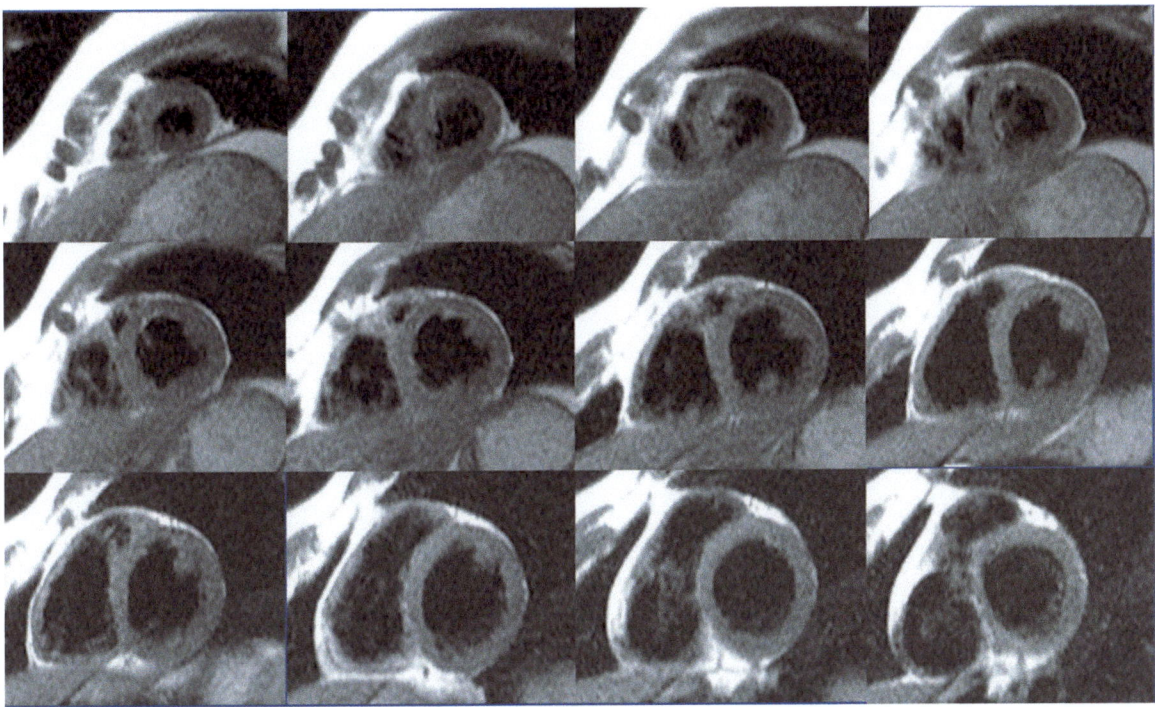

Fig. 3.8 Sequenza SSFE. L'intera anatomia cardiaca è acquisita in una sola apnea

Questo viene risolto calcolando la differenza in sensibilità dei differenti elementi della bobina per tutti i pixel dell'immagine, riallineando correttamente tutti i punti. La mappa di sensibilità della bobina è ottenuta all'inizio dell'esame con una sequenza specifica. Il fattore di accelerazione è sempre inferiore al numero di elementi della bobina.

È possibile ridurre il tempo di acquisizione mediante l'acquisizione parziale dello spazio K con tecnica *half-fourier* (HASTE) [10] ed utilizzando matrici rettangolari.

La sequenza *single-shot fast* SE (SSFSE) permette l'acquisizione in una singola apnea di multiple sezioni cardiache, tali da coprire l'intera anatomia del cuore (Fig. 3.8).

Con gradienti performanti è possibile prescrivere treni di echi molto lunghi (ETL=40-68) [11]; questo, associato all'acquisizione parziale dello spazio K tipo half Fourier ed alla limitazione del campo di vista nella direzione della codifica di fase, permette di ottenere una finestra di acquisizione breve. La sequenza mantiene i due preimpulsi di inversione ed è acquisita in diastole, ha buona risoluzione spaziale e meno sfocatura dei margini miocardici. Tuttavia il sangue a flusso più lento vicino al miocardio può rimanere non completamente soppresso. Nell'impossibilità di mantenere un'apnea sufficientemente lunga la sequenza SSFSE può essere acquisita anche a respiro libero con una riduzione del tempo di acquisizione di circa 15 volte rispetto alla corrispondente sequenza SE.

Bibliografia

1. Blackwell GG, Doyle M, Cranney GB (1992) Cardiovascular MRI techniques. In: Blackwell GG, Cranney GB, Pohost GM (eds) MRI: cardiovascular system. Gower Medical Pub, New York, pp 2-16
2. Meduri A, Natale L, Lauro L et al (1999) Cardiac magnetic resonance imaging: technique and anatomy. Rays 24:4-18
3. Pettigrew RI, Oshinski JN, Chatzimavroudis G, Dixon WT (1999) MRI techniques for cardiovascular imaging. J Magn Reson Imaging 10:590-601
4. Lee VS (2006) Black blood imaging. In: Lee VS (ed) Cardiovascular MRI: physical principles to practical protocols. Lippincott Williams & Wilkins, Philadelphia, p 402
5. Balaban RS (2002) The physics of image generation by MR. In: Manning WJ, Pennell DJ (eds) Cardiovascular magnetic resonance. Churchill Livingstone, New York, pp 3-17
6. Nayak KS, Rivas PA, Pauly JM et al (2001) Real-time black-blood MRI using spatial presaturation. J Magn Reson Imaging 13:807-12
7. Campos S, Martinez Sanjuan V, Garcia Nieto JJ et al (1999) New black blood pulse sequence for studies of the heart. Int J Card Imaging 15:175-83

8. Meduri A, Natale L, Bonomo L (2009) L'imaging cardiaco con risonanza magnetica nucleare. In: Mazzucato F (ed) Anatomia radiologica: tecniche e metodologie in radiodiagnostica. 3th ed, Piccin, Padova, pp 2089-2121
9. Heidemann RM, Ozsarlak O, Parizel PM et al (2003) A brief review of parallel magnetic resonance imaging. Eur Radiol 13:2323-2337
10. Winterer JT, Lehnhardt S, Schneider B et al (1999) MRI of heart morphology. Comparison of nongradient echo sequences with single- and multislice acquisition. Invest Radiol 34:516-22
11. Vignaux OB, Augui J, Coste J et al (2001) Comparison of single-shot fast spin-echo and conventional spin-echo sequences for MR imaging of the heart: initial experience. Radiology 219:545-550

4 Studio funzionale: sequenze cine e *velocity-encoded*

Antonio Esposito, Francesco De Cobelli, Silvia Ravelli, Alessandro Del Maschio

4.1 Introduzione

4.1.1 Cenni di fisiologia cardiaca

Il cuore è una pompa muscolare che crea un flusso pulsato unidirezionale grazie alla sequenza ritmica di rilasciamento (riempimento) e contrazione (svuotamento), governata dall'eccitazione elettrica che si propaga lungo il sistema di conduzione. Da un punto di vista fisiologico, il ciclo cardiaco può essere schematicamente suddiviso in diverse fasi: una fase di contrazione isovolumetrica (la pressione all'interno dei ventricoli aumenta rapidamente, il volume rimane costante, entrambe le valvole sono chiuse), la fase di eiezione (la valvola aortica si apre, il volume ventricolare si riduce prima rapidamente poi lentamente; la pressione ventricolare aumenta lentamente per poi ridursi), una seconda fase isovolumetrica (chiusura della valvola aortica, il miocardio ventricolare si rilassa comportando una rapida riduzione della pressione a volume costante) ed infine una fase di riempimento con progressivo aumento volumetrico a pressione costante (la valvola atrioventricolare si apre, il volume aumenta prima in modo rapido e poi più lentamente e, infine, si ha un ultimo piccolo contributo al riempimento ventricolare, dato dalla contrazione atriale).

Studi recenti, svolti anche con l'ausilio della risonanza magnetica cardiaca (RMC), stanno apportando delle correzioni a questo modello di meccanica cardiaca, affinando sempre di più le conoscenze e la comprensione dell'architettura miocardica e della fisiologia cardiaca. Secondo le più moderne teorie il cuore sarebbe costituito da un complicato sistema di fibre spiraliformi a decorso obliquo e concentrico, che determinano un complesso movimento ventricolare caratterizzato anche da una torsione *(ventricular twisting)*, oltre che dall'accorciamento e restringimento alternati all'allungamento ed allargamento [1].

4.1.2 Ecocardiografia e RMC

L'ecocardiografia con ecocolor-doppler svolge un ruolo fondamentale nello studio della funzione cardiaca, consentendo spesso una valutazione esaustiva della funzione sistolica, della funzione diastolica e degli apparati valvolari, grazie a doti di elevata risoluzione spaziale e temporale associate ad ampia disponibilità, velocità, basso costo ed alla possibilità di effettuare l'esame al letto del paziente in ogni condizione clinica. Tuttavia, in una percentuale di pazienti non trascurabile (enfisematosi, obesi, sottoposti a pregressa chirurgia toracica) l'ecocardiografia può incontrare importanti ostacoli legati alla disponibilità di una scarsa finestra utile alla penetrazione degli ultrasuoni.

Le potenzialità della RM nello studio della fisiologia e della fisiopatologia della pompa cardiaca sono ampiamente riconosciute e, da circa un decennio, la metodica viene considerata il gold standard, sia in termini di riproducibilità che di accuratezza, per lo studio della funzione del cuore. L'elevata risoluzione di contrasto, l'assenza dei problemi legati alla finestra acustica tipici dell'ecocardiografia, la ridotta operatore-dipendenza e la possibilità di effettuare valutazioni 3D indipendenti da modelli geometrici sono tutti fattori che contribuiscono a produrre misurazioni attendibili in ogni paziente, anche in caso di ventricolo morfologicamente alterato, con elevatissima riproducibilità. Altra proprietà

A. Esposito (✉)
Dipartimento di Radiologia, IRCCS Ospedale San Raffaele,
Università Vita-Salute San Raffaele, Milano

esclusiva della RMC è la possibilità di quantificazione assoluta non invasiva dei flussi vascolari o trans-valvolari, non solo in termini di velocità, che può essere calcolata anche con l'ecocardiografia, ma anche in termini di volume di flusso.

4.2 Studio dei volumi cardiaci e della funzione sistolica in RM

4.2.1 Sequenze cine bright-blood

Le sequenze cine *bright-blood*, ideali per lo studio funzionale sistolico globale del cuore, per il calcolo dei volumi e della massa, oltre che per la valutazione della contrattilità segmentaria e dell'ispessimento di parete, prendono denominazione dalle loro caratteristiche principali: l'elevata risoluzione temporale che consente di acquisire immagini relative a differenti fasi del ciclo cardiaco e poi di visualizzarle in modalità video (cine), e l'aspetto bianco brillante del sangue (*bright-blood*) contenuto nel cuore e nelle strutture vascolari, responsabile della notevole risoluzione di contrasto fra sangue e miocardio.

Le prime sequenze cine *bright-blood* storicamente applicate all'imaging funzionale cardiaco erano sequenze gradient-eco (GRE), che venivano acquisite a respiro libero, essendo caratterizzate da tempi di acquisizione piuttosto lunghi (2-4 minuti per singola sezione). Un importante passo avanti è stato l'introduzione della segmentazione del K-spazio, che ha permesso di ottenere sequenze cine con tempi di acquisizione compatibili con una singola apnea per sezione di studio (cine GRE breath-hold). Tuttavia, nelle sequenze GRE, sostanzialmente pesate in T1, il contrasto fra sangue e miocardio dipende dall'enhancement creato dall'*inflow* del sangue nel piano di studio; questo comporta il frequente inconveniente che, in caso di TR molto corto o di flusso troppo lento o turbolento, si verifica una relativa perdita del contrasto fra sangue e miocardio.

Le sequenze *balanced Steady-State Free Precession* (b-SSFP, chiamate b-FFE, FIESTA o True-FISP a seconda della casa costruttrice) hanno completamente superato questo inconveniente, sostituendo completamente le sequenze GRE. Nelle sequenze b-SSFP ciascun impulso di gradiente applicato viene compensato da un impulso con polarità opposta, assicurando il massimo recupero della magnetizzazione trasversale. In questo

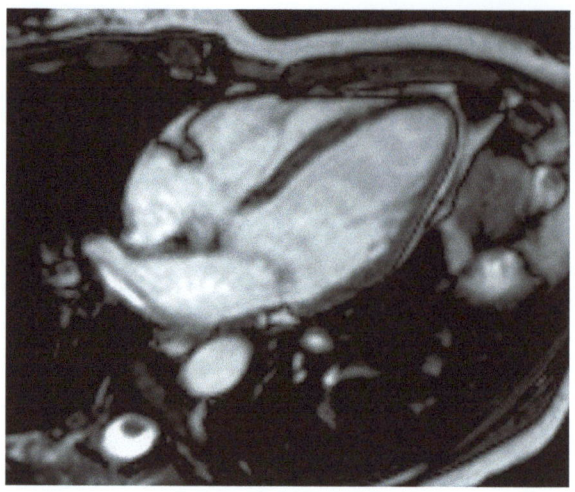

Fig. 4.1 Immagine b-SSFP asse lungo 4 camere. Sia il sangue in movimento all'interno delle camere cardiache che il liquor (fluido stazionario) risultano entrambi omogeneamente iperintensi

modo la magnetizzazione non subisce un defasamento spaziale, comportando un maggior segnale dell'immagine. Inoltre, i gradienti bilanciati mantengono sia la magnetizzazione longitudinale che trasversale, cosicché nell'immagine è rappresentato sia il contrasto T1 che T2; i fluidi, sia stazionari che in movimento, vengono pertanto visualizzati come strutture ad elevato segnale (proprio come i fluidi stazionari nelle sequenze T2) (Fig. 4.1) [2]. I principali vantaggi delle sequenze cine b-SSFP sono quindi la relativa indipendenza del contrasto dal flusso sanguigno, l'elevato rapporto segnale/rumore e la velocità di acquisizione (una sezione per *breath-hold*). Il segnale del sangue nelle cavità cardiache dipende dal rapporto T2/T1 e non dalla velocità e dalla direzione di flusso così, anche in caso di pazienti con ventricolo dilatato e funzione di pompa gravemente compromessa, il contrasto fra sangue e parete rimane molto elevato (Fig. 4.2). I requisiti che consentono di ottenere sequenze b-SSFP cine di elevata qualità sono il TR molto breve (3-6 msec), l'utilizzo di ampi *flip angle* (50-80°) e l'omogeneità del campo magnetico.

La recente introduzione della tecnologia dell'imaging parallelo (SENSE), associata all'evoluzione dell'architettura delle bobine *phased-array* caratterizzate da un numero di canali sempre maggiore, ha consentito di migliorare ulteriormente le performance delle sequenze cine b-SSFP, riducendo la durata di acquisizione a pochi secondi, con indubbio vantaggio per il comfort del paziente e per l'applicabilità della metodica anche in pazienti compromessi.

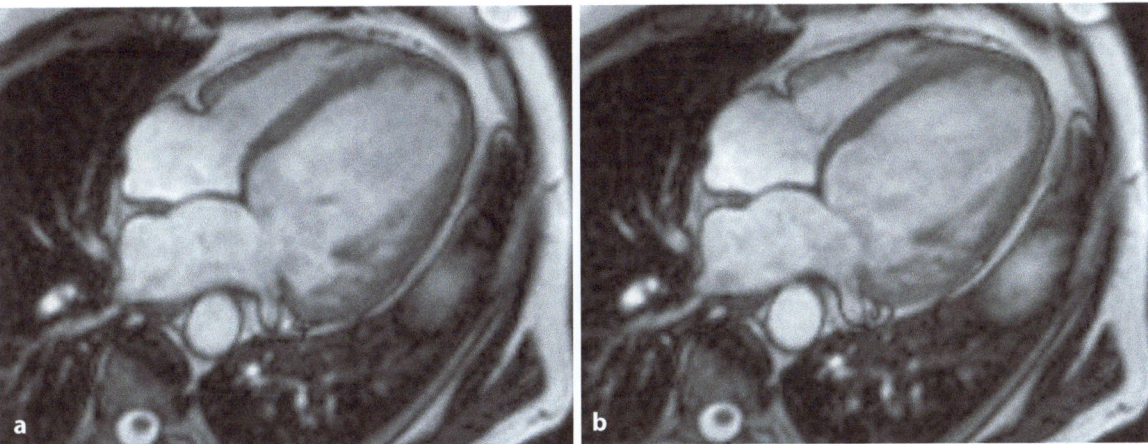

Fig. 4.2 Fase diastolica (**a**) e fase sistolica (**b**) di una sequenza cine b-SSFP di un paziente affetto da cardiopatia dilatativa con severa alterazione della funzione sistolica globale. Si noti come, nonostante il flusso nella camera ventricolare sinistra sia molto lento, si ha un perfetto contrasto all'interfaccia miocardio-sangue

4.2.2 Studio volumetrico 3D: piani d'esame e post-processing

La RMC è considerata lo standard di riferimento per la misurazione dei volumi ventricolari, della frazione di eiezione e della massa miocardica. L'accuratezza e la riproducibilità della RMC nella misurazione di tali parametri sono elevatissime e nettamente superiori a quelle dell'ecocardiografia; la ragione di ciò è riconducibile sia all'approccio realmente tridimensionale della RMC, che non prevede l'applicazione di modelli geometrici per convertire una misura bidimensionale in un dato volumetrico, sia all'elevata risoluzione di contrasto delle immagini b-SSFP che consentono la perfetta identificazione dell'interfaccia sangue-miocardio in ogni punto della parete. La misurazione realmente tridimensionale, indipendente da modelli geometrici, consente di ottenere risultati estremamente accurati anche nella misurazione volumetrica di ventricoli fortemente rimodellati, non più riconducibili ad un modello geometrico standard. La superiorità della RMC rispetto all'ecocardiografia in termini di riproducibilità interstudio si traduce in una considerevole riduzione della numerosità del campione necessario per dimostrare variazioni clinicamente rilevanti nelle dimensioni e nella funzione ventricolare [3]. Questo consente un'importante riduzione (80-90%) nel numero di pazienti necessari per provare una data ipotesi in un protocollo di ricerca, il che comporta significativi vantaggi in termini di costi e suggerisce come la RMC andrebbe sempre preferita all'ecocardiografia nel disegno di protocolli scientifici [4].

La valutazione volumetrica dei ventricoli in RMC viene realizzata mediante una sequenza cine b-SSFP *multi-slice,* comprendente 8-12 strati consecutivi paralleli fra loro e orientati secondo l'asse corto cardiaco, con uno spessore di circa 1 cm fra una *slice* e la successiva (*thickness* 8 mm; *gap* 2 mm), sufficienti per coprire interamente i ventricoli dal piano delle valvole atrioventricolari fino all'apice. L'acquisizione di immagini cine con 25-30 fasi consente di ottenere una risoluzione temporale inferiore ai 50 msec, sicuramente adeguata per una precisa identificazione delle fasi telediastolica e telesistolica. Questa sequenza viene comunemente acquisita con un'apnea per strato (8-12 apnee), ma in pazienti in condizioni cliniche buone è possibile dimezzare il numero di apnee acquisendo due strati per ogni *breath-hold.*

In fase di *post-processing* il profilo endocardico viene delineato con l'ausilio di software semiautomatici nell'immagine corrispondente alla fase telediastolica. Il profilo endocardico va poi propagato alle successive fasi del ciclo cardiaco e, in caso di esame di buona qualità, i software sono spesso in grado di riconoscere con precisione l'interfaccia miocardio-sangue, provvedendo automaticamente alla sua correzione ed alla sua propagazione nelle differenti fasi. Fra le fasi del ciclo cardiaco vengono poi identificate la fase telediastolica (massimo volume ventricolare) e la fase telesistolica (minimo volume ventricolare) necessarie per il calcolo della frazione d'eiezione, indice fondamentale di

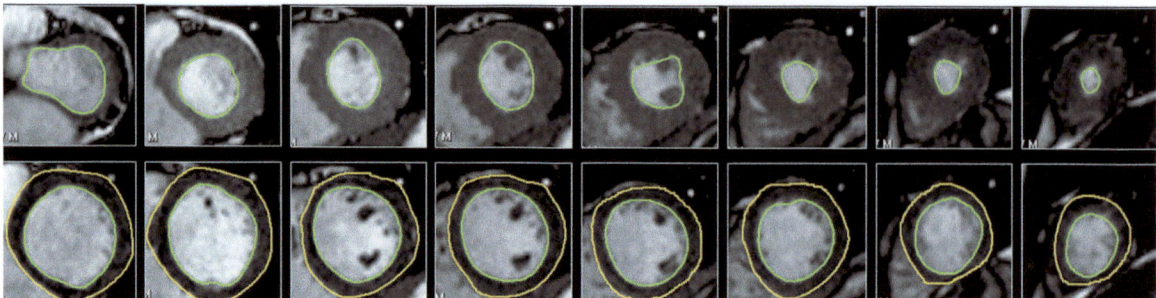

Fig. 4.3 Fase telediastolica *(in basso)* e fase telesistolica *(in alto)* delle differenti sezioni della sequenza cine b-SSFP multi-slice comunemente acquisita in asse corto per il calcolo della frazione di eiezione e dei volumi ventricolari. Le slice sono ordinate dalla base *(sinistra)* verso l'apice *(destra)*. Per ciascuna slice è tracciato il bordo endocardico per ogni fase *(verde)* necessario per il calcolo dei volumi e della frazione di eiezione. Nella fase telediastolica è tracciato anche il bordo epicardico *(giallo)* che consente il calcolo del volume miocardico da cui si deriva la massa del VS

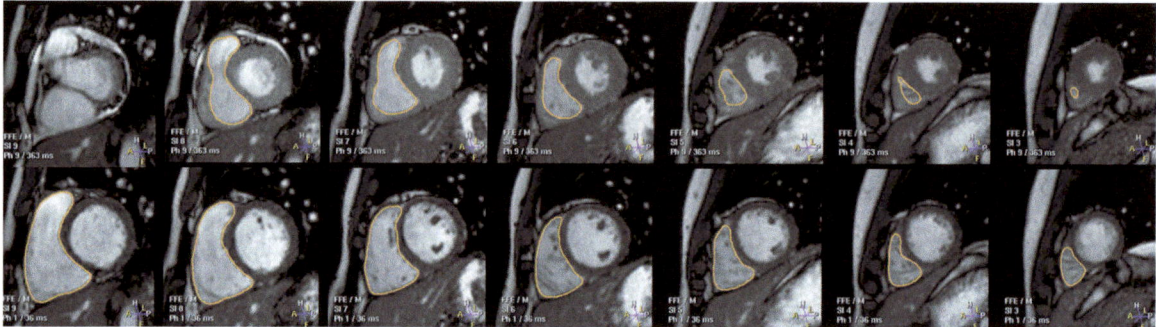

Fig. 4.4 Fase telediastolica *(in basso)* e fase telesistolica *(in alto)* delle differenti sezioni della sequenza cine b-SSFP multi-slice acquisita in asse corto per il calcolo della frazione di eiezione e dei volumi ventricolari, già mostrata nella Fig. 4.3, con evidenza del bordo endocardico del ventricolo destro, tracciato per misurare i suoi volumi e la frazione di eiezione

performance sistolica globale dei ventricoli (Fig. 4.3).

Se l'identificazione del bordo endocardico è solitamente molto semplice nell'analisi volumetrica del ventricolo sinistro, qualche difficoltà si può incontrare nel *post-processing* del ventricolo destro, soprattutto in quei pazienti in cui c'è un'aumentata rappresentazione ed un'ipertrofia delle trabecole miocardiche e dei muscoli papillari. A tale proposito è stato recentemente dimostrato che delineando il bordo della cavità lungo il profilo endocardico della porzione di parete compattata, così da includere nella cavità ventricolare trabecole e muscoli papillari, si ottiene un'analisi accurata dei volumi ventricolari con tempi di *post-processing* nettamente inferiori rispetto ad un'analisi in cui le trabecole siano singolarmente delineate ed escluse dal volume miocardico; inoltre con l'analisi effettuata includendo le trabecole nella cavità si ottiene una migliore riproducibilità interosservatore per il calcolo della frazione d'eiezione (Fig. 4.4) [5].

Nel *post-processing* del pacchetto di immagini cine asse corto per calcolo di volumi, funzione sistolica e massa miocardica, molto utile è l'utilizzo di immagini cine in asse lungo 2 o 4 camere come *reference* per determinare, sia in fase diastolica che in fase sistolica, quale sia la *slice* più basale da includere nel calcolo del volume (Fig.4.5). Particolare attenzione in tal senso va posta nell'analisi del ventricolo destro che durante la contrazione subisce un rilevante accorciamento longitudinale [6].

Una volta delineati correttamente i profili endocardici in tutte le fasi del ciclo cardiaco, il software provvede automaticamente alla costruzione di una curva volume/tempo (Fig. 4.6) che rappresenta la modifica del volume ventricolare durante le diverse fasi del ciclo cardiaco. Il calcolo del volume è basato sulla Regola di Simpson tridimensionale, secondo la quale il volume è equivalente alla sommatoria dei singoli volumi, calcolati per ogni *slice*, moltiplicando l'area

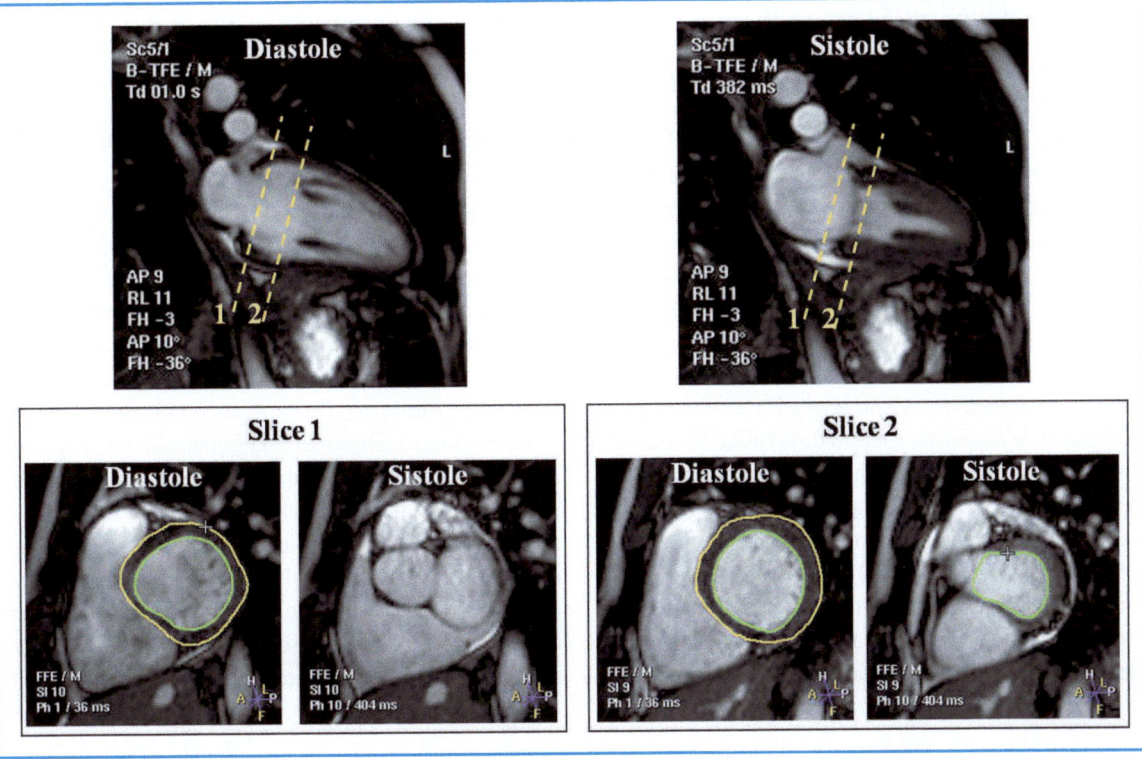

Fig. 4.5 L'immagine di riferimento in asse-lungo 2 camere consente di osservare come la slice 1 rappresenti una sezione in asse-corto posizionata a livello della base ventricolare durante la fase diastolica e a livello dell'atrio durante la fase sistolica, a causa dello shift del piano valvolare cardiaco verso l'apice durante l'accorciamento sistolico del ventricolo. Pertanto la slice 1 va inclusa nel calcolo del volume telediastolico e va esclusa dal calcolo del volume telesistolico. Viceversa, per la slice 2 il bordo endocardico deve essere tracciato sia in fase diastolica che in fase sistolica

racchiusa dal bordo endocardico per lo spessore della sezione addizionato all'intervallo fra le *slice*, secondo la formula:

$$V = \{area \times (spessore + gap)\}$$

Fra i volumi delle differenti fasi cardiache vengono identificati il volume telediastolico (EDV) e quello telesistolico (ESV), dai quali derivano i dati di funzione:
- frazione d'eiezione FE = (EDV − ESV)/EDV
- gittata sistolica SV = EDV − ESV

Inoltre, tracciando anche il profilo esterno del miocardio, è possibile calcolare il volume globale della parete ventricolare e derivarne la massa attraverso il prodotto fra il volume miocardico ed il peso specifico del muscolo cardiaco (1,05 gr/cm^3). Importante è sottolineare come i dati volumetrici dei ventricoli vadano sempre valutati in considerazione dei parametri antropometrici del paziente, normalizzandoli ad esempio per l'altezza o, ancor meglio, per la superficie corporea.

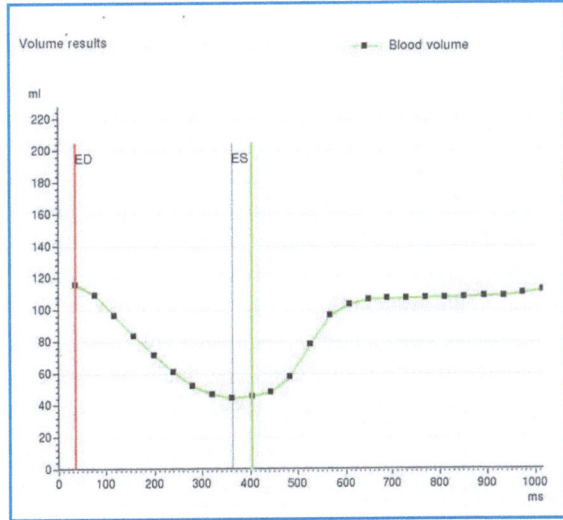

Fig. 4.6 Curva volume-tempo del VS di un soggetto sano normale, con volume telediastolico (116 mL), volume telesistolico (44 mL), gittata sistolica (72 mL) e frazione di eiezione (62%) compresi nel range di normalità

4.2.3 Sequenze cine real time

Le sequenze cine b-SSFP vengono comunemente utilizzate nella loro versione a respiro sospeso con sincronizzazione elettrocardiografica retrospettiva. Tuttavia, riducendo la matrice dell'immagine è possibile ridurre ulteriormente il TR così da ottenere un'immagine a bassa risoluzione in meno di 100 msec. Questo consente di acquisire immagini in modo continuo, senza necessità di unire i dati di più cicli cardiaci successivi per riempire il K-spazio (segmentazione del K-spazio) e, quindi, senza necessità di sincronizzazione elettrocardiografica; ciascun ciclo cardiaco viene acquisito in tempo reale. Nonostante la risoluzione spaziale sia bassa, le immagini cine *real time* possono essere utilizzate in caso di aritmia, in mancanza di *gating* cardiaco, quando il paziente non sia in grado di mantenere l'apnea (bambini molto piccoli) e nel caso in cui si voglia verificare l'effetto delle variazioni della pressione intratoracica indotte dagli atti respiratori sulla meccanica cardiaca (ad esempio: sbandieramento del setto interventricolare in fase tele-inspiratoria come segno di pericardite costrittiva) [7].

Le sequenze cine *real time* classiche prevedono uno schema lineare di campionamento del K-spazio. Recentemente sono state descritte delle varianti di tali sequenze, caratterizzate da uno schema di campionamento del K-spazio radiale asimmetrico. Tale schema consente un riempimento del K-spazio più rapido con la possibilità di ottenere immagini caratterizzate da una maggiore omogeneità del segnale con tempi di acquisizione ulteriormente ridotti [8]. Questa evoluzione rappresenta un ulteriore passo verso il cosiddetto *wireless cardiac gating imaging*. Infatti, un recente studio ha dimostrato come, utilizzando sequenze che combinano la tecnologia SENSE con lo schema di campionamento radiale del K-spazio *(High Spatio-Temporal Resolution Radial k-t SENSE real time cine imaging)*, sia possibile ottenere l'intero pacchetto di immagini cine asse corto con copertura dalla base all'apice del ventricolo in un solo *breath-hold*, con calcolo di parametri volumetrici e di funzione del tutto comparabili con quelli ottenuti con sequenze cine b-SSFP standard [9].

4.2.4 Studio della contrattilità segmentaria: sequenze cine b-SSFP standard

L'elevato contrasto fra sangue e parete, tipico delle sequenze cine b-SSFP, associato alla possibilità di ottenere immagini cine in ogni piano dello spazio, rendono la RM una metodica molto efficace nella valutazione della contrattilità segmentaria, anche con approccio semplicemente qualitativo. Un operatore esperto distingue infatti con facilità segmenti normocontrattili da segmenti con alterata contrattilità e, fra questi ultimi, può identificare tre gradi di disfunzione contrattile: ipocinesia, acinesia o discinesia. Questo tipo di valutazione qualitativa viene normalmente effettuata in ciascun studio di RMC sulle immagini cine b-SSFP. Per la valutazione e la descrizione della contrattilità segmentaria viene comunemente utilizzato il modello a 17 segmenti suggerito dall'*American Heart Association* [10]. Tuttavia la valutazione qualitativa della funzione contrattile segmentaria è caratterizzata da un certo grado di imprecisione e di operatore-dipendenza. Mediante software semiautomatici dedicati all'analisi dell'imaging cardiaco è possibile quantificare direttamente dalle sequenze cine b-SSFP in asse corto alcuni parametri indicativi della funzione sistolica segmentaria, quali l'ispessimento sistolico della parete *(regional myocardial thickening)* ed il movimento del bordo endocardico verso il centro della cavità *(regional myocardial motion)*.

4.2.5 Studio della contrattilità segmentaria: sequenze dedicate

La RMC consente tuttavia anche una valutazione quantitativa altamente riproducibile e tridimensionale (3D) dello stress e della deformazione miocardica. Questo tipo di valutazione può essere effettuata con sequenze ad alta risoluzione che forniscono dati indipendenti sulla deformazione del miocardio subendocardico rispetto alla deformazione dello strato subepicardico della parete, che secondo le teorie più moderne hanno una architettura delle fibre, e quindi una meccanica di deformazione e di rotazione, differenti e complementari.

Tagging miocardico. Questa tecnica si basa sulla marcatura magnetica del tessuto miocardico e sulla successiva valutazione della deformazione della marcatura stessa durante il ciclo cardiaco. In particolare, in fase telediastolica viene applicata una griglia di linee di saturazione del segnale (linee ipointense) attraverso la saturazione della magnetizzazione di piani perpendicolari all'immagine; le linee di miocardio inizialmente marcate si mantengono ipointense durante il ciclo cardiaco e, pertanto, l'acquisizione delle immagini cine consente di seguire la deformazione di tali linee nel tempo. L'analisi della deformazione della griglia di saturazione durante il ciclo cardiaco fornisce la possibilità di un'accurata quantificazione della deformazione, della rotazione e delle linee di forza intramiocardiche. Un limite di queste sequenze è che le linee di saturazione tendono ad attenuarsi, e poi a scomparire, durante il ciclo cardiaco a causa del rilassamento longitudinale; spesso, quindi, si riescono ad ottenere ottime informazioni sulla deformazione miocardica durante la sistole, ma si perdono le informazioni sulla diastole (Fig. 4.7) [11].

Le tecniche di *myocardial tagging* più ampiamente diffuse sono bidimensionali, quindi hanno il limite di non tener conto del movimento tridimensionale del cuore. Sono state sviluppate tecniche per derivare dati di deformazione tridimensionali dalle sequenze di *myocardial tagging*; tuttavia la loro complessità ne limita l'utilità clinica. Nella pratica clinica le sequenze di *myocardial tagging* vengono comunemente analizzate soggettivamente per distinguere con più facilità segmenti con alterazioni contrattili.

Lo sviluppo della tecnica di analisi denominata *Harmonic Phase Analysis* (HARP) ha contribuito a semplificare enormemente il *post-processing* delle immagini *tagged*. La tecnica HARP filtra le immagini del *myocardial tagging* nel dominio della frequenza, derivando una grandezza armonica ed una grandezza di fase che riflettono rispettivamente la geometria miocardica e la sua deformazione. La contrazione miocardica è direttamente proporzionale all'armonica o alla frequenza delle linee di marcatura. All'avvicinamento delle linee di marcatura fra loro durante la contrazione miocardica, la frequenza aumenta ed automaticamente viene rilevato, in modo rapido e accurato, l'accorciamento circonferenziale regionale rappresentato con mappe colorimetriche [12].

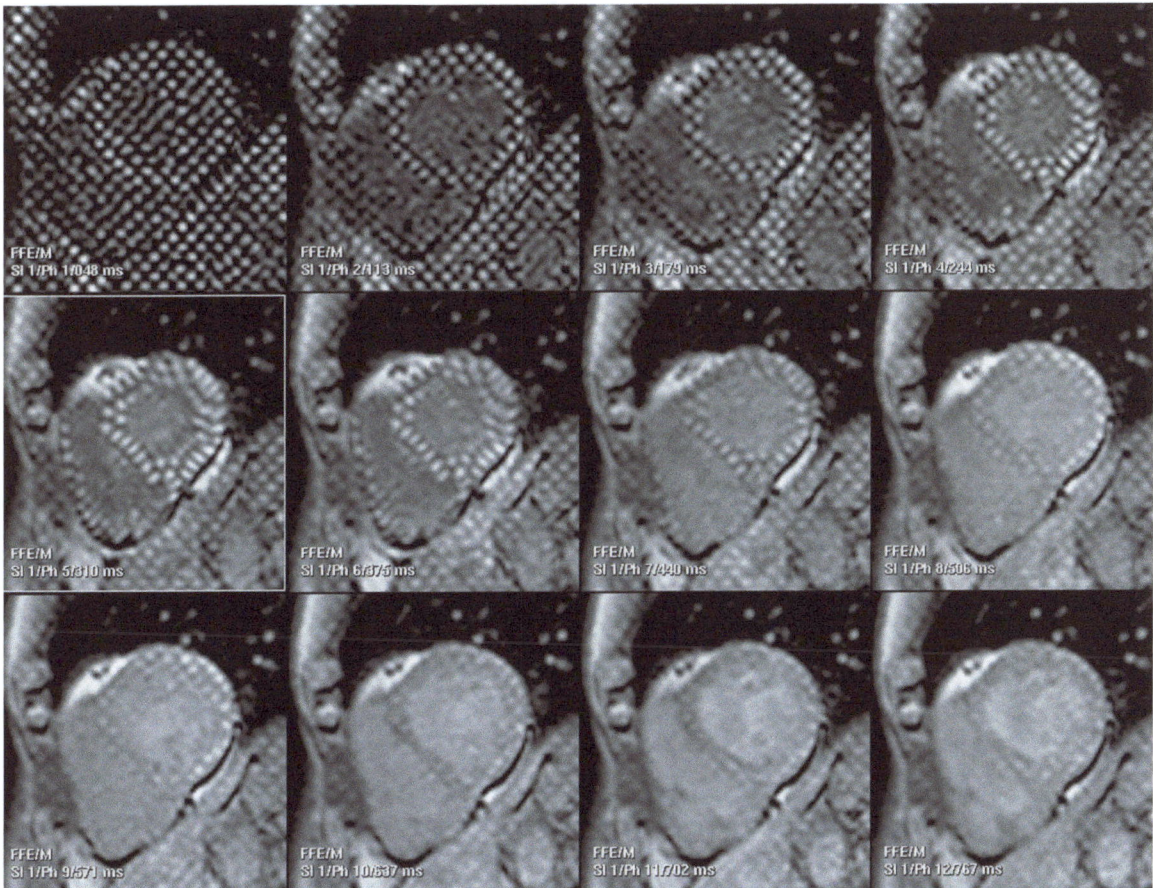

Fig. 4.7 In ordine, da *destra* a *sinistra* e dall'*alto* in *basso*, sono riportate 12 fasi consecutive di una sequenza cine asse corto con tagging del miocardio. Si noti la buona persistenza delle linee di saturazione nella prima parte del ciclo cardiaco fino alla telesistole, con possibilità di derivare dati quantitativi sulla deformazione del miocardio durante la contrazione; viceversa, nelle fasi di rilasciamento si ha una progressiva dissolvenza della griglia di saturazione

- *Strain-encoded MRI*. Ulteriori metodi per la valutazione della contrattilità e deformazione segmentaria intramiocardica sono stati sviluppati negli ultimi anni. Fra questi troviamo la cosiddetta *Strain-encoded* MRI (SENC) che offre considerevoli vantaggi rispetto al classico *tagging* miocardico: acquisizione molto rapida in un singolo battito cardiaco senza necessità di *breath-hold;* quantificazione istantanea *real time* della contrattilità segmentaria; risoluzione spaziale più elevata; possibilità di valutare la funzione regionale, non solo del ventricolo sinistro, ma anche del ventricolo destro, grazie alla più elevata risoluzione spaziale [13].
- *Velocity-encoded MRI*. Le sequenze *phase-contrast* comunemente usate per la valutazione dei flussi possono essere facilmente applicate alla valutazione del movimento miocardico misurando parametri equivalenti a quelli comunemente quantificati con il *tissue doppler,* derivando la contrattilità miocardica segmentaria da dati di velocità. Rispetto al *tissue doppler,* però, la RM con sequenze PC fornisce il vantaggio di poter facilmente misurare non solo la velocità miocardica longitudinale, ma anche la velocità miocardica radiale e circonferenziale, anche acquisendo un'unica sequenza con codifica di velocità nelle tre direzioni dello spazio. Questo tipo valutazione può essere di grande aiuto nella precisa identificazione e caratterizzazione funzionale dei pazienti con dissincronia da sottoporre a terapia di resincronizzazione [14].
- *DENSE MRI*. Un altro metodo, chiamato *Displacement Encoding with Stimulated Echo* (DENSE) MRI, consente la valutazione della deformazione miocardica con elevata risoluzione [15]. Il principio di fondo di questo approccio è simile a quello dell'analisi HARP; tuttavia il metodo DENSE consente di raggiungere una più elevata risoluzione spaziale grazie all'utilizzo di una sequenza appositamente progettata per realizzare una codifica di fase della deformazione miocardica in ogni pixel.

4.3 Studio flussimetrico

4.3.1 Sequenze cine phase contrast velocity-encoded

Nelle sequenze *phase-contrast* (PC) la quantificazione del flusso si basa sulla misurazione dello *shift* di *phase* indotto nei protoni in movimento dall'applicazione di gradienti pulsati, essendo lo *shift* di fase direttamente proporzionale alla velocità di movimento degli *spin* lungo la direzione del gradiente. Le differenze di fase indotte da altri fattori differenti della velocità di movimento, come per esempio le disomogeneità del campo magnetico, vengono annullate applicando due gradienti di codifica delle velocità e sottraendo i loro segnali. Nella tecnica PC l'acquisizione dei dati di RM e la loro ricostruzione è settata in modo da ottenere due serie di immagini: una è basata sull'intensità del segnale, e fornisce informazioni di tipo anatomico utili per la localizzazione spaziale dei vasi e delle valvole, e l'altra sulla fase del segnale, così da rappresentare una codifica delle velocità *(velocity-encoded)* (Fig. 4.8). L'intensità di segnale nelle immagini *velocity-encoded* dipende quindi dallo *shift* di fase netto dei protoni in movimento, misurato in gradi fra +180° e -180°. Gli *spin* stazionari risulteranno grigi, il flusso in una direzione (variazione di fase positiva) apparirà più chiaro ed il flusso in direzione opposta (variazione di fase negativa) più scuro.

La quantificazione del flusso può essere realizzata sia con sequenze PC a respiro libero che con tecnica *breath-hold*. Oggi le più utilizzate sono le sequenze a respiro sospeso, che offrono il duplice vantaggio di eliminare gli eventuali errori di misurazione dovuti ad artefatti da movimento respiratorio e di velocizzare l'esame, a fronte di una risoluzione temporale (20-40 msec) adeguata alla valutazione sia del flusso vascolare che del flusso attraverso le valvole cardiache.

Esiste la possibilità di acquisire sequenze con codifica di velocità perpendicolare al piano di scansione o parallela al piano dell'immagine. I software commerciali più diffusi includono funzionalità per la quantificazione del flusso attraverso il piano di scansione, basata quindi su sequenze con codifica di fase perpendicolare al piano d'esame. Le sequenze con codifica di fase in piano possono essere tuttavia molto utili per identificare la sede di una stenosi vascolare, ma la valutazione quantitativa è più frequentemente eseguita applicando la codifica di fase perpendicolarmente al flusso. Risulta quindi importante utilizzare due immagini cine di riferimento, perpendicolari fra loro, per posizionare correttamente il piano di scansione della sequenza PC ortogonalmente al flusso.

Similmente all'ecocolor-doppler, nelle sequenze PC può presentarsi il problema dell'*aliasing,* qualora la velocità di flusso sia troppo elevata rispetto alla massima velocità di codifica impostata (*velocity-encoding value,* VENC). Il problema dell'*aliasing* può essere tuttavia facilmente superato mediante la correzione del valore massimo di VENC, considerando che il rapporto

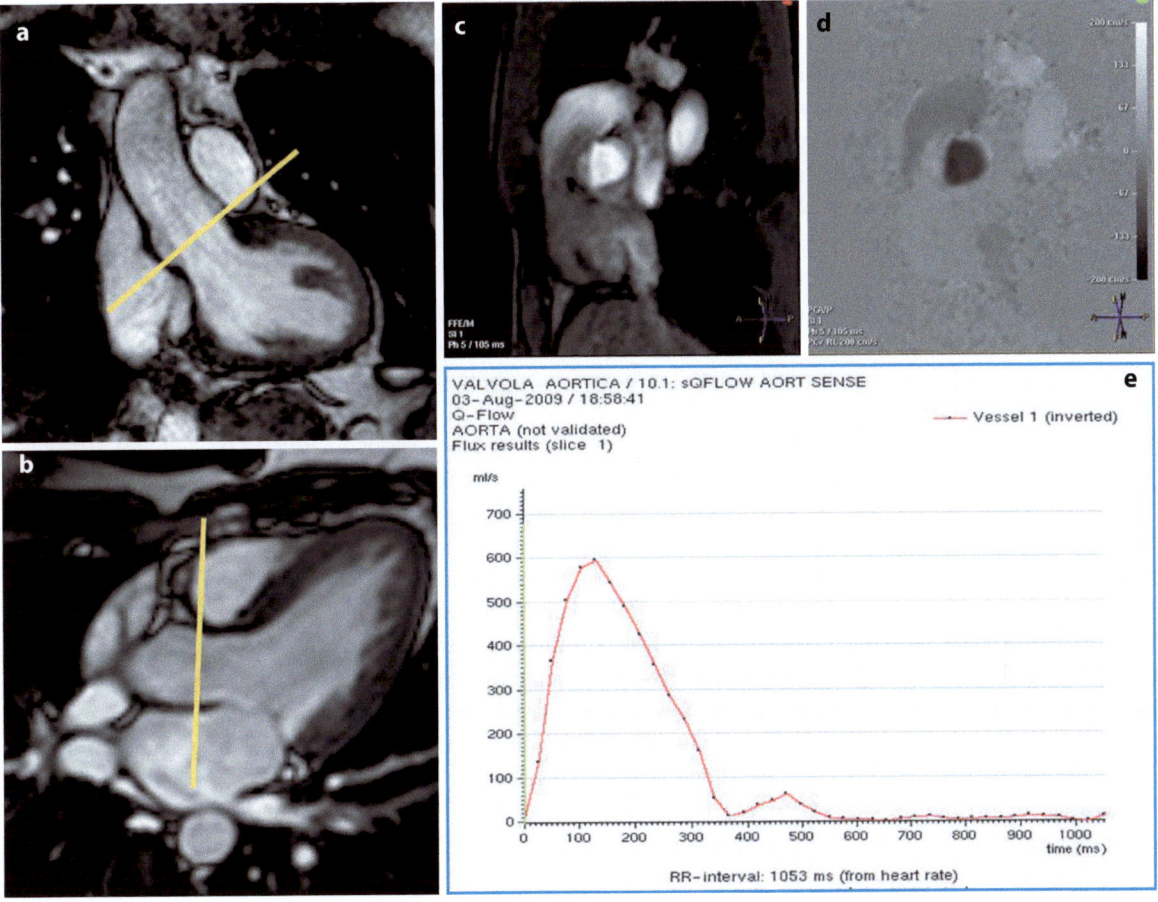

Fig. 4.8 Studio del flusso attraverso la valvola aortica di un soggetto sano normale. **a, b** Corretto posizionamento del piano di scansione *(in giallo)* per la quantificazione del flusso aortico con sequenza PC con codifica di velocità ortogonale al piano di scansione. **c, d** Fase sistolica dell'immagine "anatomica" e con codifica di velocità della sequenza PC (VENC = 200 cm/s). **e** Curva flusso/tempo rappresentante il flusso aortico durante il ciclo cardiaco, ottenuta dall'analisi della sequenza PC

segnale-rumore ottimale si ottiene quando la massima velocità del flusso si avvicina alla VENC impostata senza superarla. Infatti, se la velocità supera la VENC impostata, si verifica il fenomeno dell'*aliasing*, mentre se la VENC è troppo elevata rispetto ai valori di velocità da misurare, il rapporto segnale-rumore viene penalizzato e la sensibilità per le componenti più lente del flusso può essere ridotta. Tuttavia la variabilità nella misurazione del picco di velocità rimane inferiore al 10%, quindi accettabile per misurazioni cliniche, qualora il valore di VENC impostato sia entro tre volte il valore di VENC ideale [16]. Generalmente le normali velocità di flusso arterioso non superano i 150 cm/s; i flussi attraverso le valvole atrioventricolari hanno velocità massime al di sotto dei 120 cm/s, le normali velocità venose polmonari sono al di sotto dei 100 cm/s e le normali velocità venose sistemiche sotto i 50 cm/s. Le misurazioni effettuate in RM con sequenze PC forniscono solitamente valori di velocità di picco più bassi rispetto all'ecocolor-doppler [17], ma è noto come l'ecocolor-doppler possa sovrastimare la reale velocità di picco, addirittura del 25% [18].

Infine, il grosso vantaggio delle sequenze PC consiste nella possibilità di quantificare i flussi in modo assoluto, infatti la capacità di misurare le effettive velocità del flusso in ogni pixel dell'area di sezione del vaso consente di calcolare, oltre a parametri velocimetrici, anche il flusso assoluto che attraversa i grossi vasi mediastinici o che attraversa le valvole cardiache (Fig. 4.8). Questa è una proprietà unica della RM che si dimostra molto utile in una serie di applicazioni cardiovascolari; fra le applicazioni più diffuse troviamo, ad esempio, lo studio delle patologie valvolari, con la possibilità di misurare il volume e la frazione rigurgitanti nel caso di valvole insufficienti, oppure lo studio delle patologie congenite dove la misurazione del rapporto fra flusso nel tronco polmonare e flusso in aorta (Qp/Qs, valore normale 1) consente di identificare e quantificare shunt cardiaci o extracardiaci.

4.4 Studio della funzione diastolica

Durante la diastole le fibre miocardiche si rilasciano e si allungano attraverso un processo che richiede energia. Il calcio viene attivamente sequestrato dal reticolo sarcoplasmatico con il consumo di adenosina-trifosfato, di conseguenza si ha il rilascio di calcio dalla troponina C associato allo scioglimento dei ponti miosina-actina e, quindi, il rilasciamento delle fibre miocardiche. Ovviamente, la velocità e l'efficienza di questo sistema di rilasciamento attivo sono responsabili, insieme alle proprietà passive viscoelastiche della parete, dell'efficienza biomeccanica della diastole [19]. Oltre a questi due fattori fondamentali, anche altri elementi come l'interazione fra ventricolo destro e sinistro, la contrazione atriale, l'eventuale effetto restrittivo del pericardio e la frequenza cardiaca, possono influenzare la funzione diastolica.

La disfunzione diastolica è un marker precoce di patologia cardiaca, infatti precede la disfunzione sistolica, per esempio nella patologia ischemica. Inoltre, in circa un terzo dei pazienti con sintomi da scompenso cardiaco, la disfunzione diastolica è l'unica responsabile dei sintomi, in presenza di funzione sistolica normale o solo minimamente alterata [20]. L'insufficienza diastolica isolata è caratterizzata dall'aumento delle pressioni ventricolari, a causa di un aumento delle resistenze al riempimento ventricolare, a fronte di frazione d'eiezione e gittata sistolica conservate. La sua diagnosi è molto importante per l'interpretazione dei sintomi, l'ottimizzazione della terapia e per la valutazione della prognosi; tuttavia una misurazione invasiva delle pressioni di riempimento ventricolari su larga scala non è realizzabile [21]. Per questo motivo vengono comunemente misurati una serie di parametri alternativi che, descrivendo le variazioni di volume ventricolare che si verificano durante la diastole, oppure il flusso di riempimento attraverso le valvole atrioventricolari o, analizzando la deformazione della parete durante la fase diastolica, forniscono un quadro piuttosto preciso e clinicamente molto utile della funzione diastolica dei ventricoli.

La metodica di imaging non-invasivo attualmente più utilizzata per la valutazione della funzione diastolica è l'ecocardiografia e, in particolare, lo studio doppler del flusso trans-mitralico.

La RM permette di studiare il problema della disfunzione diastolica da diversi punti di osservazione. Dalle curve volume/tempo, costruite dall'analisi delle sequenze cine b-SSFP *multislice* acquisite per lo studio volumetrico dei ventricoli, si ricavano in modo molto semplice degli indici indiretti di funzione diastolica globale, quali il *peak filling rate* (velocità massima di variazione del volume ventricolare durante la fase di riempimento precoce, espressa anche relativamente al volume telediastolico - PFR/EDV - ed allo *stroke volume* - PFR/SV) ed il *time to peak filling rate* (tempo che intercorre tra il termine della sistole ed il picco di riempimento ventricolare) [22]. L'approccio più comune per lo studio della funzione diastolica in RM è basato sull'utilizzo delle sequenze PC per analizzare il flusso attraverso le valvole atrioventricolari, che consente di ottenere curve velocità/tempo o flusso/tempo che rappresentano le differenti fasi del riempimento ventricolare. Da tali curve si estraggono alcuni parametri molto informativi, quali, tra l'altro, il picco di velocità dell'onda di riempimento precoce (*early wave*, E), il picco di velocità dell'onda di riempimento tardiva o atriale (*atrial wave*, A) ed il tempo di decelerazione dell'onda E (*deceleration time*, DT) (Fig. 4.9). Le stesse sequenze possono essere anche applicate alla valutazione del flusso venoso polmonare dal quale possono derivare il picco di velocità sistolico, diastolico o della componente inversa, data dalla contrazione atriale [23]. Il pattern delle curve velocità/tempo rappresentanti il flusso trans-mitralico è direttamente condizionato dalla funzione diastolica del ventricolo stesso. Normalmente, durante la diastole, si ha un immediato rilasciamento delle fibre miocardiche che, associato ad un pronto ritorno elastico della parete, provoca un'improvvisa caduta della pressione ventricolare con conseguente effetto di suzione; pertanto, la cavità ventricolare si riempie rapidamente e prevalentemente in fase precoce (*early filling wave*, onda E). In tal caso la contrazione atriale, responsabile dell'onda di riempimento tardivo (*late* o *atrial filling wave*, onda A), fornisce solo un piccolo contributo al riempimento ventricolare. In condizioni di normalità, quindi, il rapporto E/A è superiore ad 1 ed è maggiore nei soggetti giovani, riducendosi progressivamente con l'età (Fig. 4.10).

In caso di alterazione del rilasciamento ventricolare,

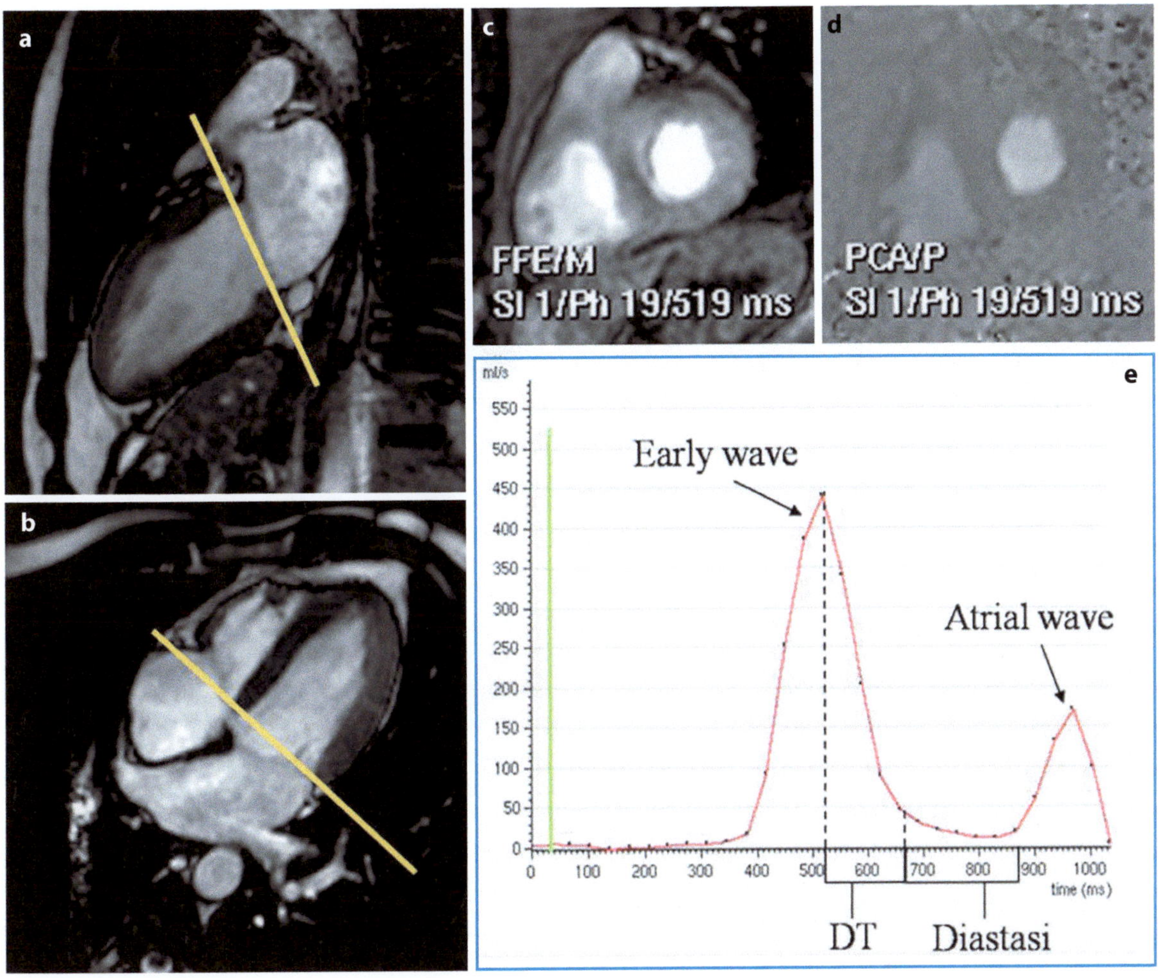

4 Studio funzionale: sequenze cine e *velocity-encoded*

Fig. 4.9 Analisi del flusso trans-mitralico in un soggetto sano normale. **a, b** Corretto posizionamento del piano di scansione *(in giallo)* su immagini cine asse lungo 2 camere e 4 camere. **c, d** si osservano l'immagine "anatomica" e l'immagine con codifica di velocità della sequenza PC (VENC = 140 cm/s) nella fase corrispondente al picco precoce. Dall'analisi del cine con codifica di velocità si ottengono curve velocità/tempo o flusso/tempo. **e** Si osserva una curva rappresentante un flusso trans-mitralico normale, caratterizzato da un'onda di riempimento precoce predominante rispetto all'onda di riempimento atriale

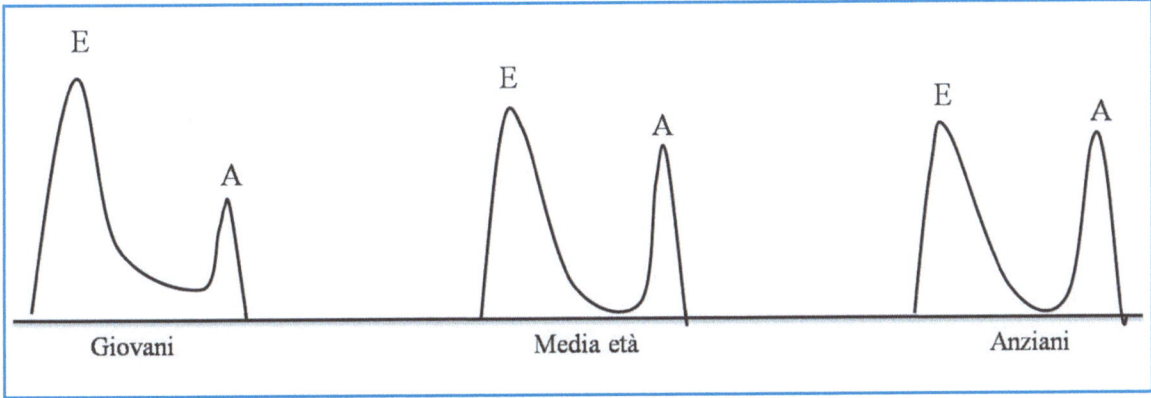

Fig. 4.10 Schema dei normali pattern di riempimento ventricolare all'analisi del flusso trans-mitralico

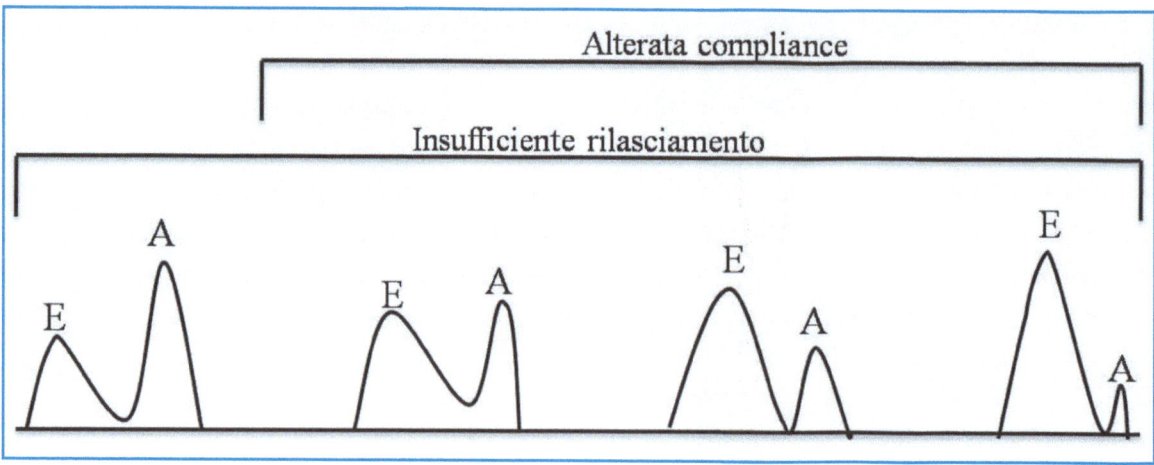

Fig. 4.11 Schema dei pattern di flusso trans-mitralico indicanti un'alterazione della funzione diastolica

la pressione del VS decresce lentamente con conseguente riduzione del gradiente pressorio trans-mitralico. Pertanto, il riempimento diastolico precoce (onda E) si riduce e, a causa di un aumentato precarico atriale, la componente di riempimento tardivo (onda A), dovuta ad una vigorosa contrazione compensatoria atriale *(atrial kick)*, prevale. Il risultato è l'inversione del rapporto E/A (E/A <1 = pattern di *delayed relaxation*), ed un aumento del tempo di decelerazione dell'onda E (Fig. 4.11).

L'ulteriore progressione della cardiopatia si traduce in un'alterazione della compliance del ventricolo sinistro con conseguente aumento della pressione a monte. Pertanto, il riempimento ventricolare diventa dipendente dell'aumento della pressione in atrio sinistro, che comporta un incremento dell'onda E. Il rapporto E/A torna, quindi, ad essere maggiore di 1 e l'insufficiente rilasciamento del miocardio viene mascherato dal pattern chiamato pseudonormalizzazione. Tuttavia, nel caso della pseudonormalizzazione, il tempo di decelerazione dell'onda E tende ad essere ridotto rispetto ai valori di normalità (<150 msec), in quanto la rigidità della parete provoca una più rapida caduta della velocità (Fig. 4.11). Molto utile, per una migliore stima della funzione diastolica del VS e per differenziare un pattern normale da un pattern di pseudonormalizzazione, è la valutazione con sequenze PC della velocità di movimento dell'anulus mitralico settale durante la prima fase della diastole, marker fedele della velocità di rilasciamento diastolico [24].

Nei pazienti con una severa riduzione della compliance del ventricolo sinistro, la pressione atriale risulta molto elevata e viene compensata da una vigorosa fase di riempimento diastolico precoce. Questo pattern di riempimento viene chiamato "restrittivo" (E/A >>1) e si verifica quando vi è un aumento spiccato della pressione ventricolare ed una brusca decelerazione del flusso, con un contributo atriale al riempimento marcatamente ridotto. In casi estremi la pressione ventricolare supera la pressione atriale e, in fase medio diastolica, si può verificare un reflusso mitralico (Fig. 4.11).

Tra gli esempi più classici di insufficienza diastolica troviamo l'ipertrofia miocardica. Nel caso di pazienti affetti da ipertensione arteriosa, per esempio, l'aumento del post-carico comporta lo sviluppo di un'ipertrofia ventricolare compensatoria. L'ipertrofia determina, a sua volta, un'alterazione delle proprietà elastiche passive della parete, conducendo in questo modo ad una compromissione della funzione diastolica. Tuttavia un'alterazione della funzione diastolica nei pazienti con ipertensione arteriosa si può verificare anche in assenza di anomalie strutturali ed è determinata da una disfunzione miocitaria. Infatti, alcuni studi hanno recentemente dimostrato che, anche in assenza di ipertrofia ventricolare sinistra, l'ipertensione è associata ad una riduzione del rapporto PCr/ATP, supportando l'ipotesi che un basso contenuto di fosfocreatina possa condurre ad un alterato rilasciamento. Nella cardiopatia ischemica la disfunzione diastolica precede il manifestarsi della disfunzione sistolica e rappresenta uno dei momenti più precoci della cascata ischemica, proprio perché il sequestro del calcio, e quindi il rilasciamento miocardico, è un processo che richiede energia. Inoltre, anche nei pazienti con pregresso infarto, a causa della conseguente fibrosi miocardica, è frequente il riscontro di un aumento della resistenza al riempimento ventricolare, con conseguente riduzione del rapporto E/A.

Come la valutazione del flusso trans-mitralico consente di studiare la funzione diastolica del ventricolo sinistro, allo stesso modo la valutazione del flusso trans-tricuspidalico permette di ottenere informazioni sulle performance diastoliche del ventricolo destro. Questa possibilità si rivela molto importante in vari capitoli della patologia cardiaca; per esempio la funzione diastolica del ventricolo destro si è dimostrata un importante fattore prognostico nelle cardiopatie congenite. Infatti, l'alterazione della capacità di rilasciamento ventricolare destro nei pazienti con tetralogia di Fallot sottoposti a correzione chirurgica è correlata negativamente alla capacità di esercizio [25].

Bibliografia

1. Buckberg G, Hoffman JI, Mahajan A et al (2008) Cardiac mechanics revisited the relationship of cardiac architecture to ventricular function. Circulation 118:2571-2587
2. Scheffler K, Lehnhardt S (2003) Principles and applications of balanced SSFP techniques. Eur Radiol 13:2409-2418
3. Grothues F, Smith GC, Moon JC (2002) Comparison of interstudy reproducibility of cardiovascular magnetic resonance with two-dimensional echocardiography in normal subjects and in patients with heart failure or left ventricular hypertrophy. Am J Cardiol 90:29-344. Bellenger NG, Davies LC, Francis JM (2000) Reduction in sample size for studies of remodeling in heart failure by the use of cardiovascular magnetic resonance. J Cardiovasc Magn Reson 2:271-278
5. Winter MM, Flip JP Bernink, Groenink M et al (2008) Evaluating the systemic right ventricle by CMR: the importance of consistent and reproducible delineation of the cavity. J Cardiovasc Magn Reson 10:40
6. Mooij CF, de Wit CJ, Graham DA (2008) Reproducibility of MRI measurements of right ventricular size and function in patients with normal and dilated ventricles. J Magn Reson Imaging Jul 28:67-73
7 Francone M, Dymarkowski S, Kalantzi M (2006) Assessment of ventricular coupling with real-time cine MRI and its value to differentiate constrictive pericarditis from restrictive cardiomyopathy. Eur Radiol 16:944-951
8. Boll DT, Merkle EM, Seaman DM (2004) Comparison of ECG-gated rectilinear vs. real-time radial K-space sampling schemes in cine True-FISP cardiac MRI. J Cardiovasc Magn Reson 6:793-802
9. Muthurangu V, Lurz P, Critchely JD (2008) Real-time assessment of right and left ventricular volumes and function in patients with congenital heart disease by using high spatiotemporal resolution radial k-t SENSE. Radiology 248:782-791
10. American Heart Association Writing Group on Myocardial Segmentation and Registration for Cardiac Imaging (2002) Standardized myocardial segmentation and nomenclature for tomographic imaging of the heart: a statement for healthcare professionals from the Cardiac Imaging Committee of the Council on Clinical Cardiology of the American Heart Association. Circulation 105:539-542
11. Zerhouni EA, Parish DM, Rogers WJ (1988) Human heart: tagging with MR imaging - a method for noninvasive assessment of myocardial motion. Radiology 169:59-63
12. Garot J, Bluemke DA, Osman NF (2000) Fast determination of regional myocardial strain fields from tagged cardiac images using harmonic phase MRI. Circulation 101:981-988
13. Pan L, Stuber M, Kraitchman DL (2006) Real-time imaging of regional myocardial function using fast-SENC. Magn Reson Med 55:386-395
14. Delfino JG, Johnson KR, Eisner RL (2008) Three-directional myocardial phase-contrast tissue velocity MR imaging with navigator-echo gating: in vivo and in vitro study. Radiology 246:917-925
15. Aletras AH, Ding S, Baleban RS, Wen H (1999) DENSE: displacement encoding with stimulated echoes in cardiac functional MRI. J Magn Reson 137:247-252
16. Lotz J, Meier C, Leppert A, Galanski M (2002) Cardiovascular flow measurement with phase-contrast MR imaging: basic facts and implementation. Radiographics 22:651-671
17. Lee VS, Spritzer CE, Carroll BA et al (1997) Flow quantification using fast cine phase-contrast MR imaging, conventional cine phase-contrast MR imaging, and doppler sonography: in vitro and in vivo validation. AJR 169:1125-1131
18. Hoskins PR (1996) Accuracy of maximum velocity estimates made using doppler ultrasound systems. Br J Radiol 69:172-177
19. Zile MR, Brutsaert DL (2002) New concepts in diastolic dysfunction and diastolic heart failure: Part II: causal mechanisms and treatment. Circulation 105:1503-1508
20. Vasan RS, Benjamin EJ (2001) Diastolic heart failure - no time to relax. N Engl J Med 344:56-59
21. Stevenson LW (1999) Tailored therapy to hemodynamic goals for advanced heart failure. Eur J Heart Fail 1:251-257
22. Suzuki J, Caputo GR, Masui T et al (1991) Assessment of right ventricular diastolic and systolic function in patients with dilated cardiomyopathy using cine magnetic resonance imaging. Am Heart J 122:1035-1040
23. Hartiala JJ, Mostbeck GH, Foster E et al (1993) Velocity-encoded cine MRI in the evaluation of left ventricular diastolic function. Measurement of mitral valve and pulmonary vein flow velocities and flow volume across the mitral valve. Am Heart J 125:1054-1066
24. Paelinck BP, de Roos A, Bax JJ et al (2005) Feasibility of tissue magnetic resonance imaging: a pilot study in comparison with tissue Doppler imaging and invasive measurement. J Am Coll Cardiol 45:1109-1016
25. Singh GK, Greenberg SB, Yap YS et al (1998) Right ventricular function and exercise performance late after primary repair of tetralogy of Fallot with the transannular patch in infancy. Am J Cardiol 81:1378-1382

Studio con mezzo di contrasto: perfusione e *delayed enhancement*

5

Luca Salvolini, Pietro Renda, Valeria De Biasio, Andrea Giovagnoni

5.1 Background

Nella cardiopatia ischemica, il danno finale miocardico evolve in modo plurifattoriale, attraverso una cascata di eventi in cui ad ogni livello patologico (preclinico, danno reversibile, lesione stabilizzata) corrisponde l'applicazione di uno o più test diagnostici elettrofisiologici, clinico-laboratoristici e di imaging [1]. Nell'ambito della diagnostica per immagini, mentre la tomografia computerizzata (TC) si è andata affermando nello studio del versante coronarico, la risonanza magnetica (RM) ha consolidato la sua posizione nello studio di tutta la gamma delle ripercussioni cardiache già a partire dal più precoce evento della cascata ischemica, costituito dall'iniziale compromissione perfusionale sub-endocardica anche latente, proseguendo nella dimostrazione del deficit funzionale, fino alle lesioni stabilizzate ischemiche, dapprima reversibili, e quindi alla necrosi irreversibile [2-4]. Negli ultimi anni lo sviluppo tecnologico dell'hardware (magneti ad alta omogeneità e gradienti più potenti e veloci) e del software (sequenze ibride ed imaging parallelo) hanno consentito un imaging cardiaco affidabile allo stato dell'arte, caratterizzato da un'elevata risoluzione temporale, spaziale e di contrasto. Pertanto, la RM è recentemente entrata a pieno diritto nelle linee guida internazionali come test di I livello in molteplici condizioni patologiche cardiache [5-8].

A. Giovagnoni (✉)
Dipartimento di Scienze Cliniche Specialistiche
e Odontostomatologiche, Sezione di Scienze Radiologiche,
Università Politecnica Marche - Ospedali Riuniti, Ancona

5.2 Tecnica di studio: perfusione e *delayed enhancement*

Lo studio RM dell'ischemia miocardica si basa su due tipi fondamentali di sequenze:
- *sequenze per studio perfusionale*, con acquisizione di immagini diastoliche multistrato in sequenza con massima risoluzione temporale durante il primo passaggio (*wash-in*) del bolo di mezzo di contrasto, ottenute a riposo e/o durante stress farmacologico [4, 9, 10];
- sequenze per *caratterizzazione tissutale* (*delayed enhancement*, DE), con acquisizione di immagini morfologiche diastoliche atte ad evidenziare le aree di enhancement tardivo da alterato *wash-out* in sede di danno ischemico necrotico [4, 11, 12].

5.2.1 Studio perfusionale

L'imaging perfusionale in RM si basa sulla dimostrata proporzionalità lineare diretta tra l'incremento dell'intensità di segnale (IS) miocardico nelle sequenze T1 pesate nel corso del primo passaggio del bolo di mezzo di contrasto paramagnetico e.v. e l'apporto ematico tissutale al miocardio da parte del letto vascolare coronarico [4, 9, 10, 13-22]. In questo modo, qualunque riduzione, acuta o cronica, del flusso ematico coronarico distrettuale, dovuta a patologia ostruttiva aterosclerotica e/o alla compromissione del microcircolo, si ripercuoterà in una riduzione dell'impregnazione di mezzo di contrasto del tessuto ipoperfuso, che risulterà quindi ipointenso rispetto al miocardio limitrofo normalmente irrorato. La differenza fra aree ipoperfuse e normoperfuse può essere apprezzata sia visivamente che con tecnica semi-quantitativa, o anche quantitativa, attraverso la valutazione dell'intero ciclo di primo passaggio nelle varie sezioni incluse. Le immagini cardiosincronizzate acquisite durante la perfusione miocardica vengono, in altri termini, visualizzate in sequenza, strato per strato, ordinate secondo il ciclo cardiaco in cine-view. È essenziale che la risoluzione temporale delle sequenze sia sufficiente a garantire la copertura di almeno tre o più livelli anatomici, quanto meno in asse corto durante i primissimi battiti cardiaci dopo l'arrivo del bolo, per ricostruire una mappa perfusionale ventricolare senza compromettere risoluzione spaziale e contrasto intrinseco. Nel corso degli ultimi anni si sono rese disponibili sequenze sempre più perfezionate [23-26], a cominciare dalle sequenze fast-GRE T1 pesate, con un buon rapporto segnale-rumore e risoluzione in contrasto, ma con limitata risoluzione temporale. Le sequenze EPI single-shot sono estremamente veloci, con tempi di acquisizione ridottissimi (dell'ordine dei 50-90 ms), ma con limitata risoluzione spaziale e di contrasto, basso rapporto segnale-rumore e suscettibilità agli artefatti. Recentemente, l'introduzione di sequenze multislice real-time ibride GRE/EPI-saturation recovery e le tecniche di imaging parallelo, con simultanea acquisizione di ridotte porzioni del campo di vista da parte di multiple bobine riceventi (grazie ad una differente codifica spaziale dei dati, senza artefatti, con conseguente riduzione del tempo di scansione) hanno consentito un sensibile miglioramento della risoluzione temporale, senza compromettere la risoluzione di contrasto e spaziale [27-29].

Le attuali sequenze di perfusione consentono di ottenere sezioni diastoliche single-shot dello spessore di 6-8 mm su almeno 4-5 livelli anatomici in asse corto, ripetute ogni ciclo cardiaco per almeno 20-30 battiti consecutivi a partire dall'iniezione del mezzo di contrasto, in modo da coprire l'intero primo passaggio del bolo con completa copertura anatomica ventricolare. I meccanismi intrinseci con i quali il microcircolo coronarico si adatta, entro certi limiti, alla prolungata ipoperfusione a valle di segmenti prossimali compromessi (riserva coronarica) impediscono peraltro di apprezzare deficit di perfusione miocardica latenti in condizioni basali: per slatentizzare l'ipoperfusione, data la difficoltà a riprodurre in RM l'esercizio fisico, vengono impiegati diversi tipi di stress farmacologico, principalmente attraverso l'utilizzo di farmaci vasodilatatori, piuttosto che non inotropi. Questi farmaci producono una vasodilatazione massimale delle arterie coronarie normali, con un incremento di flusso fino a 4-5 volte il flusso basale: a valle dei segmenti stenotici, peraltro, la resistenza arteriolare è già ridotta al minimo in condizioni basali per mantenere un sufficiente apporto ematico tissutale, e pertanto non esiste margine per un'ulteriore vasodilatazione; inoltre, l'aumentato flusso dei segmenti sani limitrofi causerà un'ulteriore riduzione dell'apporto ematico alle aree ipoperfuse miocardiche contigue da riduzione della pressione di perfusione con meccanismo di "furto" coronarico [4].

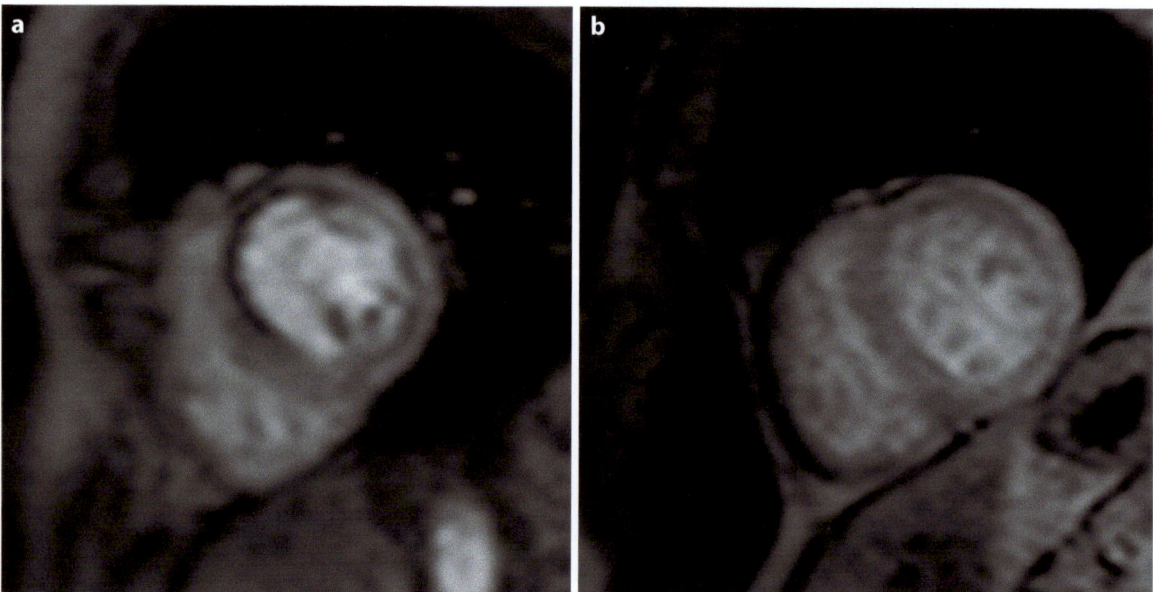

Fig. 5.1 Stress test e perfusion imaging con somministrazione di mezzo di contrasto paramagnetico e.v. Stress adenosina: evidente area di ipoperfusione a livello antero-basale e settale (**a**) che si normalizza in fase di riposo (**b**)

Quindi, la differenza tra il tessuto normoperfuso ed ipoperfuso sarà esaltata dall'aumentata eterogeneità di flusso coronarico e le aree ischemiche slatentizzate saranno pertanto confidentemente identificate (Fig. 5.1). Questo può essere verificato con l'analisi semiquantitativa, analizzando i parametri relativi alle curve di intensità di segnale/tempo (picco di enhancement, pendenza massima, tempo di picco, tempo di arrivo, tempo di transito, ratio di enhancement) e ricavando la riserva coronarica dal rapporto tra la pendenza delle curve intensità/tempo in stress ed a riposo (Fig. 5.2a, b); è inoltre possibile ricostruire mappe di perfusione regionale segmentarla (Fig. 5.2c); più semplicemente l'analisi viene effettuata in maniera qualitativa, analizzando visivamente le immagini in cui le aree ischemiche appariranno più scure durante il primo passaggio del bolo rispetto alle aree normalmente perfuse, la cui intensità di segnale aumenterà al transitare del mezzo di contrasto attraverso il miocardio ventricolare (Fig. 5.1) [30-35].

Gli agenti farmacologici vasodilatatori impiegati per lo studio perfusionale RM sono il dipiridamolo e l'adenosina. Il dipiridamolo blocca la captazione ed metabolismo cellulare dell'adenosina, il conseguente aumento della cui concentrazione interstiziale extracellulare è responsabile dell'effetto vasodilatatorio, mentre l'adenosina somministrata agisce direttamente sui recettori delle cellule muscolari lisce vascolari. L'adenosina si fa preferire in quanto presenta il vantaggio pratico di un'emivita molto più breve (inferiore ai 10 secondi), che rende più agevole interromperne l'effetto, sospendendo l'infusione, mentre con il dipiridamolo è necessario impiegare un antagonista quale l'aminofillina [36]. Meno comunemente impiegati per la valutazione perfusionale sono, attualmente, gli agenti inotropi quali la dobutamina, largamente adoperati invece per la valutazione cinetica ecocardiografica e funzionale RM in stress, che producono ischemia attraverso il debito di ossigeno indotto dalla tachicardia e dall'aumentata contrattilità, con effetto vasodilatatorio molto meno pronunciato [8, 37, 38]. Il protocollo per lo studio perfusionale RM in stress mediante adenosina prevede la somministrazione endovenosa del farmaco, con il paziente già posizionato nella sala RM sul tavolo del magnete ed avendo già programmato preliminarmente la scansione sulle precedenti sequenze di centratura, monitorando il tracciato ECG e, periodicamente, la pressione arteriosa, con flusso di 140 g/kg/min per almeno 3 minuti per una dose di mezzo di constrasto totale di 0,05-0,1 mmol/kg, iniettata con flusso di almeno 3 ml/s in una vena antecubitale mediante iniettore, seguita da flush salino (20 mL x 2-3 mL/s), continuando la somministrazione di adenosina fino a 5 minuti [9, 39-41]. Le immagini vengono monitorate in tempo reale ed al paziente viene chiesto di mantenere l'apnea, per quanto possibile, a partire dall'apparire del mezzo di contrasto nel ventricolo destro. Se non è possibile il monitoraggio in tempo reale, l'acquisizione della sequenza dovrà comunque partire dopo 5-7 secondi dall'inizio del bolo contrastografico. Una volta che il bolo di mezzo di contrasto è transitato attraverso il ventricolo destro, la somministrazione di adenosina viene interrotta, mentre la sequenza viene fatta proseguire per altri 15-20 secondi. La durata totale della sequenza RM perfusionale è di circa 35-45 secondi, con un tempo totale di somministrazione dell'adenosina di 3-3,5 minuti. Al termine dello

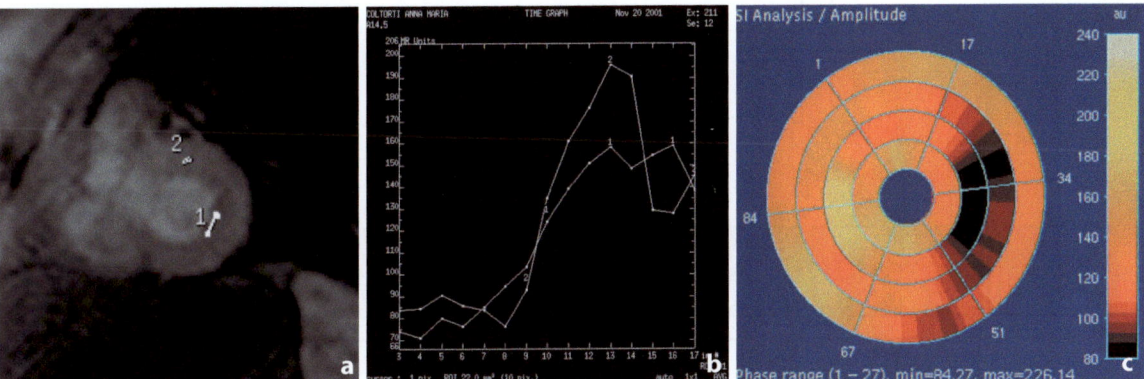

Fig. 5.2 Valutazione quantitativa imaging perfusionale. **a-b** Attraverso il posizionamento di una ROI si ottengono dati quantitativi relativi alla perfusione miocardica con relative curve di enhancement. La comparazione di curve stress-rest permette il calcolo della riserva coronarica. **c** L'analisi semiquantitativa permette la visualizzazione di rappresentazioni "bull's eye", analogamente a quanto ottenibile negli studi perfusionali in MN

studio in stress bisognerà far trascorrere almeno 15 minuti per il *wash-out* prima dell'eventuale ripetizione del bolo contrastografico per la valutazione perfusionale a riposo ed ulteriori 12-15 minuti prima della sequenza di delayed enhancement (Fig. 5.3) [9, 38]. I tempi morti tra le scansioni in stress, a riposo, ed il DE potranno essere impiegati per l'acquisizione delle sequenze cine-RM per la valutazione funzionale nei differenti piani di scansione.

Deficit fluttuanti in intensità e dimensioni, incostantemente apprezzabili, presenti a riposo ma non in stress, già evidenziabili prima dell'arrivo del bolo di mezzo di contrasto, non sufficientemente definiti rispetto al rumore di fondo all'analisi quantitativa, e parziali non sub-endocardici non corrispondenti a territori di distribuzione coronarica, o limitati ai muscoli papillari, potranno tutti essere considerati di natura artefattuale [9, 42-44]. Tra le possibili cause di simili artefatti vanno annoverati i movimenti diaframmatici respiratori, l'inadeguata cardiosincronizzazione e le linee artefattuali causate dal fenomeno del *ghosting*; il malposizionamento della bobina, l'obesità del paziente, un hardware difettoso o la scelta di parametri tecnici e di somministrazione del mezzo di contrasto non corretti possono essere causa di esami parimenti inadeguati ai fini diagnostici. L'acquisizione di sezioni ogni due cicli cardiaci, anziché ogni singolo ciclo, consente una più completa copertura anatomica, a discapito del numero di fasi e della durata della scansione, e con sufficiente contrasto intrinseco [9]. Pazienti incapaci di mantenere un'apnea prolungata andranno meglio valutati mantenendo la respirazione superficiale. I dati potranno essere quindi eventualmente elaborati al computer per la valutazione semiquantitativa o quantitativa e graficamente tabulati secondo la nomenclatura internazionale in segmenti [45]. Singolarmente considerata, rispetto alla valutazione cinetica in stress con dobutamina [39, 46], la perfusione RM in stress con adenosina presenta maggior sensibilità e pari valore predittivo negativo (VPN), seppur con relativamente minor specificità, accuratezza e valore predittivo positivo (VPP). L'elevato VPN potrebbe avere interessanti applicazioni, in particolare nella stratificazione prognostica dei pazienti con dolore toracico acuto [47]. L'accuratezza della valutazione perfusionale con stress RM presenta, inoltre, buona correlazione con le valutazioni morfologiche e quantitative angiografiche [31, 39, 48-52] e si è dimostrata comparabile alle metodiche di medicina nucleare o addirittura superiore, in accuratezza, nelle ischemie non transmurali, grazie alla miglior risoluzione spaziale che permette di apprezzare anche minimi deficit di perfusione con minor tempo d'esame ed invasività biologica e maggior diffusione delle apparecchiature [9, 34, 48-56]. Pertanto, è auspicabile che l'indicazione della RM per la valutazione perfusionale miocardica venga quanto prima riclassificata nelle linee guida internazionali in classe I, come già avviene per l'identificazione dell'infarto, lo studio di vitalità miocardica e la valutazione funzionale ventricolare, come alternativa al test da sforzo, qualora non eseguibile, o ad ECG non interpretabile in pazienti con probabilità pre-test intermedia di coronaropatia, e per accertare la significatività di stenosi di incerta rilevanza alla coronarografia [5, 6, 57, 58].

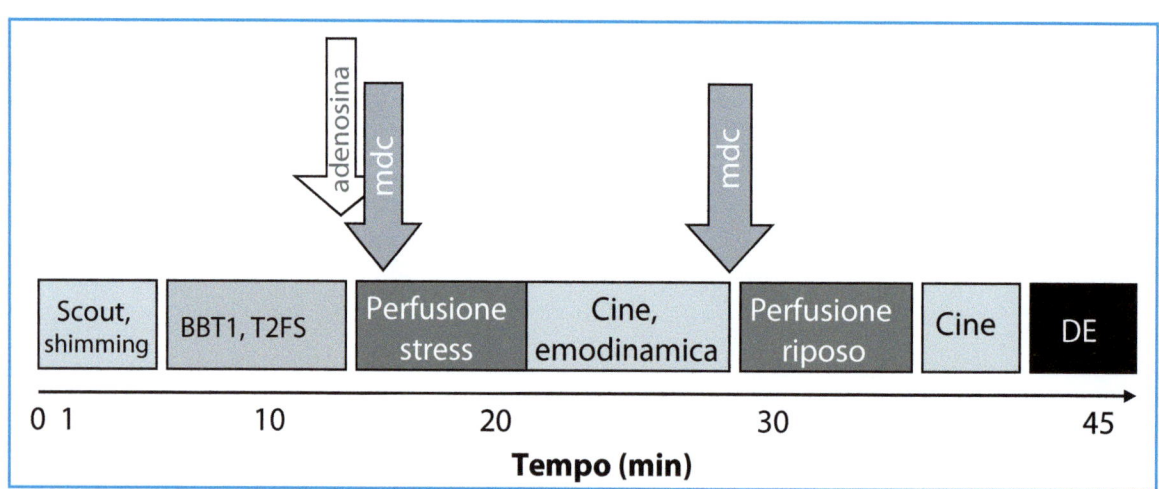

Fig. 5.3 Diagramma temporale ideale della successione delle varie sequenze per l'ottimizzazione dei tempi d'esame nella valutazione RM integrata morfologica, funzionale, perfusionale e di vitalità nella cardiopatia ischemica

5.2.2 Imaging di vitalità

La distinzione tra i deficit ischemici reversibili e le aree infartuate fonte di rimodellamento ventricolare sfavorevole e/o potenzialmente aritmogeniche, essenziale ai fini prognostici e terapeutici, richiede un ulteriore step diagnostico [11, 59-61]. La difficoltà, infatti, di apprezzare deficit di perfusione nelle aree di più accentuato assottigliamento parietale, e la necessità di accertare la presenza di residua vitalità miocitaria o meno nelle zone ipoperfuse, non consente di affidare la valutazione RM alle sole sequenze perfusionali integrate con la valutazione cinetica. L'imaging di vitalità si basa sul fenomeno dell'accumulo di mezzo di contrasto per alterato *wash-out* nelle zone infartuate rispetto al miocardio normale, a causa delle modificazioni strutturali del tessuto miocardico infartuato, che causano un aumento della concentrazione locale del gadolinio, dovuto, in fase acuta, allo scompaginamento della membrana cellulare miocitaria ed in fase cronica all'aumentato volume interstiziale extracellulare nelle aree cicatriziali; le aree di necrosi risulteranno pertanto iperintense in fase tardiva dopo somministrazione di mezzo di contrasto nelle scansioni SE T1 pesate rispetto al miocardio vitale (Figg. 5.4, 5.5) [11, 61-67]. Le aree infartuali presentano, in fase acuta, segnale aumentato dovuto all'edema nelle sequenze morfologiche T2 pesate (Fig. 5.6); l'impossibilità di distinguere tra deficit reversibili o meno, la modesta differenza di segnale con le aree peri-infartuali e la mancata evidenza degli infarti in fase cronica hanno peraltro limitato un utilizzo pratico di

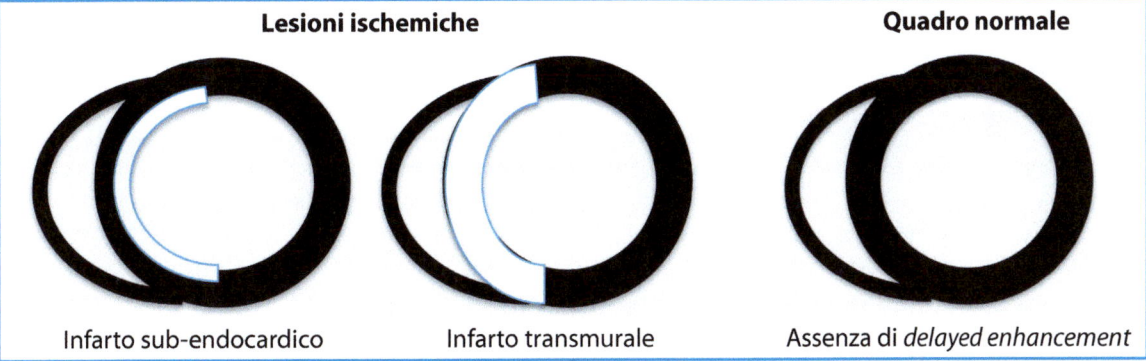

Fig. 5.4 Schema del pattern *delayed enhancement* fisiologico e nelle lesioni ischemiche

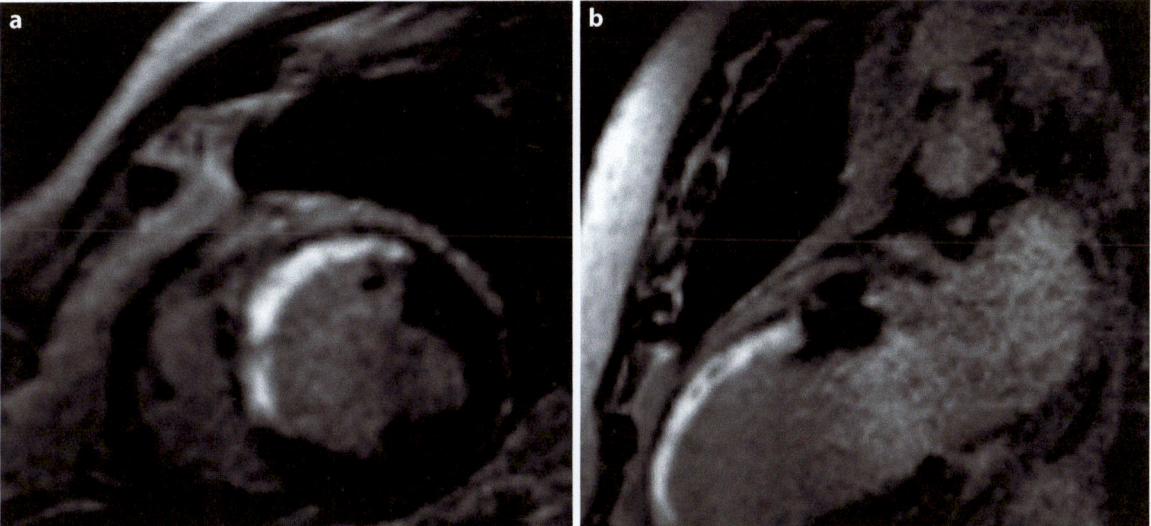

Fig. 5.5 *Delayed enhancement*. Esteso infarto transmurale antero-puntale. **a** Sezione asse corto. **b** Sezione asse lungo 2 camere ventricolo sinistro

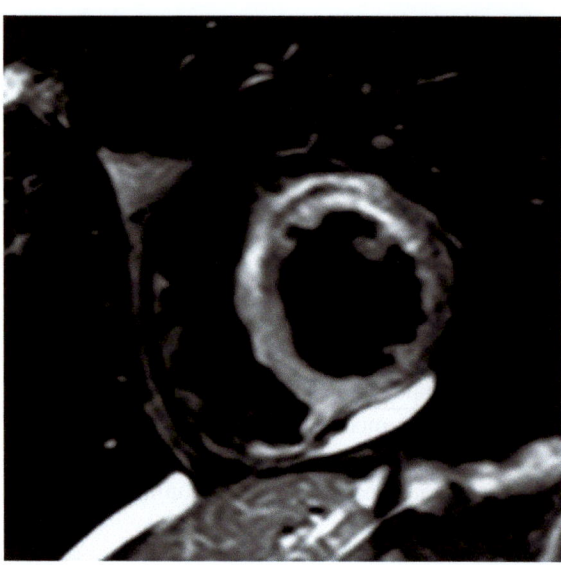

Fig. 5.6 Sezione asse corto T2 *fat-sat*. Infarto anteriore esteso trattato con angioplastica primaria e stent in VI giornata. Esteso edema miocardico con evidente versamento pericardico

questo approccio, anche se vi è stata una recente recrudescenza di interesse al riguardo, data la persistenza dell'effetto e l'evoluzione tecnologica delle sequenze RM [11, 68-71]. La valutazione dello spessore e dell'ispessimento sistolico in cine-RM in condizioni basali e sotto stress farmacologico, mutuata dall'approccio ecocardiografico, può essere utilizzata solo entro certi limiti per una valutazione indiretta della vitalità miocardica postischemica [11, 37, 72]. La RM-DE appare invece la tecnica più precisa, e l'unica metodica in grado di consentire una diretta valutazione della presenza ed estensione transmurale delle aree di effettiva necrosi ischemica irreversibile rispetto alle zone di danno potenzialmente reversibile, data la conservata vitalità miocitaria con conservato *wash-out* [4, 11, 61, 73-75]. La dose di mezzo di contrasto necessaria per un'adeguata evidenza dell'effetto del DE è compresa tra 0,1 e 0,2 mmol/kg; la quantità impiegata per la precedente valutazione perfusionale rest/stress dovrà essere eventualmente integrata se insufficiente. Il protocollo prevede, dopo 12-15 minuti dall'ultima somministrazione di gadolinio, l'acquisizione di una sequenza multislice 2D o 3D GRE/*segmented inversion recovery* (IR) T1 pesata in asse corto con spessore di 6-8 mm, in apnea, con eventuali scansioni addizionali in asse lungo. Questa tecnica consente una maggior cospicuità dell'iperintensità dovuta al DE delle aree di necrosi rispetto al miocardio sano, il cui segnale sarà annullato scegliendo opportunamente il tempo di lettura dopo l'impulso di in-

versione con maggior pesatura T1 [51, 76, 77]. La selezione del tempo di inversione (TI) più adeguato è essenziale ai fini di una corretta evidenziazione del DE: il TI andrà impostato intorno ai 220-250 ms, suscettibile di più accurata taratura acquisendo preliminarmente immagini DE real-time, variando con continuità il TI e scegliendo poi il valore più adeguato per la successiva sequenza DE (sequenze *look-locker* o cine-IR). Grazie all'aggiunta del DE allo studio perfusionale, è possibile in RM una caratterizzazione dei diversi gradi di compromissione ischemica del miocardio, ai fini della stratificazione terapeutica e prognostica, distinguendo le forme a prognosi più favorevole e con più probabile risposta terapeutica da avviare a rivascolarizzazione [11, 73, 78-82]. Gli studi sperimentali con correlazione istopatologica hanno infatti confermato che il fenomeno del DE interessa esclusivamente le zone infartuate, con esatta corrispondenza con le aree necrotiche, mentre non riguarda il miocardio ischemico disfunzionale ma tuttora vitale, ipoperfuso ma senza residua impregnazione tardiva dopo somministrazione di mezzo di contrasto [83-85]. I deficit ischemici latenti da esaurita riserva coronarica, quelli potenzialmente reversibili data la conservata vitalità miocardica (quali il miocardio "stordito" od "ibernato") e le zone peri-infartuali di penombra ischemica potranno risultare quindi positivi allo studio perfusionale, ma non al DE. L'elevata risoluzione spaziale rende possibile distinguere gli infarti sub-endocardici, suscettibili di parziale recupero funzionale grazie al miocardio vitale residuo nelle stesse sezioni miocardiche, dalle lesioni transmurali, fonte di svantaggioso rimodellamento ventricolare (Fig. 5.7) [73, 81, 83, 86]. Proprio per sfruttare l'elevata risoluzione spaziale, rispetto agli altri Autori europei, la scuola americana predilige l'impiego di matrici estese (512x256), dato il comunque più elevato SNR e la miglior qualità d'immagine del DE: l'incremento della risoluzione spaziale sembra infatti essere più vantaggioso in termini di accuratezza diagnostica, a scapito dei lunghi tempi di scansione. Le tecniche attuali consentono di apprezzare in RM infarti di estensione anche minima, altrimenti non rilevabili con altre metodiche [83, 86, 87]. Inoltre, la presenza in RM di un nucleo ipointenso al centro dell'area iperintensa infartuata è indice di aree con ostruzione microvascolare (*no-reflow*) con implicazioni prognostiche negative [2, 88, 89]. Il riconoscimento di aree positive al DE, misconosciute anche in pazienti senza storia di infarto, potrebbe inoltre aprire importanti risvolti prognostici e portare ad una più estesa e precoce applicazione della RM nella flow-chart diagnostica [90, 91]. Il potenziale

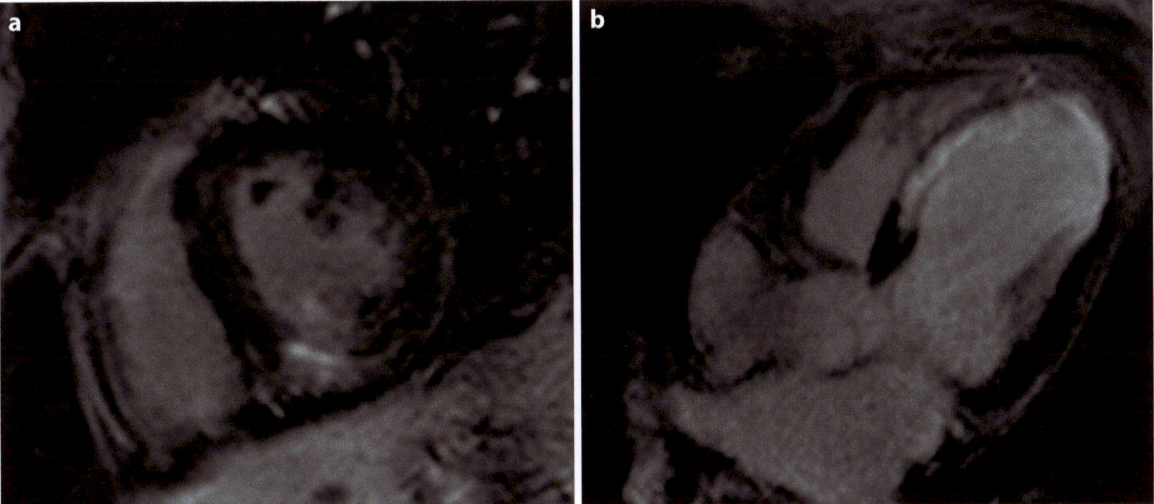

Fig. 5.7 *Delayed enhancement*. Sezione asse corto (**a**) e sezione asse lungo 4 camere ventricolo sinistro (**b**). In regione puntale ed infero-settale basale l'area infartuale interessa prevalentemente la zona sub-endocardica e, a livello medio-settale, la parete appare interessata a tutto spessore

aritmogenico degli scar post-infartuali trova nella valutazione RM-DE la tecnica più precisa per la stratificazione del rischio [60, 92]. Nei confronti delle metodiche concorrenti, la RM-DE appare pertanto assolutamente competitiva [48, 73, 83]: rispetto all'eco-stress la valutazione con RM appare più precisa e maggiormente riproducibile; nei riguardi delle metodiche medico-nucleari, l'imaging DE-RM presenta buona correlazione, con minori artefatti da volume parziale respiratori, maggiore accuratezza per la detezione degli infarti non transmurali e più accurato grading dell'estensione transmurale, o meno, della necrosi stessa. Non stupisce, pertanto, il più precoce riconoscimento dell'imaging di vitalità RM-DE, rispetto allo studio perfusionale RM, nelle linee guida diagnostiche della cardiopatia ischemica quale metodica di I livello.

5.3 Analisi dei risultati: valutazione integrata

Per una corretta interpretazione dei risultati, ai fini di un'adeguata stratificazione dei pazienti, le immagini dello studio RM perfusionale relative all'alterato *wash-in* e del DE dovuto al compromesso *wash-out* vanno interpretate consensualmente ed integrate con la valutazione morfologica, in particolare T2, e funzionale (Fig. 5.8) [9, 11, 93-100]. Indipendentemente dai rilievi

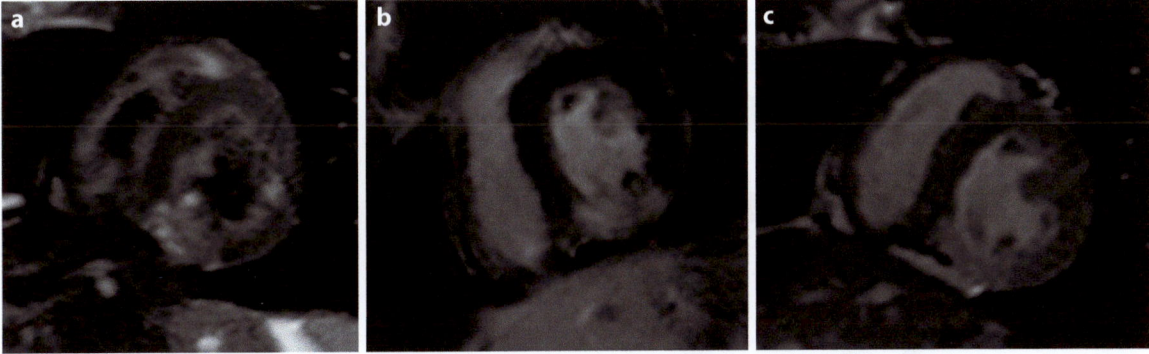

Fig. 5.8 a Infarto acuto. Scansione asse corto T2 *fat-sat*: irregolare edema miocardico della parete postero-basale. **b** *Delayed enhancement*: estesa area infartuale transmurale in corrispondenza dell'area di edema miocardico. **c** Sezione asse corto con sequenze dinamiche *steady-state* (balance): l'uso di sequenze dinamiche in *steady-state* (balance, FIESTA, TrueFISP, ecc.) consente di dimostrare l'area di *delayed enhancement* e, contemporaneamente, evidenziare l'alterazione cinetica segmentaria corrispondente

perfusionali, la positività del DE indicherà, comunque, la presenza di necrosi ischemica [9].

Se l'estensione dell'area al DE sarà inferiore al difetto di perfusione precedentemente rilevato, allora saranno presenti aree ipoperfuse vitali para-infartuali con deficit potenzialmente reversibile tramite terapia. Se i due difetti saranno esattamente corrispondenti ed associati ad assottigliamento/ipocinesia segmentaria, ci troveremo invece di fronte agli esiti stabilizzati di un pregresso infarto. Se saranno presenti difetti di perfusione sia sotto stress che a riposo senza alterato DE, il reperto sarà da considerarsi artefattuale (salvo rarissime eccezioni dovute a casi di ischemia critica a riposo in cui, a differenza dagli artefatti, l'area ipointensa avrà estensione transmurale) e sarà presente in tutte, o quasi, le fasi ed associata a corrispondenti deficit cinetici segmentari. Se a DE negativo si riscontrerà un difetto di perfusione sotto stress, assente a riposo, eventualmente associato ad alterata cinesi, questo sarà indice della presenza di un deficit tuttora potenzialmente reversibile con la terapia, in assenza di infarto per residua vitalità miocitaria. L'interpretazione combinata dei due test diagnostici consentirà così una maggior accuratezza diagnostica e una migliore programmazione terapeutica nei pazienti in cui la presenza di deficit reversibili o lesioni non transmurali farà propendere per una rivascolarizzazione o una più aggressiva terapia medica, in quanto indice di un possibile recupero, quanto meno parziale, dopo terapia.

5.4 Altre applicazioni

L'utilizzo del DE e dell'imaging di perfusione RM ha trovato utile applicazione anche in tutta una serie di patologie caratterizzate da disfunzione microvascolare non secondaria a coronaropatia ed aree fibrotico-cicatriziali miocardiche, quali ad esempio la cardiomiopatia ipertrofica e dilatativa idiopatica, la Sindrome X, l'ipertrofia ventricolare secondaria a stenosi aortica, e nella differenziazione dello scompenso cardiaco cronico ischemico

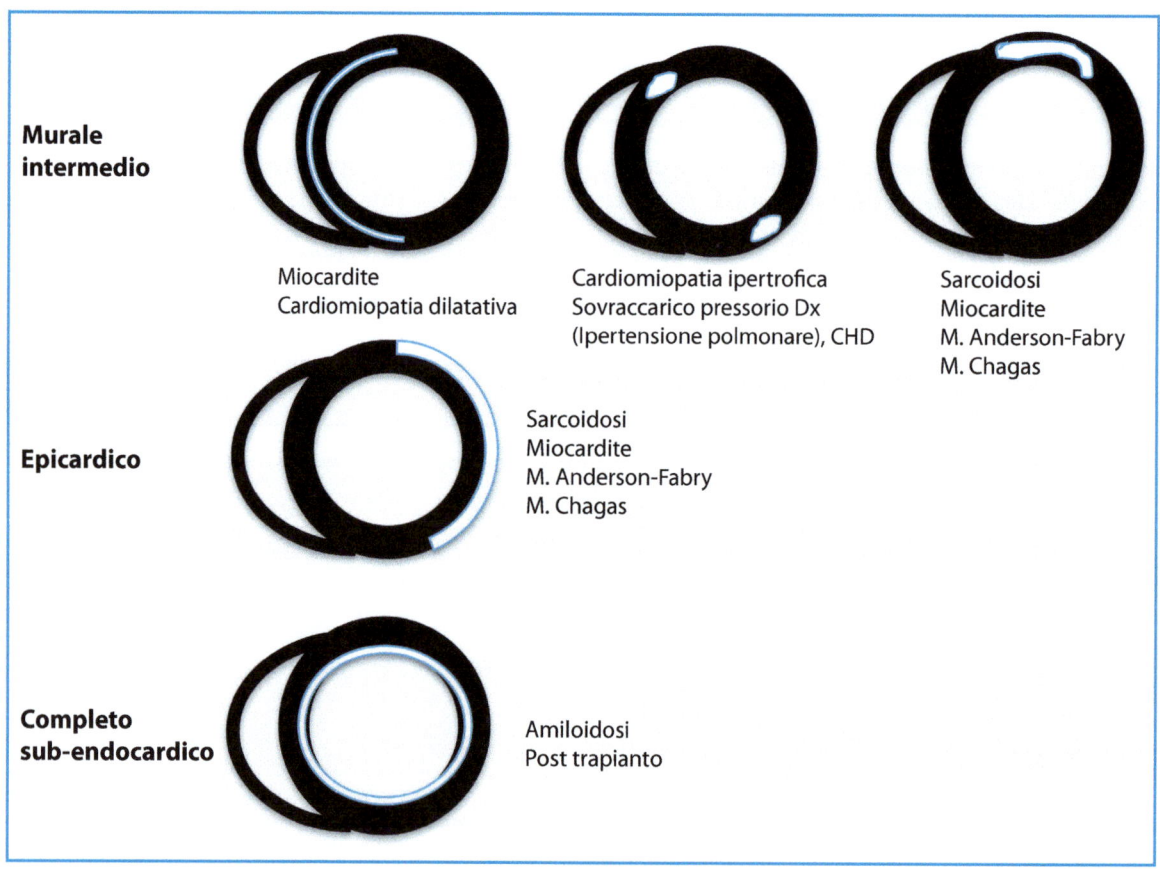

Fig. 5.9 Schema dei differenti pattern di *delayed enhancement* nelle lesioni non ischemiche

secondario a coronaropatia ostruttiva dalle eziologie non coronariche: la presenza ed il pattern di distribuzione del DE nelle sequenze RM consente infatti di discriminare tra loro le differenti cardiopatie (Fig. 5.9). Aree positive al DE con pattern specifico si sono riscontrate anche nel sovraccarico ventricolare destro, tipico di alcune cardiopatie congenite, o nell'ipertensione polmonare, in pazienti con trapianto cardiaco, in forme infiammatorie ed infiltrative (dalle miocarditi e dalle endocarditi alla sarcoidosi, alla sclerodermia ed all'amiloidosi) e nei pazienti talassemici. L'analisi della distribuzione miocardica del DE consente quindi di differenziare più confidentemente tra loro le differenti forme [101-105].

5.5 Prospettive future

Il processo tecnologico continua a far evolvere le possibilità della RM nello studio della cardiopatia ischemica, estendendo il suo ruolo nelle linee guida di appropriatezza diagnostica. Di pari passo all'evoluzione della TC nello studio della coronaropatia aterosclerotica, la RM consoliderà la sua posizione di virtuale gold standard nel campo delle modificazioni cardiache secondarie alla malattia coronarica, grazie al miglioramento delle tecniche di imaging parallelo, alle sequenze veloci con elevata risoluzione spaziale e temporale, consistente rapporto segnale/rumore, aumentata cospicuità lesionale ed all'aumentata omogeneità e potenza di campo [106-108]. Sarà possibile, al tempo stesso, una più confidente valutazione coronarica, grazie a più performanti sequenze coronaro-RM, e il maggior rapporto segnale/rumore a 3T con riduzione delle dimensioni del volume campione necessario per gli studi spettroscopici in vivo e l'impiego di imaging con diversi isotopi potrebbe inoltre consentire di indagare le più precoci modificazioni del metabolismo ipossico miocardico pre-infartuali. Le tecniche di imaging molecolare aprono un'ulteriore finestra sul futuro, di cui è difficile immaginare la portata [109]. L'elevata sensibilità e VPN potrebbero suggerire, d'altra parte, un ruolo di prima linea della RM anche in emergenza nella stratificazione dei pazienti ricoverati in Unità Coronarica [47, 110, 111].

Saranno il futuro ed ulteriori studi ad ampia scala sulle macchine più performanti a darci un più completo quadro delle possibili applicazioni di questa tecnica in continua evoluzione, e del suo ruolo nelle linee guida e di appropriatezza clinica nei confronti delle altre metodiche [112-115].

Bibliografia

1. Berman DS, Hachamovitch R, Shaw LJ et al (2006) Roles of nuclear cardiology, cardiac computed tomography, and cardiac magnetic resonance: assessment of patients with suspected coronary artery disease. J Nucl Med 47:74-82
2. Pujadas S, Reddy GP, Lee JJ, Higgins CB (2003) Magnetic resonance imaging in ischemic heart disease. Semin Roentgenol 38:320-329
3. Nesto RW, Kowalchuk GJ (1987) The ischemic cascade: temporal sequence of hemodynamic, electrocardiographic and symptomatic expressions of ischemia. Am J Cardiol 59:23C-30C
4. Reddy GP, Pujadas S, Ordovas KG et al (2008) MR imaging of ischemic heart disease. Magn Reson Imaging Clin N Am 16:201-212
5. Hendel RC, Patel MR, Kramer CM et al (2006) ACCF/ACR/SCCT/SCMR/ASNC/NASCI/SCAI/SIR 2006 appropriateness criteria for cardiac computed tomography and cardiac magnetic resonance imaging: a report of the American College of Cardiology foundation quality strategic directions committee appropriateness criteria working group. JACC 48:1475-1497
6. Pennell DJ, Setchem UP, Higgins CB et al (2004) Clinical indications for cardiovascular magnetic resonance (CMR): consensus panel report. Eur Heart J 25:1940-1965
7. Lockie TL, Nagel E, Redwood S et al (2009) Use ov cardiovascular magnetic resonance imaging in acute coronary syndromes. Circulation 119:1671-1681
8. Bandettini WP, Arai AE (2008) Advances in clinical applications of cardiovascular magnetic resonance imaging. Heart 94:1485-1495
9. Kim HW, Klem I, Kim RJ (2007) Detection of myocardial ischemia by stress perfusion cardiovascular magnetic resonance. Magn Reson Imaging Clin N Am 15:527-540
10. Al-Saadi N, Bogaert J (2005) Myocardial Perfusion. In: Bogaert J, Dymarkowski S, Taylor AM (eds) Clinical cardiac MR. Springer-Verlag, Berlin/Heidelberg, pp 143-172
11. Weinsaft JW, Klem I, Judd RM (2007) MRI for the assessment of myocardial viability. Magn Reson Imaging Clin N Am 15:505-525
12. Dymarkowski S, Bogaert J, Ni Y (2005) Ischemic heart disease. In: Bogaert J, Dymarkowski S, Taylor AM (eds) Clinical cardiac MR. Springer-Verlag, Berlin/Heidelberg, pp 173-216
13. Tong CY, Prato FS, Wisenberg G et al (1993) Techniques for the measurement of the local myocardial extraction efficiency for inert diffusible contrast agents such as gadopentate dimeglumine. Magn Reson Med 30:332-336
14. Diesbourg LD, Prato FS, Wisenberg G et al (1992) Quantification of myocardial blood flow and extracellular volumes using a bolus injection of Gd-DTPA: kinetic modelling in canine ischemic disease. Magn Reson Med 23:239-253
15. Manning WJ, Atkinson DJ, Grossman W et al (1991) First-pass nuclear magnetic resonance imaging studies using gadolinium-DTPA in patients with coronary artery disease. J Am Coll Cardiol 18:959-965
16. Wendland MF, Saeed M, Masui T et al (1993) Echo-planar MR imaging of normal and ischemic myocardium with gadodiamide injection. Radiology 186:535-542
17. Edelman RR, Li W (1994) Contrast-enhanced echo-planar MR imaging of myocardial perfusion: preliminary studies in humans. Radiology 190:771-777

18. Wilke N, Jerosch-Herold M, Wang Y et al (1997) Myocardial perfusion reserve: assessment with multisection, quantitative, first-pass MR imaging. Radiology 204:373-384
19. Epstein FH, London JF, Peters DC et al (2002) Multislice first-pass cardiac perfusion MRI: validation in a model of myocardial infarction. Magn Reson Med 47:482-491
20. Klocke FJ, Simonetti OP, Judd RM et al (2001) Limits of detection of regional differences in vasodilated flow in viable myocardium by first-pass magnetic resonance perfusion imaging. Circulation 104:2412-2416
21. Lee DC, Simonetti OP, Harris KR et al (2004) Magnetic resonance versus radionuclide pharmacological stress perfusion imaging for flow-limiting stenoses of varying severity. Circulation 110:58-65
22. Christian TF, Rettmann DW, Aletras AH et al (2004) Absolute myocardial perfusion in canines measured by using dual-bolus first-pass MR imaging. Radiology 232:677-684
23. Kellman P, Arai AE (2007) Sequences for first pass perfusion - a review. J Cardiovasc Magn Reson 9:525-537
24. Merkle N, Wohrle J, Grebe O et al (2007) Assessment of myocardial perfusion for detection of coronary artery stenoses by steady-state, free-precession magnetic resonance first-pass imaging. Heart 93:1381-1385
25. Scwitter J, Debatin JF, von Schultess GK et al (1997) Normal myocardial perfusion assessed with multishot echo-planar imaging. Magn Reson Med 37:140-147
26. Elkington AG, Gatehouse PD, Cannell TM et al (2005) Comparison of hybrid echo-planar imaging and FLASH myocardial perfusion cardiovascular MR imaging. Radiology 235:237-243
27. Plein S, Ryf S, Scwitter J et al (2007) Dynamic contrast-enhanced myocardial perfusion MRI accelerated with k-t sense. Magn Reson Med 58:777-785
28. Sodickson DK, Manning WJ (1997) Simultaneous acquisition of spatial harmonics (SMASH): fast imaging with radiofrequency coil arrays. Magn Reson Med 38:591-603
29. Pruessmann KP, Weiger M, Scheidegger MB et al (1999) SENSE: sensitivity encoding for fast MRI. Magn Reson Med 42:952-962
30. Wilke N, Jerosch-Herold M, Wang Y et al (1997) Myocardial perfusion reserve:assessment with multisection, quantitative, first-pass MR imaging. Radiology 204:373-384
31. Al-Saadi N, Nagel E, Gross M (2000) Noninvasive detection of myocardial ischemia from perfusion reserve based on cardiovascular magnetic resonance. Circulation 101:1379-1383
32. Schwitter J, Nanz D, Knefifel S et al (2001) Assessment of myocardial perfusion in coronary artery disease by magnetic resonance. A comparison with positron emission tomography and coronary angiography. Circulation 103:2230-2235
33. Costa MA, Shoemaker S, Futamatsu H et al (2007) Quantitative magnetic resonance perfusion imaging detects anatomic and physiologic coronary artery disease as measured by coronary angiography and fractional flow reserve. JACC 50:514-552
34. Jerosch-Herold M, Seethamraju RT, Swingen CM et al (2004) Analysis of myocardial perfusion MRI. J Magn Reson Imaging 19:758-770
35. Panting JR, Gatehouse PD, Yang GZ et al (2001) Echoplanar magnetic resonance myocardial perfusion imaging: parametric map analysis and comparison with thallium SPECT. J Magn Reson Imaging 13:192-200
36. Rossen JD, Quillen JE, Lopez AG et al (1991) Comparison of coronary vasodilation with intravenous dipyridamole and adenosine. JACC 18:485-491
37. Walsh T, Hundley WD (2007) Assessment of ventricular function with cardiovascular magnetic resonance. Magn Reson Imaging Clin N Am 15:487-504
38. Paetsch I, Jahnke C, Wahl A et al (2004) Comparison of dobutamine stress magnetic resonance, adenosine stress magnetic resonance, and adenosine stress magnetic resonance perfusion. Circulation 110:835-842
39. Wolff SD, Schwitter J, Coulden R et al (2004) Myocardial first-pass perfusion magnetic resonance imaging: a multicenter dose-ranging study. Circulation 110:732-737
40. Karamitsos TD, Arnold JR, Pegg TJ et al (2009) Tolerance and safety of adenosine stress perfusion cardiovascular magnetic resonance imaging in patients with severe coronary heart disease. Int J Cardiocav Imaging 25:277-283
41. Cerqueira MD, Verani MS, Schwaiger M et al (1994) Safety profile of adenosine stress perfusion imaging: results from the Adenoscan multicenter trial registry. JACC 23:384-389
42. Gerber BL, Raman SV, Nayak K et al (2008) Myocardial first-pass perfusion cardiovascular magnetic resonance: history, theory, and current state of the art. J Cardiovasc Magn Reson 10:18
43. Storey P, Chen Q, Li W et al (2002) Band artifacts due to bulk motion. Magn Reson Med 48:1028-1036
44. Di Bella EV, Parker DL, Sinusas AJ (2005) On the dark rim artefact in dynamic contrast-enhanced MRI myocardial perfusion studies. Magn Reson Med 54:1295-1299
45. Cerqueira MD, Weissman NJ, Dilsizian V et al (2002) Standardized myocardial segmentation and nomenclature for tomographic imaging of the heart: a statement for healthcare professionals from the cardiac Imaging Committee of the Council on Clinical Cardiology of the American Heart Association. Circulation 105:539-542
46. Nandalur KR, Dwamena BA, Choudhri AF et al (2007) Diagnostic performance of stress cardiac magnetic resonance imaging in the detection of coronary artery disease: a meta-analysis. JACC 50:1343-1353
47. Ingkanisorn WP, Kwong RY, Bohme NS et al (2006) Prognosis of negative adenosine stress magnetic resonance in patients presenting to an emergency department with chest pain. JACC 47:1427-1432
48. Schwitter J, Nanz D, Kneifel S et al (2001) Assessment of myocardial perfusion in coronary artery disease by magnetic resonance : a comparison with positron emission tomography and coronary angiography. Circulation 103:2230-2235
49. Hartnell G, Cerel A, Kamalesh M et al (1994) Detection of myocardial ischemia: value of combined myocardial perfusion and cineangiographic MR imaging. AJR Am J Roentgenol 163:1061-1067
50. Al-Saadi N, Nagel E, Gross M et al (2000) Noninvasive detection of myocardial ischemia from perfusion reserve based on cardiovascular magnetic resonance. Circulation 101:1379-1383
51. Eichenberger AC, Schuiki E, Kochli VD et al (1994) Ischemic heart disease: assessment with gadolinium-enhanced ultrafast MR imaging and dipyridamole stress. J Magn Reson Imaging 4:425-431
52. Bertschinger KM, Nanz D, Buechi M et al (2001) Magnetic resonance myocardial first-pass perfusion imaging: param-

eter optimization for signal response and cardiac coverage. J Magn Reson Imaging 14:556-562
53. Plein S, Greenwood JP, Ridgway JP et al (2004) Assessment of non-ST-segment elevation acute coronary syndromes with cardiac magnetic resonance imaging. JACC 44:2173-2181
54. Plein S, Radjenovic A, Ridgway JP et al (2005) coronary artery disease: myocardial perfusion MR imaging with sensitivity encoding versus conventional angiography. Radiology 235:423-430
55. Sakuma H, Suzawa N, Ichikawa Y et al (2005) Diagnostic accuracy of stress first-pass contrast-enhanced myocardial perfusion MRI compared with stress myocardial perfusion scintigraphy. AJR Am J Roentgenol 185:95-102
56. Schwitter J, Wacker CM, van Rossum AC et al (2008) MR-IMPACT: comparison of perfusion-cardiac magnetic resonance with single-photon emission computed tomography for the detection of coronary artery disease in a multicentre, multivendor, randomized trial. Eur Heart J 29:480-489
57. Doesch C, Seeger A, Doering J et al (2009) Risk stratification by adenosine stress cardiac magnetic resonance in patients with coronary artery stenoses of intermediate angiographic severity. JACC 2:434-436
58. Jerosch-Herold M, Kwong RY (2008) Optimal imaging strategies to assess coronary blood flow and risk for patients with coronary artery disease. Curr Opin Cardiol 23:599-606
59. Allman KC, Shaw LJ, Hachamovitch R et al (2002) Myocardial viability testing and impact of revascularization on prognosis in patients with coronary artery disease and left ventricular dysfunction: a meta-analysis. JACC 39:1151-1158
60. Klem I, Weinsaft J, Heitner JF (2004) The utility of contrast enhanced MRI for screening patients at risk for malignant ventricular tachyarrythmias. J Cardiovasc Magn Reson 6:84
61. Fuster V, Kim RJ (2005) Frontiers in cardiovascular magnetic resonance. Circulation 112:135-144
62. Kim RJ, Fieno DS, Parrish TB et al (1999) Relationship of MRI delayed contrast enhancement to irreversible injury, infarct age, and contractile function. Circulation 100:1992-2002
63. Rehr RB, Peshock RM, Malloy CR et al (1986) Improved in vivo magnetic resonance imaging of acute myocardial infarction after intravenous paramagnetic contrast agent administration. Am J Cardiol 57:864-868
64. De Roos A, van Rossum AC, van der Wall E et al (1989) Reperfused and nonreperfused myocardial infarction: diagnostic potential of Gd-DTPA-enhanced MR imaging. Radiology 172:717-720
65. Simonetti OP, Kim RJ, Fieno DS et al (2001) An improved MR imaging technique for the visualization of myocardial infarction. Radiology 218:215-223
66. Kim RJ, Choi KM, Judd RM (2002) Assessment of myocardial viability by contrast enhancement. In: Higgins CB, De Roos A (eds) Cardiovascular MRI and MRA. LWW, Philadelphia, pp 209-237
67. Wagner A, Mahrholdt H, Holly TA et al (2003) Contrast-enhanced MRI and routine single photon emission computed tomography (SPECT) perfusion imaging for detection of subendocardial myocardial infarcts: an imaging study. Lancet 361:374-379
68. Kim RJ, Hillenbrand HB, Judd RM (2000) Evaluation of myocardial viability by MRI. Herz 25:417-430
69. Cury RC, Shash K, Nagurney JT et al (2008) Cardiac magnetic resonance with t2-weighted imaging improves detection of patients with acute coronary syndrome in the emergency department. Circulation 110:234-240
70. Nilsson JC, Nielsen G, Groenning BA et al (2001) Sustained postinfarction myocardial oedema in humans visualised by magnetic resonance imaging. Heart 85:639-642
71. Edwards NC, Routledge H, Steeds R (2009) T2 weighted magnetic resonance imaging to assess myocardial oedema in ischemic heart disease. Heart 95:1357-1361
72. Kim RJ, Manning WJ (2004) Viability assessment by delayed enhancement cardiovascular magnetic resonance: will low-dose dobutamine dull the shine? Circulation 109:2476-2479
73. Kim RJ, Wu E, Rafael A et al (2000) The use of contrast-enhanced magnetic resonance imaging to identify reversible myocardial dysfunction. N Engl J Med 343:1445-1453
74. Kaul S (1998) Assessing the myocardium after attempted reperfusion: shoul we bother? Circulation 98:625-627
75. Kim RJ, Shah DJ (2004) Fundamental concepts in myocardial viability assessment revisited: when knowing how much is "alive" is not enough. Heart 90:137-140
76. Kühl HP, Papavasiliu TS, Beek AM et al (2004) Myocardial viability: rapid assessment with delayed contrast-enhanced MR imaging with three-dimensional inversion-recovery prepared pulse sequence. Radiology 230:576-582
77. Wagner A, Mahrholdt H, Thomson L et al (2006) Effects of time, dose, and inversion time for acute myocardial infarct size measurements based on magnetic resonance imaging-delayed contrast enhancement. JACC 47:2027-2033
78. Beek AM, Kuhl HP, Bondarenko O et al (2003) Delayed contrast-enhanced magnetic resonance imaging for the prediction of regional functional improvement after acute myocardial infarction. JACC 42:895-901
79. Bello D, Shah DJ, Farah GM et al (2003) Gadolinium cardiovascular magnetic resonance predicts reversible myocardial dysfunction and remodelling in patients with heart failure undergoing beta-blocker teraphy. Circulation 108:1945-1953
80. Saraste A, Nekolla S, Schwaiger M (2008) Contrast-enhanced magnetic resonance imaging in the assessment of myocardial infarction and viability. J Nucl Cardiol 15:105-117
81. Choi KM, Kim RJ, Gubernikoff G et al (2001) Transmural extent of acute myocardial infarction predicts long-term improvement in contractile function. Circulation 104:1101-1107
82. Rogers WJ Jr, Kramer CM, Geskin G et al (1999) Early contrast-enhanced MRI predicts late functional recovery after reperfused myocardial infarction. Circulation 16:727-729
83. Wagner A, Mahrholdt H, Holly TA et al (2003) Contrast-enhanced MRI and routine single photon emission computed tomography (SPECT) perfusion imaging for detection of subendocardial myocardial infarcts: an imaging study. Lancet 361:374-379
84. Fieno DS, Kim RJ, Chen EL et al (2000) Contrast-enhanced magnetic resonance imaging of myocardium at risk: distinction between reversible and irreversible injury throughout infarct healing. JACC 36:1985-1991
85. Amado LC, Gerber BL, Gupta SN et al (2004) Accurate and objective infarct sizing by contrast-enhanced magnetic resonance imaging in a canine myocardial infarction model. JACC 44:2383-2389

86. Wu E, Judd RM, Vargas JD et al (2001) Visualization of presence, location, and transmural extent of healed Q-wave and non-Q-Wave myocardial infarction. Lancet 357:21-28
87. Ricciardi MJ, Wu E, Davidson CJ et al (2001) Visualization of discrete microinfarction after percutaneous coronary intervention associated with mild creatine kinase-MB elevation. Circulation 103:2780-2783
88. Gerber BL, Garot J, Bluemke DA et al (2002) Accuracy of contrast-enhanced magnetic resonance imaging in predicting improvement of regional myocardial function in patients after acute myocardial infarction. Circulation 106:1083-1089
89. Hombach V, Grebe O, Merkle N et al (2005) Sequelae of acute myocardial infarction regarding cardiac structure and function and their prognostic significance as assessed by magnetic resonance imaging. Eur Heart J 26:549-557
90. Kim HW, Wu E, Meyers SN et al (2002) Prognostic significance of unrecognized myocardial infarction detected by contrast MRI. Circulation 106[Suppl 2]:389
91. Kwong RY, Chan A, Brown K et al (2006) Impact of unrecognized myocardial scar detected by cardiac magnetic resonance imaging on event-free survival in patients presenting with signs or symptoms of coronary artery disease. Circulation 113:2733-2743
92. Bello D, Fieno DS, Kim RJ et al (2005) Infarct morphology identifies patients with substrate for sustained ventricular tachycardia. JACC 45:1104-1108
93. Kuhl HP, Beek AM, van der Weerdt AP et al (2003) Myocardial viability in chronic ischemic heart disease: comparison of contrast-enhanced magnetic resonance imaging with (18)F-fluorodeoxyglucose positron emission tomography. JACC 41:1341-1348
94. Klein C, Nekolla SG, Bengel FM et al (2002) Assessment of myocardial viability with contrast-enhanced magnetic resonance imaging: comparison with positron emission tomography. Circulation 105:162-167
95. Lee VS, Resnick D, Tiu SS et al (2004) MR imaging evaluation of myocardial viability in the setting of equivocal SPECT results with (99m)Tc sestamibi. Radiology 230:191-197
96. Kitagawa K, Sakuma H, Hirano T et al (2003) Acute myocardial infarction: myocardial viability assessment in patients early thereafter comparison of contrast-enhanced MR imaging with resting (201)Tl SPECT. Radiology 226:138-144
97. Kitagawa K, Ichikawa Y, Hirano T et al (2007) Diagnostic value of late gadolinium-enhanced MRI and first-pass dynamic MRI for predicting functional recovery in patients after acute myocardial infarction. Radiat Med 25:263-271
98. Klem I, Heitner JF, Shah DJ et al (2006) Improved detection of coronary artery disease by stress perfusion cardiovascular magnetic resonance with the use of delayed-enhancement infarction imaging. JACC 47:1630-1638
99. Cury RC, Cattani CA, Gabure LA et al (2006) Diagnostic performance of stress perfusion and delayed-enhancement MR imaging in patients with coronary artery disease. Radiology 240:39-45
100. Flett AS, Westwood MA, Davies LC et al (2009) The prognostic implications of cardiovascular magnetic resonance. Circ Cardiovasc Imaging 2:243-250
101. McCrohon JA, Moon JC, Prasad SK et al (2003) Differentiation of heart failure related to dilated cardiomyopathy and coronary artery disease using gadolinium-enhanced cardiovascular magnetic resonance. Circulation 108:54-59
102. Mahrholdt H, Wagner A, Judd RM et al (2005) Delayed enhancement cardiovascular magnetic resonance assessment of nonischaemic cardiomyopathies. Eur Heart J 26:1461-1474
103. Shah DJ, Judd RM, Kim RJ et al (2005) Magnetic resonance of myocardial viability. In: Edelman RR, Hesselink JR, Zlatkin MI (eds) Clinical magnetic resonance imaging. Elsevier, New York
104. Vogel-Claussen J, Rochitte CE, Wu KC et al (2006) Delayed enhancement MR imaging: utility in myocardial assessment. Radiographics 26:795-810
105. Rodriguez E, Soler R (2008) New MR insights of cardiomyopathy. Eur J Radiol 67:392-400
106. Wieben O, Francois C, Reeder SB (2008) Cardiac MRI of ischemic heart disease at 3 T: potential and challenges. Eur J Radiol 65:15-28
107. Cheng AS, Pegg TJ, Karamitsos TD et al (2007) Cardiovascular MR perfusion imaging at 3-tesla for the detection of coronary artery disease: a comparison with 1.5-tesla. JACC 49:2440-2449
108. Gebker R, Jahnke C, Paetsch I et al (2008) Diagnostic performance of myocardial perfusion MR at 3 T in patients with coronary artery disease. Radiology 247:57-63
109. Spuentrup E, Ruhl KM, Botnar RM et al (2009) Molecular magnetic resonance imaging of myocardial perfusion with EP-3600, a collagen-specific contrast agent: initial feasibility study in a swine model. Circulation 119:1768-1775
110. Edwards NC, Routledge H, Steeds R (2009) T2 weighted magnetic resonance imaging to assess myocardial oedema in ischemic heart disease. Heart 95:1357-1361
111. Lockie T, Nagel E, Redwood S et al (2009) Use of cardiovascular magnetic resonance imaging in acute coronary syndromes. Circulation 119:1671-1681
112. Salerno M, Beller GA (2009) Noninvasive assessment of myocardial perfusion. Circulation: Cardiovascular Imaging 2:412-424
113. Gerber BL (2008) MR perfusion imaging. What will be its impact for detection of coronary disease in the future? Eur Heart J :29:434-443
114. Watkins S, Oldroyd KG, Frohwein S (2007) Magnetic resonance myocardial perfusion imaging: a new era in the detection of reversible myocardial ischaemia. Heart 93:7-10
115. Gershlick AH, de Belder M, J Chambers J et al (2007) Role of non-invasive imaging in the management of coronary artery disease: an assessment of likely change over the next 10 years. A report from the British Cardiovascular Society Working Group. Heart 93:423-431

Come strutturare un esame RM completo

6

Agostino Meduri, Luigi Natale, Lorenzo Bonomo

La risonanza magnetica cardiaca (RMC) trova indicazione in quasi tutti gli ambiti della patologia cardiaca e la tecnica di esame può variare considerevolmente a seconda dell'indicazione all'esame stesso. Per questa ragione è opportuno cercare di organizzare la conduzione dell'esame in moduli che possano essere applicati in differenti condizioni e che consentano un approccio organico all'esame.

Vengono proposti di seguito i protocolli di studio relativi alle più comuni indicazioni alla RMC, seguendo principalmente le indicazioni della *Society of Cardiovascular Magnetic Resonance* [1] e del Working Group di Risonanza Magnetica Cardiovascolare dell'*European Society of Cardiology* [2].

6.1 Studio della vitalità miocardica e delle miocardiopatie ventricolari sinistre

Le sequenze descritte sono mirate a valutare la funzione cardiaca e le caratteristiche di segnale del miocardio, nel caso di pazienti con esiti infartuali, miocarditi o miocardiopatie a prevalente interessamento del ventricolo sinistro.

6.1.1 Operazioni preliminari: posizionamento del paziente e gating

Nella RMC vengono utilizzate bobine di superficie multicanale dedicate, generalmente composte a "sandwich" con un elemento posteriore ed uno anteriore, che viene posto sul petto del paziente; bisogna aver cura di interporre uno spessore fra la bobina stessa ed il corpo per evitare possibili ustioni ed ottenere una migliore omogeneità di segnale.

Condizione preliminare all'esame è l'acquisizione di un valido *gating* cardiaco; per ottenere un corretto contatto elettrico la cute del paziente deve essere pulita e sgrassata, ad esempio con una garza imbevuta di etere, e quando necessario deve essere effettuata la tricotomia. Il posizionamento degli elettrodi è critico: molti sistemi impiegano quattro elettrodi, piu' frequentemente disposti a quadrato (all'apice cardiaco, in sede xifoidea, in corrispondenza della spalla sinistra ed al giugulo o alla spalla destra). Occorre evitare, per quanto possibile, che i cavi dell'ECG descrivano dei loop.

Deve essere posta attenzione che l'onda R sia ben riconoscibile e che l'onda T non sia particolarmente elevata, così da non interferire con il *trigger*.

Per l'effetto magneto-idrodinamico all'interno del campo magnetico, le correnti indotte dal movimento delle cariche elettriche del sangue determinano una distorsione dell'ECG, pertanto è necessario verificare la correttezza del *gating* una volta che il paziente viene posizionato all'interno del *gantry*.

I sistemi recenti adottano il *gating* vettorcardiografico, più stabile in quanto l'orientamento dell'asse elettrico del cuore su cui esso si basa non risente dell'effetto magnetoidrodinamico: in questo caso gli elettrodi sono disposti sull'aia cardiaca, secondo l'asse longitudinale e trasversale del corpo (a "croce", a "T" o a "L"). Vengono inoltre posizionati: un rilevatore del polso periferico ad un dito del paziente, da utilizzarsi comunque solo qualora la traccia ECG sia inaffidabile, ed una fascia per il *gating* respiratorio, utile anche per monitorare la corretta apnea del paziente.

Quando è necessario lo studio contrastografico, viene incannulata una vena periferica e la via venosa viene collegata all'iniettore automatico.

A. Meduri (✉)
Istituto di Radiologia - Dipartimento di Bioimmagini e Scienze Radiologiche, Università Cattolica del Sacro Cuore, Roma

Tabella 6.1 Principali parametri delle sequenze RMC

#	Sequenza	Piano	N° fette	TE	TR	Fasi	FOV	Th/gap	Matrice	Nex	Tempo	Note
1	BBFSE 2IR T1	AX	15-20	Min full	2RR (1RR)	1	24-28	6/0	288x288	1	8-16s/slice	Bobina anteriore
2	BBFSE 2IR T1	SAG obl	8-10	Min full	2RR (1RR)	1	24-28	6/0	288x288	1	8-16s/slice	Bobina anteriore
3	BBFSE 2IR T1	SA AX Asse lungo	8-10	Min full	2RR (1RR)	1	38 SA 44 AX-asse lungo	6/0	288x288	1	8-16s/slice	
4	BBFSE 2IR T2	SA AX Asse lungo	10-12	85	2RR	1	38 SA 44 AX-asse lungo	8/0	244x192	1	8-16s/slice	
5	BBFSE 3IR T1	SA AX Asse lungo	10-12	Min full	2RR	1	38 SA 44 AX-asse lungo	8/0	244x192	1	16-20s/slice	fatsat
6	BBFSE 3IR T2	SA AX Asse lungo	10-12	85	2RR	1	38 SA 44 AX-asse lungo	8/0	244x192	1	16-20s/slice	fatsat
7	SSFP non gated	AX	15-20	Min full		1	48	8	244x192	1	<20 stot	
8	SSFP	Asse lungo	1-3	Min full/45°		20-30	44	6-8/0	288x288	1	8-12s	
9	SSFP SA	SA	10-12	Min full/45°		20-30	38	8/0	256x192	1	8-12s/slice	
10	SSFP AX	AX	10-12	Min full/45°		20-30	44	8/0	256x192	1	8-12s/slice	
11	fastcine	Obl	3	12/20°		20-30	44	6-8/0	256x192	1	12-16s/slice	
12	DE SA	SA	10-12	Min full/20	2RR IR 325ms	1	38	8/0	256x192	1	16-20s/slice	
13	DE radiale	Asse lungo radiale	6	Min full/20°	2RR IR 325ms	1	44	8/30°	256x192	1	16-20s/slice	
14	Phase contrast	Obl	2-3	Min full/20°		20	40	6/0	256x192	1	30s/slice	VENC variabile
15	Perfusione	SA	3-8	Min full/25°	1RR	60	38	8/var	128x128	1	circa 60s	
16	Angio 3D	Sag-Cor	40	Min/30	1RR	1	46	3	256x192	1	24s	

6.1.2 Sequenze iniziali

Localizzatore triplanare. L'esame RM inizia sempre con l'acquisizione dei localizzatori, che sono comunemente ottenuti nei 3 piani ortogonali dello spazio (assiale, coronale e sagittale) e che serviranno come base per impostare tutte le successive sequenze. Per ottenere una maggiore corrispondenza spaziale con le immagini successive è preferibile acquisire i localizzatori in apnea espiratoria.

Sequenza di codifica per l'imaging parallelo. L'acquisizione dei profili di codifica di sensibilità per l'imaging parallelo (ASSET, SENSE, IPAT) viene eseguita con una scansione assiale che copre tutto il torace, in espirazione o in più fasi respiratorie.

Sequenza assiale SSFP non gated (Tabella 6.1 #7). L'esecuzione di questa sequenza estesa dall'arco dell'aorta all'apice cardiaco consente di acquisire velocemente ed in una sola apnea informazioni panoramiche sul torace. Essa è inoltre efficace per pianificare il piano asse lungo verticale, in quanto si ottengono immagini più dettagliate che consentono una buona visualizzazione della mitrale, del setto e dell'apice cardiaco.

Piani asse lungo SSFP (Tabella 6.1 #8). Si utilizzano sequenze cine-RM SSFP ad alta risoluzione, acquisendo 20-30 fasi per ciclo cardiaco.

Asse lungo verticale. Viene prescritto sulle immagini assiali come un piano sagittale obliquo lungo il ventricolo sinistro passante per il centro della valvola mitrale e per l'apice cardiaco, parallelo al setto interventricolare. È analogo al piano 2 camere ecocardiografico; visualizza l'atrio ed il ventricolo di sinistra (Fig. 6.1).

Asse lungo orizzontale (4 e 5 camere). Si localizza sull'asse lungo verticale, come un piano passante per il punto di unione dei lembi mitralici e l'apice cardiaco. Se correttamente prescritto si ottiene la visualizzazione delle 4 camere cardiache (Fig. 6.2); una localizzazione più craniale determina la visualizzazione anche dell'efflusso ventricolare di sinistra.

Piano asse corto SSFP (Tabella 6.1 #9). È la sequenza fondamentale per ottenere informazioni sulla funzione regionale e globale del cuore. Nella pagina di localizzazione si richiamano i piani asse lungo verticale ed asse lungo orizzontale (Fig. 6.3). Le immagini asse corto hanno doppia obliquità e sono prescritte perpendicolarmente sia al piano asse lungo verticale che al piano asse lungo orizzontale. Esse sezionano il cuore trasversalmente al suo maggior asse così che il ventricolo sinistro appare come un anello circolare davanti

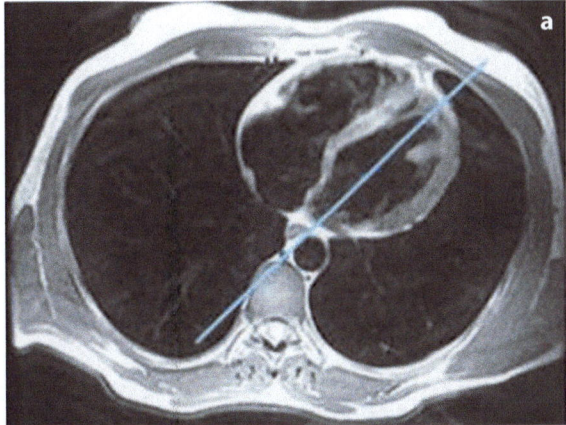

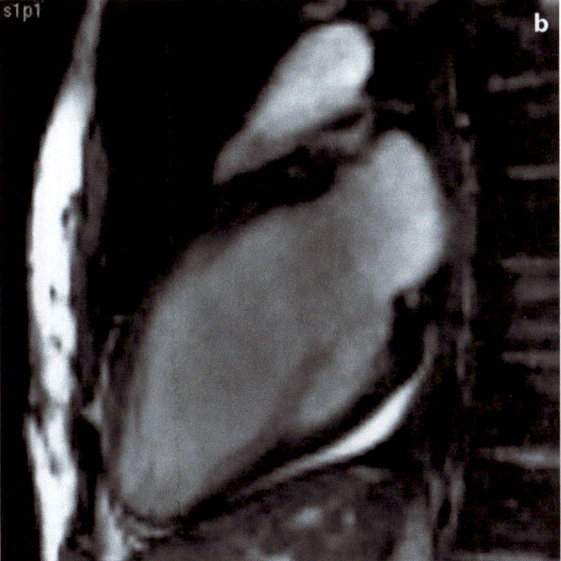

Fig. 6.1 Asse lungo verticale. **a** Localizzazione sul piano assiale. **b** Immagine cine-RM

al quale il ventricolo destro assume la morfologia di una "tasca" allungata. Va posta attenzione che la sezione basale sia localizzata in diastole lungo il piano atrio-ventricolare per includere completamente i ventricoli e permettere la loro corretta delimitazione durante la fase di analisi della funzione. Si programmano 20-30 immagini per ciclo così da potere correttamente individuare la fase di telesistole e di telediastole. Le sezioni sono di 6-8 mm fra loro contigue. Se possibile, l'uso dell'imaging parallelo riduce i tempi d'esame.

Sequenza black-blood FSE con triplo impulso di inversione (SPIR) (Tabella 6.1 #6). Viene condotta sul piano asse corto. La sequenza è pesata in T2: ha quindi TE lungo (85-100ms) e TR lungo, questo pari generalmente a 2RR. Il triplo impulso di inversione aggiunge

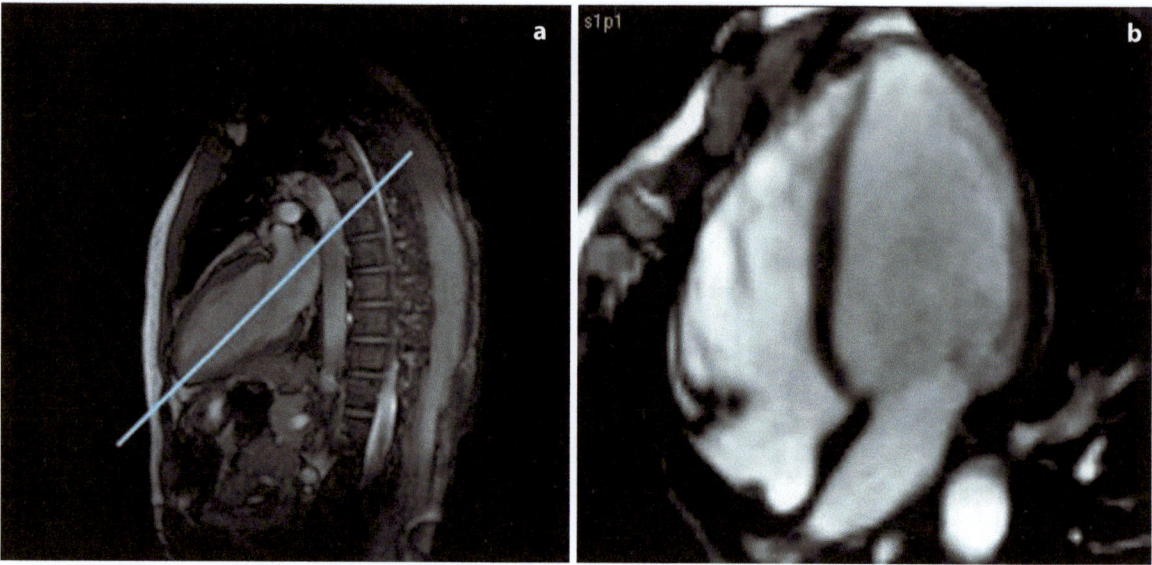

Fig. 6.2 Asse lungo orizzontale. **a** Localizzazione sul piano asse lungo verticale. **b** Immagine cine-RM

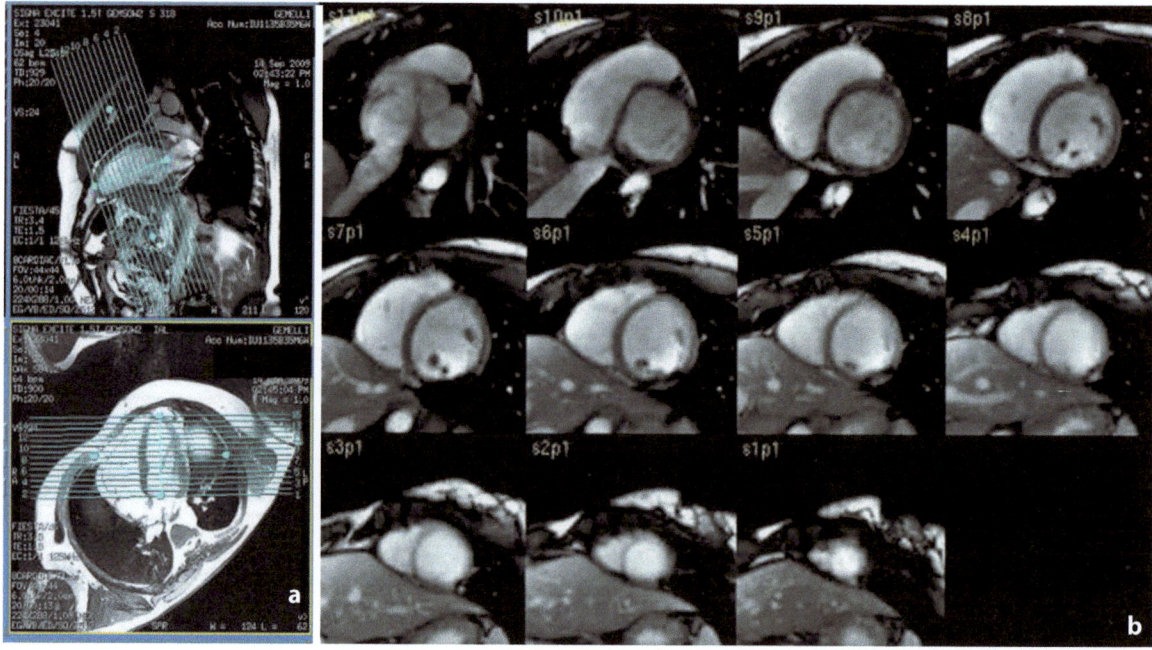

Fig. 6.3 Asse corto. **a** Localizzazione sui piani asse lungo verticale ed orizzontale. **b** Immagini cine-RM estese dalla base all'apice cardiaco

la soppressione del tessuto adiposo. Queste caratteristiche permettono di evidenziare meglio l'edema miocardico. La sequenza richiede la correzione dell'intensità di segnale in rapporto alla distanza dalla superficie della bobina. Le immagini vengono condotte dalla base dei ventricoli sino all'apice, con uno spessore di 6-8 mm, fra loro contigue (Fig. 6.4). La sequenza è *breath-hold* ed ogni immagine viene acquisita in una singola apnea.

Alcuni Autori hanno proposto di acquisire le immagini sensibili all'edema utilizzando la bobina per il body: le immagini così ottenute sono però più rumorose ed il tempo di esame necessario ad ottenere un sufficiente rapporto segnale/rumore diviene maggiore.

Sequenza di perfusione (Tabella 6.1 #15). Nel protocollo descritto viene ottenuta in condizioni di base; la stessa sequenza viene impiegata nello studio con

6 Come strutturare un esame RM completo

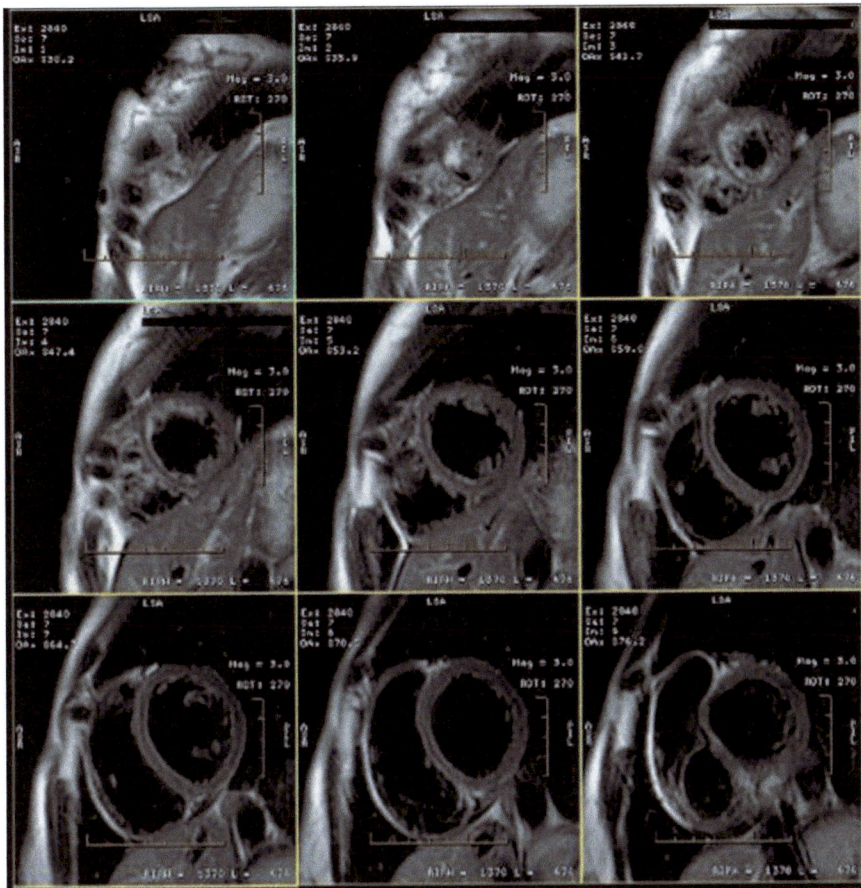

Fig. 6.4 Immagini *black-blood* FSE T2 dipendenti *fat-sat* asse corto

stress farmacologico. È una sequenza *saturation recovery ibrida* (gradient-echo/echo-planare), GRE o SSFP. Permette di monitorare l'arrivo del mezzo di contrasto paramagnetico, iniettato in una vena antecubitale del braccio alla dose di 0,05-0,1 mmol/Kg alla velocità di 3-5 mL/s, seguita da lavaggio con 30 mL di fisiologica. Le immagini vengono ottenute ad ogni battito cardiaco per un periodo di 50-60 battiti. L'acquisizione delle immagini ogni due battiti dovrebbe essere impiegata solo se il sistema non è in grado di ottenere altrimenti la sequenza. Si istruisce il paziente a mantenere l'apnea espiratoria il più a lungo possibile, quindi di riprendere l'apnea o di respirare superficialmente. Il mezzo di contrasto viene iniettato appena il paziente è in apnea e la sequenza parte circa 2 secondi più tardi. Le diverse sequenze permettono di ottenere 3-8 slice per battito. Vengono acquisite almeno 3 fette di 8 mm sul piano asse corto, l'interslice viene scelto in modo da localizzarle in corrispondenza della porzione basale, media ed apicale del ventricolo sinistro (Fig. 6.5) [3]. Se compatibile, si impiega l'imaging parallelo.

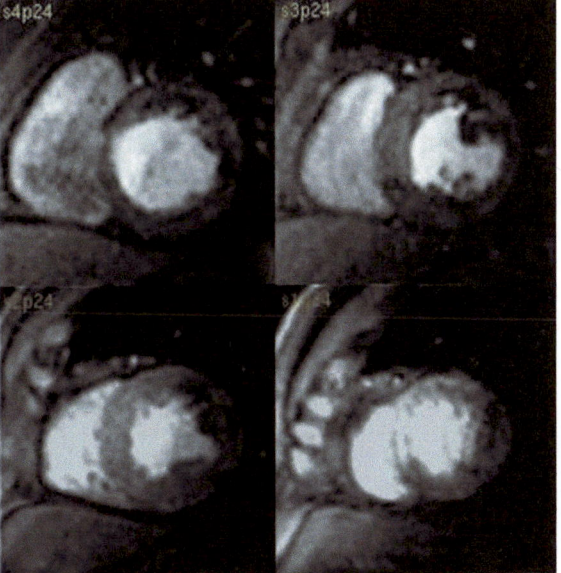

Fig. 6.5 Studio di perfusione asse corto in condizioni di base. Ampio difetto di perfusione subendocardico della parete anteriore e posterolaterale

Late enhancement. È una sequenza GRE con impulso di preparazione IR. Deve essere acquisita almeno dopo 10-12 minuti dell'iniezione del mezzo di contrasto. La dose necessaria è di 0,1-0,2 mmol/kg. Se per la perfusione si è utilizzata una dose minore, si inietta la quantità residua al termine della sequenza.

Cine-IR. La scelta del corretto tempo di inversione è cruciale: questo deve essere tale da annullare il segnale del miocardio sano per ottenere il maggior contrasto con le aree di anormale persistenza del mezzo di contrasto. Per questo motivo in molti sistemi è possibile eseguire subito prima della sequenza di late enhancement una particolare sequenza detta cine-IR (cine-DE, etc.) in cui su una singola sezione vengono acquisite multiple immagini, ognuna con diverso tempo IR. È quindi possibile scegliere il tempo di inversione dell'immagine in cui si ottiene il miglior annullamento del segnale del miocardio sano. Ciò può essere meglio stabilito analizzando la curva dell'intensità di segnale corrispondente ad una ROI posta sulla parete miocardica. In alternativa alcuni sistemi hanno sequenze a sensibilità di fase che consentono di ottenere immagini di *delayed enhancement* indipendenti dal tempo di inversione.

Sequenza di late enhancement asse corto (Tabella 6.1 #12). Il piano asse corto è il principale sul quale eseguire la sequenza di *delayed enhancement*. Poichè tali sequenze acquisiscono in genere le immagini con un *delay* pari almeno al tempo di inversione, e quindi in sistole, nello scout è conveniente localizzare la sequenza in tale fase. Poichè in sistole il ventricolo si accorcia ed il piano atrioventricolare si muove verso l'apice: ciò permette di evitare l'acquisizione di immagini atriali non desiderate. Si programmano immagini dello spessore di 8 mm, tra loro contigue (Fig. 6.6). Se è disponibile la sequenza cine-IR il tempo di inversione viene scelto in base ai risultati ottenuti. In caso contrario il tempo di inversione a 12-15 minuti è di 200 ms se il TR è di 1RR e di 325 ms se il TR è pari a 2RR. Successivamente al piano asse corto è opportuno acquisire uno o più piani asse lungo, sia per integrare le informazioni ottenute sull'asse corto che per la visualizzazione dell'apice e dei segmenti apicali. Se lo scanner lo consente, una possibile soluzione è di acquisire

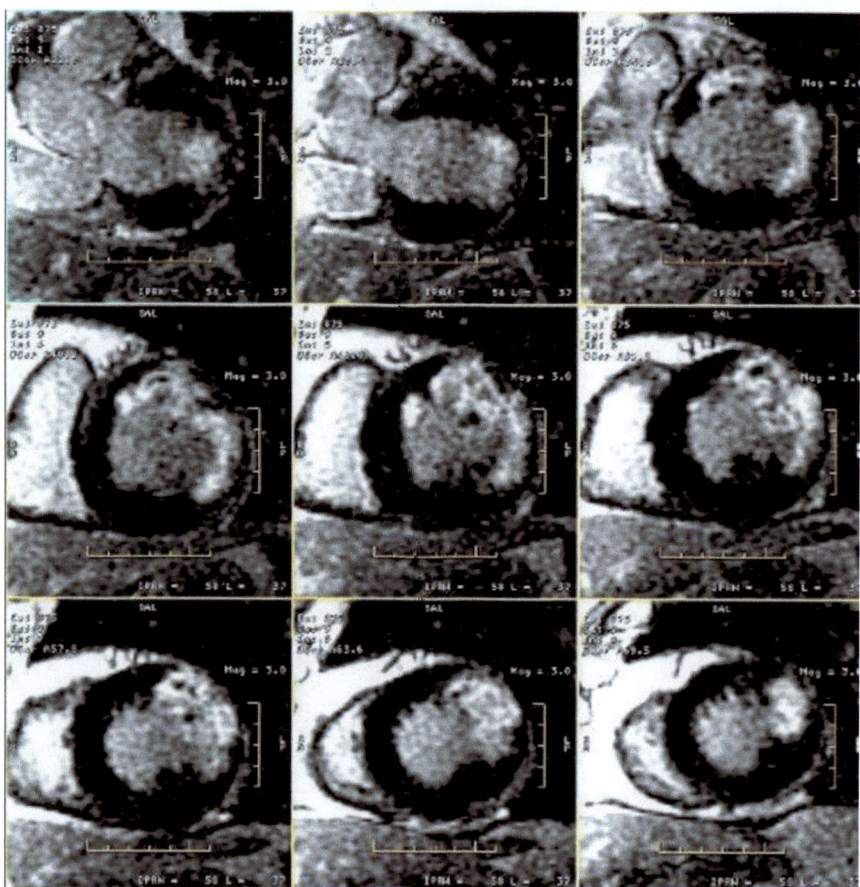

Fig. 6.6 Sequenza di *delayed enhancement* asse corto. *Delayed enhancement* transmurale della parete posterolaterale del ventricolo sinistro con alcune areole ipointense nel contesto per alterazioni del microcircolo

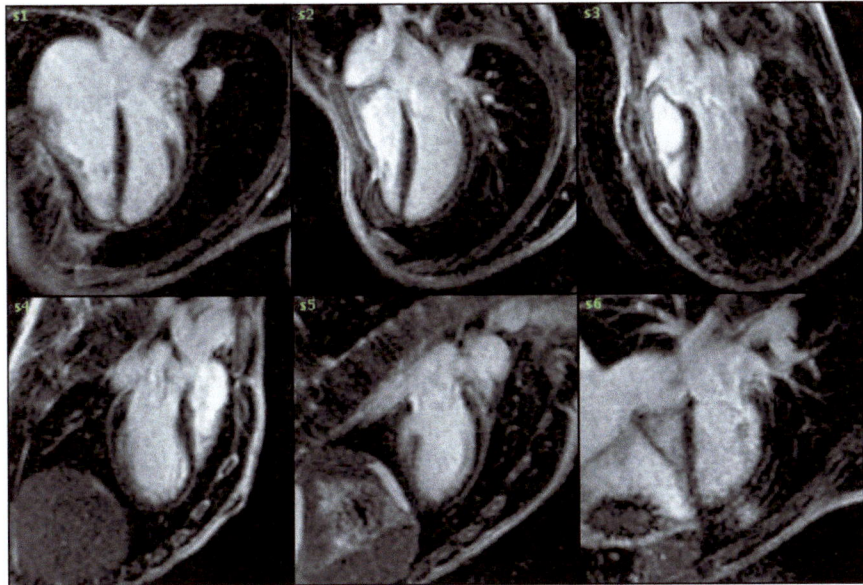

Fig. 6.7 Sequenza di *delayed enhancement*. Localizzazione rotazionale asse lungo

l'asse lungo con immagini rotazionali (Tabella 6.1 #13), angolate fra loro lungo l'asse centrale del ventricolo sinistro. Vengono acquisite 6 immagini con angolo fra esse di 30°: questa localizzazione fa sì che un piano asse lungo passi per il centro di due segmenti miocardici fra loro opposti, il seguente al confine con i segmenti successivi e così via sino a coprire l'intera circonferenza (Fig. 6.7). La prima immagine verrà quindi localizzata in modo che passi per il segmento anteriore ed inferiore; di conseguenza la terza intercetterà i segmenti laterale ed il setto inferiore e la quinta i segmenti posteriore ed il setto anteriore. Questo tipo di localizzazione consente di integrare più facilmente le informazioni ottenute con l'asse corto, correlando le lesioni con i 17 segmenti miocardici dell'*American Society of Echocardiography*.

6.2 Studio sotto stress

Nella malattia coronarica il protocollo sopra descritto può essere integrato con lo studio della funzione e/o della perfusione sotto stress. Lo studio sotto stress viene eseguito nel caso di probabilità intermedia di malattia, malattia coronarica nota per valutare la necessità di rivascolarizzazione, eco-stress o SPECT non conclusivi, se il sottoslivellamento del tratto ST in condizioni di base non consente l'interpretazione dell'ECG da sforzo, o per l'identificazione della lesione responsabile nella malattia plurivasale.

6.2.1 Studio della perfusione sotto stress

Evidenzia le alterazioni perfusive evidenti sotto condizione di stress e in condizioni di riposo, distinguendo quindi i difetti reversibili da quelli fissi.

SSFP assi lunghi e SA a riposo (Tabella 6.1 #8, 9). Dopo aver eseguito i localizzatori si esegue lo studio della funzione secondo i piani asse lungo verticale, asse lungo orizzontale ed asse corto, come descritto precedentemente (Figg. 6.1, 6.2, 6.3).

Induzione dell'iperemia. Dopo aver incannulato una seconda vena nel braccio controlaterale, rispetto a quello in cui verrà iniettato il mezzo di contrasto paramagnetico, e sotto monitoraggio della pressione arteriosa, si iniettano 140 μg/Kg/min di adenosina per 3 minuti. Si deve controllare pressione e frequenza cardiaca prima dell'iniezione, ad ogni minuto durante l'iniezione e nei 2 minuti successivi.

Sequenza di perfusione sotto stress (Tabella 6.1 #15). Al termine del terzo minuto di iniezione si esegue lo studio di perfusione come sopra indicato. Alla fine dell'acquisizione si termina l'iniezione di adenosina.

Sequenza di perfusione a riposo (Tabella 6.1 #15). Dopo 10 minuti dallo studio sotto stress si ripete la sequenza di perfusione a riposo (Fig. 6.5).

Sequenza di delayed enhancement (Tabella 6.1 #12, 13). Lo studio del *late enhancement* può essere eseguito secondo i piani sopra indicati dopo ulteriori 5 minuti (Figg. 6.6, 6.7).

6.2.2 Studio della funzione contrattile sotto stress

Per evidenziare le anomalie della funzione contrattile non evidenti in condizioni di base si utilizza lo stimolo con dobutamina.

SSFP assi lunghi e SA a riposo (Tabella 6.1 #8, 9). Dopo aver eseguito i localizzatori si esegue lo studio della funzione secondo i piani asse lungo verticale, asse lungo orizzontale ed asse corto, come descritto precedentemente (Figg. 6.1, 6.2, 6.3).

Studio con dobutamina. Dopo lo studio SSFP a riposo si inizia l'infusione di dobutamina. Si inietta la dobutamina a partire da 10 μg/kg/min incrementando la dose di 10 μg/kg/min ogni 3 minuti sino a raggiungere la frequenza target (pari all'85% di 220 meno l'età del paziente) [4]. Se a 40 μg/kg/min non si è raggiunta tale frequenza, si aggiunge atropina sino a 2 mg. Durante tutto l'esame bisogna monitorare l'ECG e la pressione arteriosa. Ad ogni step di 10 μg/kg/min si acquisiscono 3 piani asse corto e 3 piani asse lungo (HLA, VLA, LVOT) (Tab. 6.1 #8); le immagini cine vanno esaminate in corso di esame.

L'esame viene interrotto quando:
- si raggiunge la frequenza target;
- la pressione sistolica si riduce di 20 mmHg rispetto alla basale o di 40 mmHg rispetto allo step precedente;
- la pressione aumenta oltre 240/120 mmHg;
- si evidenziano anomalie di cinetica in almeno 2 segmenti miocardici adiacenti;
- insorge tachicardia sintomatica o complessa.

6.3 Studio del ventricolo destro

Una frequente indicazione alla risonanza magnetica cardiaca è lo studio di pazienti, aritmici o con storia familiare di eventi cardiaci improvvisi, con il sospetto clinico di patologia del ventricolo destro, in particolare della malattia aritmogena (ARVC). Lo studio RMC nei pazienti con aritmia ad origine indeterminata o sospetta dal ventricolo destro deve quindi includere sequenze dedicate ad evidenziarne le alterazioni morfologiche e funzionali.

Sequenze black-blood FSE assiali e sagittali oblique (Tabella 6.1 #1, 2). La parete ventricolare destra è sottile e l'analisi delle sue alterazioni morfostrutturali, in particolare la presenza di grasso nella parete miocardica, richiede una maggiore risoluzione spaziale rispetto allo studio del ventricolo sinistro. Per questo motivo è necessario uno spessore di slice ridotto (4-6 mm) ed un campo di vista (FOV) minore [5]. La riduzione del FOV (24-28 cm) è causa verosimile di artefatti da ribaltamento, questo problema viene supe-

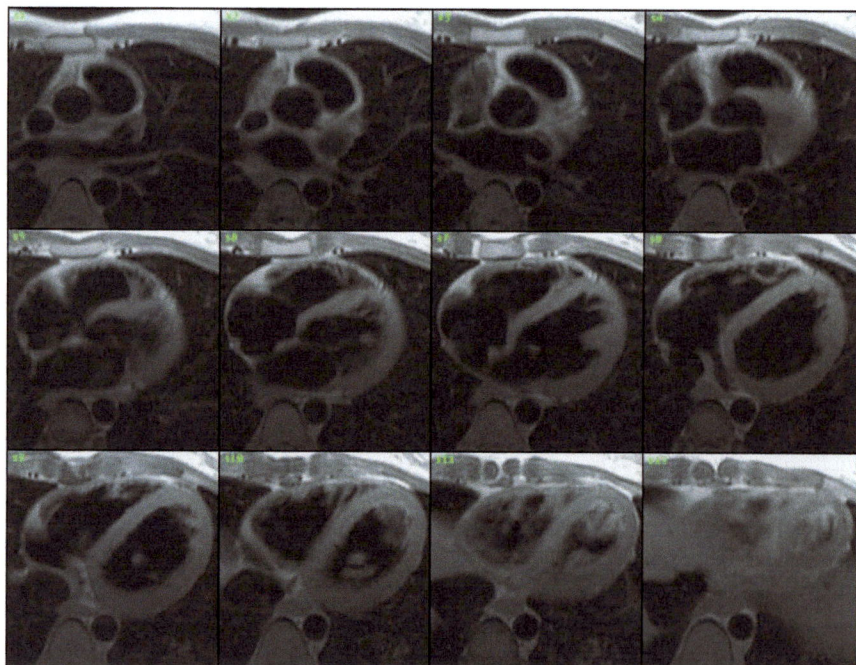

Fig. 6.8 Sequenza *black-blood* FSE T1 dipendente con bobina solo anteriore. Buona rappresentazione della parete libera del ventricolo destro

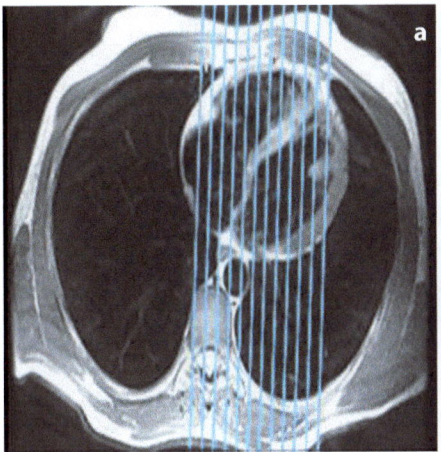
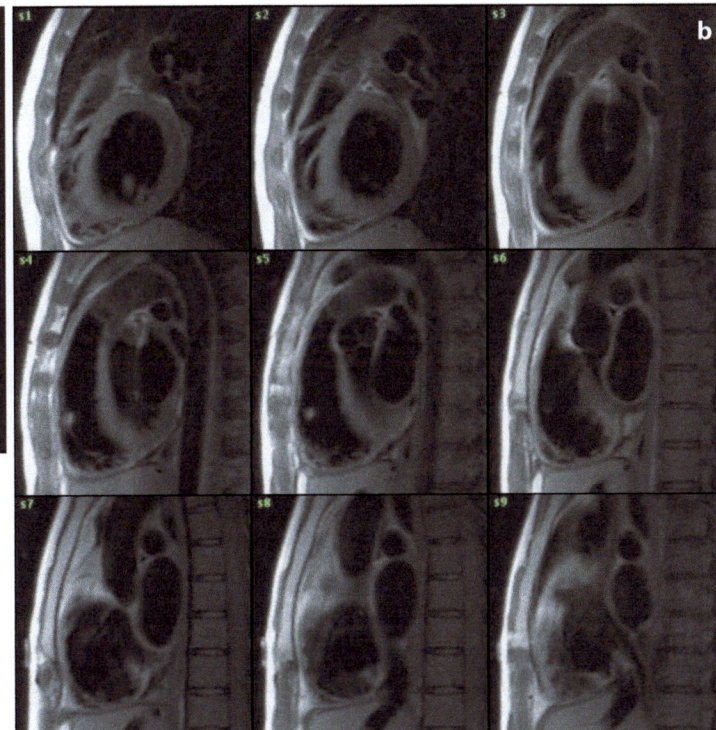

Fig. 6.9 Sequenza *black-blood* FSE T1 dipendente con bobina solo anteriore. **a** Localizzazione sagittale obliqua sul piano assiale. **b** Immagini morfologiche. Buona rappresentazione della parete libera e della parete inferiore del ventricolo destro. Ben evidenti le trabecole

rato attivando i soli elementi anteriori della bobina di superficie cardiaca. Il segnale ottenuto sarà quindi elevato in corrispondenza dei piani più superficiali, riducendosi progressivamente sino ad annullarsi con l'aumentare della distanza dalla bobina. La parete libera ventricolare destra, posta anteriormente nel torace, sarà correttamente rappresentata, mentre la riduzione del segnale delle strutture più distanti farà sì che l'eventuale loro ribaltamento non interferisca con le immagini ottenute. Se concesso dal sistema, sarà opportuno impiegare l'algoritmo di correzione dell'intensità di segnale in rapporto alla distanza dalla bobina. L'uso dei soli elementi anteriori non è generalmente compatibile con l'imaging parallelo. Poiché l'obiettivo della sequenza è quello di ottenere immagini con elevato segnale del tessuto adiposo, e quindi pesate in T1, se possibile si deve utilizzare un TR pari ad 1RR. La prima sequenza viene condotta sul piano assiale con sezioni sottili (spessore 4-6 mm, interslice 0-2 mm) estese dall'arteria polmonare alla base del ventricolo destro (Fig. 6.8). L'elevata risoluzione spaziale della sequenza ed il ridotto spessore delle sezioni consente di meglio distinguere la parete miocardica e di meglio identificare l'interfaccia con il grasso epicardio, riducendo gli artefatti da volume parziale. La sequenza *black-blood* FSE viene quindi prescritta su un piano sagittale obliquo, esteso dall'apice del ventricolo destro al piano atrioventricolare, perpendicolare alla parete libera del ventricolo destro (Fig. 6.9). Questo piano consente di valutare correttamente la parete inferiore del ventricolo destro ed allo stesso tempo di integrare le informazioni del piano assiale sulla parete libera. La scelta di tale orientamento rispetto al piano asse corto consente una maggiore definizione della parete libera, essendo la sequenza ad essa perpendicolare, riducendo il volume parziale con il grasso epicardico. Quando necessario, può essere aggiunta una sequenza T1 dipendente *fat-sat* che, sopprimendo il segnale del grasso, può confermare l'infiltrazione adiposa della parete (Tabella 6.1 #15, Fig. 6.10).

Sequenze SSFP cine-RM. Lo studio della funzione del ventricolo destro deve essere valutata su più piani:
- *piano assiale* (Tabella 6.1 #10). Il piano assiale consente una buona valutazione delle anomalie di cinetica della parete libera del ventricolo destro, sia nella porzione di efflusso che di afflusso. Lo studio deve essere condotto con scansioni sottili, fra esse contigue, estese dal piano dell'arteria polmonare alla base del ventricolo destro (Fig. 6.11). Oltre a valutare il movimento regionale, tale sequenza può essere impiegata nello studio dei volumi ventricolari destri,

poichè il piano della valvola polmonare e della valvola tricuspide sono facilmente identificabili, anche se la differente escursione delle singole apneee espiratorie può essere causa di errore nella misura;

- *piano di efflusso ventricolare destro* (Tabella 6.1 #8). Può essere prescritto dalle immagini assiali con una scansione coronale obliqua che passi per l'arteria polmonare, superiormente, ed il ventricolo destro, inferiormente, o dalle immagini coronali con scansione sagittale obliqua passante per l'arteria polmonare, superiormente, ed il ventricolo destro, inferiormente. Studia la cinetica dell'efflusso ventricolare destro integrando le informazioni ottenute con le scansioni assiali e asse corto.

6.4 Studio per masse e pseudomasse

In questi pazienti è spesso necessaria una maggiore panoramicità dello studio che consenta la corretta definizione dell'estensione della lesione, in particolare quando essa non è limitata al cuore. Inoltre la definizione delle caratteristiche strutturali della lesione richiede lo studio con sequenze a diversa pesatura, T1, T2 dipendenti e con soppressione del grasso [6].

Sequenza black-blood FSE assiale T1 pesata (Tabella 6.1 #3). È un sequenza panoramica che fornisce informazioni sull'intero torace; viene estesa dall'arco aortico alla base del ventricolo destro. Si utilizza la bobina cardiaca con tutti gli elementi attivi. Se possibile un TR pari ad 1 RR fornisce una migliore pesatura T1. Lo spessore di fetta è almeno di 8 mm con fette fra loro contigue.

Sequenze cine-RM SSFP asse lungo verticale e asse lungo orizzontale (Tabella 6.1 #8). Ad alta risoluzione, si acquisiscono 20-30 fasi per ciclo cardiaco. Si devono acquisire più fette fra loro contigue che coprano la massa in esame, al fine di valutarne la mobilità nel corso del ciclo cardiaco.

Sequenza black-blood FSE T1 pesata fat-sat (Tabella 6.1 #5). Eseguita sul piano che più correttamente identifica la massa, consente con la soppressione

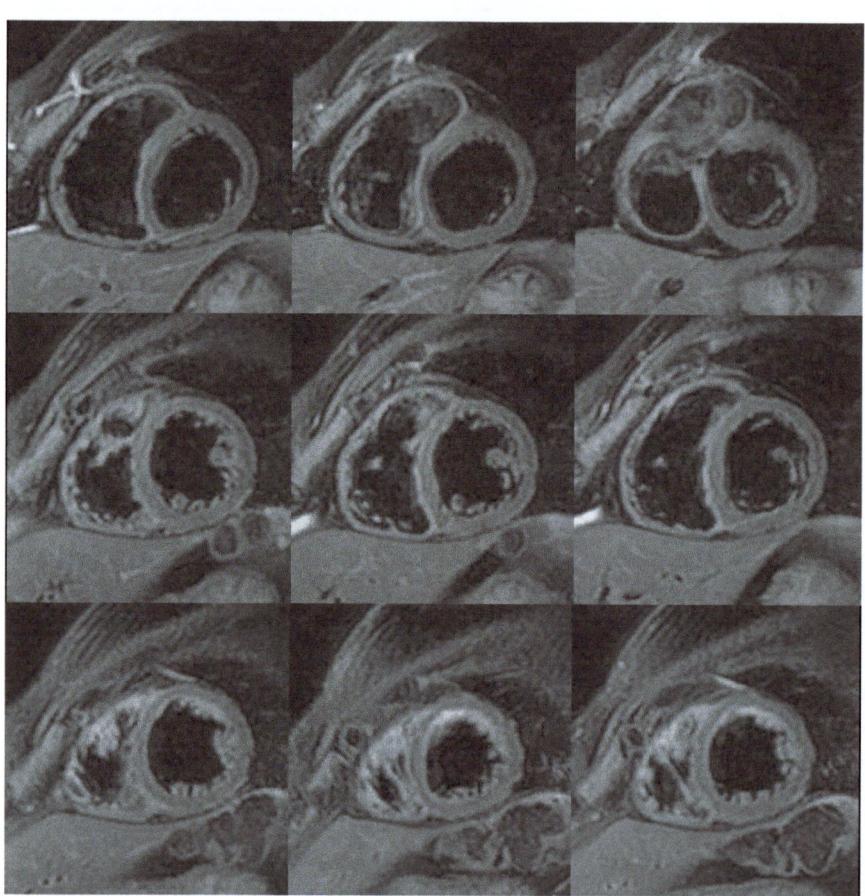

Fig. 6.10 Immagini asse corto *black-blood* FSE T1 dipendenti *fat-sat*

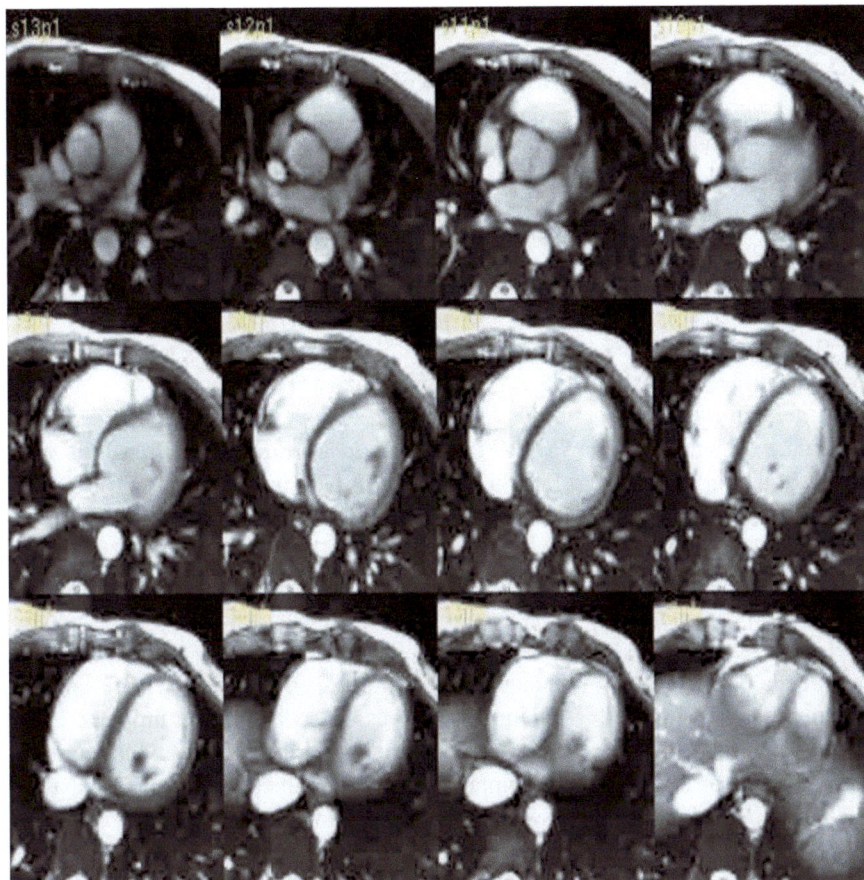

Fig. 6.11 Immagini assiali SSFP estese dall'efflusso ventricolare destro all'apice cardiaco

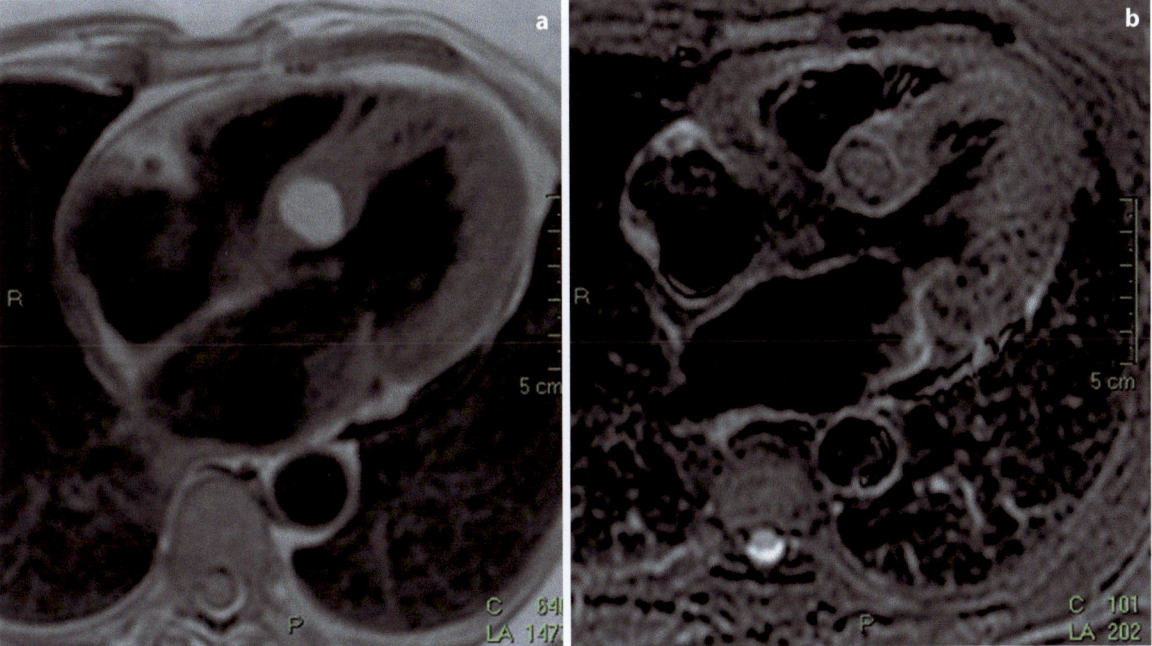

Fig. 6.12 Lipoma del setto interventricolare. La lesione è iperintensa in T1 (**a**) e si sopprime nella sequenza *fat-sat* (**b**)

del grasso di identificarne la natura adiposa in caso di lipoma. Viene estesa alla massa ed alle strutture circostanti (Fig. 6.12).

Sequenza black-blood FSE T2 pesata (Tabella 6.1 #4). Eseguita sul piano che più correttamente identifica la massa, consente con la soppressione del grasso di identificarne la natura adiposa in caso di lipoma. Viene estesa alla massa ed alle strutture circostanti. Il TR è pari a 2-3 RR. Eventualmente può essere applicata la saturazione del grasso.

Sequenza di perfusione (Tabella 6.1 #15). Eseguita sul piano che più correttamente identifica la massa. Devono essere acquisite almeno 3 fette di 6-8 mm localizzate a coprire la massa ed ottenute ad ogni battito cardiaco per un periodo di 50-60 battiti (Fig. 6.5) Definisce l'enhancement della lesione al primo passaggio del mezzo di contrasto paramagnetico, iniettato in una vena antecubitale alla dose di 0,05-0,1 mmol/Kg alla velocità di 3-5 mL/s, seguito da lavaggio con 30 mL di fisiologica.

Sequenza SSFP asse corto (Tabella 6.1 #9). Localizzata sul piano asse corto, come precedentemente descritto (Fig. 6.4), per lo studio dei volumi e della funzione ventricolare. Nel caso delle masse cardiache la sequenza deve essere estesa alla massa per valutarne il movimento anche su questo piano. A seconda delle dimensioni della massa può essere opportuno ridurre lo spessore di acquisizione a 5-6 mm.

Sequenza black-blood FSE T1 pesata fat-sat dopo mezzo di contrasto (MdC) (Tab. 6.1 #5). Eseguita sul piano che più correttamente identifica la massa, consente di valutarne l'enhancement. Viene estesa alla massa ed alle strutture circostanti.

Sequenza di late enhancement (Tabella 6.1 #12, 13). Eseguita sul piano asse corto e su quello che più correttamente identifica la massa. Le caratteristiche di *late enhancement* della massa forniscono informazioni importanti alla sua caratterizzazione. Occorre tuttavia tenere conto che il punto di inversione della lesione può essere differente da quello del miocardio normale. Definisce accuratamente i trombi endocavitari che appaiono nettamente ipointensi.

6.5 Studio della patologia valvolare

La risonanza magnetica utilizza differenti sequenze nello studio delle malattie valvolari [7]. Nelle malattie valvolari il protocollo va adattato alla patologia da studiare.

6.5.1 Sequenze generali

SSFP assi lunghi e SA (Tabella 6.1 #8, 9). In tutti i casi vengono acquisite immagini cine-RM ad alta definizione per lo studio dei volumi e della funzione ventricolare, secondo l'asse lungo verticale ed orizzontale e secondo l'asse corto (Figg. 6.1, 6.2, 6.3).

6.5.2 Sequenze specifiche

6.5.2.1 Insufficienza aortica

SSFP/FGRE per lo studio dell'efflusso aortico (Tabella 6.1 #8, 11). Nell'insufficienza aortica è necessario lo studio dell'efflusso aortico con sequenze cine SSFP o cine FGRE. Le sequenze FGRE con un tempo di eco di almeno 12 ms sono sensibili alle disomogeneità di flusso, evidenziando il flusso turbolento come vuoto da flusso diastolico, che dalla valvola si estende nella porzione di efflusso ventricolare sinistro. La sequenza può essere localizzata su un piano HLA passante per la metà superiore della valvola mitralica con immagini di tipo 5 camere, sul piano SA basale passante per l'efflusso aortico, o sulle immagini assiali come coronale obliqua centrata sull'efflusso aortico.

SSFP per lo studio dell'arco aortico (Tabella 6.1 #8). Localizzata sulle immagini assiali, parallela all'arco aortico e inclinata in modo da includere l'arco stesso e l'aorta ascendente.

Phase contrast through plane (Tabella 6.1 #14). Permette di quantificare il flusso aortico e la frazione di rigurgito. Due o tre sezioni vengono localizzate su un piano subito inferiore alla valvola. La codifica di velocità (VENC) deve essere elevata per evitare l'aliasing (2m/s o maggiore).

6.5.2.2 Stenosi aortica

SSFP per lo studio dell'arco aortico (Tabella 6.1 #8).

SSFP o cine fast GRE nel piano del jet di stenosi (Tabella 6.1 #8, 11). Il jet di stenosi è sistolico, esteso dal piano valvolare all'aorta ascendente. È meglio evidente con le immagini cine fast GRE.

SSFP parallela al piano valvolare (Tabella 6.1 #8). Scansioni sottili di 5 mm estese dal piano valvolare all'istmo aortico. Visualizza il movimento dei lembi valvolari e permette di visualizzare la planimetria della valvola.

Phase contrast allineata con il jet di stenosi (Tabella 6.1 #14). Il piano del jet è evidenziato con le immagini cine fast GRE. La sequenza phase contrast nel piano della massima estensione del jet consente di determinare la velocità massima del jet.

Phase contrast perpendicolare al jet di stenosi (Tabella 6.1 #14). Localizzata immediatamente a valle dell'orifizio valvolare. La VENC viene programmata pari al 120% della velocità stimata.

6.5.2.3 Stenosi polmonare

SSFP sagittale obliqua per lo studio dell'arteria polmonare (Tabella 6.1 #8). Viene programmata sulle immagini assiali su un piano passante per la valvola polmonare e parallela al tronco dell'arteria polmonare Vengono acquisite 1-3 sezioni di 5 mm fra loro contigue.

SSFP per lo studio dell'efflusso ventricolare destro (Tabella 6.1 #8). Il piano di studio per l'efflusso ventricolare destro viene programmato dalle immagini assiali con una scansione coronale obliqua che passa per l'arteria polmonare, superiormente, ed il ventricolo destro, inferiormente, o dalle immagini coronali con scansione sagittale obliqua passante per l'arteria polmonare, superiormente, ed il ventricolo destro, inferiormente.

SSFP o cine fast GRE nel piano del jet di stenosi (Tabella 6.1 #8, 11).

SSFP parallela al piano valvolare (Tabella 6.1 #8). Scansioni sottili di 5 mm dal piano valvolare al bulbo polmonare. Visualizza il movimento dei lembi valvolari e permette la planimetria della valvola.

Phase contrast allineata con il jet di stenosi (Tabella 6.1 #14). Consente di determinare la velocità massima del jet.

Phase contrast perpendicolare al jet di stenosi (Tabella 6.1 #14). Localizzata immediatamente a valle dell'orifizio valvolare, VENC = 120% della velocità stimata.

6.5.2.4 Insufficienza polmonare

SSFP sagittale obliqua per lo studio dell'arteria polmonare (Tabella 6.1 #8).

SSFP per lo studio dell'efflusso ventricolare destro (Tabella 6.1 #8).

SSFP o cine fast GRE allineata alla direzione del flusso (Tabella 6.1 #8, 11).

SSFP parallela al piano valvolare (Tabella 6.1 #8).

Phase contrast perpendicolare all'arteria polmonare (Tabella 6.1 #14). Le scansioni sono programmate a valle del piano valvolare e prossimale alla biforcazione polmonare. La VENC è pari a 2 m/s o maggiore.

Angio MR 3D-CE per lo studio dell'arteria polmonare (opzionale) (Tabella 6.1 #16). La sequenza 3D FSPGR viene programmata su uno slab coronale con 40 partizioni dello spessore di 3 mm. Dopo un'acquisizione senza mezzo di contrasto, che serve come maschera, si iniettano 0,2 mmol/kg di mezzo di contrasto paramagnetico a 2,5 mL/s e si ottengono le immagini angiografiche. Il volume *trigger* che determina l'inizio dell'acquisizione viene posto sul tronco dell'arteria polmonare. La sequenza *breath-hold* dura circa 24 ms; si può ottenere una seconda acquisizione, subito a seguire, per maggiore sicurezza.

6.5.2.5 Insufficienza mitralica

SSFP asse lungo (Tabella 6.1 #8). Si ottengono multiple sezioni programmate a coprire l'intera valvola su un piano che va dalla commissura superiore all'inferiore. Le scansioni sono contigue, di 5mm di spessore. È così possibile un'accurata ispezione dei lembi valvolari.

SSFP o cine fast GRE nel piano del jet di stenosi (Tabella 6.1 #8, 11).

Phase contrast valvola aortica (Tabella 6.1 #14). Per lo spostamento della valvola mitrale durante la sistole, e per la variabilità dei jet di turbolenza, è difficile la misura diretta dell'insufficienza mitralica. Il volume di rigurgito mitralico può essere calcolato come la differenza fra il volume sistolico del VS ed il flusso aortico anterogrado La VENC è pari a 2 m/s se la valvola non è stenotica.

Phase contrast valvola mitrale (Tabella 6.1 #14). Due o più scansioni sono localizzate tra il piano valvolare e la coaptazione dei lembi mitralici (Fig. 6.13) La VENC è 450 cm/s. In questo caso il volume di rigurgito mitralico viene calcolato come la differenza fra l'inflow mitralico ed il flusso aortico anterogrado. Nuove sequenze seguono il movimento dell'anulus mitralico ed allineano ad esso, durante tutto il ciclo, il piano di acquisizione rendendo possibile la misurazione diretta del rigurgito mitralico.

6.5.2.6 Insufficienza tricuspidale

SSFP asse lungo (Tabella 6.1 #8). Programmata a coprire l'intera valvola, perpendicolare alla linea principale di coaptazione. Spessore di 5mm, scansioni

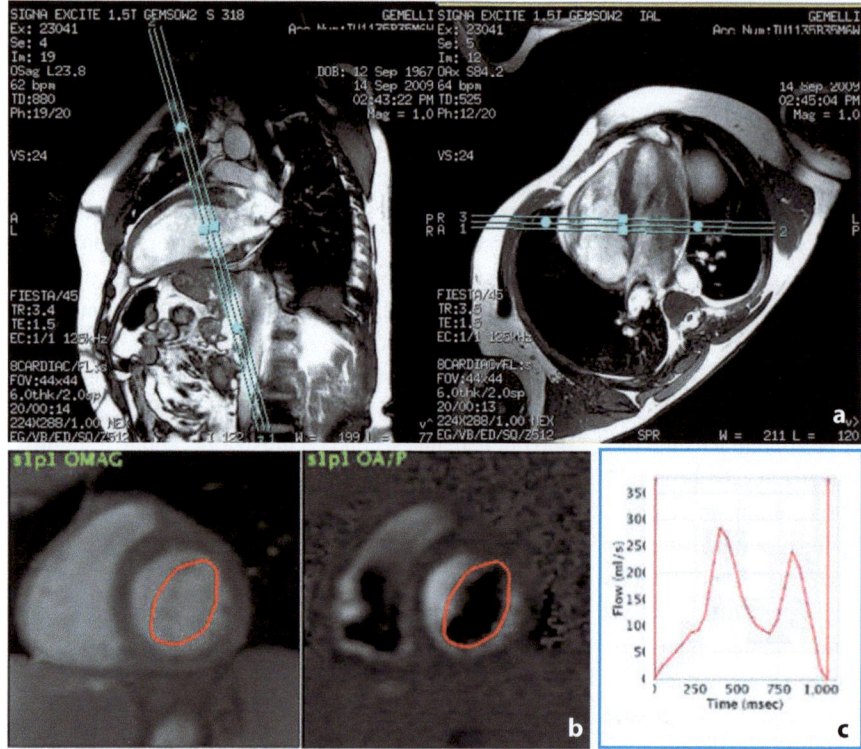

Fig.6.13 Studio *flow velocity mapping* della valvola mitralica. **a** Localizzatori sui piani asse lungo verticale ed orizzontale. **b** Immagini di ampiezza e di fase. **c** Curva di flusso risultante

contigue. Utile per lo studio della morfologia dei lembi.
Phase contrast valvola tricuspide (Tabella 6.1 #14). Localizzata tra il piano valvolare tricuspidale e la coaptazione dei lembi. La VENC è pari a 250 cm/s.

6.6 Patologia congenita

Lo studio nelle malattie cardiache congenite è difficilmente standardizzabile. Vengono riportate le principali sequenze di uso generale.

6.6.1 Sequenze generali

Immagini morfologiche (Tabella 6.1 #3, 7). Devono essere acquisite secondo i tre piani assiale, coronale e sagittale, a coprire l'anatomia cardio-mediastinica dai vasi epiaortici al diaframma. Si possono ottenere mediante sequenze BBFSE T1 pesate, sequenze SSFP *non gated breath-hold*, o in alternativa con sequenza SSFP 3D a respiro libero con navigator per compensare i movimenti respiratori.

Immagini cine SSFP (Tabella 6.1 #8). Le sequenze cine devono essere ottenute lungo i piani assiale (Fig. 6.11), coronale e sagittale.

Studio della funzione ventricolare (Tabella 6.1 #9). Con sequenze SSFP sul piano asse corto (Fig. 6.4). La funzione deve essere calcolata per entrambi i ventricoli.

Phase contrast velocity mapping (Tabella 6.1 #14). Nel piano perpendicolare all'aorta ascendente ed al tronco della polmonare per il calcolo del rapporto Qp/Qs.

Studio angio3D (Tabella 6.1 #16). Sul piano coronale o sagittale, con sequenze fast 3D CE - MRA.

6.6.2 Sequenze specifiche

Sequenza cine specifiche SSFP/cine FGRE (Tabella 6.1 #8, 11). Nelle regioni di interesse clinico, per meglio delineare jet, valvole o strutture di interesse. Poichè le sequenze SSFP hanno TE ridotto, nei sistemi che lo consentono possono essere ottenute sequenze cine FGRE con TE più elevato (12ms) per meglio evidenziare i jet di turbolenza.

Phase contrast velocity mapping (Tabella 6.1 #14).

Per la valutazione dei jet di stenosi, di insufficienza valvolare o degli shunt, nello studio delle arterie polmonari.

Studio dell'aorta o delle valvole (Tabella 6.1 #8, 12, 14). Con sequenze SSFP o cine fast GRE orientate secondo l'arco aortico e, se necessario, uno studio velocimetrico con sequenze phase contrast.

Bibliografia

1. Kramer CM, Barkhausen J, Flamm SD et al (2008) Standardized cardiovascular magnetic resonance imaging (CMR) protocols, society for cardiovascular magnetic resonance: board of trustees task force on standardized protocols. J Cardiovasc Magn Reson 10(1):35
2. J Schwitter (2008) CMR Update. Kueng Druck printing, Switzerland
3. Klein C, Gebker R, Kokocinski T et al (2008) Combined magnetic resonance coronary artery imaging, myocardial perfusion and late gadolinium enhancement in patients with suspected coronary artery disease. J Cardiovasc Magn Reson 10(1):45
4. Wahl A, Paetsch I, Gollesch A et al (2004) Safety and feasibility of high-dose dobutamine-atropine stress cardiovascular magnetic resonance for diagnosis of myocardial ischaemia: experience in 1000 consecutive cases. Eur Heart J 14:1230-1236
5. Tandri H, Macedo R, Calkins H (2008) Role of magnetic resonance imaging in arrhythmogenic right ventricular dysplasia: insights from the North American arrhythmogenic right ventricular dysplasia (ARVD/C) study. Am Heart J 155(1):147-153
6. O' Donnell DH, Abbara S, Chaithiraphan V et al (2009) Cardiac tumors: optimal cardiac MR sequences and spectrum of imaging appearances. AJR Am J Roentgenol 193(2):377-387
7. Cawley PJ, Maki JH, Otto CM (2009) Cardiovascular magnetic resonance imaging for valvular heart disease: technique and validation. Circulation 119(3):468-478

Studio dell'ischemia miocardica

7

Luigi Natale, Antonio Bernardini, Lorenzo Bonomo

7.1 Introduzione: fisiopatologia del circolo coronarico

Il circolo coronarico ha la necessità di adattarsi molto rapidamente alle variazioni di richiesta di ossigeno da parte del muscolo cardiaco. Tale adattamento obbedisce ad un complesso meccanismo di regolazione, la cui comprensione è cruciale per capire sia la fisiopatologia dell'evento ischemico, sia il contributo che l'imaging può dare nella malattia coronarica.

I vasi coronarici epicardici costituiscono un sistema di trasporto, mentre le arteriole intramiocardiche portano il sangue ad una fitta rete di capillari (la cui superficie è 15 volte maggiore rispetto a quella del muscolo scheletrico) dall'epicardio all'endocardio [1]. In caso di ostruzione o stenosi severa coronarica, un ruolo importante è svolto dai collaterali, a prevalente localizzazione endocardica, in grado di by-passare i territori serviti dal vaso ostruito o stenotico; la loro presenza ed entità sono tuttavia estremamente variabili e dipendono da numerosi fattori [2].

Le resistenze del circolo coronarico dipendono essenzialmente da:
- pressione di perfusione;
- regolazione miogena;
- neuro regolazione;
- regolazione umorale;
- regolazione metabolica locale;
- attività endoteliale.

Esiste una stretta correlazione, definita autoregolazione, tra flusso coronarico, consumo di ossigeno ed attività contrattile del miocardio [3]; in condizioni basali il consumo di ossigeno è compreso tra 8 e 10 mL/min/100g ed il consumo massimale può arrivare a 30-40 mL/min/100g [4]. Essendo elevata la capacità di estrazione dell'ossigeno già in condizioni basali, un aumento della richiesta di ossigeno da parte del miocardio si deve tradurre necessariamente in un incremento del flusso coronarico. Inoltre, data la natura "muscolare" del compartimento extravascolare, quest'ultimo esercita un importante ruolo nel bilancio delle resistenze; l'incremento pressorio extravascolare si verifica infatti sia in sistole che in diastole, rendendo gli strati subendocardici più vulnerabili. A tale proposito un meccanismo compensatorio è rappresentato dall'incremento della rete capillare in sede subendocardica; inoltre, a riposo, il rapporto tra il flusso ematico subendocardico e subepicardico è di circa 1,3:1 ed anche la capacità di estrazione dell'ossigeno degli strati subendocardici è maggiore [5]. L'autoregolazione delle resistenze si estrinseca in un discreto tono di costrizione in condizioni basali che, in caso di incremento della richiesta di ossigeno, si riduce, in modo da consentire un incremento del flusso coronarico fino a quattro volte: tale evento viene definito riserva vasodilatatoria coronarica ed è normalmente inferiore negli strati subendocardici [5]. Anche le variazioni della frequenza cardiaca influenzano la regolazione del flusso: un suo incremento aumenta il consumo d'ossigeno e riduce la durata della diastole, nella quale il flusso coronarico subendocardico è massimale.

Nell'animale da esperimento lo studio della distribuzione del flusso coronarico è stata appannaggio della tecnica medico-nucleare delle microsfere [6]. Con tale tecnica si è anche potuta studiare la stretta correlazione esistente tra perfusione miocardica e funzione contrattile a livello regionale; esiste infatti una diretta correlazione tra riduzione della perfusione regionale e riduzione

L. Natale (✉)
Istituto di Radiologia - Dipartimento di Bioimmagini e Scienze Radiologiche, Università Cattolica del Sacro Cuore, Roma

della funzione contrattile, che è caratteristica dell'evento ischemico. In caso esso sia di breve durata, non si verificano lesioni irreversibili e si ha un completo recupero funzionale; inoltre nelle 2-3 ore successive il miocardio è meno suscettibile ad ulteriori eventi ischemici (fenomeno del pre-condizionamento ischemico). In caso di eventi più prolungati (15 minuti), il recupero funzionale dopo riperfusione può essere rallentato (fenomeno dello stordimento). Per eventi di maggiore durata, aumenta il rischio di lesioni irreversibili di entità variabile, con conseguente impossibilità del recupero funzionale. In caso di riduzione cronica del flusso coronarico, si verifica una disfunzione contrattile cronica tale da ridurre il consumo di ossigeno e preservare la vitalità miocardica (fenomeno dell'ibernazione). La correlazione perfusione-funzione è biunivoca: in caso di disfunzione contrattile, come ad esempio nella cardiomiopatia dilatativa, il flusso coronarico viene ridotto, essendo ridotto il consumo di ossigeno.

Da quanto precedentemente esposto, risulta evidente che esiste una riserva di flusso coronarico che può essere elicitata, provocando un incremento di flusso, per esempio causando vasodilatazione coronarica; essendo la regolazione un fenomeno regionale, le metodiche di imaging a nostra disposizione sono in grado di evidenziare le eventuali riduzioni relative di tale riserva. Al picco della vasodilatazione farmacologica, il flusso coronarico aumenta di 4-5 volte rispetto alle condizioni basali, mentre chiaramente questo evento non si verificherà nei territori serviti da un vaso stenotico [7]. In generale, è stato calcolato che in presenza di una stenosi coronarica del 70% il flusso in condizioni di iperemia vasodilatatoria è ridotto del 50%, per cui la metodica di imaging applicata dovrà identificare una riduzione di flusso di 2 volte, al raggiungimento del picco iperemico [8]. Inoltre la risoluzione spaziale della metodica utilizzata dovrà essere sufficiente per poter documentare le differenze di perfusione esistenti tra strati subendocardici e strati subepicardici.

7.2 La cascata ischemica

Con il termine di cascata ischemica [9] si identificano gli eventi che si succedono temporalmente dall'insorgenza della riduzione di flusso coronarico: dapprima si verifica un difetto di perfusione regionale, che interesserà prima gli strati subendocardici, cui seguono modificazioni del rilasciamento ed anomalie di contra-

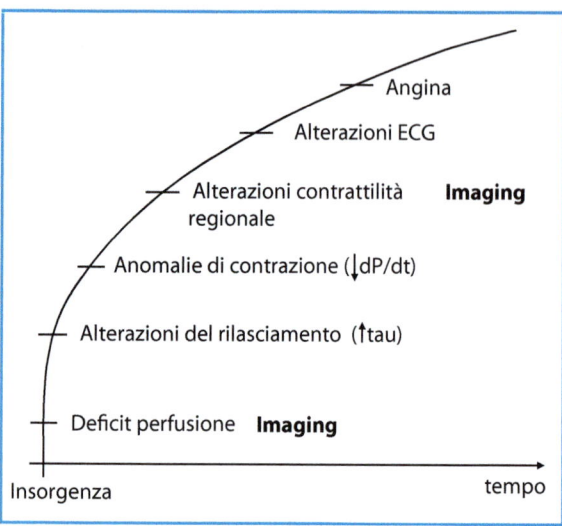

Fig. 7.1 Cascata ischemica

zione (riduzione del rapporto dP/dt), che si traducono in alterazioni della contrattilità regionale (ipocinesia, acinesia). Solo successivamente si manifestano le alterazioni dell'elettrocardiogramma e compaiono i sintomi del dolore anginoso (Fig. 7.1). Gli eventi descritti giustificano pertanto lo scarso potere diagnostico dell'elettrocardiogramma da sforzo.

Le tecniche di imaging possono intervenire a due differenti livelli temporali nella cascata: identificazione del difetto di perfusione (fisiopatologicamente più precoce) ed identificazione dell'alterazione di contrattilità regionale (fisiopatologicamente più tardivo). Il primo approccio è comunemente utilizzato in medicina nucleare con tecniche SPECT o PET di perfusione, il secondo con l'ecocardiografia. La risonanza magnetica può intervenire ad entrambi i livelli: nel primo caso con la tecnica di perfusione, o di primo passaggio, nel secondo caso con la tecnica di cine-RM.

7.3 Lo stress

L'esame di base per l'individuazione dell'ischemia è l'ECG da sforzo, attraverso uno stress fisico, al cicloergometro o al tapis roulant. La sensibilità è tuttavia piuttosto limitata, sia per i limiti della metodica elettrocardiografica (come visto dalla cascata ischemica, le alterazioni ECG sono tardive), sia per la non certezza di raggiungere sempre lo sforzo massimale. Anche la specificità risulta piuttosto limitata, in quanto spesso si evidenziano alterazioni del tracciato non chiaramente imputabili all'insorgenza di ischemia.

Esami di secondo livello nello studio dell'ischemia inducibile sono l'eco-stress e la scintigrafia miocardica da sforzo. Il primo esame è basato sull'individuazione di alterazioni della cinetica segmentaria del ventricolo sinistro durante stress farmacologico; è possibile utilizzare un vasodilatatore, quale il dipiridamolo o l'adenosina, che, consentendo un incremento di flusso solo nei territori serviti da vasi coronarici non stenotici, permette di evidenziare aree di alterata cinesi. Oppure si utilizza un'amina simpaticomimetica, ad esempio la dobutamina, somministrata in dosi crescenti (da 5 fino a 40 microg/kg/min) durante monitoraggio ecocardiografico continuo; tale farmaco, a bassa dose, determina un'azione inotropa positiva, mentre ad alte dosi presenta un prevalente effetto cronotropo. Tipica, nel territorio servito da un ramo coronarico stenotico, è la cosiddetta risposta bifasica: ad un iniziale più energica contrazione, segue l'alterazione di contrattilità per l'insufficiente apporto di ossigeno. Tale farmaco risulta comunque meno maneggevole rispetto ai vasodilatatori, a causa di una maggiore incidenza di effetti secondari e possibili incidenti, quali anche l'infarto e la morte. Nella Tabella 7.1 sono riportate le controindicazioni ai suddetti farmaci.

La scintigrafia miocardica da sforzo, eseguita con tecnica SPECT, eventualmente con gating cardiaco (gated-SPECT), è invece una metodica di perfusione, in cui il tracciante, per lo più il MIBI marcato con Tecnezio 99, viene iniettato all'acme dello sforzo; questo può essere fisico, eseguito al cicloergometro, oppure farmacologico, solitamente con un farmaco vasodilatatore. Successivamente si esegue una seconda iniezione del radiofarmaco, a riposo; la diagnosi di ischemia si basa sulla combinazione delle due rilevazioni, definendo come discordanza, o mismatch, un difetto di captazione sotto sforzo che scompare a riposo (ischemia) e concordanza, o match, un difetto di captazione presente in entrambe le rilevazioni (pregresso infarto) o assente in entrambe (esame negativo). Inoltre, con la tecnica gated-SPECT si possono ottenere dati di tipo funzionale sulla cinetica regionale e sulla funzione sistolica globale del ventricolo sinistro (volumi e frazione di eiezione), sotto stress e a riposo. Il principale limite della metodica è rappresentato dalla risoluzione spaziale, che con le moderne gamma-camere è di circa 0,8-1 cm; ne consegue che la risoluzione transmurale, cioè la capacità di individuare un difetto di captazione che interessi meno del 50% dello spessore del miocardio, è bassa, il che può dar luogo a falsi nega-

Tabella 7.1 Controindicazioni alla stress-RM

Esame RM
- impianti metallici non compatibili (PM, defibrillatori, clip metalliche intracraniche, etc)
- claustrofobia

Dobutamina
- ipertensione severa (>220/120 mmHg)
- angina instabile
- stenosi aortica significativa (gradiente >50 mmHg o AVA <1 cm^2)
- aritmie complesse
- cardiomiopatia ipertrofica ostruttiva significativa
- miocarditi, endocarditi, pericarditi
- altre patologie cardiache gravi

Dipiridamolo/Adenosina
- infarto miocardico acuto <3 gg, angina instabile
- ipertensione severa (>220/120 mmHg)
- asma bronchiale o BPCO* severa
- blocco A-V di grado >IIa

* Broncopneumopatia cronica ostruttiva

tivi. Il progresso tecnologico ha invece notevolmente ridotto gli artefatti in grado di generare falsi positivi, soprattutto a livello della parete inferiore del ventricolo sinistro. Rimane infine da considerare la dose di radiazioni ionizzanti che viene somministrata al paziente, che è mediamente superiore a 10 mSv.

La risonanza magnetica è in grado di studiare il fenomeno dell'ischemia inducibile con entrambi gli approcci, ricercando alterazioni della cinetica regionale oppure della perfusione regionale. Tuttavia lo stress può essere esclusivamente di tipo farmacologico, non essendo eseguibile nel magnete uno stress fisico. Le alterazioni della cinetica regionale sono studiate mediante cine-RM con stress alla dobutamina, utilizzando lo stesso schema dell'eco-stress [10]; esistono potenziali vantaggi della RM, tra i quali la migliore individuazione dei contorni epi- ed endocardico, con conseguente possibilità di un approccio quantitativo, e non solo qualitativo, attraverso la misurazione degli spessori telediastolico e telesistolico e dell'ispessimento sistolico assoluto e percentuale, sia in condizioni basali che durante i vari step di somministrazione del farmaco. Tale approccio, ovviamente, riduce l'operatore-dipendenza ed aumenta la riproducibilità del test, ma di fatto nella pratica clinica l'approccio qualitativo dell'eco-stress è ampiamente accettato, per cui si può considerare la RM come alternativa nel caso di insufficiente finestra acustica. Si deve inoltre considerare che il farmaco è comunque potenzialmente rischioso e che il monitoraggio, soprattutto elettrocardiografico, all'interno del magnete è incompleto, essendo soltanto la frequenza cardiaca attendibile; tutti i sistemi

Tabella 7.2 Monitoraggio del paziente durante la stress-RM

	Dobutamina + Atropina	Dipiridamolo + Adenosina
FC e ritmo (ECG derivazione singola)	continuo	continuo
Pressione	ogni minuto	ogni minuto
Pulsi-ossimetria	continuo	continuo
Sintomi	continuo	continuo
Anomalie contrazione	ogni incremento di dose	al picco

di controllo della pressione arteriosa e della saturazione in ossigeno devono essere RM-compatibili, come i sistemi di rianimazione, così come risulta molto utile un lettino porta-paziente sganciabile del tomografo per portare rapidamente fuori dalla sala il paziente in caso di emergenza (Tabella 7.2).

Per tali motivi, e per la presenza di un "competitor" così adeguato come l'ecocardiografia, la RM con dobutamina non è molto utilizzata, mentre la RM di perfusione sta trovando sempre più ampia diffusione, essendo indubbi i suoi vantaggi rispetto alla scintigrafia miocardica. La perfusione con RM si basa su una sequenza di primo passaggio, durante la quale si somministra in bolo endovenoso un chelato del Gadolinio; tale somministrazione viene effettuata durante iniezione di un farmaco con azione vasodilatatrice tramite pompa di infusione RM-compatibile e dopo circa 15-20 minuti a riposo. In presenza di una stenosi coronarica significativa la perfusione durante stress con vasodilatatore mostrerà un difetto di impregnazione di mezzo di contrasto a sede subendocardica o transmurale (a seconda dell'entità della stenosi e dei circoli collaterali), che scomparirà a riposo (cosiddetto mismatch della medicina nucleare). In caso di lesione irreversibile (pregresso infarto) il difetto persisterà a riposo (condizione di matching).

I farmaci con azione vasodilatatoria più utilizzati sono il dipiridamolo e l'adenosina; il dipiridamolo blocca la captazione ed il metabolismo cellulare dell'adenosina ed il conseguente aumento della sua concentrazione interstiziale extracellulare è responsabile dell'effetto vasodilatatorio, mentre l'adenosina somministrata agisce direttamente sui recettori delle cellule muscolari lisce vascolari. Si tende a preferire l'utilizzo di adenosina, in quanto presenta il vantaggio pratico di un'emivita molto più breve (inferiore ai 10 secondi) [11], che rende più agevole interromperne l'effetto con la semplice interruzione della somministrazione dell'infusione; al contrario, con il dipiridamolo è necessario impiegare un antagonista, quale l'aminofillina, al termine dello studio perfusionale in stress. L'adenosina risulta quindi più maneggevole grazie alla sua emivita brevissima ed i pochi (e di scarso rilievo) effetti collaterali (flush cutanei, dispnea, dolore toracico, vomito, cefalea, raramente blocco A-V ed aritmie).

Per quanto riguarda la preparazione del paziente, è necessaria l'astensione da farmaci e cibi o bevande contenenti aminofilline, teofillina o xantine (tè, caffè, cola, cacao) almeno nelle 24 ore precedenti all'esame. Le controindicazioni all'esame in stress farmacologico con adenosina comprendono l'asma ed il blocco atrioventricolare, completo o subtotale.

L'adenosina viene somministrata in pompa alla dose massima di 140 microg/kg/min per almeno 3 minuti; all'acme si inietta il mezzo di contrasto in bolo e si acquisiscono le immagini. Deve essere monitorata la comparsa di sintomi quali oppressione/costrizione toracica, dispnea, nausea, flushing, confusione mentale; l'esame deve essere immediatamente interrotto in caso di broncospasmo, aritmia, ipotensione, angina o comparsa di blocco A-V completo. La suddetta semplice valutazione qualitativa (difetto presente/assente) (Fig. 7.2) è comunemente impiegata nella pratica clinica [12]; tuttavia essa introduce anche in RM la variabile soggettiva ed il problema della accurata riconoscibilità ed esclusione di artefatti. Infatti le sequenze di perfusione sono, come noto, soggette a numerosi artefatti, il più conosciuto dei quali è il *ring-artefact*, o artefatto di Gibbs; esso è rappresentato da un'area ipointensa subendocardica, ad anello completo o incompleto, che può quindi simulare un difetto di perfusione. In generale la diagnosi differenziale, posta la necessaria ottimizzazione della sequenza, visto che l'artefatto si genera soprattutto se si penalizza eccessivamente la risoluzione spaziale a favore di quella temporale, si basa su alcuni criteri di distribuzione coronarica e temporale del presunto difetto. Il difetto di perfusione deve comparire necessariamente nei primi frame della sequenza e non tardivamente nella stessa; deve rispecchiare un territorio di distribuzione coronarica; deve per-

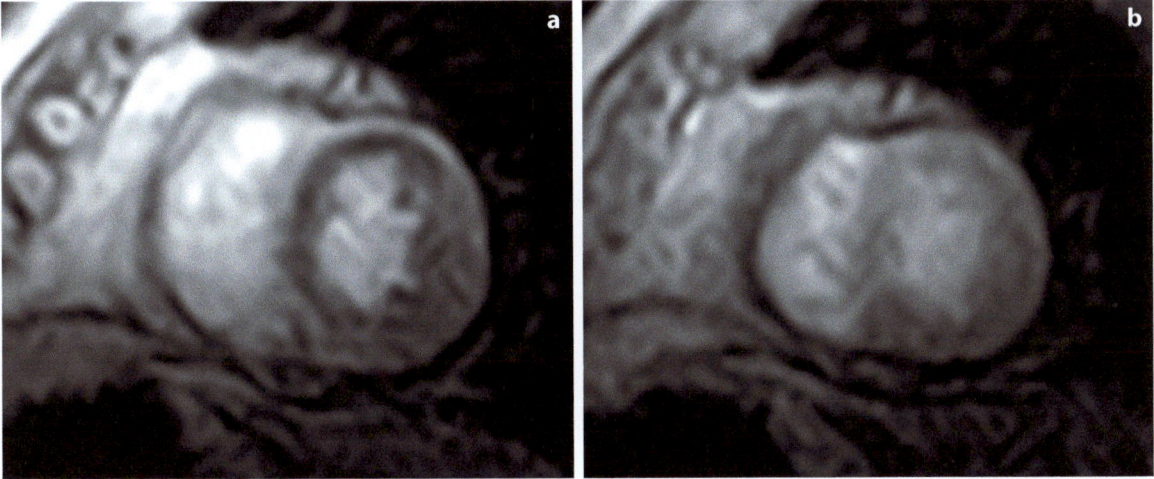

Fig. 7.2 Stress-RM con adenosina. **a** È evidente un difetto di perfusione del setto anteriore e del segmento anteriore, che scompare a riposo (**b**), pertanto riferibile ad ischemia da stenosi della discendente anteriore

sistere per alcuni frame consecutivi (almeno 10 acquisendo le immagini ogni intervallo R-R, o 5 acquisendo ogni due intervalli R-R); qualora esso tenda a scomparire non può ricomparire in frame successivi. Rispettando questi criteri la valutazione qualitativa risulta, in mani esperte, affidabile e riproducibile e pertanto pienamente soddisfacente per la pratica clinica.

In ambito di ricerca, ma anche in alcune situazioni cliniche nelle quali sia ad esempio necessario valutare in maniera relativa la severità dei difetti tra regioni ipoperfuse, è possibile utilizzare dei parametri semiquantitativi della perfusione miocardica attraverso specifici software di post-processing che consentono di costruire curve intensità di segnale (SI)/tempo (Figg. 7.3, 7.4). Queste ci mostrano l'andamento temporale dell'enhancement miocardico: ad esempio la forma, la pendenza (*upslope*) ed il tempo di picco (*time to peak*) della curva hanno mostrato buona sensibilità nel rilevare modificazioni del flusso miocardico, in quanto un territorio ipoperfuso mostrerà un picco di enhancement rallentato (minore pendenza della curva), di minore entità e ritardato [13]. Dal rapporto delle pendenze (a loro volta normalizzate per l'enhancement della cavità ventricolare, definito *arterial input*) delle curve a riposo e durante stress è possibile rilevare un indice di riserva di perfusione [14], che ha mostrato in numerosi lavori buone sensibilità (87-90%) e specificità (83-85%) e valori ROC (0,91) nell'individuazione di stenosi coronariche superiori al 75% del lume [15, 16].

Esiste infine un terzo approccio, di tipo quantitativo,

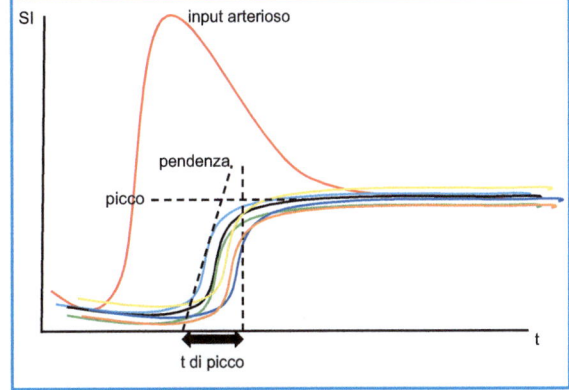

Fig. 7.3 Curva SI/t: analisi semiquantitiva della perfusione del miocardio del ventricolo sinistro da una sezione asse corto; la curva in *rosso* rappresenta l'imput arterioso in ventricolo sinistro; le curve negli altri *colori* la perfusione nei 6 segmenti medio-ventricolari

con il quale è possibile ottenere una misura reale del flusso miocardico in condizioni di base e sotto stress, espresso in mL/g/min, e conseguentemente della riserva di perfusione, analogamente, ad esempio alla PET di perfusione con ammonia. Tale approccio non è comunque utilizzato nella pratica clinica; esso si basa su alcuni assunti a priori, quali la relazione lineare esistente tra l'incremento del segnale e la concentrazione del mezzo di contrasto nella cavità ventricolare (valida solo per basse dosi, 0,05 mmol/kg in condizioni emodinamiche stabili), l'utilizzo di sequenze appropriate (ad esempio

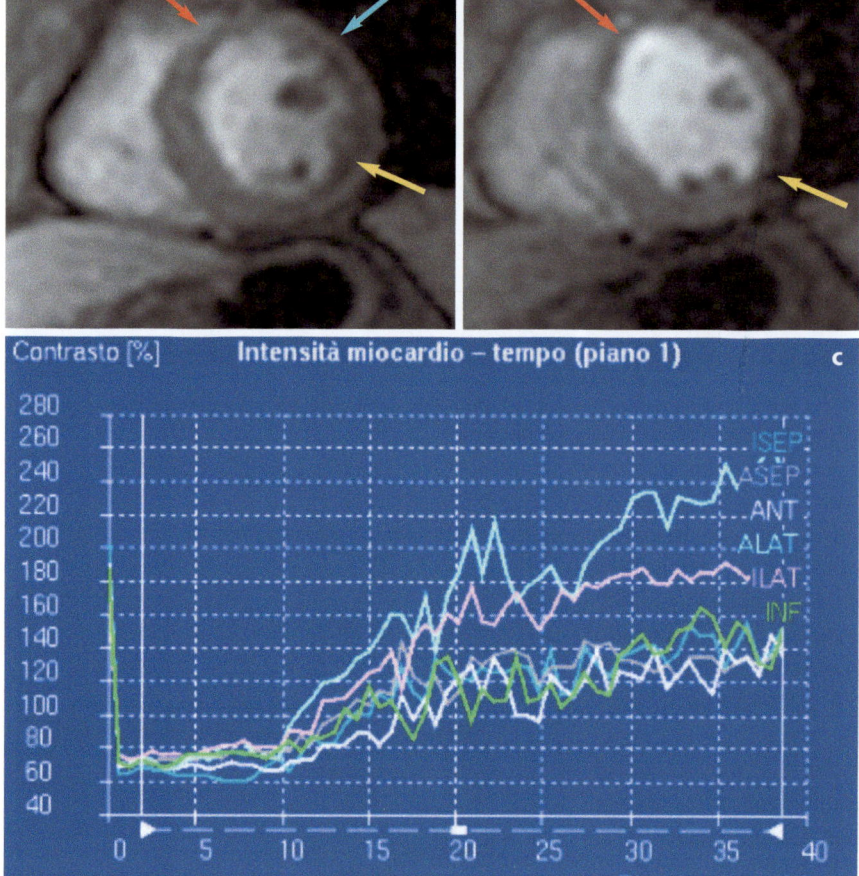

Fig. 7.4 Stress (**a**) - rest (**b**) RM di perfusione. Ischemia residua nel segmento antero-laterale (*freccia azzurra*) in pregresso infarto anteriore (*freccia rossa*) ed infero-laterale (*freccia gialla*). **c** Curva SI/t della perfusione durante stress

turbo-FLASH con TR massimo 2 ms) e di modelli matematici (deconvoluzione, equazione di Fermi) [40]. Esistono tuttavia alcune condizioni cliniche nelle quali una quantificazione assoluta del flusso e della riserva di flusso è clinicamente rilevante; tipico è l'esempio del paziente multivasale, nel quale la riserva di flusso è ridotta, ma nel quale le indagini qualitative, ad esempio la scintigrafia miocardica, non sono in grado di evidenziare differenze relative del flusso e, quindi, stimare la severità delle stesse [17]. Inoltre, attraverso un approccio quantitativo, è possibile stimare l'entità dei circoli collaterali [18]. Altri possibili campi di applicazione sono rappresentati dallo studio dei pazienti rivascolarizzati, dei pazienti con patologia del microcircolo (cosiddetta Sindrome X) e dei pazienti affetti da arteriopatia post-trapianto [19, 20].

La principale metodica di imaging nell'ambito dello studio della perfusione miocardica è rappresentata dalla scintigrafia miocardica, in particolare con la tecnica gated-SPECT con iniezione di MIBI in condizioni di stress (fisico o farmacologico con adenosina o dipiridamolo) ed a riposo. I lavori della letteratura forniscono dati assolutamente certi sulla performance della metodica nell'individuazione dell'ischemia, tanto da rappresentare lo standard di cura (*standard of care*, SOC) in molti Paesi, soprattutto anglosassoni. Esistono tuttavia alcuni limiti intrinseci della metodica, che la RM di perfusione è in grado di superare; al di là del problema delle radiazioni ionizzanti, che non deve comunque essere trascurato, il principale vantaggio della RM è rappresentato dalla risoluzione spaziale e di contrasto. La prima è pari a 2-3 mm nel piano, rispetto agli 8-10 mm delle più moderne gamma-camere; la seconda è una proprietà assoluta della RM rispetto a qualunque altra metodica di imaging. Pertanto ciò si traduce in una risoluzione transmurale unica che consente di individuare difetti di perfusione sub-endocardici che possono sfuggire alla SPECT.

I primi confronti con le metodiche medico-nucleari risalgono all'inizio degli anni '90; in una piccola casistica di 6 pazienti, Schaefer e coll. documentavano in 8 segmenti su 9 la sovrapponibilità del difetto di perfusione evidenziato con RM durante infusione di dipiridamolo con i reperti della Tl-201-SPECT e della coronarografia [21]. Pochi anni dopo, Hartnell e coll. evidenziavano, in una casistica di 18 pazienti, come la RM di perfusione con dipiridamolo, unitamente ad una valutazione della contrattilità segmentaria effettuata sull'asse lungo verticale, raggiungesse valori di sensibilità e specificità analoghi a quelli della SPECT (sensibilità 92%, specificità 100%), utilizzando come gold standard la coronarografia; la sola valutazione con RM di perfusione si attestava a valori di sensibilità e specificità rispettivamente pari ad 83% e 100% [22]. Interessante, seppur realizzato con apparecchiature a basso campo (0,5 T), è anche uno studio proposto nel 2001 da Panting e coll., i quali dimostrano una sostanziale sovrapponibilità della RM di perfusione con adenosina e della Tl-SPECT nell'identificazione dei segmenti con stenosi superiore al 50% alla coronarografia. Le performance della RM risultavano ulteriormente migliorate dall'utilizzo di mappe parametriche basate su parametri semiquantitativi, quali la pendenza della curva di enhancement (sensibilità, specificità e accuratezza: RM 79%, 83%, 80%; SPECT 70%, 78%, 73%). In particolare la RM risultava essere più sensibile nell'identificazione di difetti di perfusione a riposo, che corrispondevano successivamente a territori ipoperfusi alla SPECT durante stress; il numero di tali segmenti risultava altresì direttamente proporzionale all'entità della stenosi angiograficamente documentata [23]. Sicuramente più consistente è una casistica del 2003, condotta da Ishida e coll. con 104 pazienti, dei quali 69 sottoposti sia a RM di perfusione con dipiridamolo che a SPECT con Tl-201 o Tc-99, nella quale la risonanza risultava avere una correlazione più stretta con i dati coronarografici rispetto alla scintigrafia. In particolare, la RM raggiungeva una sensibilità del 90% nell'identificazione dei pazienti con stenosi significative (dell'85% per malattia monovasale, del 96% per malattia bivasale e del 100% per malattia trivasale), con una specificità pari all'85%. Nei 69 pazienti sottoposti ad entrambe le indagini, la RM risultava avere una maggiore sensibilità rispetto alla SPECT nell'identificazione dei pazienti con almeno una stenosi significativa (94% rispetto ad 82%); coerentemente le aree sotto le curve ROC erano significativamente maggiori per la prima metodica (p<0,001). Gli ottimi risultati ottenuti in questo studio sono probabilmente anche da ricondurre al progresso tecnologico nella sequenza utilizzata nello studio di perfusione, con l'introduzione di un'acquisizione ibrida gradient-ecoplanare in grado di acquisire sino ad 8 sezioni sull'asse corto ogni 2 intervalli R-R [24]. La superiorità della RM rispetto alla SPECT è stata ulteriormente confermata in uno studio di Lee e coll. in un modello animale, nel quale si dimostrava come i difetti di perfusione identificati alla RM con adenosina presentassero una correlazione di sostanziale linearità con il grado di stenosi dimostrato con la tecnica delle microsfere, a differenza della SPECT con tecnezio 99 che, in rapporto a fenomeni di saturazione al crescere del flusso, sottostimava o non identificava affatto le stenosi di grado moderato (tra il 50% e l'85%). A contribuire alle migliori prestazioni della RM era probabilmente anche la capacità di valutare la transmuralità di un difetto di perfusione, identificando anche quelli subendocardici, caratteristici di stenosi di grado inferiore [25].

Rimanendo nel confronto tra RM di perfusione e SPECT, lo studio MR-IMPACT costituisce sicuramente un punto di svolta, trattandosi del primo studio randomizzato multicentrico e *multivendor* (cioè con utilizzo di differenti apparecchiature da 1,5 T), volto a confrontare le potenzialità diagnostiche della stress-RM di perfusione durante infusione di adenosina con quelle della SPECT con Tl-201 o Tc-99. Dallo studio, realizzato in 18 centri su un campione iniziale di 241 pazienti, a loro volta divisi in sottogruppi in base alla dose di mezzo di contrasto paramagnetico utilizzata, si evince come la RM costituisca una più che valida alternativa alla SPECT nell'identificazione di stenosi significative documentate angiograficamente in vasi di calibro superiore o uguale ai 2 mm: infatti, considerando soltanto i pazienti studiati con dose di 0,1 mmol/kg di gadolinio, il confronto "testa a testa" non restituisce differenze significative, seppur con un lieve vantaggio per la RM. Rispetto invece ai dati SPECT, nel complesso, la RM con 0,1 mmol/kg di gadolinio risulta significativamente più performante (AUC 0,86 vs 0,67; p=0,013). Non significativa, invece, è la differenza rispetto alla gated-SPECT (AUC 0,86; p=0,18) [26].

Lo studio della perfusione miocardica può essere

realizzato anche con PET, mediante l'utilizzo di traccianti come l'ammoniaca-N13, l'acqua-O15, il rubidio-82 o il carbonio acetato-C11. Rispetto alla SPECT, questa metodica è dotata di maggiore risoluzione spaziale e, soprattutto, è in grado di fornire una stima assoluta del flusso ematico miocardico. Ciò è utile soprattutto in pazienti con un'ischemia "bilanciata", causata da una stenosi del tronco comune o da una malattia trivasale, nei quali differenze di perfusione relative possono essere estremamente difficili da cogliere; un'altra possibile applicazione è nei pazienti con ischemia miocardica a coronarie indenni, quale la Sindrome X.

Anche nei confronti della PET, la RM di perfusione ha dimostrato un'ottima performance diagnostica. Nella casistica di Schwitter, basata su un campione iniziale di 48 pazienti con sospetta malattia coronarica, i dati dello studio RM di perfusione dopo stimolo farmacologico con dipiridamolo sono stati confrontati con quelli derivanti dalla PET di perfusione con ammoniaca-N13, anch'essa eseguita a riposo e dopo stress farmacologico. I risultati così ottenuti, qualora si consideri l'enhancement negli strati subendocardici, più sensibili all'ischemia, dimostrano una buona sovrapponibilità della RM alla PET nell'identificazione di malattia coronarica (sensibilità, specificità ed AUC rispettivamente 91%, 94% e 0,93); analogamente, considerando la coronarografia come gold standard, entrambe le metodiche raggiungono ottimi risultati, con un lieve vantaggio per la PET in termini di sensibilità e per la RM in termini di specificità (sensibilità rispettivamente del 91% vs 87%, specificità 81% vs 85%, AUC 0,93 vs 0,91). Inoltre, il numero dei segmenti con ridotta pendenza della curva di enhancement subendocardico alla RM (inferiore a 1,75 SD del valore normale) e con ridotta riserva coronarica alla PET (<1,65) non solo non differisce significativamente (p=0,22, seppur con una lieve sottostima da parte della RM, specie nelle malattie monovasali e bivasali), ma anzi mostra una stretta correlazione lineare (r=0,76, p<0,0001) [16].

In un altro studio di Ibrahim e coll. del 2002, la RM di perfusione con stimolo con adenosina, in una popolazione mista di volontari sani e pazienti con CAD, risultava sottostimare in modo significativo i valori di riserva coronarica rispetto a quelli misurati con la PET di perfusione (p <0,001), a causa della natura extracellulare del Gd-DTPA; tuttavia i valori ottenuti con la RM, e basati sulla pendenza delle curve intensità di segnale-tempo, mantenevano una stretta correlazione lineare con quelli misurati con la PET (r=0,70), in tutti i territori coronarici, a riprova della validità della metodica nella valutazione della perfusione miocardica. Meno efficace risultava invece la stima della riserva coronarica basata sulla misurazione dei valori di picco dell'intensità di segnale. Utilizzando la coronarografia come gold standard, la RM raggiungeva valori di sensibilità, specificità ed accuratezza nell'identificazione di stenosi >75%, pari rispettivamente a 69%, 89% e 79%: tali risultati vanno tuttavia visti alla luce delle differenze tra l'approccio "funzionale" degli studi di perfusione rispetto a quello puramente "anatomico" della coronarografia. Infatti, utilizzando la PET come gold standard, i valori di sensibilità, specificità ed accuratezza della RM salivano rispettivamente ad 86%, 84% ed 85% [27].

È auspicabile comunque che vengano realizzati ulteriori studi comparativi, sia con gated-SPECT che con PET, di tipo multicentrico.

Bibliografia

1. Klocke FJ, Mates RE, Coley DP et al (1976) Physiology of coronary circulation in health and coronary disease. In: Yu P, Goodwin J (eds) Progress in Cardiology. Lea & Febiger, Philadelphia
2. Schaper W (1993) Coronary collateral development: concepts and hypothese. In: Schaper W, Schaper J (eds) Collateral circulation. Kluvers Academic Publishers, Boston, pp 41-64
3. Gould KL, Kirkeeide RL, Buchi M (1990) Coronary flow reserve as a physiologic measure of stenosis severity. J Am Coll Cardiol 15:459-474
4. Camici P, Ferranni E, Opie LH (1989) Myocardial metabolism in ischemic heart disease: basic principles and application to imaging by positron emission tomography. Progr CV Disease 32:217-238
5. Gebker R, Fleck E (2004) Pathophysiology of myocardial perfusion. In: Nagel E, van Rossum AC, Fleck E (eds) Cardiovascular magnetic resonance. Springer-Verlag, pp 181-185
6. Gallagher KP, Kumada T, Koziol JA et al (1980) Significance of regional wal thickening abnormalities relative to transmural myocardial perfusion in anesthetized dogs. Circulation 62:1266-1274
7. Wilson RF, Marcus ML, White CW (1987) Prediction of the physiologic significance of coronary artery lesions by quantitative lesion geometry in patients with limited coronary artery disease. Circulation 75:723-732
8. Gould KL, Lipscomb K (1974) Effect of coronary stenosis on coronary flow reserve and resistance. Am J Cardiol 34:48-55
9. Nesto RW, Kowalchiuk GJ (1987) The ischemic cascade: temporal sequence of hemodynamic, electrocardiographic and symptomatic expressions of ischemia. Am J Cardiol 59:23C-30C
10. Nagel E (2004) Dobutamine stress-MRI, In: Nagel E, van

Rossum AC, Fleck E (eds) Cardiovascular magnetic resonance. Springer-Verlag, pp 181-185
11. Wilson RF, Wyche K, Christensen BV et al (1990) Effects of adenosine on human coronary artery circulation. Circulation 82:1595-1606
12. de Roos A, Matheijssen NA, Doornbos J et al (1990) Myocardial infarct size after reperfusion therapy: assessment with Gd-DTPA-enhanced MR imaging. Radiology 176:517-521
13. Burstein D, Taratuta E, Manning WJ (1991) Factors in myocardial perfusion imaging with ultrafast MRI and Gd-DTPA administration. Magn Reson Med 20:299-305
14. Keijer JT, van Rossum AC, Wilke N et al (2000) Magnetic resonance imaging of myocardial perfusion in single vessel coronary arter disease: implications for transmural assessment of myocardial perfusion. J Cardiovasc Magn Reson 2:189-200
15. Al Saadi N, Nagel E, Gross M et al (2000) Non-invasive detection of myocardial ischemia from perfusion reserve based on cardiovascular magnetic resonance. Circulation 101:1379-1383
16. Schwitter J, Nanz D, Kneifel S et al (2001) Assessment of myocardial perfusion in coronary artery disease by magnetic resonance: a comparison with positron emission tomography and coronary angiography. Circulation 103:2230-2235
17. Wilke N, Jerosh-Herold M, Wang Y et al (1997) Myocardial perfusion reserve: assessment with multisection, quantitative, first-pass MR imaging. Radiology 204: 373-384
18. Zaacks SM, Ali A, Parrillo JE et al (1999) How well does radionuclide dypiridamole stress testing detect three-vessel disease and ischemia in region supplied by the most stenotic vessel? Clin Nucl Med 24:35-41
19. Wilke N, Zenovich A, Muehling O et al (2000) MR perfusion imaging performs better in individual vessels than SPECT. Circulation 102:686-694
20. Panting JR, Gatehouse PD, Yang JZ et al (2002) Abnormal subendocardial perfusion in cardiac syndrome X detected by cardiovascular magnetic resonance imaging. N Engl J Med 346:1948-1953
21. Schaefer S, van Tyen R, Saloner D (1992) Evaluation of myocardial perfusion abnormalities with gadolinium-enhanced snapshot MR imaging in humans. Work in progress. Radiology 185:795-801
22. Hartnell G, Cerel A, Kamalesh M et al (1994) Detection of myocardial ischemia: value of combined myocardial perfusion and cineangiographic MR imaging. AJR Am J Roentgenol 163:1061-1067.
23. Panting JR, Gatehouse PD, Yang GZ et al (2001) Echo-planar magnetic resonance myocardial perfusion imaging: parametric map analysis and comparison with thallium SPECT. J Magn Reson Imag 13:192-200
24. Ishida N, Sakuma H, Motoyasu M et al (2003) Noninfarcted myocardium: correlation between dynamic first-pass contrast-enhanced myocardial MR imaging and quantitative coronary angiography. Radiology 229:209-16
25. Lee DC, Simonetti OP, Harris KR et al (2004) Magnetic resonance versus radionuclide pharmacological stress perfusion imaging for flow-limiting stenoses of varying severity. Circulation 110:58-65
26. Schwitter J, Wacker CM, van Rossum AC et al (2008) MR-IMPACT: comparison of perfusion-cardiac magnetic resonance with single-photon emission computed tomography for the detection of coronary artery disease in a multicentre, multivendor, randomized trial. Eur Heart J 29:480-489
27. Ibrahim T, Nekolla SG, Schreiber K et al (2002) Assessment of coronary flow reserve: comparison between contrat-enhanced magnetic resonance imaging and positron emission tomography. J Am Coll Cardiol 39:864-870

Studio post-infarto acuto e cronico

Luigi Natale, Agostino Meduri, Lorenzo Bonomo

8.1 Introduzione

L'infarto è la causa principale di morte in tutto il mondo [1] e l'incidenza della malattia ischemica è in continuo aumento: appare quindi evidente la necessità di implementare strategie diagnostiche e terapeutiche per ridurre, da un lato, la mortalità e per migliorare, dall'altro, la gestione dei pazienti infartuati che hanno maggiori probabilità di un successivo evento cardiaco maggiore.

8.2 Fisiopatologia del danno miocardico

Il miocardio è un tessuto riccamente vascolarizzato: in condizioni di base le arterie coronarie forniscono al miocardio un flusso ematico di 250 mL/min tramite un territorio capillare ad alta densità che, per vasodilatazione, può aumentare di 4-6 volte sotto sforzo.

La malattia coronarica causa ischemia nel territorio miocardico a valle, innescando una successione di eventi detta "cascata ischemica"; entro i primi 20 minuti gli eventi sono reversibili: anormale metabolismo dei fosfati, disfunzione diastolica, disfunzione sistolica, alterazioni elettrocardiografiche, sintomi anginosi. Il tessuto è disfunzionale, ma vitale e "salvabile" dalla riperfusione.

Con il passare del tempo (a 20-30 minuti) le alterazioni divengono di tipo irreversibile con danno delle membrane cellulari, edema, accumulo di metaboliti tossici, sino ad arrivare alla morte cellulare. La necrosi miocardica è più precoce nello strato subendocardico,

L. Natale (✉)
Istituto di Radiologia - Dipartimento di Bioimmagini e Scienze Radiologiche, Università Cattolica del Sacro Cuore, Roma

ove lo stress sistolico ed il consumo di ossigeno sono maggiori. Il miocardio adiacente è anch'esso sofferente, ma può essere salvato dalla riperfusione.

L'infarto si estende in senso transmurale nelle successive 3-6 ore. A tale tempo persistono areole di tessuto vitale negli strati subepicardici e la riperfusione può portare al miglioramento tardivo della funzione. I margini laterali dell'area infartuata sono definiti "miocardio a rischio", che, se rivascolarizzati, possono essere salvati limitando la necrosi e le dimensioni dell'infarto.

Con il passare delle settimane il tessuto infartuato evolve verso le alterazioni croniche con trasformazione cicatriziale e rimodellamento.

Dopo un'ischemia acuta il miocardio disfunzionale non è quindi necessariamente necrotico, ma può essere "stordito", trovandosi cioè in uno stato di disfunzione prolungata successiva alla riperfusione.

Riconoscere il miocardio vitale è di importanza cruciale in quanto la prognosi ne risulta condizionata: il miocardio "stordito" con stenosi residua è a rischio di successivi eventi cardiaci maggiori; inoltre la persistenza di tessuto vitale misto a tessuto cicatriziale determina un rischio elevato di aritmie (da rientro) potenzialmente letali. Pertanto la corretta selezione dei pazienti con tessuto vitale dopo infarto consente di inviarli correttamente alla rivascolarizzazione, che, in quanto di per sé gravata da rischi, è giustificata solo se è prevedibile un recupero funzionale che migliori prognosi e benessere dei pazienti. Il miocardio disfunzionale che manifesti una migliorata contrattilità dopo terapia viene considerato vitale, mentre il miocardio necrotico è permanentemente disfunzionale. Tale definizione di vitalità, intesa come capacità di recupero funzionale, è di importanza diagnostica solo retrospettiva.

Oggi la diagnostica per immagini fornisce strumenti "in vivo" capaci di distinguere il miocardio reversibilmente ed irreversibilmente danneggiato attraverso l'uso combinato di riserva contrattile, edema tissutale, perfusione e *contrast-enhancement*. Gli strumenti clinici fondamentali per la diagnosi di infarto sono le alterazioni dell'ECG e l'elevazione delle troponine. La diffusione di marker biologici, come le troponine, ha permesso di evidenziare infarti anche piccoli che in passato sarebbero rimasti misconosciuti. Le troponine sono molto sensibili, ma rimangono elevate soli per pochi giorni dall'evento acuto. Molti infarti subacuti, pertanto, possono non essere diagnosticati. La presenza all'ECG di onde Q consente di riconoscere sino al 60% degli infarti silenti, ma onde Q sono presenti anche in altre patologie cardiopolmonari.

D'altro canto la positività delle troponine è presente anche in condizioni di danno non infartuale per cui le linee guida per la diagnosi di infarto prevedono l'impiego di metodiche di imaging nei casi dubbi [2].

Di importante rilievo clinico è l'utilizzo dell'ecocardiografia, in grado di identificare le alterazioni di cinetica regionale nel territorio infartuato; tuttavia tali anomalie possono non essere presenti se l'infarto non ha una transmuralità superiore al 20-50%. Meno utilizzato nella fase acuta è l'imaging di perfusione (medico-nucleare o ecocardiografico); d'altra parte alterazioni di contrattilità regionale o difetti di perfusione possono essere presenti nell'ischemia senza necrosi o in cardiopatie non infartuali.

8.3 Utilizzo della risonanza magnetica

La risonanza magnetica rappresenta un'indagine multiparametrica e le diverse sequenze permettono di fornire differenti informazioni su molti aspetti della cardiopatia ischemica.

L'esame di base comprende sequenze cine-RM per lo studio della funzione regionale e globale, sequenze morfologiche T2 dipendenti per la valutazione dell'edema, sequenze con mezzo di contrasto per lo studio della perfusione a riposo e del *delayed enhancement* (DE). Sequenze accessorie possono essere impiegate in casi specifici, come lo studio della perfusione o della funzione sotto stress o le sequenze agiografiche per lo studio delle coronarie.

8.3.1 Infarto acuto

L'edema è forse uno dei primi marker RM di infarto acuto storicamente evidenziati, ma che sta assumendo importanza crescente [3]. La sequenza più sensibile nell'evidenziare l'edema miocardico e più comunemente usata è la *black-blood* FSE a triplo impulso di inversione: i primi due impulsi sono atti a cancellare il segnale del sangue (*black-blood*), il terzo cancella il segnale del tessuto adiposo. Con tale sequenza il tessuto miocardico edematoso appare iperintenso rispetto al miocardio sano (Fig. 8.1a).

L'edema è un marker di danno acuto che non si osserva negli infarti cronici e consente di differenziarli con una sensibilità del 96% [4]. L'edema raggiunge la massima intensità entro una settimana dall'evento acuto per diminuire progressivamente nei mesi successivi, potendo persistere anche sino a 6 mesi [5]. Nell'infarto acuto l'edema può determinare un iniziale aumento dello spessore telediastolico, soprattutto negli infarti riperfusi (Fig. 8.1b).

Cury e coll. [6] hanno evidenziato l'utilità dello studio dell'edema nei pazienti in acuto: un protocollo che

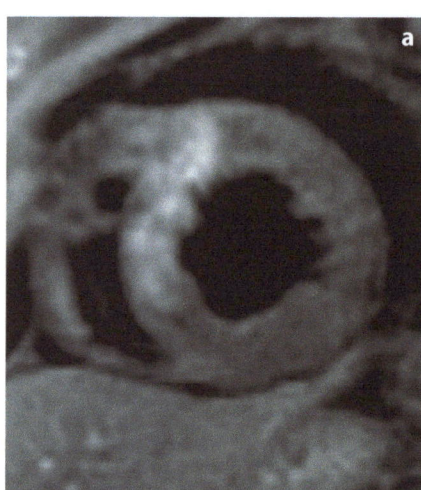 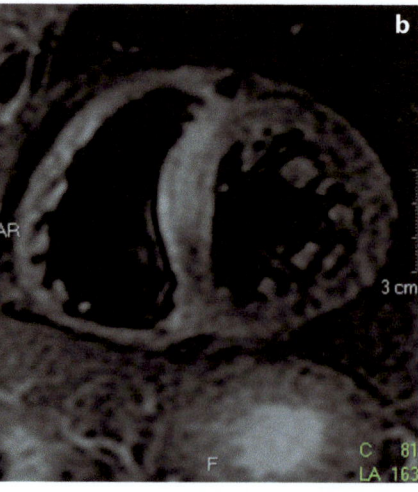

Fig. 8.1 Edema settale in due infarti acuti. **a** L'area di edema è apprezzabile nelle immagini T2 STIR come iperintensità del segnale. **b** Si evidenzia l'aumento di spessore dell'area edematosa

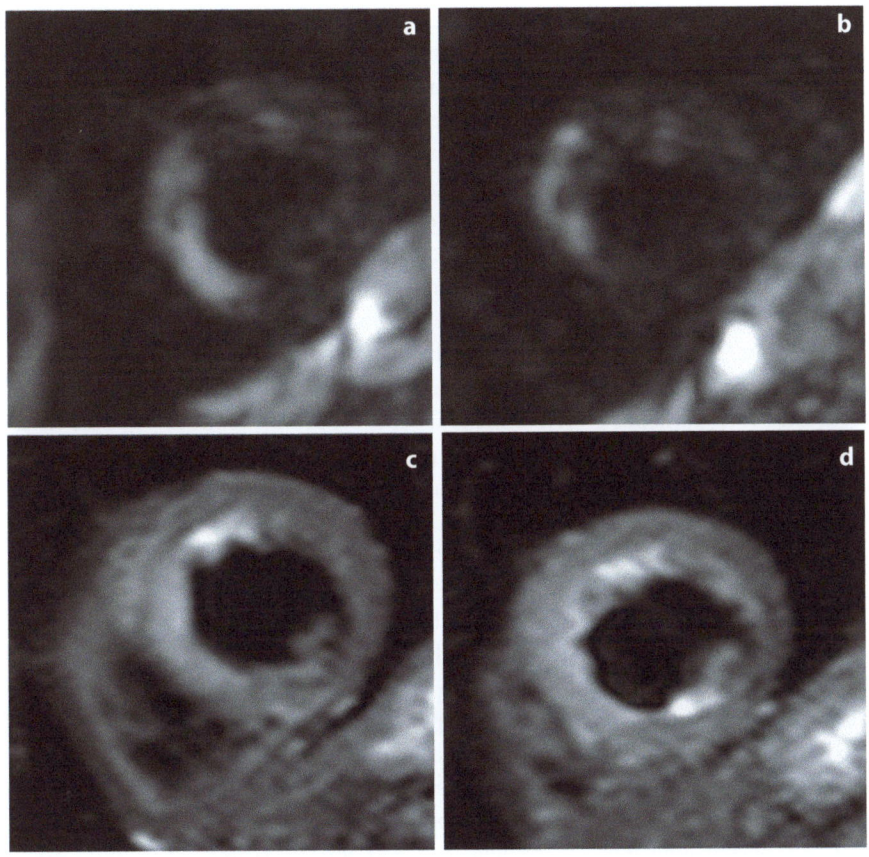

Fig. 8.2 a, b Immagine di diffusione protonica in infarto antero-settale: è evidente l'area iperintensa indice della restrizione della diffusione, riferibile all'edema infartuale. **c, d** Corrispondenti immagini T2 STIR in cui l'edema è evidente con minor risoluzione di contrasto

includa il DE, la valutazione dell'edema e dello spessore parietale aumenta l'accuratezza della diagnosi al 95%. L'edema tuttavia non riflette necessariamente la necrosi: sovrastima ed ha una maggiore transmuralità rispetto all'area infartuale in quanto si osserva anche nel miocardio disfunzionale, ma vitale, circostante l'area necrotica, cosiddetta area a rischio.

Recentemente le sequenze di diffusione con gating cardiaco e respiratorio hanno permesso di evidenziare l'edema con maggiore contrasto e SNR rispetto alla tecnica FSE (Fig. 8.2) [7].

La risonanza permette una diagnosi differenziale anche nei pazienti con segni e sintomatologia tipica: elevazione del tratto ST, aumento delle troponine e dolore toracico. In una percentuale di questi pazienti l'angiografia evidenzia coronarie normali e questi dati possono essere presenti in altre patologie, quali la miocardite, la sindrome di Tako-Tsubo, l'embolia polmonare o la tossicità da farmaci.

Lo studio del DE è fra le tecniche di imaging oggi maggiormente impiegate e ben validate nello studio della necrosi miocardica ed evidenzia con elevata accuratezza le aree infartuali [8]. Lo studio viene effettuato dopo 10-15 minuti dall'iniezione di 0,1-0,2 mmol/kg di mezzo di contrasto paramagnetico di tipo interstiziale (per la trattazione della tecnica di acquisizione consultare il Capitolo 5). Il meccanismo del DE è basato sulla cinetica e sulla distribuzione del mezzo di contrasto. Nel miocardio normale dopo l'iniezione del mezzo di contrasto si osserva un omogeneo enhancement che rapidamente diminuisce a causa del *wash-out*. Il miocardio infartuato ha un ritardato arrivo del contrasto che persiste tardivamente (30 minuti circa) per il lento *wash-out*. In condizioni normali il tessuto miocardico è formato da miociti ben adesi fra loro con spazio interstiziale molto ridotto. La membrana cellulare è impermeabile al Gadolinio che al pari del sodio non può penetrare nello spazio intracellulare; il volume di distribuzione del Gadolinio è quindi estremamente ridotto. Nell'infarto acuto il danno, e quindi la rottura delle membrane delle cellule miocardiche, permette l'ingresso del Gadolinio nello spazio intracellulare; oltre a ciò sono alterati anche i meccanismi di *wash-in* e *wash-out* del Gadolinio stesso. Questo fa sì che a

10-15 minuti il Gadolinio diffonda passivamente nelle cellule miocardiche necrotiche e non venga rimosso, determinando quindi una netta iperintensità nelle immagini di DE.

I primi studi condotti su animali hanno dimostrata un'esatta corrispondenza delle aree di DE con la necrosi miocardica verificata sul pezzo anatomico, permettendo di distinguere il danno irreversibile da quello reversibile [9]. Nell'uomo è stata dimostrata l'associazione tra il DE e l'elevazione enzimatica [10]. Il DE consente di evidenziare anche piccole aree di necrosi, con accuratezza maggiore rispetto alla scintigrafia con ^{201}Tl [11] ed alla PET con FDG [12]. Difetti alla scintigrafia possono non essere presenti nei piccoli infarti che impegnano meno di 10g di tessuto [2]. L'elevata risoluzione spaziale della tecnica di DE consente di visualizzare microinfarti associati a procedure di riperfusione coronarica, peraltro considerate riuscite con successo, anche in assenza di alterazioni ECG o della cinetica parietale [13] (Fig. 8.3).

Per quanto riguarda la dose di Gadolinio, in uno studio multicentrico condotto con dosi crescenti di gadoversetamide, dosi maggiori o uguali a 0,2 mmol/kg si sono dimostrate efficaci nella diagnosi dell'infarto acuto e cronico, correlandosi correttamente con l'*infarct size* [14]. Secondo Wagner e coll. [15] l'estensione dell'infarto non varia né aumentando la dose da 0,1 a 0,2 mmol/kg, né aumentando il ritardo dell'acquisizione tra 5 e 30 minuti, purché venga impostato un corretto tempo di inversione (TI).

Alcuni studi hanno dimostrato che la RM può essere impiegata per la diagnosi di infarto in pazienti con dolore toracico che accedono al pronto soccorso [16]. La RM permette di diagnosticare il danno infartuale anche prima dell'aumento delle troponine: in un recente lavoro, Cury e coll. [5] hanno dimostrato che un protocollo che includa il DE, la valutazione dell'edema e dello spessore parietale aumenta l'accuratezza della diagnosi sino al 95%. Oltre alla presenza del DE, è fondamentale valutare il suo pattern, in grado di fornire importanti informazioni sull'eziologia del danno miocardico. Infatti, poiché il danno ischemico procede progressivamente dal subendocardio estendendosi verso il subepicardio, nell'infarto il subendocardio è sempre interessato; in altre parole l'infarto si manifesta come area di impregnazione subendocardica (con differente percentuale di coinvolgimento dello spessore parietale) o transmurale (Fig. 8.4). Pattern di enhancement che risparmiano il subendocardio ed interessano solo la regione centro-parietale o il subepicardio, in maniera diffusa o a chiazze, sono invariabilmente di natura non ischemica.

La RM permette quindi di distinguere pazienti con miocardite o sindrome di Tako-Tsubo [17], cause frequenti di rialzo delle troponine e sopraslivellamento del tratto ST [18]; nel primo caso il DE sarà localizzato più spesso in sede subepicardica (i segmenti laterali e settali sono i più colpiti) o intramurale a chiazze, mentre nella seconda patologia il DE è tipicamente assente, non essendoci alcun danno irreversibile. Inoltre il pattern DE di tipo ischemico può essere identificato anche in pazienti con STEMI (*ST segment Elevation Myocardial Infarction*) in assenza di alterazioni coronarografiche (cosiddetto infarto a coronarie indenni) [19].

8.3.2 Infarto cronico

Con tale definizione si identificano gli eventi che datano oltre le 8 settimane. In tale finestra temporale iniziano i processi riparativi di cicatrizzazione; dal punto di vista semeiologico tali processi si traducono in un assotti-

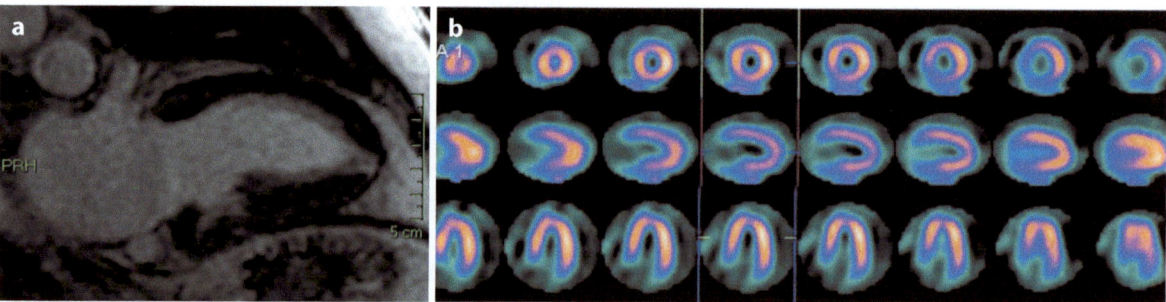

Fig. 8.3 Infarto apicale misconosciuto clinicamente e alla SPECT. **a** Si evidenzia una minuta impregnazione di mezzo di contrasto in sede apicale. **b** SPECT del paziente stress/rest negativa per lesioni

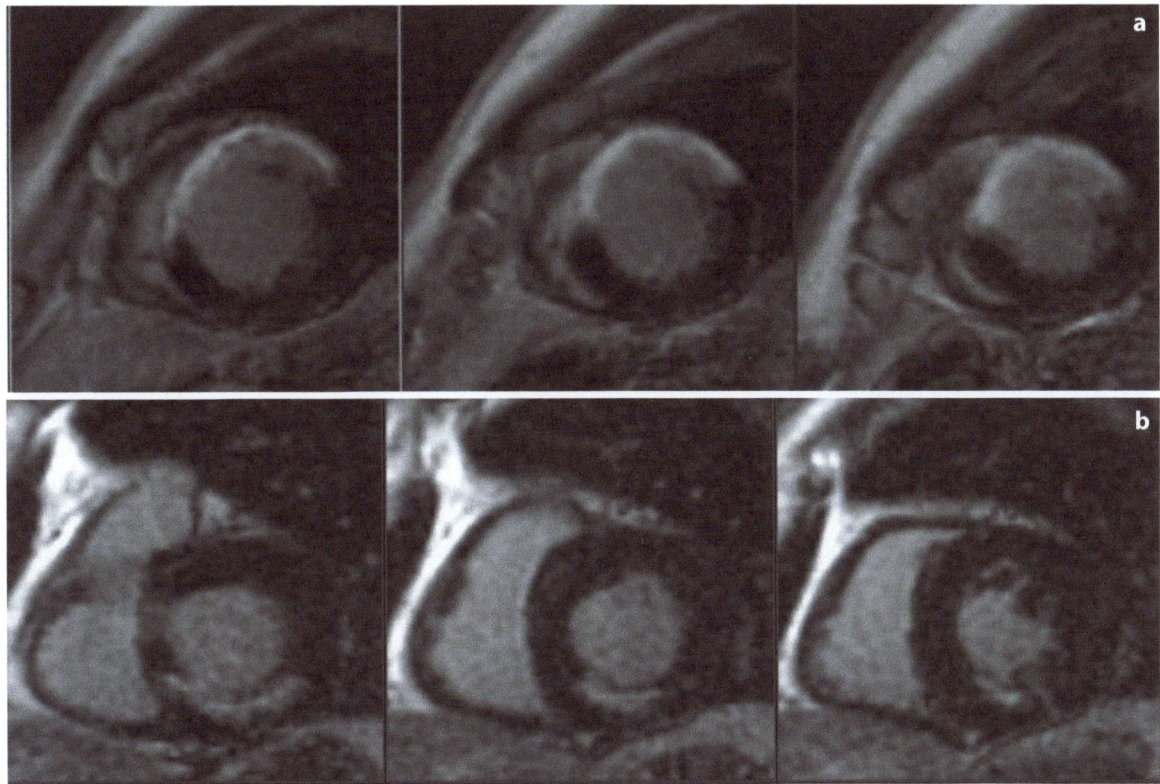

Fig. 8.4 Esempi di differente estensione transmurale dell'infarto al DE. **a** Infarto anteriore transmurale. **b** Infarto inferiore subendocardico con estensione di circa il 50% dello spessore

gliamento della parete, per perdita di tessuto muscolare, e sostituzione con tessuto cicatriziale (Fig. 8.5).

Numerosi lavori sono stati pubblicati sul valore soglia di spessore telediastolico parietale per identificare la prevalenza di cicatrice nella parete, la cui entità correla con l'assenza di recupero contrattile e, quindi, con la non vitalità: Baer e coll. [20] hanno identificato un valore di 5,5mm quale cut-off per identificare il tessuto vitale con una buona accuratezza. Nella normale evoluzione della cicatrice post-infartuale l'edema non è più apprezzabile, pertanto le acquisizioni per l'edema risultano negative; tale dato consente di differenziare con elevata accuratezza gli infarti acuti da quelli cronici [4].

La tecnica del DE evidenzia l'infarto cronico per il suo intenso *contrast-enhancement*: il tessuto cicatriziale che sostituisce il miocardio necrotico è scarsamente cellulare, essendo costituito da fibre collagene, caratterizzato quindi da uno spazio interstiziale ampio; conseguentemente il mezzo di contrasto si accumula in questo ampio spazio interstiziale determinando il DE.

Data l'elevata risoluzione spaziale e di contrasto, la risonanza è in grado di evidenziare infarti misconosciuti

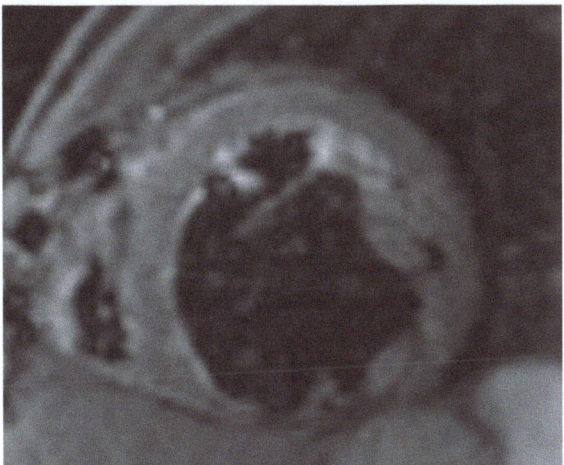

Fig. 8.5 Immagine a sangue nero che evidenzia il marcato assottigliamento della parete in sede inferiore, espressione della cicatrice post-infartuale

con un'accuratezza nettamente maggiore dell'ECG [21, 22]; onde Q possono essere presenti anche in assenza di DE [22]. L'individuazione alla RM di una cicatrice di un pregresso infarto, altrimenti misconosciuto, correla inoltre significativamente con un maggior rischio di eventi cardiaci maggiori [21, 23]. Esistono tuttavia alcuni limiti, causati della contrazione dell'area infartuale e dal conseguente assottigliamento parietale, per cui l'entità del DE può essere minima e mal differenziabile dal segnale del pool ematico endocavitario. Pertanto alcuni infarti cronici risultano più difficilmente diagnosticabili di quelli acuti sulla base del solo DE [9].

8.4 RM e fattori prognostici

La RM consente di valutare numerosi elementi prognostici, sia nell'infarto acuto che in quello cronico, che correlano in maniera più o meno stretta con il processo di rimodellamento negativo (insieme di eventi che portano alla dilatazione del ventricolo sinistro ed all'insufficienza cardiaca) e con l'incidenza di successivi eventi cardiaci maggiori (angina instabile, re-infarto, aritmie severe, morte improvvisa). Tali elementi sono:
- nell'infarto acuto: infarct size, ostruzione del microcircolo, emorragia intra-infartuale, area peri-infartuale, area a rischio, coinvolgimento del ventricolo destro;
- nell'infarto cronico: infarct size.

Infarct size: la RM consente di misurare accuratamente ed in modo riproducibile l'infarct size, sia nel paziente acuto che cronico [15, 24], correlandosi favorevolmente con i dati della SPECT. L'elevata risoluzione spaziale della RM consente di calcolare planimetricamente, con misura manuale o automatica tramite apposito software, l'area di impregnazione al DE (Fig. 8.6); la sommatoria delle aree calcolate, sezione per sezione, porta al volume totale dell'infarto, eventualmente espresso in grammi, moltiplicando il volume per il peso specifico del miocardio (pari a 1,05). Tale valore può essere espresso anche percentualmente rispetto alla massa del ventricolo sinistro, ma nella pratica clinica l'informazione più uti-

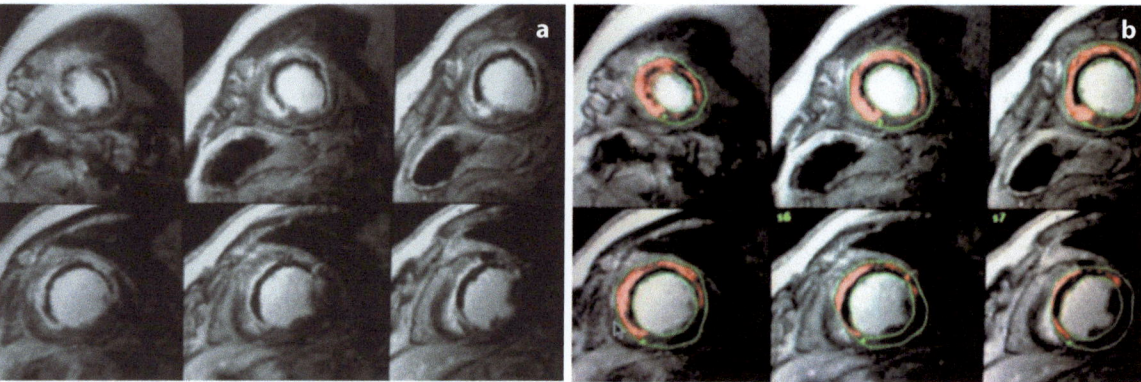

Fig. 8.6 Esteso infarto antero-settale con ostruzione micro vascolare. **a** Immagini DE acquisite in asse corto. **b** Software di quantificazione della necrosi che evidenzia (in *rosso*) le aree di impregnazione patologica

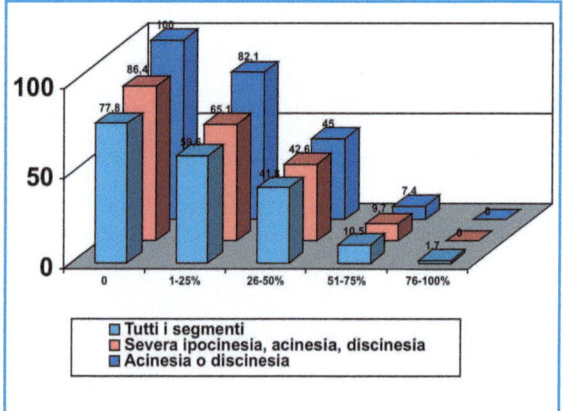

Fig. 8.7 Il grafico riporta in ordinata la probabilità di recupero funzionale, in ascisse il grado di transmuralità del DE (da Kim RJ NEJM 2000, modificato, con autorizzazione)

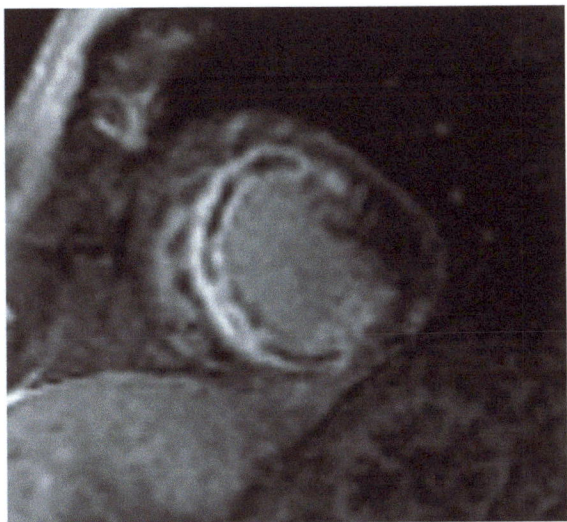

Fig. 8.8 Danno del microcircolo di grado severo. Al DE si evidenzia esteso infarto transmurale in sede anteriore, settale ed inferiore, con area ipointensa centrale, espressione di ostruzione microvascolare severa

lizzata è la stima relativa dell'estensione segmentaria transmurale del DE. È stata infatti dimostrata una correlazione inversa tra l'interessamento transmurale e la probabilità di recupero contrattile (Fig. 8.7) [25]: segmenti con disfunzione contrattile (ipocinesia, acinesia, discinesia) e DE assente o inferiore al 25% dello spessore hanno una probabilità di recupero di circa l'80%, mentre segmenti disfunzionanti con DE superiore al 75% hanno una probabilità di recupero inferiore al 5%. I segmenti disfunzionanti con DE compreso tra il 25% ed il 75% hanno decrescente probabilità di recupero (che passa dal 60% al 10% circa); in questi casi si può ricorrere ad un ulteriore test di cinetica regionale, utilizzando l'ecocardiografia o la cine-RM durante somministrazione di dobutamina a bassa dose (5-10 microgr/min/kg) in pompa [26-28]. A tale dose prevale infatti l'effetto inotropo positivo del farmaco, per cui viene evocata la riserva contrattile dei miociti vitali e disfunzionanti, cioè soggetti al fenomeno dello "stordimento" in fase acuta o subacuta, o dell'ibernazione in fase cronica.

Ostruzione del microcircolo: è un evento che può verificarsi in una discreta percentuale di pazienti con infarto acuto del miocardio (mediamente 30%) [29], nonostante il successo della procedura interventistica di angioplastica; i fattori determinanti non sono ancora completamente noti, ma sicuramente le alterazioni dell'endotelio, l'edema interstiziale ed il plugging delle emazie nei capillari risultano coinvolti; coesistono sicuramente altri fattori di tipo vasomotorio, essendo stata dimostrata una parziale reversibilità del fenomeno. Di conseguenza l'arrivo e la diffusione passiva del Gadolinio nelle aree infartuali con danno del microcircolo risulta ritardata o impedita rispetto alle aree infartuali senza danno microcircolatorio. Diverse sono le tecniche di RM per documentare il danno del microcircolo: con le tecniche di primo passaggio, negli infarti acuti studiati dopo angioplastica, è possibile documentare anche minimi difetti di perfusione a riposo, espressione di disfunzione microcircolatoria; in alternativa si possono utilizzare sequenze di DE dopo soli due minuti dalla somministrazione del mezzo di contrasto (con TI pari a circa 440-480 ms), nelle quali le aree di danno del microcircolo appariranno relativamente ipointense; infine nelle classiche sequenze di DE a circa 15 minuti (con il corretto TI adattato in base alle sequenze tipo Look-Locker) il danno del microcircolo si manifesta come area nettamente ipointensa localizzata in sede sub-endocardica o centrale rispetto all'infarto (Fig. 8.8). Ciascuno degli approcci ha vantaggi e svantaggi: le sequenze di primo passaggio sono sicuramente più sensibili (Fig. 8.9), ma anche meno specifiche, in quanto

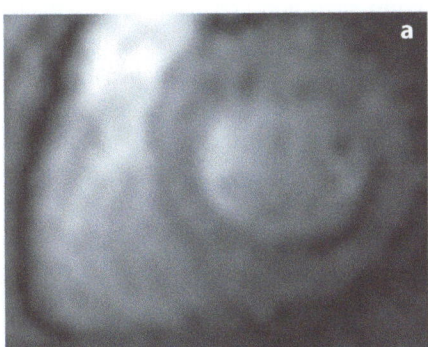
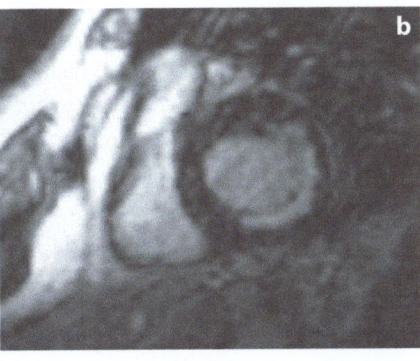

Fig. 8.9 Danno del microcircolo in infarto acuto. **a** Frame del primo passaggio che documenta difetto di perfusione in sede infero-laterale. **b** Immagine DE che evidenzia l'area necrotica iperintensa in sede subendocardica infero-laterale, ma non segni di danno micro vascolare

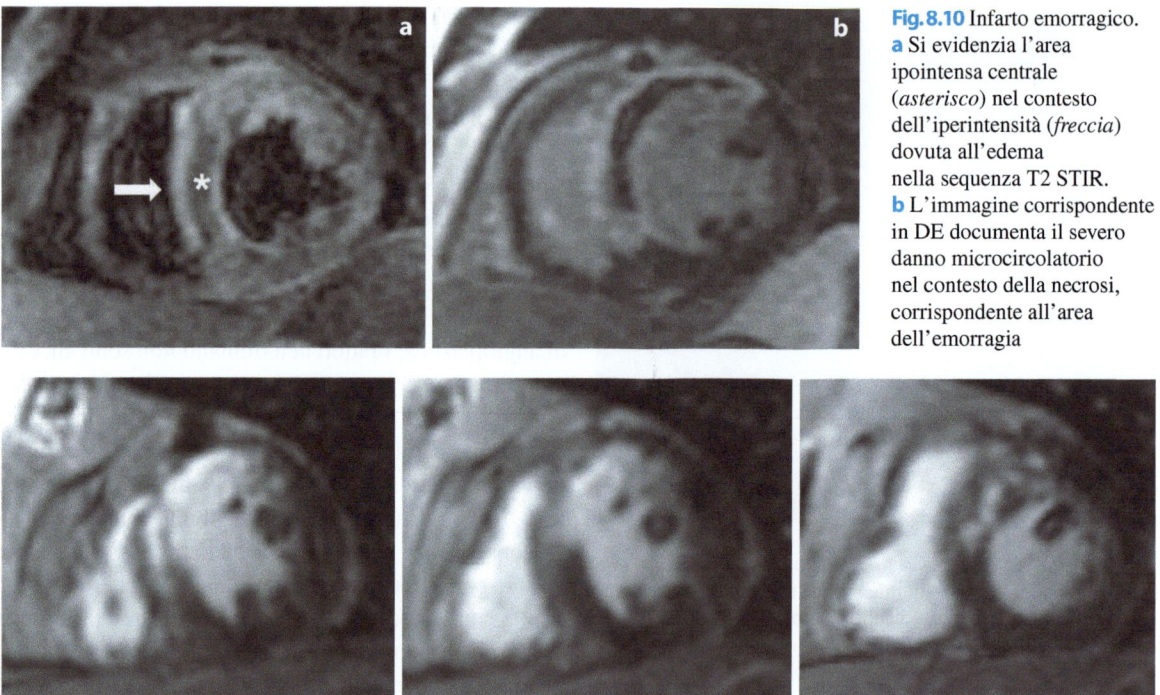

Fig. 8.10 Infarto emorragico. **a** Si evidenzia l'area ipointensa centrale (*asterisco*) nel contesto dell'iperintensità (*freccia*) dovuta all'edema nella sequenza T2 STIR. **b** L'immagine corrispondente in DE documenta il severo danno microcircolatorio nel contesto della necrosi, corrispondente all'area dell'emorragia

Fig. 8.11 Infarto acuto antero-settale. Alla periferia dell'area di intensa impregnazione, di significato necrotico, si evidenziano zone a segnale intermedio, espressione dell'area peri-infartuale

rilevano anche minime alterazioni di tipo reversibile o comunque prive di impatto prognostico [30]. Per contro le sequenze di DE risultano più specifiche, ma meno sensibili. Il dato fondamentale è comunque rappresentato dalla stretta correlazione dimostrata tra presenza di danno del microcircolo ed incidenza del rimodellamento ventricolare e dell'insufficienza cardiaca congestizia [31-35]. Inoltre la sua presenza correla inversamente con il recupero funzionale, ma dimostra un valore incrementale nella previsione di non recupero nei segmenti con trans-muralità della necrosi superiore al 75% [36].

Emorragia intra-infartuale (o infarto emorragico): è un evento ben conosciuto in anatomia patologica, ma soltanto la RM ha consentito di rilevarlo in vivo; esso si manifesta come area ipointensa nel contesto dell'iperintensità del segnale delle immagini FSE T2 o STIR T2 (Fig. 8.10a) o GRE T2*, corrispondente all'area di edema (infarto + area a rischio). L'ipointensità è legata ai prodotti di degradazione dell'emoglobina, in particolare all'emosiderina. La sua presenza sembra legata ad un severo danno del microcircolatorio (Fig. 8.10b), in quanto dal punto di vista anatomopatologico i due eventi spesso coesistono nelle forme più severe di danno del microcircolo, e costituisce anch'essa un fattore prognostico negativo, correlando con il fenomeno del rimodellamento negativo e l'incidenza dell'insufficienza cardiaca congestizia.

Area peri-infartuale: è un'entità sulla cui esistenza si è a lungo discusso; dal punto di vista anatomopatologico è caratterizzata dalla coesistenza di tessuto necrotico e tessuto vitale, il che in RM, con la tecnica del DE, si traduce nell'evidenza di aree a segnale intermedio, in quanto la quota di tessuto necrotico impregnato di Gadolinio non è sufficiente ad abbattere fortemente il T1 del volume tissutale compreso nella sezione e determinare quindi una netta iperintensità, così come la quantità di tessuto sano non consente una completa soppressione del segnale. Il risultato è pertanto un'area a segnale intermedio, quindi grigio, solitamente visibile alla periferia dell'area infartuata (Fig. 8.11). La sua presenza è associata ad un aumento della mortalità post-infartuale, per la quale è un predittore indipendente, probabilmente su base aritmica, in quanto i miociti vitali sparsi nel tessuto necrotico possono fare da substrato per aritmie severe [37, 38].

Area a rischio: si definisce come l'area di miocardio ipoperfuso in corso di episodio ischemico; la sua pre-

8 Studio post-infarto acuto e cronico

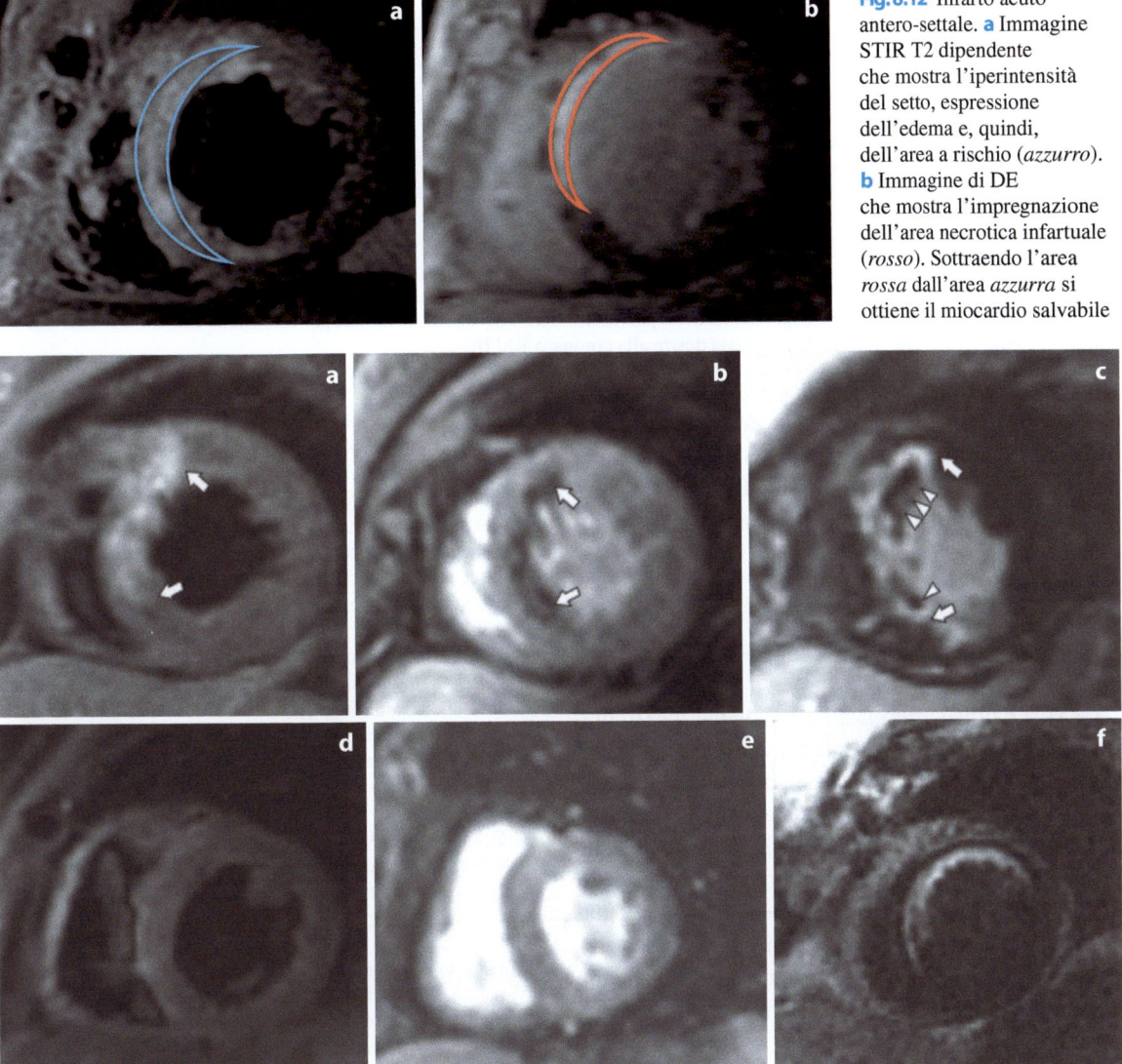

Fig. 8.12 Infarto acuto antero-settale. **a** Immagine STIR T2 dipendente che mostra l'iperintensità del setto, espressione dell'edema e, quindi, dell'area a rischio (*azzurro*). **b** Immagine di DE che mostra l'impregnazione dell'area necrotica infartuale (*rosso*). Sottraendo l'area *rossa* dall'area *azzurra* si ottiene il miocardio salvabile

Fig. 8.13 Esempi di differenti quote di miocardio salvabile. **a-c** Sono evidenti, da sinistra verso destra, rispettivamente edema del setto, ostruzione microvascolare al primo passaggio ed estesa necrosi transmurale con ostruzione microvascolare al DE. **d-f** Sono evidenti, da sinistra verso destra, rispettivamente assenza di edema, assenza di difetti di perfusione e necrosi sub-endocardica senza danno micro vascolare

senza in vivo è stata dimostrata mediante SPECT dopo iniezione di un tracciante tecnetato nella coronaria occlusa prima della procedura di angioplastica [39]. In RM è utilizzabile un valido surrogato, quale l'imaging dell'edema: la comparsa dell'edema è infatti legata all'evento ischemico, oltre che al danno da riperfusione (visto che la RM viene solitamente eseguita dopo la procedura di angioplastica) e rappresenta sia l'area infartuale (necrotica), che l'area interessata dall'ischemica acuta (non necrotica). Ciò spiega perché l'estensione dell'area infartuale è maggiore dell'area di DE; la differenza tra le due aree, cioè tra l'area a rischio iperintensa in T2 e l'area infartuale positiva al DE, rappresenta la quota di miocardio salvabile (Fig. 8.12), che può essere espresso in valore assoluto o relativo (indice di miocardio salvabile, ottenuto dividendo il miocardio salvabile precedentemente ottenuto per l'area a rischio) [40, 41]. In recenti lavori è stata dimostrata una stretta correlazione tra l'indice di miocardio salvabile ed il rimodellamento ventricolare (Fig. 8.13) [42].

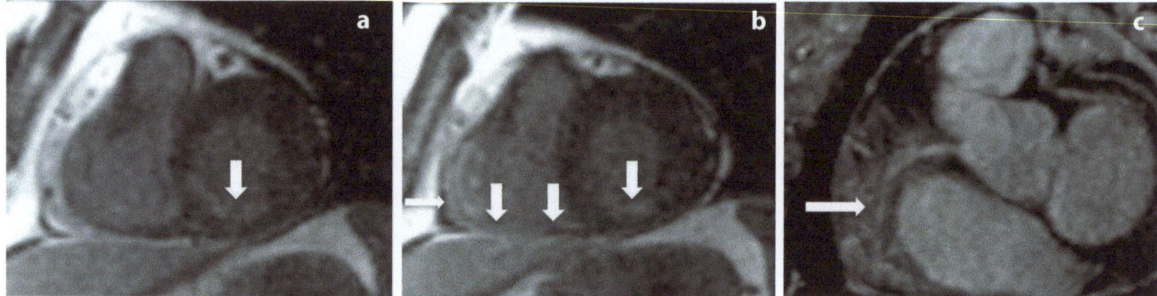

Fig. 8.14 a,b Evidenza di DE in corrispondenza della parete inferiore del ventricolo destro, per estensione dell'infarto inferiore del ventricolo sinistro. **c** Occlusione della coronaria destra alla coronaro-RM (*freccia*)

Coinvolgimento del ventricolo destro: costituisce infine un ulteriore fattore prognostico negativo, sia per quanto riguarda l'estensione diretta di un infarto inferiore (Fig. 8.14), che per quanto concerne la sua disfunzione sistolica globale [43].

8.5 Conclusioni

La RM si è ormai affermata come potente mezzo diagnostico nello studio dell'infarto, con un sempre più rilevante ruolo prognostico. Gli scenari clinici più rilevanti sono costituiti dallo studio della vitalità miocardica nel pregresso infarto, dalla diagnosi differenziale delle cardiopatie dilatative e dallo studio degli infarti acuti con mancato recupero o peggioramento post-angioplastica. Tuttavia l'enorme quantità di informazioni prognostiche ottenibili nell'infarto acuto post-trattamento apre la possibilità ad una applicazione sempre più estesa di questa metodica.

Bibliografia

1. Yusuf S, Hawken S, Ounpuu S et al (2005) Obesity and the risk of myocardial infarction in 27,000 participants from 52 countries: a case-control study. Lancet 366:1640-1649
2. Alpert JS, Thygesen K, Jaffe A, White HD (2008) The universal definition of myocardial infarction: a consensus document: ischaemic heart disease. Heart 94:1335-1341
3. Edwards NC, Routledge H, Steeds RP (2009) T2-weighted magnetic resonance imaging to assess myocardial oedema in ischaemic heart disease. Heart 95:1357-1361
4. Abdel-Aty H, Zagrosek A, Schulz-Menger J et al (2004) Dealyed enhancement and T2-weighted cardiovascular magnetic resonance imaging differentiate acute from chronic myocardial infarction. Circulation 109:2411-2416
5. Nilsson JC, Nielsen G, Groenning BA et al (2001) Sustained postinfarction myocardial oedema in humans visualised by magnetic resonance imaging. Heart 85:639-642
6. Cury RC, Shash K, Nagurney JT et al (2008) Cardiac magnetic resonance with T2-weighted imaging improves detection of patients with acute coronary syndrome in the emergency department. Circulation 118:837-844
7. Okayama S, Uemura S, Saito Y (2009) Detection of infarct-related myocardial edema using cardiac diffusion-weighted magnetic resonance imaging. Int J Cardiol 133:e20-21
8. Simonetti OP, Kim RJ, Fieno DS et al (2001) An improved MR imaging technique for the visualization of myocardial infarction. Radiology 218:215-223
9. Kim RJ, Fieno DS, Parrish TB et al (1999) Relationship of MRI delayed contrast enhancement to irreversible injury, infarct age, and contractile function. Circulation 100:1992-2002
10. Selvanayagam JB, Porto I, Channon K et al (2005) Troponin elevation after percutaneous coronary intervention directly represents the extent of irreversible myocardial injury: insights from cardiovascular magnetic resonance imaging. Circulation 111:1027-1032
11. Kitagawa K, Sakuma H, Hirano T et al (2003) Acute myocardial infarction: myocardial viability assessment in patients early thereafter comparison of contrast-enhanced MR imaging with resting (201) Tl SPECT. Single photon emission computed tomography. Radiology 226:138-144
12. Kuhl HP, Beek AM, van der Weerdt AP et al (2003) Myocardial viability in chronic ischemic heart disease: comparison of contrast-enhanced magnetic resonance imaging with (18)F-fluorodeoxyglucose positron emission tomography. J Am Coll Cardiol 41:1341-1348
13. Ricciardi MJ, Wu E, Davidson CJ et al (2001) Visualization of discrete microinfarction after percutaneous coronary intervention associated with mild creatine kinase-MB elevation. Circulation 103:2780-2783
14. Kim RJ, Albert TS, Wible JH et al (2008) Performance of delayed-enhancement magnetic resonance imaging with gadoversetamide contrast for the detection and assessment of myocardial infarction: an international, multicenter, double-blinded, randomized trial. Circulation 117:629-637
15. Wagner A, Mahrholdt H, Thomson L et al (2006) Effects of time, dose, and inversion time for acute myocardial infarct size measurements based on magnetic resonance imaging-delayed contrast enhancement. J Am Coll Cardiol 47:2027-2033

16. Kwong RY, Schussheim AE, Rekhraj S et al (2003) Detecting acute coronary syndrome in the emergency department with cardiac magnetic resonance imaging. Circulation 107:531-537
17. Mahrholdt H, Wagner A, Judd RM, Sechtem U, Kim RJ (2005) Delayed enhancement cardiovascular magnetic resonance assessment of non-ischaemic cardiomyopathies. Eur Heart J 26:1461-1474
18. Larson DM, Menssen KM, Sharkey SW et al (2007) "False-positive" cardiac catheterization laboratory activation among patients with suspected ST-segment elevation myocardial infarction. JAMA 298:2754-2760
19. Assomull RG, Lyne JC, Keenan N et al (2007) The role of cardiovascular magnetic resonance imaging in patients presenting with chest pain, raised troponin and unobstructed coronary arteries. Eur Heart J 28:1242-1249
20. Baer FM, Theissen P, Schneider CA et al (1998) Dobutamine magnetic resonance imaging predicts contratile recovery of chronically dysfunctional myocardium after successful revascularization. J Am Coll Cardiol 31:1040-1048
21. Kwong RY, Chan AK, Brown KA et al (2006) Impact of unrecognized myocardial scar detected by cardiac magnetic resonance imaging on event-free survival in patients presenting with signs or symptoms of coronary artery disease. Circulation 113:2733-2743
22. Barbier CE, Bjerner T, Johansson L, Lind L, Ahlstrom H (2006) Myocardial scars more frequent than expected: magnetic resonance imaging detects potential risk group. J Am Coll Cardiol 48:765-771
23. Kim HW, Klem I, Shah DJ et al (2009) Unrecognized non-Q-wave myocardial infarction: prevalence and prognostic significance in patients with suspected coronary disease. PLoS Med 6:e1000057
24. Mahrholdt H, Wagner A, Holly TA et al (2002) Reproducibility of chronic infarct size measurement by contrast-enhanced magnetic resonance imaging. Circulation 106:2322-2327
25. Kim RJ, Wu E, Rafael A et al (2000) The use of contrast-enhanced magnetic resonance imaging to identify reversible myocadial dysfunction. N Engl J Med 343:1445-1453
26. Bax JJ, Wijnis W, Cornel JH et al (1997) Accuracy of current available techniques for prediction of functional recovery after revascularization in patients with left ventricular dysfunctiondue to chronic coronary artery disease: comparison of pooled data. J Am Coll Cardiol 30:1451-1460
27. Nagel E, Lehmkuhl HB, Klein C et al (1999) Influence of image quality on the diagnostic accuracy of dobutamine stress magnetic resonance imaging in comparison with dobutamine stress echocardiography for the non invasive detection of myocardia ischemia. Z Kardiol 88:622-630
28. Kelle S, Roes SD, Klein C et al (2009) Prognotic value of myocardial infarct size and contractile reserve using magnetic resonance imaging. J Am Coll Cardiol 54:1770-1777
29. Klein C, Beek AM (2004) Myocardial infarction and viability. In: Nagel E, van Rossum AC, Fleck E (eds) Cardiovascular Magnetic Resonance. Springer-Verlag, Berlin
30. Lund GK, Stork A, Saeed M et al (2004) Acute myocardial infarction: evaluation of first-pass enhancement and delayed enhancement magnetic resonance imaging compared to ^{201}Tl SPECT imaging. Radiology 233:49-57
31. Wu KC, Zerhouni EA, Judd RM et al (1998) Prognostic significance of microvascular obstruction by magnetic resonance imaging in patients with acute myocardial infarction. Circulation 97:765-772
32. Gerber BL, Rochitte CE, Melin JA et al (2000) Microvascular obstruction and left ventricular remodeling early after acute myocardial infarction. Circulation 101:2734-2741
33. Taylor AJ, Al-Saadi N, Abdel-Aty H et al (2004) Detection of acutely impaired microvascular obstruction reperfusion after infarct angioplasty with magnetic resonance imaging. Circulation 109:2080-2085
34. Rochitte CE, Lima JAC, Bluemke DA et al (1998) Magnitude and time course of microvascular obstruction and time injury after acute myocardial infarction. Circulation 98:1006-1014
35. Wu KC, Kim RJ, Bluemke DA et al (1998) Quantification and time course of microvascular obstruction by contrast-enhanced echocardiography and magnetic resonance imaging following acute myocardial infarction and reperfusion. J Am Coll Cardiol 32:1756-1764
36. Nijveldt R, Beek AM, Hirsch A et al (2008) Functional recovery after acute myocardial infarction: comparison between angiography, electrocardiography and cardiovascular magnetic resonance imaging measures by microvascular injury. J Am Coll Cardiol 52:181-189
37. Yan AT, Shayne AJ, Brown KA et al (2006) Characterization of the peri-infarct zone by contrast-enhanced magnetic resonance imaging is a powerful predictor of post-infarct mortality. Circulation 114:32-39
38. Schmidt A, Azevedo CF, Cheng A et al (2007) Infarct time heterogeneity by magnetic resonance imaging identifies enhanced cardiac arrhythmias susceptibility in patients with left ventricular dysfunction. Circulation 115:2006-2012
39. Braat SH, de Swart H, Rigo P et al (1991) Value of tehnetium Mibi to detect short lasting episodes of severe myocardial ischemia and to estimate the area at risk during coronary angioplasty. Eur Heart J 12:30-33
40. Friedrich MG, Abdel-Aty H, Taylor A et al (2008) The salvaged area at risk in reperfused acute myocardial infarctionas visualized by cardiovasclar magnetic resonance. J Am Coll Cardiol 51:1581-1587
41. Aletras AH, Tilak GS, Natanzon A et al (2006) Retrospective determination of the area at risk for reperfusde acute myocardial infarction with T2-weighte cardiac magnetic resonance imaging: hystopathological displacement encoding with stimulated echoes (DENSE). Functional validations. Circulation 113:1865-1870
42. Masci PG, Ganame J, Strata E et al (2010) Myocardial slavage by cardiac magnetic resonance correlates with left ventricular remodeling and early ST-segment resolution in acute myocardial infarction. J Am Coll Cardiol Imag 3:45-51
43. Larose E, Ganz P, Reynolds HG et al (2007) Right ventricular dysfunction assessed by cardiovascular magnetic resonance imaging predicts poor prognosis late after myocardial infarction. J Am Coll Cardiol 49:855-862

Coronaro-RM

Francesco Secchi, Antonello Giardino, Francesco Sardanelli

9.1 Introduzione

La malattia coronarica (CAD, *Coronary Artery Disease*) è una delle maggiori cause di morte nel mondo occidentale. Negli USA nel 2005 rappresentava la maggiore singola causa di morte (445.687 decessi, pari a circa un quinto del totale annuale dei decessi). L'incidenza di attacchi cardiaci nuovi o ricorrenti è pari a circa 1.260.000 per anno e la prevalenza (ovvero i soggetti che hanno avuto almeno un episodio di angina nella loro vita) è pari a circa 16.800.000, lievemente maggiore (52%) nel sesso maschile [1]. Nel 1998 in Europa 600.000 persone sono decedute per CAD; circa il 50% di esse risultava asintomatico fino all'evento fatale [2]. L'incidenza aumenta con l'età ed è differente nei due sessi: nelle femmine è più bassa fino alla menopausa e sostanzialmente sovrapponibile a quella dei maschi dopo i 70 anni [2].

Gli effetti della riduzione di flusso associata alla stenosi coronarica possono essere valutati mediante molteplici test, quali elettrocardiogramma, studio della cinetica parietale con ecocardiografia o RM, studio della perfusione miocardica con RM o scintigrafia, eseguiti in condizioni basali e sotto stress fisico o farmacologico. Tuttavia, l'imaging diretto delle coronarie gioca un ruolo fondamentale per una corretta gestione clinica e terapeutica del paziente, anche in condizioni acute. Fino ad oltre dieci anni fa l'unica tecnica di imaging delle coronarie concretamente disponibile è stata la coronarografia, ossia lo studio angiografico selettivo transfemorale, modernamente eseguita con tecnica digitale sottrattiva. Questo approccio luminografico permane lo standard di riferimento non solo per gli insuperati (e probabilmente insuperabili) livelli di risoluzione spaziale [3], ma soprattutto per la possibilità di immediato passaggio dalla diagnosi di stenosi emodinamicamente significativa al trattamento con angioplastica e posizionamento di stent.

Con lo sviluppo di tecniche di imaging come la TC e la RM, in grado di visualizzare l'albero coronarico in modo meno invasivo, l'approccio alla patologia coronarica sta evolvendo. TC e RM si candidano alla valutazione diagnostica allorquando la probabilità di stenosi emodinamicamente significativa (ovvero stenosi con ostruzione del lume ≥50%) non sia elevata, mentre la coronarografia permane strumento fondamentale per la diagnosi ed il trattamento immediato delle stenosi altamente probabili. L'obiettivo di TC e RM è la riduzione del numero di coronarografie negative. In questa direzione grandi passi avanti sono stati fatti dalla coronaro-TC, sulla strada inizialmente aperta dalla *electron beam computed tomography*. Grazie alla tecnologia multistrato e ai dispositivi di sincronizzazione al tracciato elettrocardiografico *(ECG-gating)*, la TC è in grado di acquisire l'intero volume cardiaco in pochi secondi, visualizzando tutto l'albero coronarico. Sono state recentemente riportate, per le stenosi significative studiate con TC 64 strati in pazienti a basso rischio con dolore toracico, sensibilità del 99% e specificità del 95% [4]. Una recente metanalisi ha riportato, sempre per la TC 64 strati, sensibilità del 93% e specificità del 96% nella diagnosi di stenosi significative [5]. Tali performance diagnostiche spiegano il costante incremento del numero di indagini coronaro-TC eseguite su base annua, in particolare negli USA [3].

Al contrario, la RM ha da sempre incontrato rilevanti difficoltà tecniche nella valutazione dell'albero

---

F. Sardanelli (✉)
Università degli Studi di Milano, Dipartimento di Scienze Medico-Chirurgiche, IRCCS Policlinico San Donato, Servizio di Radiologia, San Donato Milanese, Milano

coronarico, fondamentalmente dovute a:
- ridotte dimensioni dei vasi coronarici rispetto alla risoluzione spaziale raggiungibile;
- decorso tortuoso e variabile delle coronarie;
- mobilità cardiaca;
- mobilità respiratoria.

Negli ultimi venti anni gli affinamenti tecnici sono stati molteplici ma, come vedremo, purtroppo i risultati non sono ancora sufficientemente affidabili e riproducibili. A differenza della coronaro-TC, la coronaro-RM non è ancora un'opzione reale nella pratica clinica (se non per indicazioni particolari), anche se certamente ha il vantaggio della minore invasività. La coronaro-TC comporta infatti l'esposizione a radiazioni ionizzanti e la somministrazione endovenosa di mezzo di contrasto (MdC) iodato.

Nei successivi paragrafi verranno illustrate tecniche e indicazioni cliniche della coronaro-RM.

9.2 Tecniche RM per lo studio delle coronarie

9.2.1 Sincronizzazione al tracciato ECG

Il problema maggiore nell'imaging cardiaco è dato dal movimento ciclico e rapido del cuore nello svolgimento della sua attività di pompa. Ciò non rappresenta un ostacolo in coronarografia, dove i tempi di esposizione sono talmente brevi (15-30 ms) che le arterie coronarie possono essere riprodotte in assenza di artefatti da movimento. In coronaro-RM, benché i tempi di acquisizione siano di gran lunga maggiori (circa 2,6 s per immagine se si usano sequenze a respiro trattenuto, 13 s per immagine con sequenze a respiro libero), la sincronizzazione ECG permette di "fotografare" il cuore in assenza di artefatti da movimento. L'onda R è assunta come "spartiacque elettrofisiologico" tra fase sistolica e diastolica al fine di ottenere immagini delle coronarie durante la fase di massimo riempimento luminale (la telediastole), utilizzando una finestra temporale pari a circa il 6% del ciclo cardiaco, ossia circa 30-50 ms su 700 ms [6]. Ovviamente, tanto più la finestra temporale è ridotta, tanto più "telediastoliche" e di elevata qualità saranno le immagini, ma tanto più prolungati saranno i tempi di acquisizione.

Esistono due modalità di sincronizzazione. Nel *gating prospettico* l'onda R viene usata come interruttore *(trigger)* per l'acquisizione di una serie di linee (ovvero un *segmento*) del K-spazio per ogni intervallo R-R. Limite del gating prospettico è la possibilità che l'ultima porzione della fase diastolica si collochi oltre la finestra temporale di acquisizione [7]. Nel *gating retrospettivo* si ha invece un'acquisizione cardiosincronizzata continua dalla quale vengono successivamente selezionati i dati relativi alla fase telediastolica. In caso di aritmia, con la modalità prospettica si allungano i tempi di acquisizione mentre con la modalità retrospettiva tende a degradarsi la qualità d'immagine [8].

Distinguiamo tecniche di studio a sangue bianco *(white blood)* o nero *(black-blood)*, a respiro trattenuto *(breath-hold)* o libero *(free breathing)*, bidimensionali (2D) o tridimensionali (3D), con o senza somministrazione endovenosa di MdC, variamente combinate. Attualmente, gli sviluppi hardware delle apparecchiature, in particolare l'elevata potenza ed i rapidi tempi di attivazione e disattivazione dei gradienti *(slew rate)*, come pure le bobine a radiofrequenza (RF) *phased-array* multicanale, hanno reso possibile lo studio dell'intero cuore mediante unica acquisizione 3D ad elevata risoluzione spaziale *(whole heart coronary angiography)*.

9.2.2 Tecniche a sangue bianco

Il sangue appare a segnale elevato, anche in assenza di MdC. Tali sequenze furono introdotte nel 1991 da Edelman e Coll. [9]. Si tratta di *Gradient-Echo* FLASH *(fast low-angle shot)* 2D che sfruttano il flusso di spin intravascolari completamente rilassati nel contesto degli spin stazionari dei tessuti circostanti. Con angoli di flip di 30-45° è necessario, al fine di annullare la magnetizzazione trasversale residua che determina la dipendenza dal T2*, un gradiente supplementare *(spoiler)* di cancellazione della magnetizzazione trasversale. Il segnale intravascolare è elevato quando il piano di acquisizione è perpendicolare al vaso d'interesse; quando il piano di acquisizione è obliquo o parallelo all'asse del vaso, il segnale intravascolare si riduce progressivamente. Discorso analogo vale per le 3D FLASH, introdotte successivamente [10].

Le sequenze di precessione libera allo stato stazionario o *balanced Steady-State Free Precession* (b-SSFP) (dette anche *true-FISP* in ambiente Siemens, balanced-TFE in ambiente Philips o FIESTA in ambiente General Electric) hanno stimolato l'interesse di diversi autori dopo il 2000 [11-13]. Rispetto alle

FLASH, esse consentono di ottenere un più elevato rapporto segnale/rumore (SNR, *Signal-to-Noise Ratio*) del flusso ematico laminare intravascolare ed endocardiaco. Queste sequenze includono una prima fase in cui un'opportuna successione di impulsi RF permette il raggiungimento dello stato stazionario ed una seconda fase costituita dalla vera e propria sequenza di acquisizione dei dati. Sono in origine sequenze gradient-echo, in cui la componente trasversale della magnetizzazione residua alla fine di ogni intervallo TR non viene annullata, bensì rifocalizzata in maniera tale da mantenere lo stato stazionario fino al TR successivo mediante un particolare gradiente di riavvolgimento *(rewinder)*, applicato nelle tre direzioni dello spazio, perfettamente bilanciato. L'effetto della rifocalizzazione dell'impulso a 90° sulla componente residua della magnetizzazione trasversale genera in questo modo un'eco di spin a partire da una sequenza gradient-echo, ottenendo immagini parzialmente dipendenti dal T2 (e non dal T2*), con scarsa suscettibilità agli artefatti da movimento. Tali sequenze sono inoltre caratterizzate da un elevato rapporto contrasto/rumore (CNR, *Contrast-to-Noise Ratio*) rispetto ai tessuti circostanti, grazie alla dipendenza ibrida dell'intensità di segnale dal rapporto T2/T1 ed al più alto T2/T1 del sangue, come in genere dei fluidi sia statici che in movimento non turbolento. In questo modo il segnale del sangue intravascolare è bianco sia nelle arterie che nelle vene, indipendentemente dall'asse del vaso rispetto al piano di acquisizione e dalla velocità di flusso, senza somministrazione endovenosa di MdC paramagnetico [14]. Grazie all'elevato SNR, sono ampiamente utilizzate come sequenze cardiache cinetiche. Nello studio delle coronarie utilizzano l'eccellente contrasto tra il lume vascolare ed il grasso circostante, che viene soppresso mediante preimpulso di saturazione spettrale (Fig. 9.1).

9.2.3 Tecniche a sangue nero

Si tratta di sequenze *fast spin-echo* (FSE) 3D ad alta risoluzione, a respiro libero. Il loro elevato SNR permette di utilizzare matrici di acquisizione con elevata risoluzione spaziale. Mediante l'applicazione di un doppio impulso di presaturazione *inversion-recovery* (IR) si ottiene la cancellazione del segnale proveniente dal sangue [15]. Aggiungendo un ulteriore impulso di presaturazione *(triple-IR)* si può annullare il segnale del grasso epicardico e aumentare così il CNR della parete coronarica rispetto al tessuto circostante. Ulteriori vantaggi sono la riduzione della suscettibilità alla turbolenza di flusso nelle aree di stenosi e la ridotta sensibilità agli artefatti ferromagnetici, tipica delle sequenze spin-echo. Il preciso ruolo di questa tecnica in pazienti con malattia coronarica è tuttora oggetto di studio (Fig. 9.2).

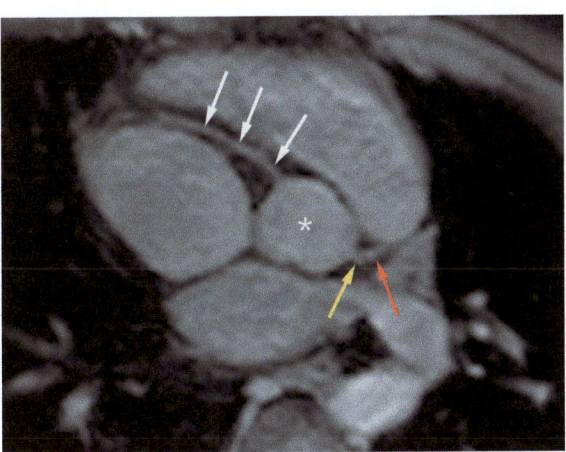

Fig. 9.1 Sequenza true-FISP *bright-blood* con *Navigator-Echo* e saturazione spettrale del grasso *(fat-sat)* in soggetto normale che mostra il bulbo aortico (*), l'origine e decorso della coronaria destra *(frecce bianche)*, il tronco comune *(freccia gialla)* e la discendente anteriore *(freccia rossa)*. Non visibile in questo strato la circonflessa

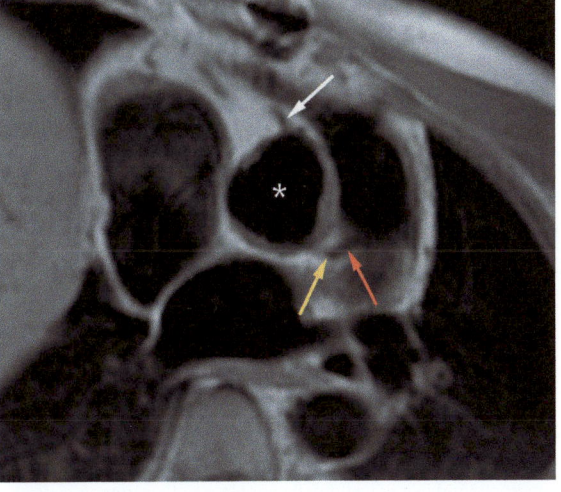

Fig. 9.2 Sequenza turbo-spin-echo *black-blood* a respiro trattenuto in soggetto normale. Si osservino il bulbo aortico (*), l'origine della coronaria destra *(freccia bianca)*, il tronco comune *(freccia gialla)* e la discendente anteriore *(freccia rossa)*

9.2.4 Tecniche a respiro libero

Utilizzano un trigger respiratorio prospettico che limita l'acquisizione del segnale soltanto alla fase espiratoria, permettendo di ridurre sostanzialmente gli artefatti da respiro [16]. Tali tecniche, dette *Navigator-Echo* (NE), si basano sull'analisi del segnale proveniente da un volume posizionato al passaggio toraco-addominale sulla cupola emidiaframmatica destra (sequenza RF 90-180°) con evidenziazione dell'interfaccia mobile tra parenchima polmonare ed epatico (Fig. 9.3) [17]. I dati delle diverse sequenze utilizzabili per lo studio delle coronarie sono acquisiti solo quando tale interfaccia si colloca all'interno di una finestra spaziale cranio-caudale prestabilita (di solito con spessore di 2-3 mm) [18]. Minore è tale finestra, maggiore è la qualità d'immagine, ma anche il tempo di acquisizione. La tecnica NE è stata applicata con sequenze 2D o 3D. Le 2D hanno il limite intrinseco determinato dalla difficoltà di rappresentare il decorso tridimensionale delle coronarie mentre le 3D acquisiscono un volume nel quale può decorrere un tratto più ampio del vaso [19, 20]. Le finestre temporali dei due gating (cardiaco e respiratorio) si devono combinare tra loro per consentire l'acquisizione. Ne risulta una scarsa efficienza della tecnica *(scan efficiency)*, espressa dal rapporto tra il numero di acquisizioni parziali effettuate ed il numero totale di battiti cardiaci necessari per completare l'acquisizione totale. Tale rapporto può essere migliorato istruendo il paziente ad effettuare respiri regolari, poco profondi e di ampiezza costante.

È importante considerare che durante l'atto respiratorio, lo spostamento del diaframma e quello delle coronarie non vanno di pari passo. Per eliminare del tutto gli artefatti che ne derivano occorrerebbe quindi un fattore di correzione che tenesse conto di entrambi, pari a 0,6 nella direzione cranio-caudale secondo Wang e coll. [21]. In ogni caso la *whole heart coronary angiography* e, comunque, lo studio coronaro-RM in pazienti non collaboranti deve necessariamente avvalersi della tecnica NE.

9.2.5 Tecniche a respiro trattenuto

Pur rappresentando l'approccio standard per l'imaging cardiaco, nell'impegnativo ambito dell'imaging delle coronarie la ridotta finestra temporale e la contemporanea necessità di elevata risoluzione spaziale limitano fortemente l'estensione del volume di acquisizione [22]. Lo studio delle coronarie è quindi effettuato mediante molteplici volumi parziali di circa 2-3 cm di spessore posizionati lungo il decorso delle arterie coronarie (Fig. 9.4), sulla base di ricostruzioni multiplanari di un localizzatore ottenuto in una singola acquisizione 3D a respiro trattenuto sull'intero volume cardiaco. La posizione del diaframma, e quindi del cuore, in apnee successive, può essere normalizzata combinando la tecnica 3D a respiro trattenuto con quella NE [23]. Queste tecniche riducono gli artefatti da movimento dovuti all'attività respiratoria; se il paziente è collaborante richiedono tempi totali di acquisizione brevi [24-29].

Permangono molteplici problemi di fondo in questo approccio: la necessità di una conoscenza a priori dell'anatomia coronarica del paziente (sussiste quindi il rischio di non individuare varianti anatomiche); la necessità di un controllo step-by-step di tutte le acquisizioni; la mancanza di una visione globale dell'albero coronarico; i tempi complessivi spesso non inferiori rispetto a quelli delle tecniche alternative [30].

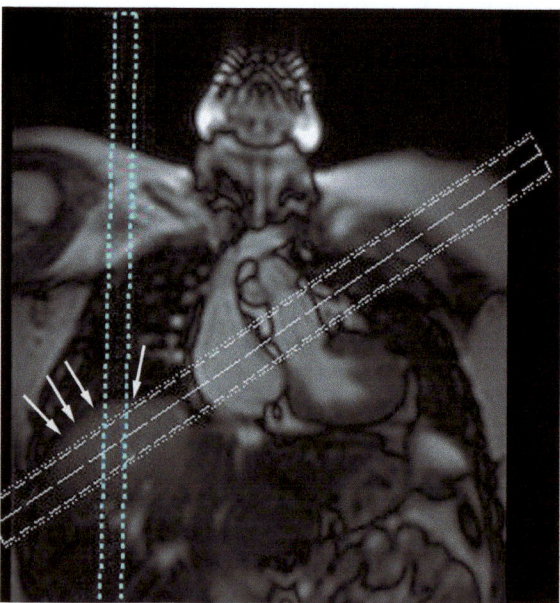

Fig. 9.3 *Navigator-Echo.* Si osservi il posizionamento del volume *(linea blu tratteggiata)* che consente il monitoraggio del passaggio toraco-addominale a livello della cupola emidiaframmatica destra *(frecce)* e il volume della sequenza d'acquisizione *(linee bianche tratteggiate)* posizionato sul bulbo aortico in modo da consentire la rappresentazione dell'origine e dei tratti prossimali delle coronarie

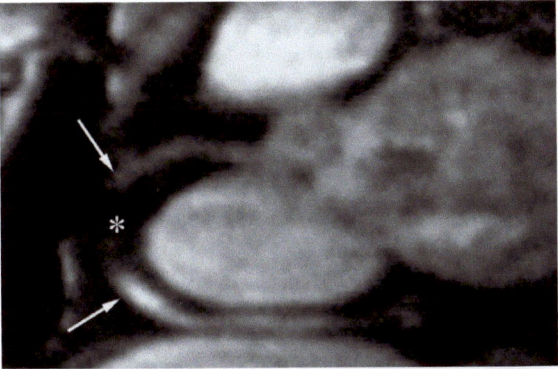

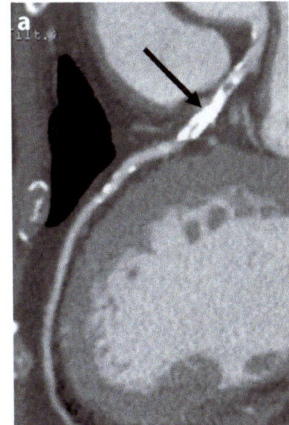 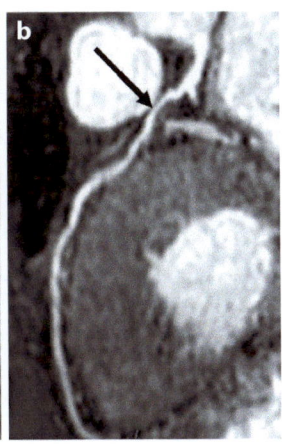

Fig. 9.5 a Ricostruzione coronaro-TC secondo un opportuno piano curvo per l'interventricolare anteriore: la marcata componente calcifica non permette di stabilire il grado di stenosi. **b** La ricostruzione coronaro-RM da studio volumetrico *whole heart coronary angiography* secondo un opportuno piano curvo consente la valutazione del grado di stenosi. Riprodotta da [32], con autorizzazione da John Wiley and Sons

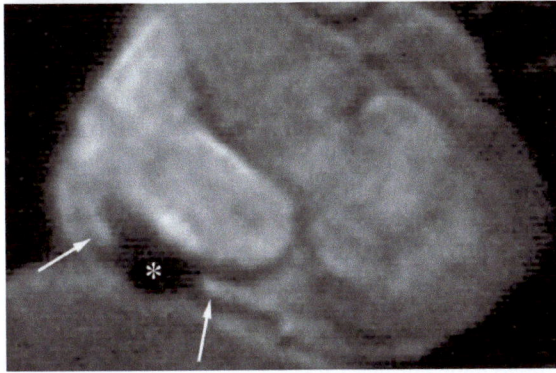

Fig. 9.4 Sequenza 2D *gradient-echo* a respiro trattenuto. Stent Palmaz-Shatz sulla coronaria destra. È riconoscibile l'artefatto ferromagnetico causato dallo stent (*). Le *frecce* mostrano il lume del vaso a monte e a valle dello stent. Riprodotta da [29], con autorizzazione da European Society of Radiology

9.2.6 Whole heart coronary angiography

Sfruttando una sequenza 3D SSFP a respiro libero, questo approccio offre la possibilità, a scapito di tempi prolungati di acquisizione, di incrementare la risoluzione spaziale, ridurre la finestra temporale di acquisizione durante il ciclo cardiaco (limitando gli artefatti) ed estendere il volume di acquisizione. È così possibile studiare l'intero volume cardiaco (ad esempio con 70-80 strati di circa 1,5 mm di spessore) e di retro-ricostruire spessori sottili fino a 0,75 mm lungo i piani utili alla rappresentazione dell'anatomia coronarica, anche curvi [31]. L'approccio volumetrico è del tutto analogo a quello della coronaro-TC e consente rappresentazioni per piani curvi e di superficie. Nel contesto delle indicazioni ci riferiremo alle potenzialità dell'approccio coronaro-RM con *whole heart coronary angiography* nello studio di pazienti con elevato carico di calcio coronarico (Fig. 9.5).

Con le tecniche a sangue bianco, segnale e contrasto intracoronarici possono essere incrementati mediante:

- somministrazione endovenosa di MdC paramagnetico [33] a distribuzione bicompartimentale vascolare-intestiziale o, più recentemente, ad esclusiva distribuzione intravascolare *(blood-pool)* [34];
- pre-impulsi di preparazione che sopprimano il segnale del tessuto adiposo *(fat-sat)*, del tessuto miocardico (T2=50 ms) o del flusso ematico venoso (T2 con saturazione di O_2 al 20%=35 ms), ma non quello proveniente dal sangue arterioso (T2=250 ms) [35].

Gli approcci allo studio delle coronarie con RM sono dunque molteplici e spesso procedono con un'evoluzione parallela, combinandosi tra loro. Attualmente nessuna tecnica ha conquistato un ruolo prevalente, anche se l'approccio *whole heart coronary angiography* a respiro libero, realizzabile in circa 10 minuti su apparecchiature performanti [20, 31, 32] sembra favorito.

9.3 Coronaro-RM versus coronaro-TC: una partita definitivamente chiusa?

Qual è il ruolo clinico della coronaro-RM? Rispetto al tema centrale, la CAD nota o sospetta, negli ultimi dieci anni lo sviluppo delle tecniche RM e la loro sperimentazione si è confrontato con l'onda inarrestabile dell'avvento della coronaro-TC, come sopra ricordato. Tale confronto ha visto un'affermazione, per ora indiscutibile, della coronaro-TC.

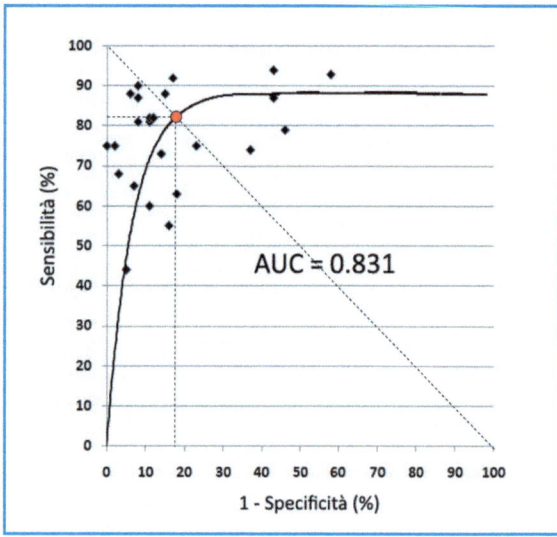

Fig. 9.6 *Summary ROC curve* che mostra le coppie di valori di sensibilità e specificità degli studi mostrati in Tabella 9.1. La curva è ottenuta mediante funzione esponenziale. AUC, *area under the curve*. Si noti come sul punto della curva che minimizza i falsi positivi e falsi negativi *(optimal cutpoint)* si ha sensibilità 83% e specificità 83%. L'indice di Yuden che misura l'attendibilità sulla base di tale ottimizzazione della soglia diagnostica è pari a J = 1 - (tasso dei falsi negativi + tasso dei falsi positivi) = 1 - (17% + 17%) = 66%

La RM è passata dalle sequenze 2D *breath-hold* nel 1993 [24, 25] ad un approccio 3D sempre con *breath-hold* [26-28]. Le sequenze più efficaci per migliorare la risoluzione spaziale sono quelle con NE utilizzate negli ultimi anni [20, 28]. Sensibilità e specificità possono essere desunte da numerosi studi, pubblicati tra il 1993 ed il 2009 [6, 10, 24-28, 36-50] con variabilità considerevole, come illustrato in Tabella 9.1. La Figura 9.6 mostra la distribuzione delle coppie di valori di sensibilità e specificità per gli studi riportati in Tabella 9.1 e la *summary receiver-operating-characteristic* (ROC), curva che abbiamo derivato dalla loro interpolazione. Quando nel 2000 Polak affermava su Radiology che "la RM è ben posizionata per divenire tecnica di screening nella CAD significativa" [51] esprimeva una speranza che non si è realizzata.

La metanalisi di Danias e coll. [50] ha analizzato nel 2004 i risultati ottenuti in 39 studi. Nell'analisi per segmento su 27 comparazioni in 25 studi su 993 pazienti è stata riscontrata una sensibilità del 73% (IC - intervallo di confidenza - 95%, 69-77%) ed una specificità dell'86% (IC 95%, 80-90%). L'analisi per vaso mostrava sensibilità e specificità del 75% e dell'85%. La sensibilità risultava 69% per il tronco comune, 79% per la discendente anteriore e 71% per la coronaria destra mentre era pari al solo 61% per la circonflessa, probabilmente per il vicino decorso della vena e la maggior distanza dalla bobina di superficie. La specificità risultava rispettivamente del 91%, 81%, 84% ed 85%. L'analisi per paziente mostrava sensibilità e specificità complessive dell'88% e del 56%. La scarsa specificità per paziente, rilevante sul piano clinico perché induce a coronarografie inutili [52], indica che i falsi positivi porterebbero ad ulteriori indagini, probabilmente invasive, nel 44% dei pazienti privi di lesioni significative. Ciò evidenzia i limiti che si pongono all'uso clinico della coronaro-RM.

Nel 2005 Kefer e coll. [44] hanno confrontato coronaro-RM e coronaro-TC 16 strati con disegno intraindividuale e reference standard coronarografico. Alla valutazione visiva, sensibilità, specificità ed accuratezza della RM sono risultate 75%, 77% e 77%, quelle della TC 82%, 79% e 80%, senza differenze significative (si tenga conto delle ridotte dimensioni del campione, costituito da soli 52 pazienti). Tuttavia all'analisi quantitativa, l'area sottesa alla curva ROC è risultata 83% per la RM e 92% per la TC, con differenza altamente significativa (p<0,001). Se consideriamo che la RM è stata confrontata con la TC a soli 16 strati, ci rendiamo conto del gap tra le due tecnologie.

Risultati non dissimili sono stati ottenuti nel 2007 da Ozgun e coll. [47] per un confronto analogo della RM con TC 16 strati (115 segmenti in 27 pazienti). I segmenti esclusi per bassa qualità d'immagine sono risultati il 7% (RM) rispetto al 3% (TC), ma un ulteriore 15% è risultato non valutabile alla TC per la presenza di calcio. Sui segmenti valutati, la sensibilità della RM è stata 85%, quella della TC 96%, la specificità 88% e 96%, l'accuratezza 87% e 96%, rispettivamente. È da notare che la RM ha fornito una corretta diagnosi nel 67% dei segmenti esclusi alla TC per la presenza di calcio. Lo stesso gruppo di autori [48] ha confermato questi risultati in un'altra esperienza su 20 pazienti con

Tabella 9.1 Sensibilità e specificità di studi RM delle coronarie (analisi per segmento)

Tecnica	Autori [voce bibliografica]	Anno	Rivista	Pazienti	Sensibilità %	Specificità %
2D breath-hold	Manning WJ et al [24]	1993	New Engl J Med	39	90	92
	Duerinckx AJ et al [25]	1994	Radiology	20	63	82
3D breath-hold	Van Geuns RJ et al [26]	2000	Radiology	38	68	97
	Regenfus M et al [27]	2000	JACC	50	94	57
	Regenfus M et al [28]	2002	Am J Cardiol	32	87	92
3D navigator-echo	Woodard PK et al [36]	1998	AJR Am J Roentgenol	10	73	n/a
	Sandstede JJ et al [10]	1999	AJR Am J Roentgenol	30	81	89
	Lethimonnier F et al [37]	1999	Magn Reson Imaging	20	65	93
	Huber A et al [38]	1999	AJR Am J Roentgenol	20	79	54
	Sardanelli F et al [6]	2000	Radiology	42	82	89
	Kim WY et al [39]	2001	New Engl J Med	109	93	42
	Regenfus M et al [28]	2002	Am J Cardiol	32	60	89
	Wittlinger T et al [40]	2002	Int J Cardiovasc Imaging	25	75	100
	Sommer T et al [41]	2002	Rofo	107	74	63
	Weber C et al [42]	2002	Eur Radiol	11	88	94
	Bogaert J et al [43]	2003	Radiology	21	44 / 55*	95 / 84*
	Kefer J et al [44]	2005	JACC	52	75	77
	Kim YJ et al [45]	2006	Korean J Radiol	21	81	92
	McCarthy RM et al [46]	2007	Invest Radiol	33	87	57
	Ozgun M et al [47]	2007	Acad Radiol	27	88	85
	Maintz D et al [48]	2007	Acta Radiol	20	82	88
	Oncel D et al [20]	2008	Diagn Interv Radiol	18	75	98
3D navigator-echo con 3T e MdC	Yang Q et al [49]	2009	JACC	69	92	83
Tecniche diverse (metanalisi)	Danias et al [50]	2004	JACC	993	73	86

* Secondo lettore

un più elevato tasso di esclusione di segmenti sia per la RM che per la TC (accuratezza delle due tecniche 87% e 93%, rispettivamente).

In sostanza l'affermazione della coronaro-TC è attualmente quasi senza appello in virtù dei brevi tempi di esecuzione, della semplicità della procedura e dell'interpretazione e di superiori livelli di risoluzione spaziale, qualità delle immagini e riproducibilità. Anche la valutazione degli stent coronarici vede un vantaggio relativo della TC (che pure sconta ancora le difficoltà dovute alla presenza di artefatti intraluminali che limitano la possibilità di valutare la presenza di iperplasia neointimale [3]). L'esame RM può essere eseguito dopo 6-8 settimane dall'impianto [29, 53], ma la valutazione del lume intrastent è resa praticamente impossibile dall'artefatto ferromagnetico causato dallo stent stesso, variabile a seconda della lega metallica e delle dimensioni dello stesso. Buoni risultati relativi al solo giudizio di pervietà sono stati ottenuti con sequenze cine *Gradient-Echo* a respiro trattenuto [29] (Fig. 9.4). Le sequenze *velocity-encoded* per calcolare la riserva di flusso coronarico sono un'utile tecnica ancora oggetto di studio [54].

Tuttavia, come vedremo, anche per lo studio delle coronarie sussistono spazi per la RM. Ovviamente la RMC ha al suo attivo la possibilità di acquisire, senza esporre il paziente a radiazioni ionizzanti, informazioni ineguagliabili relative a funzionalità sistolica, diastolica e valvolare, vitalità miocardica, ecc. Tutto ciò, però, comporta tempi-esame relativamente prolungati e limita quindi la possibilità di estendere lo studio all'anatomia coronarica, laddove l'accuratezza è ridotta. Si noti peraltro che lo studio funzionale cinetico è oggi realizzabile anche con TC, ma con incremento dell'esposizione a radiazioni ionizzanti [55]. Inoltre, come recentemente dimostrato da Schlosser e coll. [56], la frazione di eiezione calcolata con TC in pazienti beta-bloccati è inferiore a quella calcolata con RM senza somministrazione di beta-bloccanti.

Occorre infine considerare che lo sviluppo della cardio-TC dovrebbe ruotare fondamentalmente intorno all'ulteriore incremento del numero di corone di detettori (oggi siamo già a 320 [43]) verso il flat-panel [58], con possibili miglioramenti della qualità di immagine che dovranno però essere sempre controbilanciati da criteri radioprotezionistici. Gli sviluppi futuri della RM coronarica sono invece meno prevedibili, anche perché proprio l'avvento della coronaro-TC ha probabilmente contribuito ad un relativo rallentamento dell'evoluzione tecnologica della coronaro-RM da parte delle aziende produttrici. Non è possibile escludere che la partita possa riaprirsi. Una possibilità sono i nuovi apparecchi ad alto campo (3 T e oltre) che migliorano la risoluzione spaziale [59] e, in associazione con infusione lenta di MdC ad alta relassività, riducono marcatamente i tempi di scansione della coronaro-RM fino a 5 minuti [60]. L'introduzione di bobine a 32 canali produce un aumento del SNR di circa il 40% con netto incremento della visualizzazione delle coronarie distali [61] in combinazione con l'imaging parallelo [62] mentre la somministrazione di MdC intravascolare *(blood pool)* incrementa ulteriormente la risoluzione di contrasto in 3D *whole heart coronary angiography* [63].

9.4 Indicazioni alla coronaro-RM

Le principali indicazioni allo studio delle coronarie con RM sono elencate in Tabella 9.2, suddivise tra quelle

Tabella 9.2 Indicazioni alla coronaro-RM

Indicazioni alla coronaro-RM come indagine di prima istanza

1. Sospetto o esclusione di origini anomale delle arterie coronarie (inclusa la valutazione delle coronarie nella patologia congenita cardiaca)
2. Vasculiti delle arterie coronarie (malattia di Kawasaki)
3. Sospetto o esclusione di anomalie venose del cuore

Indicazioni alla coronaro-RM come indagine di seconda-terza istanza

4. Bypass (alternativa a coronaro-TC e coronarografia)
5. Fistole arterovenose coronariche (alternativa a coronarografia)
6. Bridging miocardico (dopo coronarografia o coronaro-TC)
7. Studio non invasivo delle coronarie in pazienti con elevato carico di calcio (alternativa a coronarografia e coronaro-TC)

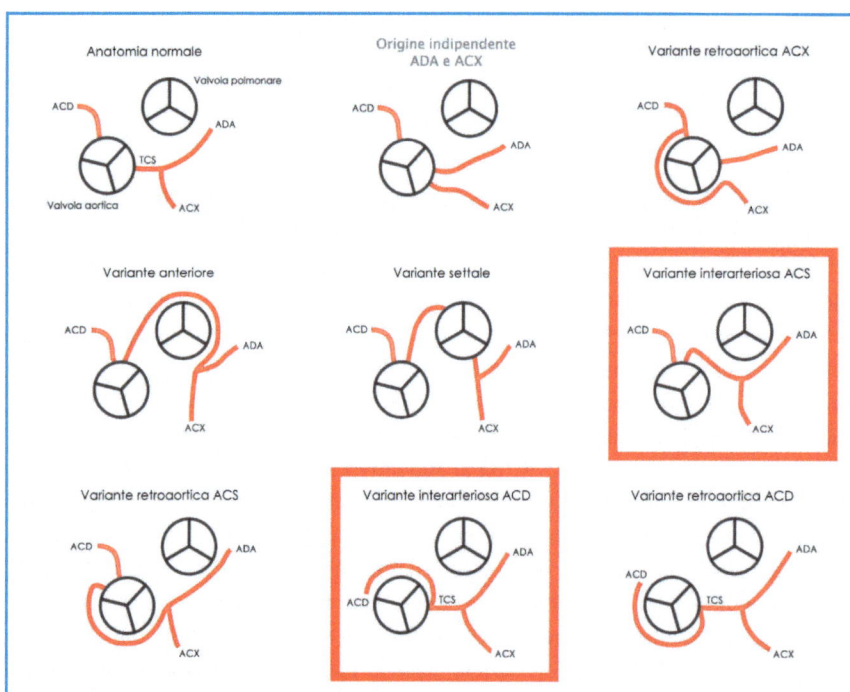

Fig. 9.7 Schema delle principali anomalie d'origine delle arterie coronarie. Nei *riquadri rossi* sono rappresentate le anomalie "maligne" con decorso interarterioso tra aorta e arteria polmonare. *ACD*, arteria coronaria destra; *ACS*, arteria coronaria sinistra; *ACX*, arteria circonflessa; *ADA*, arteria discendente anteriore; *TCS*, tronco comune sinistro

nelle quali la RM dovrebbe essere eseguita in prima istanza e quelle nelle quali dovrebbe invece essere considerata come indagine alternativa o complementare.

9.4.1 Anomalie d'origine delle coronarie

L'origine anomala delle coronarie costituisce un problema clinico rilevante. Tale condizione può infatti causare morte improvvisa, anche in giovani asintomatici.

Tra i pazienti con patologia cardiaca congenita l'incidenza è pari allo 0,3-0,9 % [64]. Le varianti anatomiche sono molteplici, come illustrato nello schema in Figura 9.7 e negli esempi nelle Figure 9.8–9.12.

Le anomalie che possono causare morte improvvisa sono quelle caratterizzate dal decorso di una coronaria tra l'efflusso aortico e quello polmonare con possibile compressione del vaso ed ischemia miocardica. Durate attività sportiva con tachicardia e aumento della richiesta

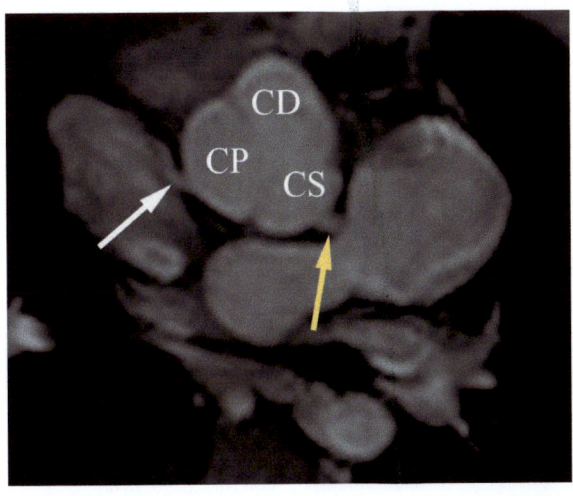

Fig. 9.8 Origine anomala della coronaria destra *(freccia bianca)* dalla cuspide posteriore *(CP)* e non dalla cuspide destra *(CD)*. Variante non maligna riportata anche in Figura 9.7. Regolare origine della coronaria sinistra *(freccia gialla)* dalla cuspide di sinistra *(CS)*. Sequenza true-FISP *bright-blood* con *Navigator-Echo*

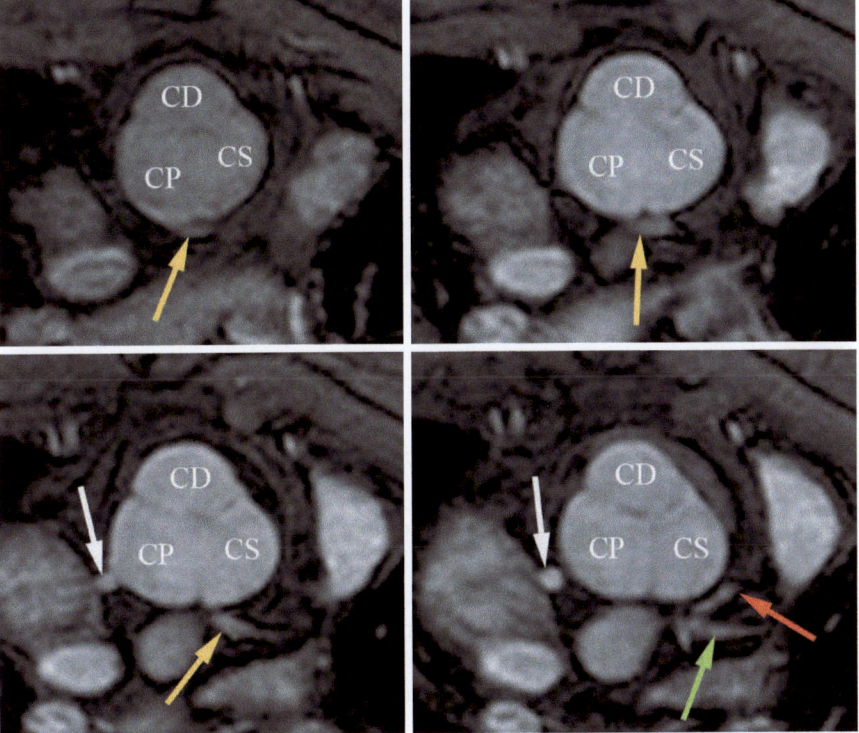

Fig. 9.9 Origine anomala della coronaria destra *(freccia bianca)* e del tronco comune sinistro *(freccia gialla)* dalla cuspide posteriore *(CP)*. Si riconosce anche il tratto prossimale dell'arteria circonflessa *(freccia verde)* e dell'arteria discendente anteriore *(freccia rossa)*. *CS,* cuspide sinistra; *CD,* cuspide destra. Variante non maligna, non riportata in Figura 9.7. Sequenza true-FISP *bright-blood* con *Navigator-Echo*

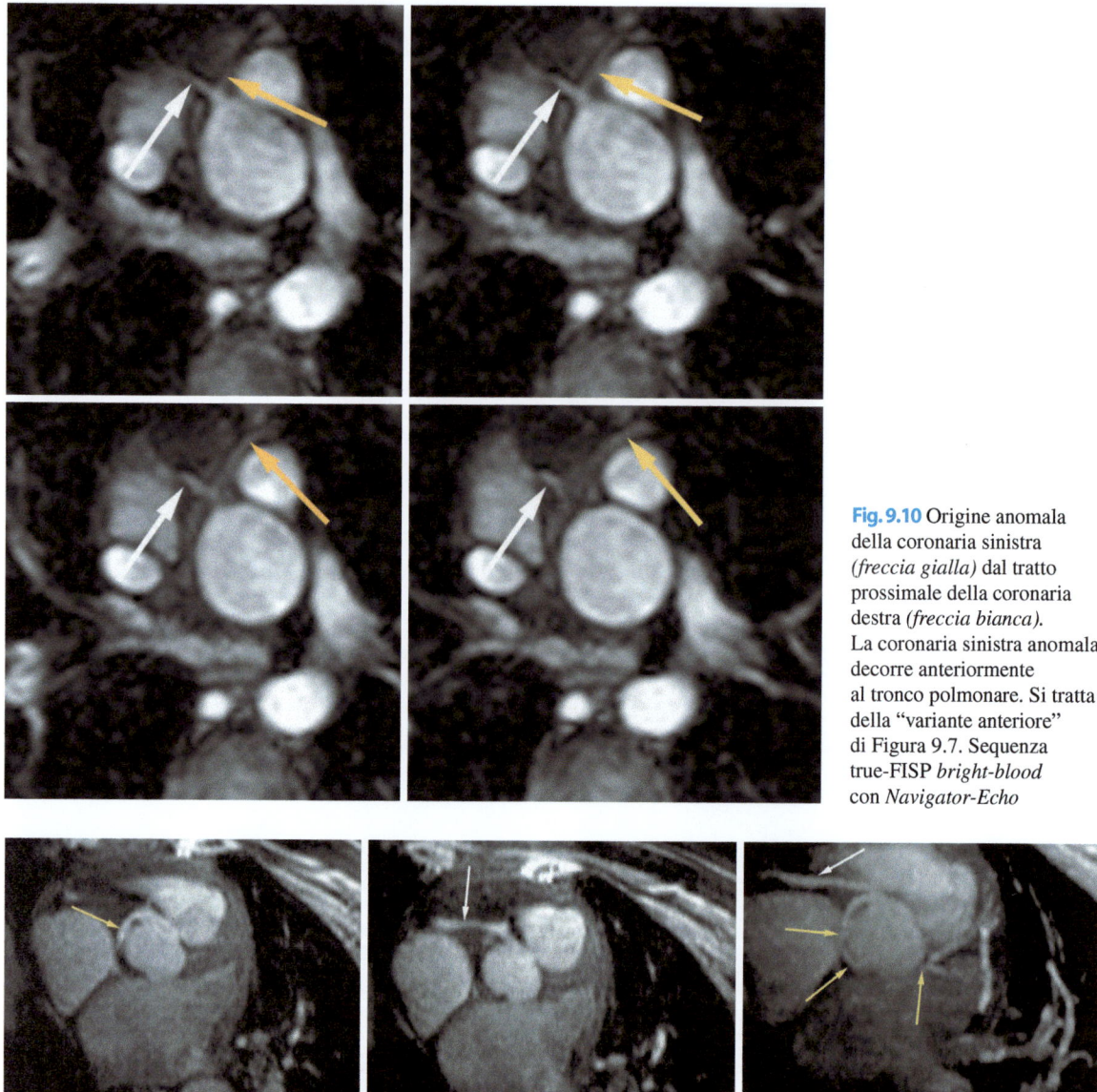

Fig. 9.10 Origine anomala della coronaria sinistra *(freccia gialla)* dal tratto prossimale della coronaria destra *(freccia bianca)*. La coronaria sinistra anomala decorre anteriormente al tronco polmonare. Si tratta della "variante anteriore" di Figura 9.7. Sequenza true-FISP *bright-blood* con *Navigator-Echo*

Fig. 9.11 Origine anomala della coronaria sinistra *(freccia gialla)* dal tratto prossimale della coronaria destra *(freccia bianca)*. La coronaria sinistra anomala decorre posteriormente alla radice aortica. Si tratta della "variante retroaortica ACS" di Figura 9.7. Sequenza true-FISP *bright-blood* con *Navigator-Echo*

metabolica miocardia la compressione coronarica può risultare fatale. In questi casi la visualizzazione RM 3D dei segmenti coronarici prossimali può essere più informativa di quella 2D della coronarografia [65]. La giovane età dei pazienti induce a preferire la RM alla TC per motivi radioprotezionistici.

Tra le anomalie coronariche è bene ricordare anche l'origine anomala dell'arteria coronaria di sinistra dall'arteria polmonare (ALCAPA *syndrome* o sindrome di *Bland-White-Garland*) che presenta un flusso invertito verso l'arteria polmonare (shunt sinistro-destro) [66, 67]. In assenza di correzione chirurgica, questa patologia è correlata con una mortalità infantile molto elevata.

La RM gioca un ruolo fondamentale in questi pazienti poiché permette una valutazione non invasiva dell'origine delle arterie coronarie. I criteri di appropriatezza del 2006 indicavano infatti la RM come tecnica di primo livello per questa indicazione [68].

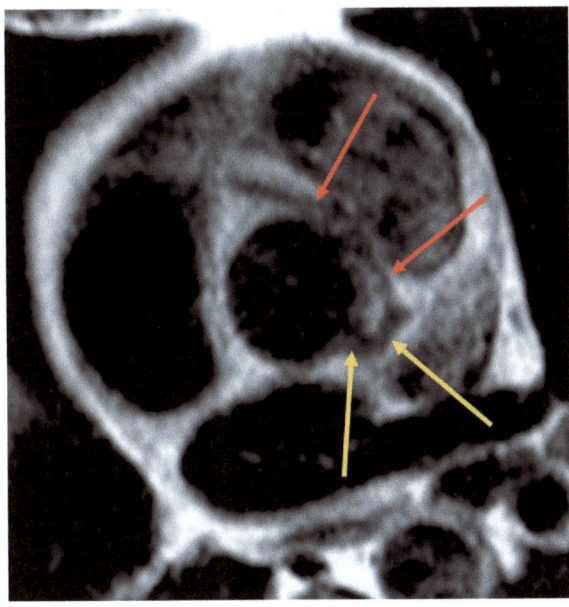

Fig. 9.12 Anomalia d'origine "maligna" con decorso interarterioso della coronaria destra *(frecce rosse)* dal tronco comune *(frecce gialle)*. Si tratta della "variante maligna interarteriosa ACD" di Figura 9.7. Sequenza turbo-spin-echo *black-blood* a respiro trattenuto

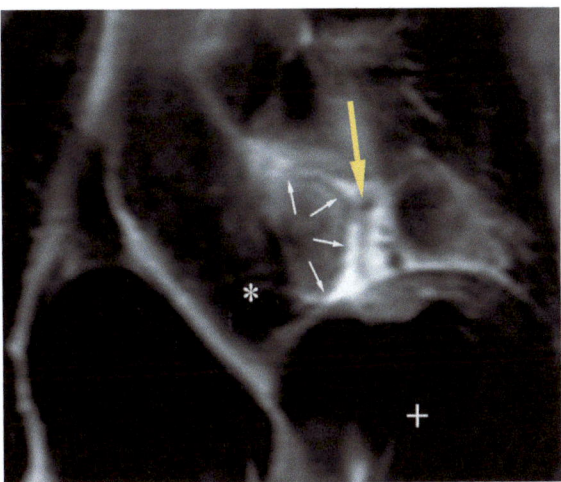

Fig. 9.13 Arterite di Kawasaki. Aneurisma all'origine della coronaria sinistra *(frecce bianche)* con brusca riduzione di calibro distale *(freccia gialla)*. Radice aortica (*), ventricolo sinistro (+). Sequenza turbo spin-echo *black-blood*

9.4.2 Malattia di Kawasaki e aneurismi delle coronarie

La malattia di Kawasaki, o sindrome muco-cutanea linfonodale, è una grave vasculite sistemica che determina lo sviluppo di aneurismi delle arterie coronarie nel 25% dei casi. I sintomi principali sono stato febbrile e infiammazione mucosa. L'eziologia è ignota [69]. Gli aneurismi coronarici possono ingrandirsi progressivamente, incrementando il rischio di trombosi e stenosi. La valutazione degli aneurismi coronarici è quindi fondamentale per la stratificazione del rischio e la terapia. In questi pazienti, spesso di età inferiore ai 10 anni, la coronarografia presenta notevoli rischi data la sua invasività e l'esposizione a radiazioni ionizzanti. Spesso il sospetto diagnostico può essere chiarito mediante esame ecocardiografico, che permette di valutare gli aneurismi di maggiori dimensioni nei bambini. Il follow-up con ecocardiografia diventa sempre più difficile con la crescita dei piccoli pazienti: per valutare aneurismi di dimensioni ridotte in pazienti giovani l'esame ecocardiografico risulta insufficiente ed è perciò necessario ricorrere alla RM [70-72] (Fig. 9.13). La TC è senz'altro in grado di dare informazioni accurate, ma l'elevato numero di esami necessari nel follow-up e la giovane età dei pazienti ne sconsigliano l'utilizzo. In un recente studio di Greil e coll. [71] è stato dimostrato in 6 pazienti con malattia di Kawasaki come la RM con sequenze 3D SSFP NE dia informazioni sovrapponibili a quelle fornite dalla coronarografia. L'utilizzo della RM in pazienti con malattia di Kawasaki permette anche di studiare, con sequenze cinetiche e con sequenze per la valutazione del *delayed enhancement* dopo somministrazione di MdC paramagnetico, l'eventuale evoluzione stenotica e, quindi, ischemica.

9.4.3 Anomalie venose del cuore

La conoscenza dell'anatomia delle vene cardiache è rilevante ai fini dell'effettuazione di procedure interventistiche quale la resincronizzazione (CRT, *cardiac resincronization therapy*), utilizzata in associazione alla terapia medica in pazienti affetti da cardiopatia congestizia con scompenso ventricolare sinistro. La CRT, oltre che per via toracotomica (epicardica), può essere realizzata per via trans-settale (endocardica), ma l'approccio oggi più utilizzato e meno gravato da rischi procedurali è il cateterismo del seno venoso coronario [73]. Tuttavia, i lunghi tempi procedurali, l'elevata dose di radiazioni ionizzanti, nonché la possibilità di fallimento della procedura giocano a favore di un preliminare studio non invasivo al fine di identificare i rami venosi adiacenti ad aree miocardiche sane, pertanto

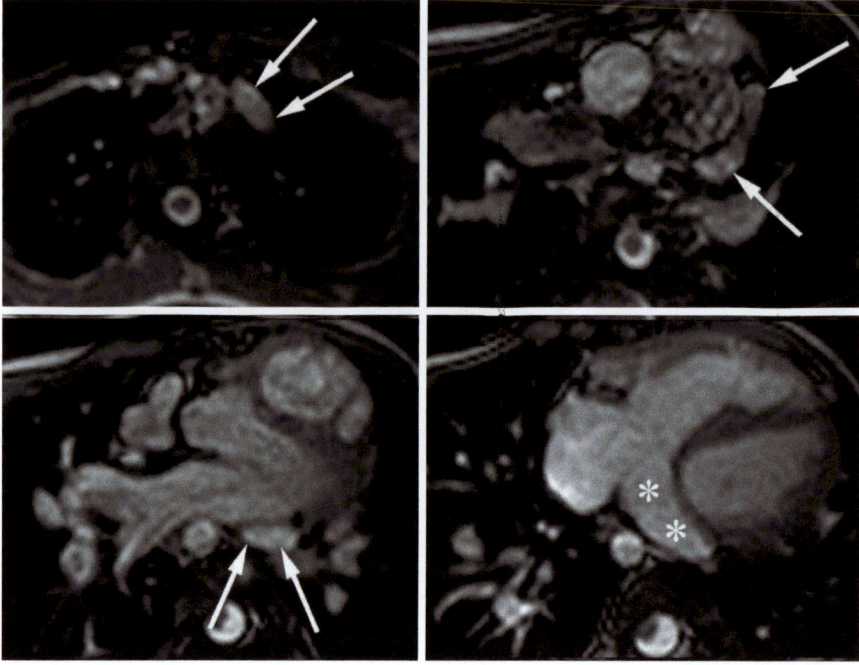

Fig. 9.14 Ritorno venoso anomalo. La vena cava sinistra persistente *(frecce)* si continua nel seno venoso coronarico ectasico (*). Sequenza true-FISP *bright-blood*

effettivamente stimolabili. La tecnica che soddisfa criteri quali la non invasività, la valutazione morfologico-funzionale dell'albero venoso e del rapporto che lo stesso contrae con aree fibro-cicatriziali e/o discinetiche, è senz'altro la RM. Le vene coronarie presentano infatti dimensioni maggiori rispetto alle arterie e quindi pongono minori esigenze di risoluzione spaziale. Tuttavia, essendo un sistema a bassa pressione, dotato di elasticità, sono soggette a notevoli variazioni durante il ciclo cardiaco e, di conseguenza, sono meglio indagabili durante la sistole. Inoltre, il sistema venoso contiene sangue deossigenato (con T2 pari a circa 35 ms contro i 225 ms del sangue arterioso) che rende impraticabili le sequenze basate sulla preparazione della magnetizzazione T2.

Nezafat e coll. [74] hanno sviluppato una tecnica che utilizza il trasferimento di magnetizzazione (MT, *magnetization transfer),* che sfrutta l'interscambio dinamico tra acqua libera e legata, eccitando preventivamente quest'ultima mediante un preimpulso RF opportunamente sintonizzato. Ciò induce una parziale riduzione del segnale dell'acqua libera ottenuto con il successivo impulso di eccitazione. È possibile in tal modo ridurre il segnale proveniente dai tessuti stazionari. Attraverso il processo di *magnetization exchange* a partire dalla differente magnetizzazione tra l'acqua e le macromolecole miocardiche, la soppressione del segnale miocardico senza perdita di segnale nel pool ematico determina un aumento del contrasto tra vene e miocardio, mantenendo invariato il SNR. Gli stessi autori hanno dimostrato la maggior efficacia delle sequenze GRE rispetto alle SSFP nell'aumentare il contrasto e nel ridurre la presenza di artefatti [74]. In un recente studio, l'acquisizione lungo la parete laterale del ventricolo sinistro con sequenze *whole-heart* ha permesso una migliore visualizzazione dei rami venosi comunemente utilizzati nelle procedure CRT [75].

L'anatomia del sistema venoso cardiaco ed extracardiaco può subire variazioni in particolare in pazienti con patologie congenite. Una variante relativamente comune è la persistenza della cava superiore sinistra che drena direttamente nel seno venoso coronario, ectasico (Fig. 9.14).

9.4.4 Bypass

Il bypass aorto-coronarico, arterioso o venoso, è un intervento molto utilizzato nei pazienti con stenosi coronarica. Questa procedura cardiochirurgica riduce l'incidenza di angina e mortalità [76]. La RM permette di valutare in modo ottimale la pervietà dei bypass [77-79] (Figg. 9.15, 9.16). I bypass hanno infatti dimensioni tali da non porre problemi di risoluzione spaziale e

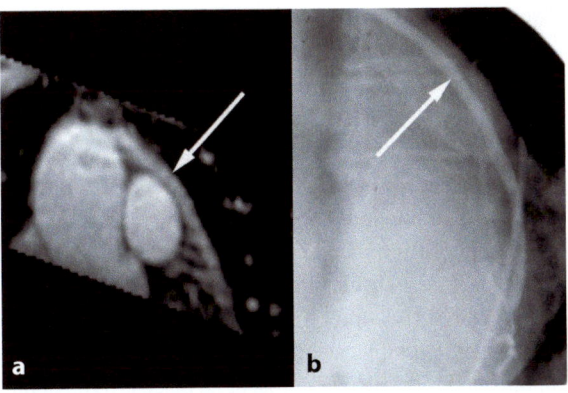

Fig. 9.15 Bypass venoso pervio *(frecce)* su un ramo diagonale della discendente anteriore. **a** 3D *bright-blood* con *Navigator-Echo*. **b** Coronarografia. Riprodotto da [78], con autorizzazione

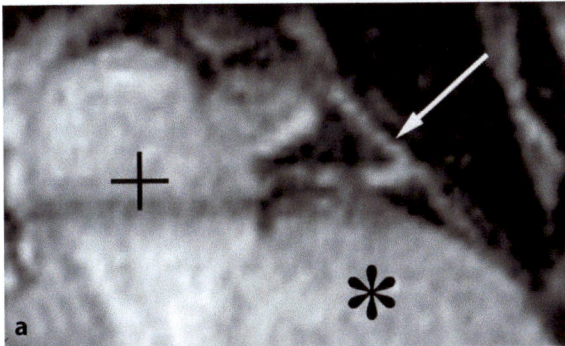

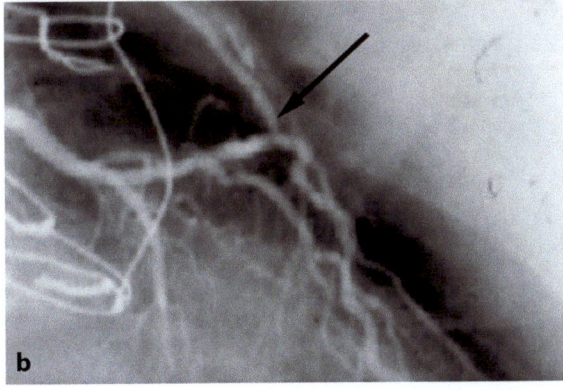

Fig. 9.16 Bypass venoso pervio *(frecce)* sulla discendente anteriore. **a** 3D *bright-blood* con *Navigator-Echo*; (+) atrio sinistro; (*) ventricolo sinistro. **b** Coronarografia. Riprodotto da [78], con autorizzazione

sono meno soggetti al movimento cardiaco rispetto alle coronarie native. Oltre alle sequenze morfologiche utilizzate per le coronarie, i bypass sono studiabili anche con sequenze flussimetriche per stabilire l'entità di eventuali stenosi con il calcolo del gradiente [80], in modo analogo a quanto si realizza routinariamente nello studio della coartazione aortica [81]. Il problema insorge nel momento in cui la riacutizzazione della sintomatologia non è causata da una stenosi del bypass, ma dall'evoluzione della patologia delle coronarie native. In questo caso la TC è superiore alla RM in quanto riesce a valutare sia la stenosi del bypass sia l'evoluzione della malattia coronarica nell'albero a valle dello stent e nelle altre arterie coronariche.

9.4.5 Fistole arterovenose

Le fistole arterovenose delle coronarie possono essere sia congenite, sia acquisite [82]. Quelle congenite sono generalmente isolate; quelle acquisite sono causate da infezioni o traumi, oppure iatrogene. Nella maggior parte dei casi le fistole drenano nelle camere di destra o direttamente nelle strutture venose cardiache, determinando uno shunt sinistro-destro. Raramente terminano nelle camere di sinistra. Più lo shunt è importante, più è frequente la formazione di aneurismi delle coronarie. Se non trattate, le fistole arterovenose con shunt importante possono evolvere in ischemia miocardica o endocarditi infettive. Al contrario, se lo shunt è piccolo le fistole possono essere del tutto asintomatiche. Nonostante la tecnica standard per la valutazione delle malformazioni arterovenose sia la coronarografia, la RM con le sequenze 3D permette una buona valutazione dei complessi dettagli anatomici [83]. Inoltre, con sequenze *phase-contrast* è possibile quantificare l'entità dello shunt e con sequenze cinetiche si possono calcolare i volumi cardiaci [84].

9.4.6 Bridging miocardico

Il bridging intramiocardico, ovvero il decorso nel contesto della parete miocardica di un segmento di arteria coronarica, si presenta clinicamente con angina, disfunzione ventricolare sinistra, talvolta infarto e morte improvvisa. Frequentemente è interessata la discendente anteriore. È ben valutabile con RM [85], oltre che con TC. In coronarografia il ramo coinvolto da bridging viene comunemente diagnosticato con il riscontro dell'effetto *milking* (ovvero con segni di stenosi e disomogeneità di flusso limitati alla fase sistolica). Le tecniche tomografiche permettono una miglior valutazione del tessuto miocardico circostante. La RM con sequenze con impulso di preparazione T2 permette di aumentare il contrasto tra coronarie e miocardio. Anche in questo caso, come per i bypass, il limite della RM rispetto alla TC è la risoluzione spaziale non sufficiente a valutare i rami coronarici più distali.

9.4.7 Studio non invasivo delle coronarie in pazienti con elevato carico di calcio

È infine da considerare la possibilità, sopra menzionata, di rappresentare mediante coronaro-RM il lume vascolare in segmenti coronarici calcifici non valutabili con TC [32, 47, 86] (Fig. 9.5). Liu e coll. [86] hanno riportato i risultati di uno studio dedicato su 18 pazienti con almeno una placca calcifica (calcium score >100). Coronaro-RM e coronaro-TC (64 strati) sono state messe a confronto con la coronarografia. Quest'ultima ha individuato 12 stenosi significative in 33 segmenti calcifici. La sensibilità è risultata del 75-83% (intervallo su tre lettori) per la RM e 67-83% per la TC, la specificità 71-81% e 43-52%, l'area sottesa alla curva all'analisi ROC 0,82-0,85 e 0,63-0,68, rispettivamente (p=0,030). Ciò indica che nelle situazioni cliniche nelle quali sia necessario uno studio non invasivo delle coronarie in pazienti con elevato calcium score coronarico la RM può essere proposta quale alternativa alla TC.

9.5 Conclusioni

Il vantaggio nello studio delle coronarie conquistato sul campo dalla cardio-TC nell'ultimo decennio è indiscutibile. Tale espansione si è accompagnata ad un rallentato sviluppo delle tecniche RM e della ricerca clinica ad esse dedicata. Occorre infine tenere presente la maggiore difficoltà tecnica e interpretativa della RM rispetto alla TC.

Nonostante questo quadro generale, la coronaro-RM si propone quale tecnica non invasiva con alcuni campi di applicazione definiti. Ci riferiamo in primis allo studio dell'origine delle coronarie, anche in soggetti asintomatici, al fine di prevenire casi di morte improvvisa, ad esempio in giovani atleti. Altre indicazione rilevanti sono il follow-up di pazienti con malattia di Kawasaki e lo studio delle anomalie venose del cuore.

Nello studio delle stenosi coronariche la RM non può oggi competere con la TC, se non nei pazienti con elevato calcium score. Le prospettive dell'imaging delle coronarie non sono tuttavia limitate alla sola rilevazione e quantificazione delle stenosi. La sfida all'imaging è fornire informazioni sulla parete del vaso, ovvero caratterizzare la placca. In questo ambito la RM potrà forse giocare le sue carte migliori. La TC è già oggi in grado di determinare se la placca sia a maggior componente lipidica, fibrotica o calcifica. La RM potrebbe invece valutare anche il suo stato edematoso, infiammatorio o necrotico. Le sequenze T2-pesate possono evidenziare segnale elevato dato dalla componente edematosa [87, 88]. Dopo somministrazione di MdC paramagnetico è possibile stabilire con la tecnica del *delayed enhancement* il grado di necrosi della placca [89]. Alcuni studi in vitro hanno dimostrato la specificità di alcuni mezzi di contrasto specifici per i processi necrotici [90].

L'evoluzione in atto è quindi dalla luminografia coronarica, per la quale la risoluzione spaziale della coronarografia resta assolutamente superiore a quelle di RM (e TC), allo studio di parete ed alla caratterizzazione di placca. In questo ambito la competizione è ancora aperta e non limitata a RM e TC. L'ecografia endovascolare (IVUS, *intravascular ultrasound*) [91] e la tomografia a coerenza ottica (OCT, *optical coherence tomography*) [92] sono alternative con approccio intravascolare di grande interesse. Resta alla RM il vantaggio strategico della non invasività.

Bibliografia

1. American Heart Association. Dallas, Texas. http://www.americanheart.org/presenter.jhtml?identifier=4591
2. Selwyn AP, Braunwald (1995) Cardiopatia ischemica. In: E Harrison (ed) Principi di Medicina Interna. 13th ed., McGraw Hill, Milano, pp 1227-1236
3. Sardanelli F, Quarenghi M, Papini GDE et al (2007) Evoluzione tecnologica della tomografia computerizzata e applicazioni cliniche in cardiologia. Hospital&Public Health 1:6-13
4. Gallagher MJ, Ross MA, Raff GL (2007) The diagnostic accuracy of 64-slice computed tomography coronary angiography compared with stress nuclear imaging in emergency department low-risk chest pain patients. Ann Emerg Med 49:125-136
5. Vanhoenacker PK, Heijenbrok-Kal MH, Van Heste R et al (2007) Diagnostic performance of multidetector CT angiography for assessment of coronary artery disease: meta-analysis. Radiology 244:419-428
6. Sardanelli F, Molinari G, Zandrino F et al (2000) Three-dimensional, navigator-echo MR coronary angiography in detecting stenoses of the major epicardial vessels, with conventional coronary angiography as the standard of reference. Radiology 214:808-814
7. Boxerman JL, Mosher TJ, McVeigh ER et al (1998) Advanced MR imaging techniques for evaluation of the heart and great vessels. Radiographics 18:543-564

8. Sievers B, Addo M, Kirchberg S et al (2005) Impact of the ECG gating method on ventricular volumes and ejection fractions assessed by cardiovascular magnetic resonance imaging. J Cardiovasc Magn Reson 7:441-446
9. Edelman RR, Manning WJ, Burstein D et al (1991) Coronary arteries: breath-hold MR angiography. Radiology 181:641-643
10. Sandstede J, Pabst T, Kenn W et al (1999) 3-dimensional MR coronary angiography in the navigator technic for the primary diagnosis of coronary heart disease: a comparison with conventional coronary angiography. Rofo 170:269-274
11. Deshpande VS, Shea SM, Laub G et al (2001) 3D magnetization-prepared true-FISP: a new technique for imaging coronary arteries. Magn Reson Med 46:494-502
12. Giorgi B, Dymarkowski S, Rademakers FE et al (2002) Single coronary artery as cause of acute myocardial infarction in a 12-year-old girl: a comprehensive approach with MR imaging. AJR Am J Roentgenol 179:1535-1537
13. Spuentrup E, Bornert P, Botnar RM et al (2002) Navigator-gated free-breathing three-dimensional balanced fast field echo (TrueFISP) coronary magnetic resonance angiography. Invest Radiol 37:637-642
14. Iozzelli A, D'Orta G, Aliprandi A et al (2008) The value of true-FISP sequence added to conventional gadolinium-enhanced MRA of abdominal aorta and its major branches. Eur J Radiol 14 [Epub ahead of print]
15. Simonetti OP, Finn JP, White RD et al (1996) "Black blood" T2-weighted inversion-recovery MR imaging of the heart. Radiology 199:49-57
16. Firmin D, Keegan J (2001) Navigator echoes in cardiac magnetic resonance. J Cardiovasc Magn Reson 3:183-193
17. Chuang ML, Chen MH, Khasgiwala VC et al (1997) Adaptive correction of imaging plane position in segmented k-space cine cardiac MRI. J Magn Reson Imaging 7:811-814
18. Wang Y, Ehman RL (2000) Retrospective adaptive motion correction for navigator-gated 3D coronary MR angiography. J Magn Reson Imaging 11:208-214
19. Regenfus M, Ropers D, Achenbach S et al (2002) Comparison of contrast-enhanced breath-hold and free-breathing respiratory-gated imaging in three-dimensional magnetic resonance coronary angiography. Am J Cardiol 90:725-730
20. Oncel D, Oncel G, Türko lu I (2008) Accuracy of MR coronary angiography in the evaluation of coronary artery stenosis. Diagn Interv Radiol 14:153-158
21. Wang Y, Grimm RC, Rossman PJ et al (1995) 3D coronary MR angiography in multiple breath-holds using a respiratory feedback monitor. Magn Reson Med 34:11-16
22. Wielopolski PA, Manning WJ, Edelman RR (1995) Single breath-hold volumetric imaging of the heart using magnetization-prepared 3-dimensional segmented echo planar imaging. J Magn Reson Imaging 5:403-409
23. Stuber M, Botnar RM, Danias PG et al (1999) Double-oblique free-breathing high resolution three-dimensional coronary magnetic resonance angiography. J Am Coll Cardiol 34:524-531
24. Manning WJ, Edelman RR (1993) Magnetic resonance coronary angiography. Magn Reson Q 9:131-151
25. Duerinckx AJ, Urman MK (1994) Two-dimensional coronary MR angiography: analysis of initial clinical results. Radiology 193:731-738
26. van Geuns RJ, Wielopolski PA, de Bruin HG et al (2000) MR coronary angiography with breath-hold targeted volumes: preliminary clinical results. Radiology 217:270
27. Regenfus M, Ropers D, Achenbach S et al (2000) Noninvasive detection of coronary artery stenosis using contrast-enhanced three-dimensional breath-hold magnetic resonance coronary angiography. J Am Coll Cardiol 36:44-50
28. Regenfus M, Ropers D, Achenbach S et al (2002) Comparison of contrast-enhanced breath-hold and free-breathing respiratory-gated imaging in three-dimensional magnetic resonance coronary angiography. Am J Cardiol 90:725-730
29. Sardanelli F, Zandrino F, Molinari G et al (2002) MR evaluation of coronary stents with navigator echo and breath-hold cine gradient-echo techniques. Eur Radiol 12:193-200
30. Botnar RM, Stuber M, Danias PG et al (1999) A fast 3D approach for coronary MRA. J Magn Reson Imaging 10:821-825
31. Weber OM, Martin AJ, Higgins CB (2003) Whole-heart steady-state free precession coronary artery magnetic resonance angiography. Magn Reson Med 50:1223-1228
32. Sakuma H (2007) Magnetic resonance imaging for ischemic heart disease. J Magn Reson Imaging 26:3-13
33. Goldfarb JW, Edelman RR (1998) Coronary arteries: breath-hold, gadolinium-enhanced, three-dimensional MR angiography. Radiology 206:830-834
34. Fink C, Goyen M, Lotz J (2007) Magnetic resonance angiography with blood-pool contrast agents: future applications. Eur Radiol [Suppl 2]:B38-44
35. Botnar RM, Stuber M, Danias PG et al (1999) Improved coronary artery definition with T2-weighted, free-breathing, three-dimensional coronary MRA. Circulation 99:3139-3148
36. Woodard PK, Li D, Haacke EM et al (1998) Detection of coronary stenoses on source and projection images using three-dimensional MR angiography with retrospective respiratory gating: preliminary experience. AJR Am J Roentgenol 170:883-888
37. Lethimonnier F, Furber A, Morel O et al (1999) Three-dimensional coronary artery MR imaging using prospective real-time respiratory navigator and linear phase shift processing: comparison with conventional coronary angiography. Magn Reson Imaging 17:1111-1120
38. Huber A, Nikolaou K, Gonschior P et al (1999) Navigator echo-based respiratory gating for three-dimensional MR coronary angiography: results from healthy volunteers and patients with proximal coronary artery stenoses. AJR Am J Roentgenol 173:95-101
39. Kim WY, Danias PG, Stuber M et al (2001) Coronary magnetic resonance angiography for the detection of coronary stenoses. N Engl J Med 345:1863-1869
40. Wittlinger T, Voigtländer T, Rohr M et al (2002) Magnetic resonance imaging of coronary artery occlusions in the navigator technique. Int J Cardiovasc Imaging 18:203-211
41. Sommer T, Hofer U, Hackenbroch M et al (2002) Submillimeter 3D coronary MR angiography with real-time navigator correction in 107 patients with suspected coronary artery disease. Rofo 174:459-466
42. Weber C, Steiner P, Sinkus R et al (2002) Correlation of 3D MR coronary angiography with selective coronary angiography: feasibility of the motion-adapted gating technique. Eur Radiol 12:718-726
43. Bogaert J, Kuzo R, Dymarkowski S et al (2003) Coronary

artery imaging with real-time navigator three-dimensional turbo-field-echo MR coronary angiography: initial experience. Radiology 226:707-716
44. Kefer J, Coche E, Legros G et al (2005) Head-to-head comparison of three-dimensional navigator-gated magnetic resonance imaging and 16-slice computed tomography to detect coronary artery stenosis in patients. J Am Coll Cardiol 46:92-100
45. Kim YJ, Seo JS, Choi BW et al (2006) Feasibility and diagnostic accuracy of whole heart coronary MR angiography using free-breathing 3D balanced turbo-field-echo with SENSE and the half-fourier acquisition technique. Korean J Radiol 7:235-2342
46. McCarthy RM, Deshpande VS, Beohar N et al (2007) Three-dimensional breathhold magnetization-prepared TrueFISP: a pilot study for magnetic resonance imaging of the coronary artery disease. Invest Radiol 42:665-670
47. Ozgun M, Rink M, Hoffmeier A et al (2007) Intraindividual comparison of 3D coronary MR angiography and coronary CT angiography. Acad Radiol 14:910-916
48. Maintz D, Ozgun M, Hoffmeier A et al (2007) Whole-heart coronary magnetic resonance angiography: value for the detection of coronary artery stenoses in comparison to multislice computed tomography angiography. Acta Radiol 48:967-973
49. Yang Q, Li K, Liu X et al (2009) Contrast-enhanced whole-heart coronary magnetic resonance angiography at 3.0-T: a comparative study with X-ray angiography in a single center. J Am Coll Cardiol 54:69-76
50. Danias PG, Roussakis A, Ioannidis JP (2004) Diagnostic performance of coronary magnetic resonance angiography as compared against conventional X-ray angiography: a meta-analysis. J Am Coll Cardiol 44:1867-1876
51. Polak JF (2000) MR coronary angiography: are we there yet? Radiology 214:649-650
52. Sardanelli F, Di Leo G (2009) Biostatistics for radiologists planning, performing, and writing a radiologic study. Springer-Verlag Italia, Milano, pp 30-31
53. Gerber TC, Fasseas P, Lennon RJ et al (2003) Clinical safety of magnetic resonance imaging early after coronary artery stent placement. J Am Coll Cardiol 42:1295-1298
54. Saito Y, Sakuma H, Shibata M et al (2001) Assessment of coronary flow velocity reserve using fast velocity-encoded cine MRI for noninvasive detection of restenosis after coronary stent implantation. J Cardiovasc Magn Reson 3:209-214
55. Orakzai SH, Orakzai RH, Nasir K et al (2006) Assessment of cardiac function using multidetector row computed tomography. J Comput Assist Tomogr 30:555-563
56. Schlosser T, Mohrs OK, Magedanz A et al (2007) Assessment of left ventricular function and mass in patients undergoing computed tomography (CT) coronary angiography using 64-detector-row CT: comparison to magnetic resonance imaging. Acta Radiol 48:30-35
57. Hein PA, Romano VC, Lembcke A et al (2009) Initial experience with a chest pain protocol using 320-slice volume MDCT. Eur Radiol 19:1148-1155
58. Kalra MK, Brady TJ (2008) Current status and future directions in technical developments of cardiac computed tomography. J Cardiovasc Comput Tomogr 2:71-80
59. Ohyama K, Kubo H, Harada M et al (2008) Comparison of 3 Tesla whole heart coronary MRA (WHCA) with 1.5 Tesla. Nippon Hoshasen Gijutsu Gakkai Zasshi 64:1540-1546
60. Bi X, Carr JC, Li D (2007) Whole-heart coronary magnetic resonance angiography at 3 Tesla in 5 minutes with slow infusion of Gd-BOPTA, a high-relaxivity clinical contrast agent. Magn Reson Med 58:1-7
61. Niendorf T, Hardy CJ, Giaquinto RO (2006) Toward single breath-hold whole-heart coverage coronary MRA using highly accelerated parallel imaging with a 32-channel MR system. Magn Reson Med 56:167-176
62. Jin H, Zeng MS, Ge MY (2009) A study of in vitro and in vivo MR of free-breathing whole-heart 3D coronary angiography using parallel imaging. Int J Cardiovasc Imaging 25 [Suppl 1]:121-129
63. Paetsch I, Huber ME, Bornstedt A (2004) Improved three-dimensional free-breathing coronary magnetic resonance angiography using gadocoletic acid (B-22956) for intravascular contrast enhancement. J Magn Reson Imaging 20:288-293
64. Click RL, Holmes DR Jr, Vlietstra RE et al (1989) Anomalous coronary arteries: location, degree of atherosclerosis and effect on survival-a report from the coronary artery surgery study. J Am Coll Cardiol 13:531-537
65. Bunce NH, Lorenz CH, Keegan J et al (2003) Coronary artery anomalies: assessment with free-breathing three-dimensional coronary MR angiography. Radiology 227:201-208
66. Molinari G, Balbi M, Bertero G et al (1995) Magnetic resonance imaging in Bland-White-Garland syndrome. Am Heart J 129:1040-1042
67. Peña E, Nguyen ET, Merchant N et al (2009) ALCAPA syndrome: not just a pediatric disease. Radiographics 29:553-565
68. Hendel RC, Patel MR, Kramer CM et al (2006) ACCF/ACR/SCCT/SCMR/ASNC/NASCI/SCAI/SIR 2006 appropriateness criteria for cardiac computed tomography and cardiac magnetic resonance imaging: a report of the American College of Cardiology Foundation/American College of Radiology, Society of Cardiovascular Computer Tomography, Society for Cardiovascular Magnetic Resonance, American Society of Nuclear Cardiology, North American Society for Cardiac Imaging, Society for Cardiovascular Angiography and Interventions, and Society of Interventional Radiology. J Am Coll Radiol 48:1475-1497
69. Harnden A, Takahashi M, Burgner D (2009) Kawasaki disease. BMJ 338:b1514. doi: 10.1136/bmj.b1514
70. Molinari G, Sardanelli F, Zandrino F et al (2000) Coronary aneurysms and stenosis detected with magnetic resonance coronary angiography in a patient with Kawasaki disease. Ital Heart J 15:368-371
71. Greil GF, Seeger A, Miller S et al (2007) Coronary magnetic resonance angiography and vessel wall imaging in children with Kawasaki disease. Pediatr Radiol 37:666-673
72. Oncel D, Oncel G (2009) The contribution of MR coronary angiography to the diagnosis of a left anterior descending artery aneurysm in a patient with Kawasaki disease. Turk Kardiyol Dern Ars 37:193-196
73. Cleland JG, Daubert JC, Erdmann E et al (2005) The effect of cardiac resynchronization on morbidity and mortality in heart failure. N Engl J Med 352:1539-1549
74. Nezafat R, Han Y, Peters D et al (2007) Coronary magnetic resonance vein imaging: imaging contrast, sequence, and timing. Magn Reson Med 58:1196-1206
75. Stoeck CT, Han Y, Peters DC et al (2009) Whole heart ma-

gnetization-prepared steady-state free precession coronary vein MRI. J Magn Reson Imaging 29:1293-1299
76. Myers WO, Blackstone EH, Davis K et al (2009) CASS Registry long term surgical survival. Coronary Artery Surgery Study. J Am Coll Cardiol 33:488-498
77. Langerak SE, Kunz P, de Roos A et al (1999) Evaluation of coronary artery bypass grafts by magnetic resonance imaging. J Magn Reson Imaging 10:434-441
78. Molinari G, Sardanelli F, Zandrino F et al (2000) Value of navigator echo magnetic resonance angiography in detecting occlusion/patency of arterial and venous, single and sequential coronary bypass grafts. Int J Card Imaging 16:149-160
79. Langerak SE, Vliegen HW, de Roos A et al (2002) Detection of vein graft disease using high-resolution magnetic resonance angiography. Circulation 105:328-333
80. Galjee MA, van Rossum AC, Doesburg T et al (1996) Quantification of coronary artery bypass graft flow by magnetic resonance phase velocity mapping. Magn Reson Imaging 14:485-493
81. Secchi F, Iozzelli A, Papini GD et al (2009) MR imaging of aortic coarctation. Radiol Med 114:524-537
82. Walker F, Webb G (2001) Congenital coronary artery anomalies: the adult perspective. Coron Artery Dis 12:599-604
83. Weaver JC, McCrohon JA, Rees D et al (2009) Multivessel coronary-ventricular fistulae and ischaemia on cardiac MRI. Int J Cardiol Jan 23 [Epub ahead of print]
84. Parga JR, Ikari NM, Bustamante LN et al (2004) Case report: MRI evaluation of congenital coronary artery fistulae. Br J Radiol 77:508-511
85. Kelle S, Thouet T, Tangcharoen T et al (2006) Anatomical and functional evaluation of myocardial bridging on the left anterior descending artery by cardiovascular magnetic resonance imaging. J Cardiovasc Magn Reson 8:755-757
86. Liu X, Zhao X, Huang J et al (2007) Comparison of 3D free-breathing coronary MR angiography and 64-MDCT angiography for detection of coronary stenosis in patients with high calcium scores. AJR Am J Roentgenol 1896:1326-1332
87. Lombardo A, Rizzello V, Natale L et al (2009) Magnetic resonance imaging of carotid plaque inflammation in acute coronary syndromes: a sign of multisite plaque activation. Int J Cardiol 136:103-105
88. Li D, Fayad ZA, Bluemke DA (2009) Can contrast-enhanced cardiac magnetic resonance assess inflammation of the coronary wall? JACC Cardiovasc Imaging 2:589-591
89. Maintz D, Ozgun M, Hoffmeier A et al (2006) Selective coronary artery plaque visualization and differentiation by contrast-enhanced inversion prepared MRI. Eur Heart J 27:1732-1736
90. Krombach GA, Higgins CB, Günther RW et al (2002) MR contrast media for cardiovascular imaging. Rofo 174:819-829
91. Kalidindi SR, Tuzcu EM, Nicholls SJ (2007) Role of imaging end points in atherosclerosis trials: focus on intravascular ultrasound. Int J Clin Pract 61:951-962
92. Gonzalo N, Serruys PW, Okamura T et al (2009) Optical coherence tomography patterns of stent restenosis. Am Heart J 158:284-293

Cardiomiopatie

10

Francesco De Cobelli, Elena Belloni, Antonio Esposito, Alessandro Del Maschio

10.1 Introduzione

Le cardiomiopatie (CMP) costituiscono un eterogeneo gruppo di patologie associate a disfunzione cardiaca, secondo la definizione fornita dalla Task Force della WHO-ISFC nel 1995 [1]. Le cardiomiopatie sono state classificate in: dilatativa (CMD), ipertrofica (CMI), restrittiva (CMR), aritmogena del ventricolo destro (MAVD), nel gruppo delle cardiomiopatie specifiche (CMS); infine, il gruppo delle cardiomiopatie non classificabili include i casi che non rientrano negli altri gruppi, e che quindi sono stati esclusi dalla classificazione stessa (Tabella 10.1) [1].

Tabella 10.1 Classificazione delle cardiomiopatie secondo la Task Force della WHO-ISFC

- Cardiomiopatia dilatativa
- Cardiomiopatia ipertrofica
- Cardiomiopatia restrittiva
- Cardiomiopatia aritmogena del ventricolo destro
- Cardiomiopatie specifiche
  - ischemica
  - ipertensiva
  - valvolare
  - infiammatoria
  - metabolica
  - tossica
  - peripartum
  - secondaria a patologie sistemiche
- (Cardiomiopatie non classificabili)

L'ecocardiografia rappresenta la tecnica di imaging di primo livello per lo studio delle cardiomiopatie, in considerazione della non invasività, della facilità di reperimento sul territorio e dei bassi costi. Tuttavia, i limiti legati alla finestra acustica non sempre ottimale, in alcuni casi, possono ostacolare la visualizzazione di ampie aree miocardiche [2, 3].

La risonanza magnetica cardiaca (RMC) è una metodica di imaging caratterizzata da multiplanarietà, multiparametricità e non invasività, che permette una valutazione accurata e riproducibile di morfologia, funzione, perfusione e vitalità miocardica in una sola seduta d'esame [3, 4]. L'appropriatezza e l'utilità delle informazioni fornite dalla RMC nello studio delle cardiomiopatie sono anche sottolineate nel *Consensus Panel Report* sulle indicazioni cliniche della RMC, recentemente pubblicato [5]. Numerosi studi negli ultimi anni, fra cui una recente review [6], hanno enfatizzato il ruolo della RMC, in particolare con la tecnica del *late enhancement* (LE), nella diagnosi differenziale di diverse forme di cardiomiopatie e nella stratificazione del rischio, per esempio di morte improvvisa, dei pazienti affetti da cardiomiopatia. Nel corso del presente capitolo, l'argomento verrà approfondito nelle sezioni dedicate alle differenti cardiomiopatie.

10.2 Cardiomiopatia dilatativa

La cardiomiopatia dilatativa (CMD) è associata a dilatazione e disfunzione del ventricolo sinistro (VS) o di entrambi i ventricoli. Lo spessore delle pareti può essere normale o ridotto, ma è sempre presente aumento dei volumi telediastolico e telesistolico, con associata riduzione della frazione di eiezione (FE). Possono essere evidenziabili anche dilatazione atriale e disfun-

F. De Cobelli (✉)
Dipartimento di Radiologia, IRCCS Ospedale San Raffaele,
Università Vita-Salute San Raffaele, Milano

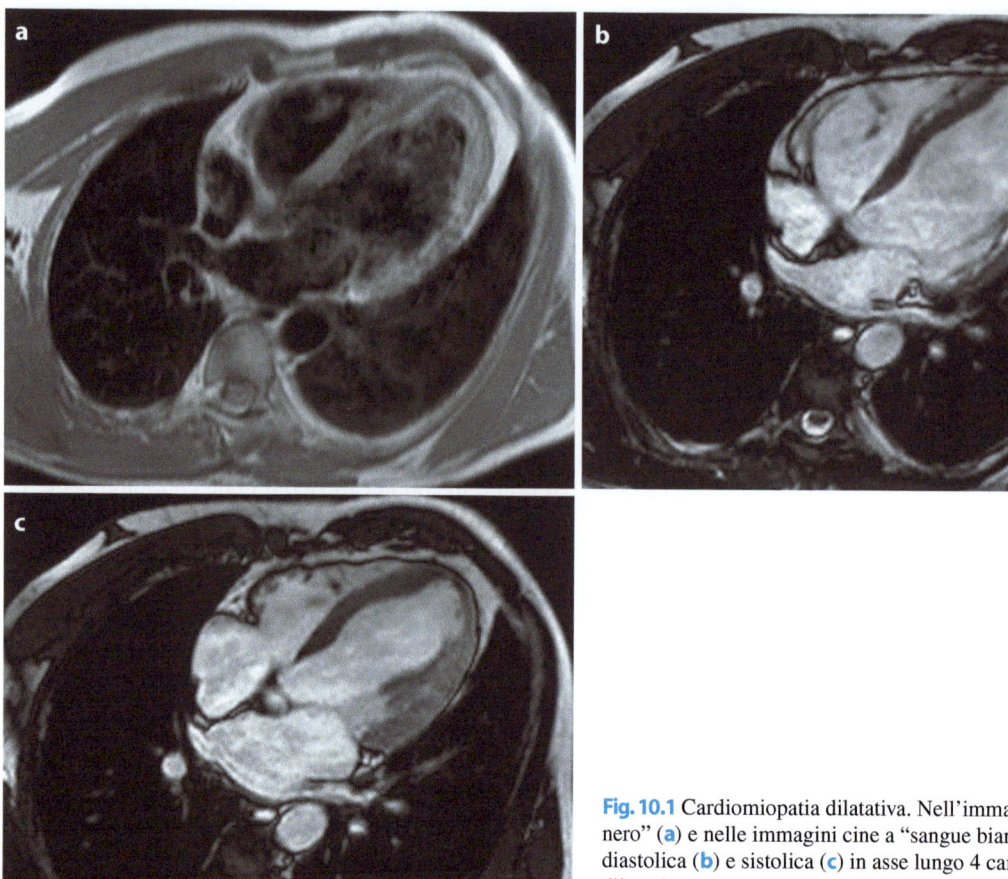

Fig. 10.1 Cardiomiopatia dilatativa. Nell'immagine a "sangue nero" (**a**) e nelle immagini cine a "sangue bianco" in fase diastolica (**b**) e sistolica (**c**) in asse lungo 4 camere si osserva dilatazione del ventricolo sinistro con pareti solo lievemente ridotte di spessore e con ridotta funzione sistolica con ipocinesia di tutte le pareti e discinesia del setto interventricolare

zione valvolare. La presentazione clinica della patologia è di solito caratterizzata dai segni e sintomi dello scompenso cardiaco progressivo e la prognosi a lungo termine è scadente [7, 8]. L'eziologia della CMD non è ancora stata compresa a fondo, ma attualmente si ritiene che, accanto ad una percentuale di casi definiti "idiopatici", si possano individuare cause ischemiche, genetiche/familiari, virali, immunologiche, tossiche o, ancora, si ritiene che la CMD debba essere considerata secondaria a patologie cardiovascolari con disfunzione miocardica che non possa essere causata da danno ischemico o aumento dei carichi volumetrici [1, 9-11].

Nelle immagini morfologiche "a sangue nero" (*black-blood*, BB), l'elemento più caratterizzante è l'aumento dimensionale delle camere cardiache accompagnato, in alcuni casi, da assottigliamento parietale (Figg. 10.1, 10.2). Le immagini cine "a sangue bianco" solitamente mostrano ipocinesia del VS ed aumento dei volumi, che possono essere quantificati mediante il post-processing delle immagini stesse, ottenendo il valore della FE (Fig. 10.1). Le sequenze a contrasto di fase (*phase-contrast,* PC) permettono inoltre di valutare l'eventuale presenza di alterazione della funzione diastolica di uno o entrambi i ventricoli.

È importante includere lo studio di LE in tutti i casi di CMD, al fine di definire l'eziologia post-ischemica della CMD. A tal proposito, in un lavoro recentemente pubblicato [12] sono stati studiati pazienti con CMD ed è stata dimostrata la presenza di LE nel 41% dei casi con pattern di distribuzione differenti. Infatti, il 13% presentava LE subendocardico o trans-murale, indistinguibile dal tipico pattern post-ischemico, mentre il restante 28% presentava LE mesocardico (Fig. 10.3): gli autori hanno pertanto potuto affermare che la tecnica del LE permette una differenziazione fra i due sottogruppi, sottolineando la sua importanza nell'approccio

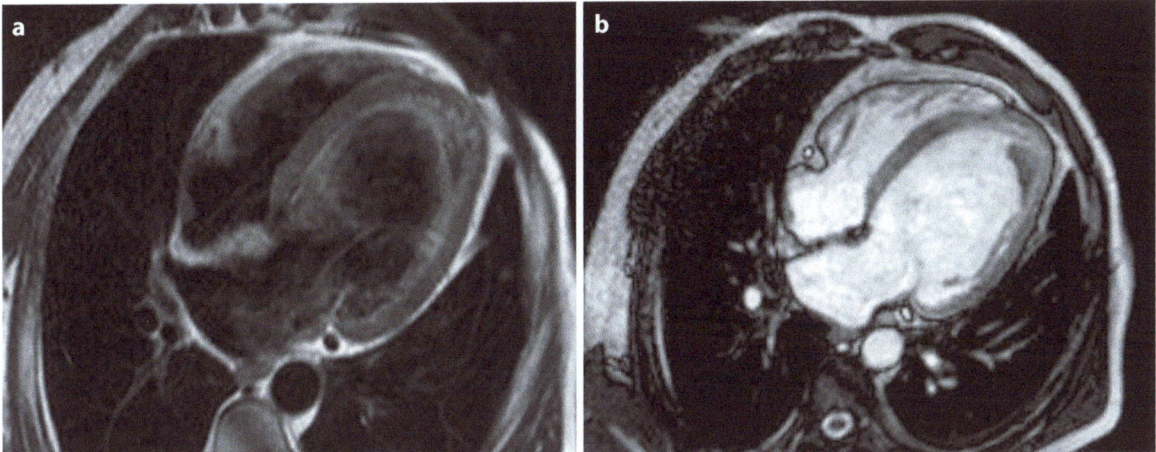

Fig. 10.2 Paziente con cardiomiopatia dilatativa e trombo apicale sinistro: nell'immagine a "sangue nero" (**a**) e nelle immagini cine a "sangue bianco" in fase diastolica (**b**) si osservano l'aspetto tipico dilatato del VS con apposizione trombotica apicale

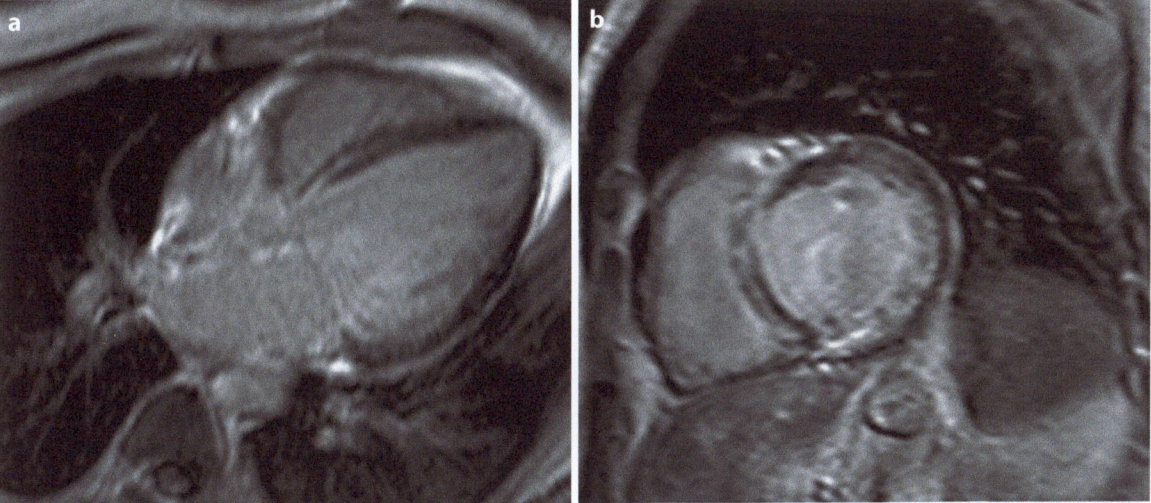

Fig. 10.3 Cardiopatia dilatativa. Nelle immagini di LE in asse lungo 4 camere (**a**) e in asse corto 2 camere (**b**) si evidenzia stria di *late enhancement* mesocardico in corrispondenza del setto interventricolare in un territorio non vascolare

diagnostico e terapeutico ai pazienti. Un altro più recente lavoro [13] ha sottolineato, invece, il ruolo del LE nella valutazione dello scompenso cardiaco secondario a miocardite. È stato infatti dimostrato che l'eventuale persistenza del processo miocarditico, sostenuto da meccanismi autoimmuni, può dare origine a pattern tipici di LE, quali la persistenza di strie mesocardiche o subepicardiche, tipicamente a livello della parete laterale, la cui identificazione è fondamentale nella gestione diagnostica, terapeutica e prognostica dei pazienti, considerando che la miocardite cronica può avere una temibile evoluzione verso la CMD e lo scompenso cardiaco in una percentuale non trascurabile di casi.

Sempre più chiaramente sta emergendo il ruolo della RMC nella stratificazione prognostica dei pazienti affetti da cardiomiopatie, in particolare mediante l'utilizzo dell'imaging di LE. Esso ha infatti un ruolo primario nella valutazione del grado di fibrosi miocardica ed un significato prognostico anche nella CMD. La fibrosi nella CMD può stratificare il rischio dei pazienti e predirne l'evoluzione clinica [14]: la presenza di strie di LE mesocardico è predittore della probabilità di ospedalizzazione per cause cardiovascolari, di morte improvvisa e di tachicardia ventricolare.

10.3 Cardiomiopatia ipertrofica

La più importante caratteristica morfologica della cardiomiopatia ipertrofica (CMI) è l'ispessimento parietale del VS, simmetrico (Fig. 10.4) o più spesso asimmetrico (SIV) (Fig. 10.5), non secondario a stenosi aortica o ad ipertensione arteriosa sistemica [1, 15]. Nella maggior parte dei casi, l'eziologia della CMI è genetica/familiare, con trasmissione ereditaria autosomica dominante nel 50% dei soggetti, sebbene l'espressione fenotipica della patologia sia variabile [16].

Una caratteristica tipica della CMI, che pur non essendo necessaria per la diagnosi ne predice un'evoluzione clinica peggiore [17], è l'ostruzione al tratto di efflusso del VS, con sviluppo di gradiente trans-valvolare (CMI ostruttiva), che si può associare al movimento sistolico anteriore (SAM) del lembo anteriore della valvola mitralica, eventualmente responsabile dell'insorgenza di insufficienza mitralica. La funzione sistolica del VS può essere normale o aumentata ed i volumi cavitari normali o ridotti. Anche la funzione diastolica può essere alterata, a causa della ridotta compliance del ventricolo, che porta ad alterazione del pattern di riempimento diastolico. Infine, può coesistere insufficienza valvolare. I pazienti possono essere del tutto asintomatici, soprattutto nelle fasi precoci di malattia, o presentare solo sintomi lievi, ma nonostante ciò la malattia pone a rischio di tachiaritmie maligne e morte improvvisa [15, 18, 19].

Nelle immagini morfologiche, appare ben evidente l'ispessimento parietale ventricolare nella sua variante simmetrica (Fig. 10.4), asimmetrica (Figg. 10.5, 10.6) o apicale (Fig. 10.7). Le immagini cine permettono di valutare la funzione sistolica del VS, che può essere aumentata e accompagnata da volumi cavitari ridotti e di identificare l'eventuale ostruzione del tratto di efflusso del ventricolo sinistro evidenziata da un *jet* dovuto all'accelerazione/turbolenza del flusso in sede sottovalvolare aortica, durante la sistole. Con il post-processing delle immagini cine è inoltre possibile calcolare la massa miocardica del VS che, tuttavia, in un significativo numero di pazienti, può essere ancora nei limiti di norma [20]; l'aspetto più importante da valutare nei pazienti affetti da CMI è l'ispessimento parietale.

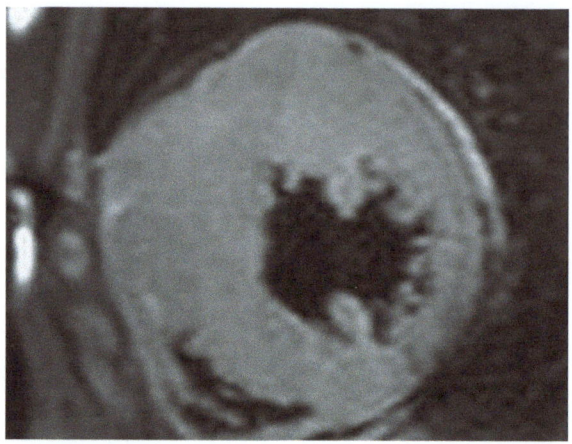

Fig. 10.5 Cardiomiopatia ipertrofica asimmetrica. Nell'immagine morfologica in asse corto medio-ventricolare si osserva importante ispessimento del setto interventricolare e della parete anteriore

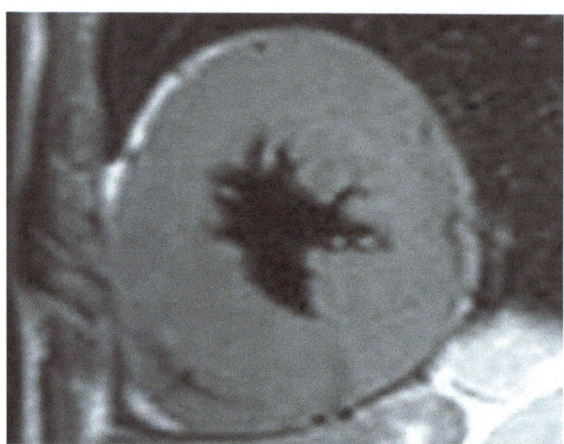

Fig. 10.4 Cardiomiopatia ipertrofica simmetrica. Nell'immagine morfologica in asse corto si osserva importante diffuso ispessimento simmetrico di tutte le pareti del VS

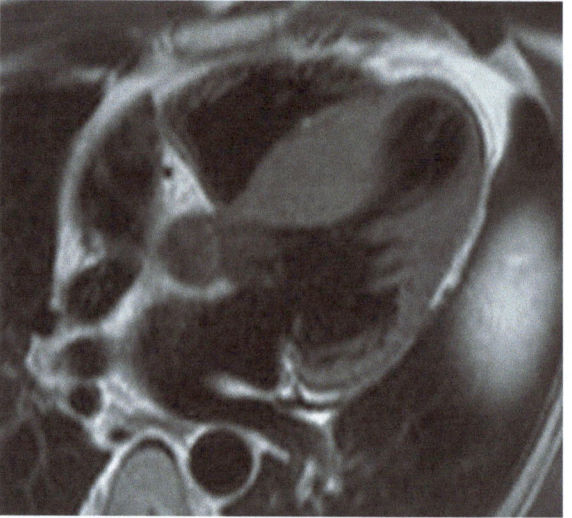

Fig. 10.6 Cardiomiopatia ipertrofica asimmetrica. Nell'immagine morfologica in asse lungo 4 camere si osserva importante ispessimento focale del setto interventricolare con risparmio delle restanti pareti

L'alterazione della funzione diastolica può essere indagata mediante le sequenze a contrasto di fase.

L'imaging di LE rappresenta una parte fondamentale dello studio diagnostico di RMC nei pazienti affetti da CMI, in quanto permette la caratterizzazione tissutale del danno fibrotico-microischemico (Fig. 10.8) e la stratificazione dei pazienti affetti da CMI, con importanti implicazioni prognostiche e terapeutiche [15, 18, 21-24]. Il LE è di solito distribuito prevalentemente nelle porzioni di miocardio maggiormente ispessite (Fig. 10.9) ed è cor-

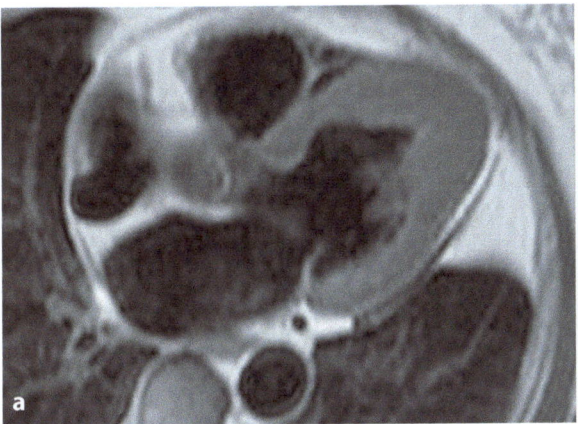
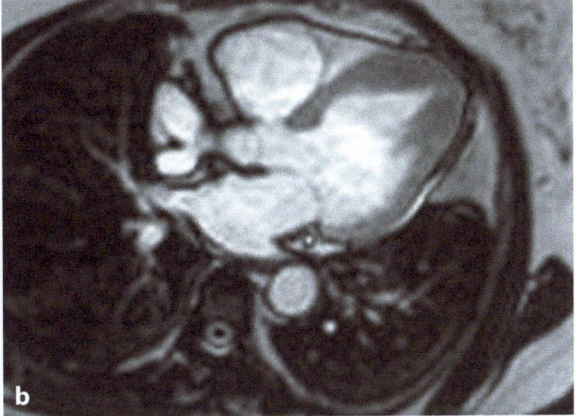

Fig. 10.7 Cardiomiopatia ipertrofica apicale. Nell'immagine morfologica (**a**) e cine in asse lungo (**b**) si osserva ispessimento focale dell'apice con preservazione delle restanti pareti

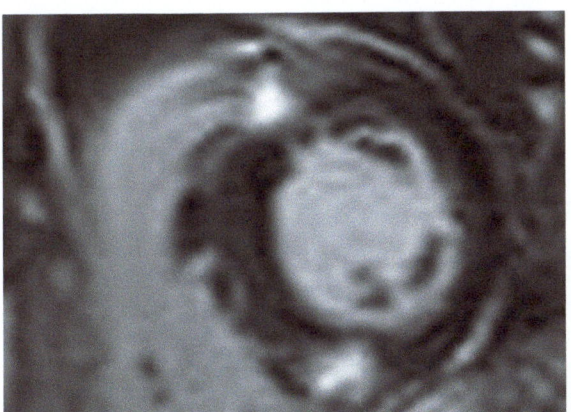

Fig. 10.8 Paziente con cardiomiopatia ipertrofica simmetrica. Nell'immagine in asse corto 2 camere medio-ventricolari in fase tardiva dopo infusione di mdC a base di Gadolinio si evidenziano due aree focali di LE in corrispondenza della giunzione fra setto e parete anteriore e fra setto e parete inferiore

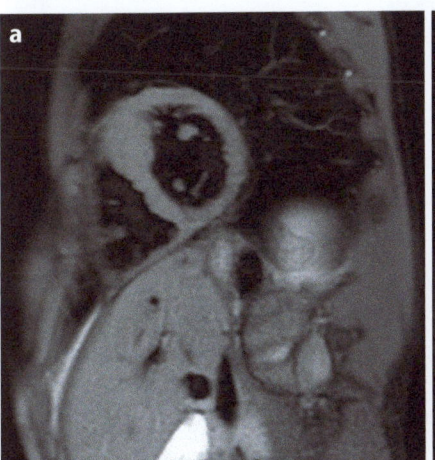
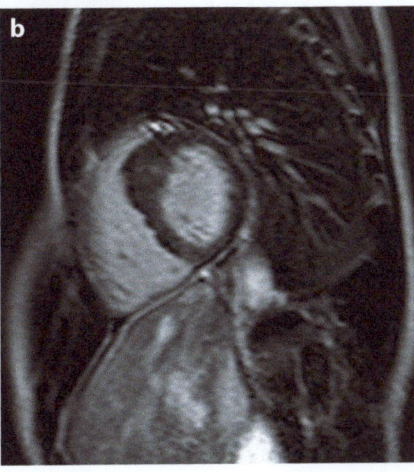

Fig. 10.9 Cardiomiopatia ipertrofica asimmetrica. **a** Immagine morfologica in asse corto 2 camere: si osserva importante ispessimento focale del setto interventricolare anteriore basale. **b** L'immagine di LE corrispondente evidenzia diffusa iperintensità di segnale corrispondente a fibrosi intramiocardica

relato con le pareti che presentano alterazioni cinetiche. È stato infatti dimostrato che il miocardio di questi pazienti presenta, dal punto di vista istologico, cicatrici fibrotiche e segni di ischemia microvascolare [15]. Questi due fenomeni istopatologici hanno un correlato nell'imaging, essendo rappresentati dalle aree di LE, la cui estensione è associata alla progressione ed alla gravità della CMI, nonché all'aumentato rischio di morte improvvisa, poiché le cicatrici miocardiche possono essere il substrato di aritmie fatali.

10.4 Cardiomiopatia restrittiva

La cardiomiopatia restrittiva (CMR), la più rara fra le cardiomiopatie [26], è caratterizzata da riduzione del riempimento e dei volumi diastolici ventricolari, con conseguenti dilatazione atriale e stasi venosa; la funzione sistolica è conservata nella maggior parte dei casi [1, 27]. La CMR può essere idiopatica, secondaria a malattie da accumulo (Fig. 10.10) (quali amiloidosi, sarcoidosi, emocromatosi, malattia di Anderson-Fabry) o associata a patologie endocardiche, quali la fibrosi endomiocardica o la sindrome ipereosinofila di Loeffler [27-29].

Le immagini morfologiche possono mostrare ingrandimento atriale; anche il ventricolo destro (VD) può essere aumentato di dimensioni, se coesiste ipertensione polmonare. Le immagini cine permettono di valutare l'alterazione del pattern di riempimento diastolico ventricolare, mentre la funzionalità sistolica del VS può essere sia normale che alterata. La RMC è uno strumento fondamentale ai fini della diagnosi differenziale fra CMR e pericardite costrittiva, due patologie che si giovano di differenti approcci terapeutici. Entrambe possono essere caratterizzate da riduzione dei volumi di riempimento ventricolari e da ridotta compliance diastolica, ma l'ispessimento pericardico (>4 mm) risulta tipico della pericardite costrittiva. Tuttavia, l'effetto costrittivo del pericardio non sempre si associa ad ispessimento dello stesso, quindi l'identificazione di uno spessore maggiore a 4 mm è un elemento specifico, ma poco sensibile per la diagnosi di pericardite costrittiva [30]. Per la valutazione dei casi dubbi, e quale ausilio nella diagnosi differenziale tra queste due patologie, oggi ci si avvale della tecnica cine *real time* [31]. Con una sequenza che consente di acquisire immagini cine in tempo reale, in fase inspiratoria ed espiratoria, è possibile evidenziare un tipico movimento del setto inter-

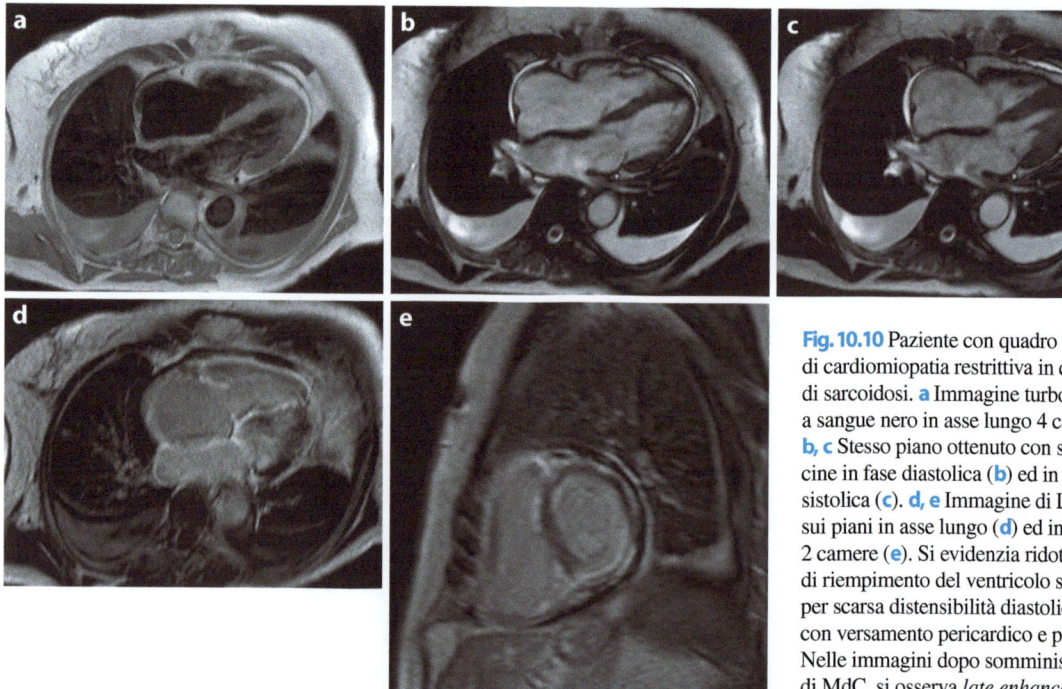

Fig. 10.10 Paziente con quadro di cardiomiopatia restrittiva in corso di sarcoidosi. **a** Immagine turbo SE a sangue nero in asse lungo 4 camere. **b, c** Stesso piano ottenuto con sequenze cine in fase diastolica (**b**) ed in fase sistolica (**c**). **d, e** Immagine di LE ottenute sui piani in asse lungo (**d**) ed in asse corto 2 camere (**e**). Si evidenzia ridotto volume di riempimento del ventricolo sinistro per scarsa distensibilità diastolica con versamento pericardico e pleurico. Nelle immagini dopo somministrazione di MdC, si osserva *late enhancement* del setto interventricolare a livello della cavità destra, della parete inferiore del VS e della parete libera del VD

ventricolare che si verifica nella pericardite costrittiva. In particolare, durante la diastole, si verifica un tipico appiattimento della convessità del setto interventricolare, fino a giungere alla sua inversione, durante le fasi precoci dell'inspirio. Tale fenomeno, dovuto alla modificazione delle pressioni diastoliche relative fra ventricolo destro e sinistro, non è rilevabile nei pazienti affetti da CMR, nei quali la convessità settale è mantenuta indipendentemente dalle fasi della respirazione.

10.5 Cardiomiopatie specifiche

Le cardiomiopatie specifiche (CMS) sono un gruppo di patologie cardiache associate a malattie del cuore o sistemiche [1]. Esempi di CMS associate a malattie del cuore sono la cardiomiopatia ischemica, valvolare ed ipertensiva, che esula dalla presente trattazione. Le restanti CMS sono associate a malattie sistemiche. Molte sono le patologie (metaboliche, infiammatorie, autoimmuni, tossiche, ecc.) che possono essere caratterizzate anche da coinvolgimento cardiaco. La nostra attenzione sarà concentrata su alcune di esse, in particolare l'amiloidosi (Fig. 10.11), la sarcoidosi (Fig. 10.10), la malattia di Anderson-Fabry (AFD) e l'emocromatosi.

10.5.1 Amiloidosi

È un gruppo di patologie sistemiche caratterizzate da accumulo tissutale di amiloide, cioè diverse proteine fibrillari insolubili. L'interessamento cardiaco è piuttosto comune e può rappresentare la causa di morte per i pazienti che ne sono affetti [32]. L'accumulo di amiloide nell'interstizio miocardico conduce infatti a disfunzione diastolica, ipertrofia parietale e CMR, fino a giungere allo scompenso cardiaco ed al decesso [33, 34]. L'aspetto morfologico più evidente apprezzabile con la RMC è l'ispessimento parietale miocardico, simile a quello riscontrato nella CMI, ma associato a funzione sistolica ventricolare depressa e ridotta compliance parietale che, come già accennato, nelle fasi più avanzate della malattia può evolvere nella CMR. Anche gli atri possono essere dilatati ed i flussi sanguigni trans-valvolari alterati [32].

L'imaging di LE nei pazienti affetti o con sospetta amiloidosi cardiaca si è rivelato fondamentale per il suo valore sia diagnostico che prognostico. È stato dimostrato che il substrato istopatologico del LE, in questi pazienti, è l'abnorme espansione dell'interstizio causata dalla deposizione di amiloide [32]; il riscontro di aree di LE, nel miocardio di pazienti con amiloidosi sistemica, è un indice sensibile e specifico per l'identificazione del coinvolgimento cardiaco da parte della malattia e risulta fortemente correlato con la severità dello scompenso cardiaco [34-36]. Il pattern di distribuzione del LE in questa patologia è diffuso, globale e prevalentemente subendocardico; nei casi più gravi può avere andamento trans-murale (Fig. 10.11) [32, 35, 36]. Sono tuttavia stati descritti in letteratura casi di pattern maggiormente focali [37].

10.5.2 Sarcoidosi

È una malattia granulomatosa sistemica che, fino al 50% dei casi, può coinvolgere il cuore dei pazienti affetti sotto forma di infiltrazione granulomatosa non caseificante. I sintomi cardiaci, tuttavia, appaiono solamente nel 5% dei pazienti affetti dalla patologia [38]. Accertare l'eventuale coinvolgimento cardiaco nella sarcoidosi è fondamentale perché esso è uno dei più importanti fattori determinanti la prognosi e perché il precoce avvio della terapia corticosteroidea è efficace nel migliorare la funzione del VS e nel prevenire la comparsa di aritmie maligne [39]. Sfortunatamente la diagnosi non è sempre facile; per tale motivo la RMC viene proposta per lo studio della sarcoidosi cardiaca come indagine diagnostica, nel follow-up e nella quantificazione dei parametri morfo-funzionali cardiaci e dell'estensione di malattia [40-45]. Nelle immagini morfologiche può essere presente ispessimento parietale miocardico, dovuto ad infiltrazione granulomatosa diffusa che assomiglia a quello della CMI. Gli infiltrati sarcoidotici focali e diffusi, determinando edema ed infiammazione, possono dare origine ad aree di iperintensità nelle immagini T2 pesate con soppressione del segnale del tessuto adiposo o STIR. Con le immagini cine possono essere dimostrate alterazioni dei pattern di riempimento del VS, come nei casi di CMR secondaria. Inoltre, sono frequenti anche le alterazioni della contrattilità con distribuzione segmentaria, che spesso corrisponde a quella delle aree di LE [43, 44]. Lo studio di LE è necessario nei pazienti affetti da sarcoidosi in cui sia già accertato, o presunto, il coinvolgimento cardiaco. Gli studi pubblicati recentemente in letteratura [43, 44] suggeriscono infatti che, anche nella sarcoidosi cardiaca così come in altre cardiomiopatie, le aree di LE possano rappresentare sia le zone di sostituzione fibrotica che le alterazioni

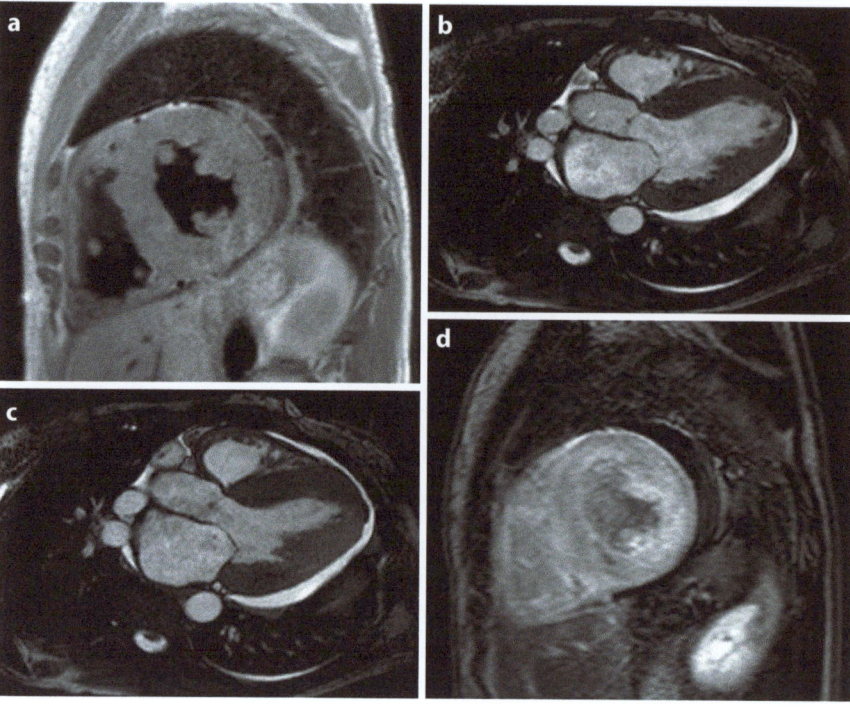

Fig. 10.11 Paziente con coinvolgimento cardiaco in corso di amiloidosi. a Immagine turbo SE a sangue nero in asse corto 2 camere. b, c Immagini ottenute con sequenze cine in fase diastolica (b) ed in fase sistolica (c) in asse lungo 4 camere. d Immagine di LE ottenuta in asse corto 2 camere. Si evidenzia marcata ipertrofia simmetrica di tutte le pareti del VS con *late enhancement* diffuso, prevalentemente sub-endocardico, come per esteso coinvolgimento di sostituzione miocardica della patologia di base

infiammatorie miocardiche, condizioni che conducono all'abnorme espansione dell'interstizio; è tuttavia importante sottolineare che, al momento attuale, non esistono ancora studi che dimostrino il corrispettivo istopatologico delle aree di LE nella sarcoidosi cardiaca. Un altro interessante risultato dei sopracitati studi è che le aree di LE sembrano avere specifiche localizzazioni (porzioni basali, in particolare in corrispondenza del setto interventricolare, e parete laterale del VS) e pattern di distribuzione (focale o con strie che solitamente risparmiano il subendocardio; transmurale in caso di patologia più avanzata) (Fig. 10.10) [41-44].

10.5.3 Malattia di Anderson-Fabry

È un disordine familiare legato al cromosoma X, caratterizzato dalla deficienza dell'enzima alfa-galattosidasi A, che conduce ad abnorme accumulo di glicosfingolipidi in vari tessuti ed organi, incluso il cuore. Il coinvolgimento cardiaco è uno degli aspetti più gravi della Malattia di Anderson-Fabry (AFD), poiché può causare alterazioni del ritmo sinusale, patologia valvolare, infiltrazione miocardica con sviluppo di CMR secondaria e ipertrofia cardiaca [46]. Quest'ultimo aspetto della patologia è ben studiato con le immagini T2 pesate morfologiche, che solitamente mostrano la presenza di ipertrofia simmetrica del VS o anche di tutte le camere cardiache. L'analisi delle immagini cine permette di evidenziare aumento della FE e riduzione dei volumi ventricolari. La parte più interessante dello studio di RMC nei pazienti affetti da AFD con coinvolgimento cardiaco è, ancora una volta, l'imaging di LE. Infatti, è stato recentemente suggerito [46, 47] che il fenomeno del LE possa essere l'espressione sia dell'accumulo degli sfingolipidi all'interno dei miociti, che, più probabilmente ed in modo più significativo, dell'espansione dell'interstizio dovuta a fibrosi cicatriziale per deposito di abnormi quantità di collagene: questi dati, supportati dall'evidenza di un corrispettivo istopatologico, necessitano di ulteriore validazione su ampie casistiche, ma rappresentano un importante punto di partenza nella comprensione del significato, clinico e non solo, del LE nei pazienti affetti da AFD. Inoltre, le aree di accumulo di LE [46, 48] sembrano avere specifiche localizzazioni (parete infero-laterale medio-basale del VS) e pattern di distribuzione (prevalentemente mesocardico, a volte subepicardico, con risparmio del subendocardico) nel VS dei pazienti affetti da AFD con ipertrofia simmetrica (Fig. 10.12). Questi aspetti sono molto interessanti perché possono essere di grande aiuto nella diagnosi differenziale con la CMI e possono suggerire l'opportunità di eseguire indagini più approfondite per

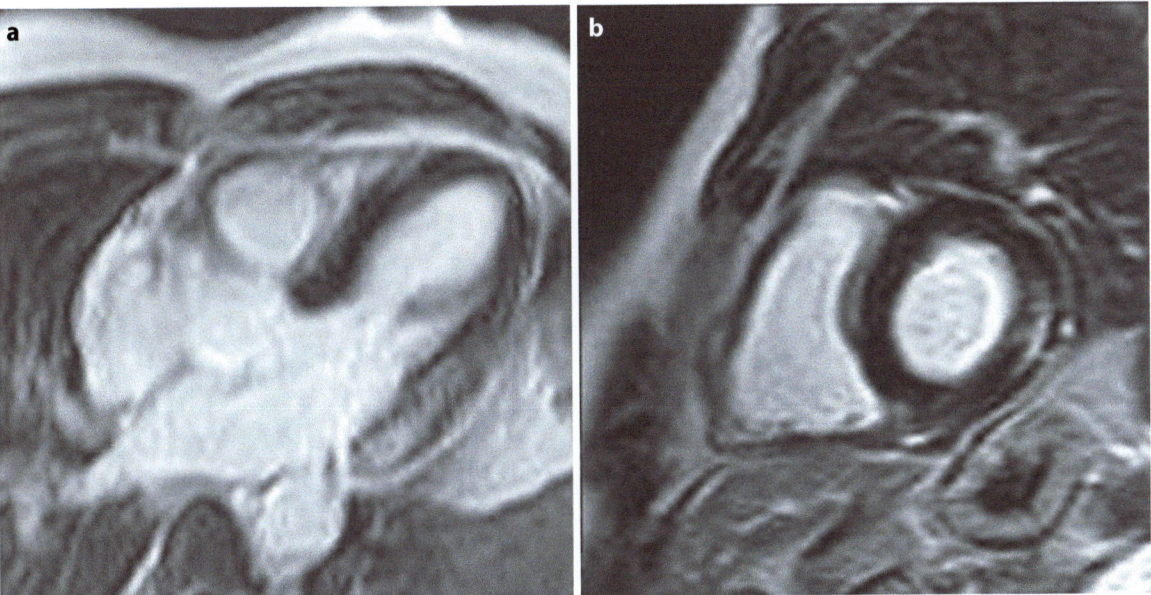

Fig. 10.12 Paziente maschio con malattia di Anderson-Fabry. Nelle immagini di LE in asse lungo 4 camere (**a**) ed in asse corto 2 camere (**b**) è possibile apprezzare stria mesocardica di LE in corrispondenza della parete infero-laterale medio-basale

confermare, o escludere, la presenza di AFD con coinvolgimento cardiaco, che si giova del trattamento con terapia enzimatica sostitutiva [49, 50].

10.5.4 Emocromatosi

Può essere primaria o secondaria. L'emocromatosi primaria è una patologia con ereditarietà autosomica recessiva. L'emocromatosi secondaria si sviluppa principalmente in seguito a trasfusioni ripetute, che sono necessarie nel trattamento della talassemia e dell'anemia emolitica. La cardiomiopatia da accumulo di ferro è una causa frequente di morte nei pazienti con ß-talassemia major. L'accumulo di ferro a livello dei miociti cardiaci causa una disfunzione cardiaca sia sistolica che diastolica. Dopo un iniziale periodo di asintomaticità, la cardiopatia determinata dal sovraccarico di ferro si manifesta come disfunzione diastolica con un pattern restrittivo. Quando il sovraccarico di ferro raggiunge il livello critico, insorgono anomalie della funzione sistolica e la patologia assume la forma di cardiopatia dilatativa. L'insufficienza cardiaca può essere prevenuta se viene impostata precocemente una corretta terapia chelante del ferro. La determinazione dei livelli del ferro serico ed epatico non può sostituire la misura diretta del ferro miocardico. Il ferro riduce i tempi di rilassamento T1 e T2 mediante l'introduzione di disomogeneità dei campi magnetici locali. L'aumento della perdita di segnale nelle immagini T2 pesate si correla con il livello tissutale di ferro. La determinazione non invasiva dell'accumulo di ferro cardiaco è oggi possibile con la misura del tempo di rilassamento T2* mediante l'utilizzo di sequenze multi-echo T2* [51, 52]. Il T2* miocardico correla con la concentrazione di ferro cardiaco ottenuta da campioni di biopsie miocardiche [53] ed un valore di T2* <20 ms è associato ad insufficienza cardiaca nei pazienti con ß-talassemia major. Le misure del T2* ottenute con RM sono in grado di monitorare l'andamento della terapia chelante e di verificare l'utilità di nuovi farmaci chelanti in modo quantitativo e totalmente non invasivo.

10.6 Conclusioni

Le cardiomiopatie sono un gruppo di patologie piuttosto rare, ma rappresentano una frequente indicazione all'esecuzione di un esame di RMC. Le cardiomiopatie sono differenti per eziologia, presentazione clinica, caratteristiche istopatologiche e prognosi: per queste ragioni devono essere studiate con tecniche di imaging che assicurino la più completa ed affidabile valutazione dei loro effetti sulla morfologia, sulla funzione, sulla caratterizzazione tissutale del miocardio affetto. La RMC permette di rispondere a tutti questi quesiti e può essere considerata la tecnica di imaging più importante e completa nella diagnosi e nel follow-up delle cardiomiopatie [54].

Bibliografia

1. Richardson PJ, McKenna W, Bristow M et al (1996) Report of the 1995 World Health Organization/International Society and Federation of Cardiology Task Force on the definition and classification of cardiomyopathies. Circulation 93(5):841-842
2. Kronik G, Slany J, Mosslacher H (1979) Comparative value of eight M-mode echocardiographic formulas for determining left ventricular stroke volume. Circulation 60:1308-1316
3. Pons-Llado G, Carreras F, Borras X et al (1997) Comparison of morphologic assessment of hypertrophic cardiomyopathy by magnetic resonance versus echocardiographic imaging. Am J Cardiol 79(12):1651-1656
4. Earls JP, Ho VB, Foo TK et al (2002) Cardiac MRI: recent progress and continued challenges. J Magn Reson Imaging 16:111-127
5. Pennell DJ, Sechtem UP, Higgins CB et al (2004) Clinical indications for cardiovascular magnetic resonance (CMR): Consensus Panel report. Eur Heart J 25:1940-1965
6. Villuendas R, Kadish AH (2008) Cardiac Magnetic Resonance for risk stratification: the sudden death risk portrayed. Prog Cardiovasc Dis 51(2):128-134
7. Roberts WC, Siegel RJ, McManus BM (1987) Idiopathic dilated cardiomyopathy: analysis of 152 necropsy patients. Am J Cardiol 60:1340-1355
8. Juilliere Y, Danchin N, Briancon S et al (1988) Dilated cardiomyopathy: long-term follow-up and predictors of survival. Int J Cardiol 21:269-277
9. Richardson PJ, Why HJF, Archard LC (1992) Virus infection and dilated cardiomyopathy. Postgrad Med J 68[Suppl 1]:S17-S20
10. Pauschinger M, Bowles NE, Fuentes-Garcia FJ et al (1999) Detection of adenoviral genome in the myocardium of adult patients with idiopathic left ventricular dysfunction. Circulation 99:1348-1354
11. Caforio ALP, Mahon NJ, Tona F, McKenna WJ (2002) Circulating cardiac autoantibodies in dilated cardiomyopathy and myocarditis: pathogenetic and clinical significance. Eur J Heart Fail 4:411-417
12. McCrohon JA, Moon JCC, Prasad SK et al (2003) Differentiation of heart failure related to dilated cardiomyopathy and coronary artery disease using gadolinium-enhanced cardiovascular magnetic resonance. Circulation 108:54-59
13. De Cobelli F, Pieroni M, Esposito A et al (2006) Delayed gadolinium-enhanced cardiac magnetic resonance in patients with chronic myocarditis presenting with heart failure or recurrent arrhythmias. J Am Coll Cardiol 47(8):1649-1654
14. Assomull RG, Prasad SK, Lyne J et al (2006) Cardiovascular magnetic resonance, fibrosis, and prognosis in dilated cardiomyopathy. J Am Coll Cardiol 48(10):1977-1985
15. Basso C, Thiene G, Corrado D et al (2000) Hypertrophic cardiomyopathy and sudden death in the young: pathologic evidence of myocardial ischemia. Hum Pathol 31(8):988-998
16. Schoen FJ (1999) Cuore. In: Cotran RS, Kumar V, Collins T (eds) Robbins - Le basi patologiche delle malattie. W.B. Saunders Company, Philadelphia, pp 635-703
17. Maron MS, Olivotto I, Batocchi S et al (2003) Effect of left ventricular outflow tract obstruction on clinical outcome in hypertrophic cardiomyopathy. N Engl J Med 38(4):295-303
18. Choudhury L, Mahrholdt H, Wagner A et al (2002) Myocardial scarring in asymptomatic or mildly symptomatic patients with hypertrophic cardiomyopathy. J Am Coll Cardiol 40(12):2156-2164
19. Maron BJ, Olivotto I, Spirito P et al (2000) Epidemiology of hypertrophic cardiomyopathy-related death: revisited in a large non-referral-based patient population. Circulation 102:858-864
20. Olivotto I, Maron MS, Autore C et al (2008) Assessment and significance of left ventricular mass by cardiovascular magnetic resonance in hypertrophic cardiomyopathy. J Am Coll Cardiol 52(7):559-566
21. Moon JC, Reed E, Sheppard MN et al (2004) The histologic basis of late gadolinium enhancement cardiovascular magnetic resonance in hypertrophic cardiomyopathy. J Am Coll Cardiol 43(12):2260-2264
22. Moon JCC, McKenna WJ, McCrohon JA et al (2003) Toward clinical risk assessment in hypertrophic cardiomyopathy with gadolinium cardiovascular magnetic resonance. J Am Coll Cardiol 41(9):1561-1567
23. Adabag AS, Maron BJ, Appelbaum E et al (2008) Occurrence and frequency of arrhythmias in hypertrophic cardiomyopathy in relataion to delayed enhancement on cardiovascular magnetic resonance. J Am Coll Cardiol 51:1369-1374
24. Rudolph A, Abdel-Aty H, Bohl S et al (2009) Noninvasive detection of fibrosis applying contrast-enhanced cardiac magnetic resonance in different forms of left ventricular hypertrophy. J Am Coll Cardiol 53(3):284-291
25. van Dockum WG, ten Cate FJ, ten Berg JM et al (2004) Myocardial infarction after percutaneous transluminal septal myocardial ablation in hypertrophic obstructive cardiomyopathy: evaluation by contrast-enhanced magnetic resonance imaging. J Am Coll Cardiol 43(1):27-34
26. Abelmann WH (1984) Classification and natural history of primary myocardial disease. Prog Cardiovasc Dis 27:73-94
27. Shehata ML, Turkbey EB, Vogel-Claussen J, Bluemke DA (2008) Role of cardiac magnetic resonance imaging in assessment of nonischemic cardiomyopathies. Top Magn Reson Imaging 19(1):43-57
28. Kushwaha SS, Fallon JT, Fuster V (1997) Restrictive cardiomyopathy. N Engl J Med 336(4):267-276
29. Esposito A, De Cobelli F, Belloni E et al (2009) Magnetic resonance imaging of a hypereosinophilic endocarditis with apical thrombotic obliteration in Churg-Strauss syndrome complicated with acute abdominal aortic embolic occlusion. Int J Cardiol 21 [Epub ahead of print]
30. Talreja DR, Edwards WD, Danielson GK et al (2003) Constrictive pericarditis in 26 patients with histologically normal pericardial thickness. Circulation 108(15):1852-1857
31. Francone M, Dymarkowski S, Kalantzi M, Bogaert J (2005) Real-time cine MRI of ventricular septal motion. A novel approach to assess ventricular coupling. J Magn Reson Imaging 234:542-547

32. Maceira AM, Joshi J, Prasad SK et al (2005) Cardiovascular magnetic resonance in cardiac amyloidosis. Circulation 111:186-193
33. Arbustini E, Gavazzi A, Merlini G (2002) Fibril-forming proteins: the amyloidosis. New hopes for a disease that cardiologists must know. Ital Heart J [Suppl 3]:590-597
34. Maceira AM, Prasad SK, Hawkins PN et al (2008) Cardiovascular magnetic resonance and prognosis in amyloidosis. J Cardiovasc Magn Reson 10:54
35. Vogelsberg H, Mahrholdt H, Deluigi CC et al (2008) Cardiovascular magnetic resonance in clinically suspected cardiac amyloidosis. J Am Coll Cardiol 51(10):1022-1030
36. Ruberg FL, Appelbaum E, Davidoff R et al (2009) Diagnostic and prognostic utility of cardiovascular magnetic resonance imaging in light-chain cardiac amyloidosis. Am J Cardiol 103:544-549
37. Perugini E, Rapezzi C, Piva T et al (2006) Non-invasive evaluation of the myocardial substrate of cardiac amyloidosis by gadolinium cardiac magnetic resonance. Heart 92:343-349
38. Matsui Y, Iway K, Tachibana T et al (1976) Clinico-pathological study of fatal myocardial sarcoidosis. Ann N Y Acad Sci 278:455-469
39. Sharma OP (1997) Cardiac and neurologic dysfunction in sarcoidosis. Clin Chest Med 18:813-825
39. Vignaux O, Dhote R, Duboc D et al (2002) Clinical significance of myocardial magnetic resonance abnormalities in patients with sarcoidosis: a 1-year follow-up study. Chest 122:1895-1901
40. Smedema JP, Snoep G, van Kroonenburgh MPG et al (2005) Evaluation of the accuracy of gadolinium-enhanced cardiovascular magnetic resonance in the diagnosis of cardiac sarcoidosis. J Am Coll Cardiol 45(10):1683-1690
41. Vignaux O (2005) Cardiac sarcoidosis: spectrum of mri features. Am J Roentgenol 184:249-254
42. Tadamura E, Yamamuro M, Kubo S et al (2005) Effectiveness of delayed enhanced mri for identification of cardiac sarcoidosis: comparison with radionuclide imaging. Am J Roentgenol 185:110-115
43. Ichinose A, Otani H, Oikawa M et al (2008) MRI of cardiac sarcoidosis: basal and subepicardial localization of myocardial lesions and their effect on left ventricular function. Am J Roentgenol 191:862-869
44. Matoh F, Satoh H, Shiraki K et al (2008) The usefulness of delayed enhancement magnetic resonance imaging for diagnosis and evaluation of cardiac function in patients in cardiac sarcoidosis. J Cardiol 51:179-188
45. Moon JCC, Sachdev B, Elkington AG et al (2003) Gadolinium enhanced cardiovascular magnetic resonance in Anderson-Fabry disease. Eur Heart J 24:2151-2155
46. Moon JC, Sheppard M, Reed E et al (2006) The histological basis of late gadolinium enhancement cardiovascular magnetic resonance in a patient with Anderson-Fabry disease. J Cardiovasc Magn Reson 8:479-482
47. De Cobelli F, Esposito A, Belloni E et al (2009) Delayed-enhanced cardiac mri for differentiation of Fabry's disease from symmetric hypertrophic cardiomyopathy. Am J Roentgenol 192:97-102
48. Desnick RJ, Brady R, Barranger J et al (2003) Fabry disease, an under-recognized multisystemic disorder: expert recommendations for diagnosis, management, and enzyme replacement therapy. Ann Intern Med 138:338-346
49. Pierre-Louis B, Kumar A, Frishman WH (2009) Fabry disease: cardiac manifestations and therapeutic options. Cardiol Rev 17(1):31-35
50. Anderson LJ, Holden S, Davies B et al (2001) Cardiovascular T2-star (T2*) magnetic resonance for the early diagnosis of myocardial iron overload. Eur Heart J 22:2171-2179
51. Ramazzotti A, Pepe A, Positano V et al (2009) Multicenter validation of the magnetic resonance T2* technique for segmental and global quantification of myocardial iron. J Magn Reson Imaging 30(1):62-68
52. Mavrogeni SI, Markussis V, Kaklamanis L et al (2005) A comparison of magnetic resonance imaging and cardiac biopsy in the evaluation of heart iron overload in patients with beta-thalassemia major. Eur J Haematol 75:241-247
53. Belloni E, De Cobelli F, Esposito A et al (2008) MRI of cardiomyopathy. Am J Roentgenol 191:1702-1710

11
Aritmie ventricolari e displasia aritmogena del ventricolo destro

Rossella Fattori, Luigi Lovato, Vincenzo Russo, Katia Buttazzi

11.1 Introduzione

Gli studi epidemiologici sulle cause di morte indicano che nei Paesi occidentali approssimativamente un quinto dei decessi sono dovuti a morte improvvisa e l'80% di questi è dovuto ad aritmia. Le cause possono variare tra malattie ad alta prevalenza, come la cardiopatia ischemica (prevalenza del 30% negli uomini), le miocarditi (1-9%) e malattie rare, quali la cardiomiopatia aritmogena del ventricolo destro (CAVD, prevalenza 0,02%) o la Sindrome di Brugada (0,5%). La possibilità di diagnosi di queste malattie e la possibilità di identificazione del substrato strutturale delle aritmie rende la risonanza magnetica uno strumento straordinario in questo contesto clinico.

11.2 Cardiomiopatia aritmogena del ventricolo destro

La cardiomiopatia aritmogena del ventricolo destro (CAVD) è una malattia a eziologia sconosciuta caratterizzata da sostituzione adiposa o fibroadiposa del miocardio ventricolare destro [1-5]. La sua prima descrizione risale al 1736, quando Giovanni Maria Lancisi descrisse una famiglia con casi ricorrenti di morte improvvisa e ventricolo destro aneurismatico. L'esatta prevalenza è sconosciuta ed è variabile nei vari Paesi; negli Stati Uniti è stimata essere 1:5000. Sul piano clinico è associata ad una elevata frequenza di aritmie ventricolari e morte improvvisa, spesso in pazienti giovani.

La CAVD è una malattia familiare in circa il 50% dei casi, trasmessa con modalità autosomica dominante a penetranza variabile. Il gene responsabile è stato identificato la prima volta negli anni '90 nel cromosoma 14q23 [3]; da allora diversi loci sono stati identificati oltre a due forme recessive, la Naxos (17q21) e la Carvjal (6-p23-24). Attualmente, 7 geni differenti sono implicati nelle forme recessive e dominanti di questa malattia. Vi è crescente evidenza in letteratura che la CAVD sia una malattia caratterizzata da disfunzione dei desmosomi, proteine deputate ai complessi meccanismi di giunzione intracellulare; mutazioni del gene che codifica le proteine desmosomiche (desmoplachina, placoglobina, placofilina 2 e desmogleina) sono state identificate in circa il 40% dei pazienti affetti. Allo stato attuale, però, l'analisi genetica è uno strumento di ricerca e nella pratica clinica quotidiana la diagnosi di CAVD rimane complessa. La presentazione clinica è infatti molto variabile, risultato di una bassa penetranza genetica e, anche in pazienti con storia familiare di malattia, arrivare ad una diagnosi è spesso difficile o porta a risultati equivoci. La diagnosi si basa sulla presenza di criteri maggiori e minori che comprendono fattori strutturali, istologici, elettrocardiografici aritmici e familiari, proposti nel 1994 da una Task Force [4] che ha ridefinito le principali malattie del miocardio e pericardio tra cui la CAVD. La dimostrazione di alterazioni morfologiche e funzionali del ventricolo destro costituisce uno dei criteri diagnostici di CAVD.

Dal punto di vista diagnostico le tradizionali metodiche di studio, come l'ecocardiogramma e l'angiografia, hanno un valore limitato data la complessa geometria del ventricolo destro e non consentono un'accurata stima di volumi, morfologia e funzione. La RM fornisce una valutazione multiplanare del ventricolo destro, con-

R. Fattori (✉)
Dipartimento Cardio-Toraco-Vascolare, U.S. di Radiologia Cardiovascolare, Policlinico Universitario S. Orsola, Bologna

sentendo una valutazione accurata, sia morfologica che funzionale, senza assunzioni geometriche. L'infiltrazione di tessuto adiposo intramiocardico è il marker anatomo-patologico della malattia e la RM ha un'ottima capacità di caratterizzazione tissutale. La sua non invasività è una caratteristica eccellente nel seguire la progressiva evoluzione della malattia. A fronte di questo potenziale, l'utilizzo corretto e sistematico di questa metodica e la sua valenza di gold standard sono ancora oggetto di dibattito in letteratura.

11.2.1 Anatomia patologica

La malattia consiste nella sostituzione delle fibre miocardiche del ventricolo destro con tessuto adiposo o fibroadiposo. Il fenomeno decorre progressivamente dall'epicardio all'endocardio, fino a diventare transmurale. È variabile una certa quota di interessamento del ventricolo sinistro, riportato dal 16 al 70% dei casi. La sostituzione adiposa genera un indebolimento della parete con formazione di aneurismi, in sedi tipiche quali la parete inferiore, l'apice e l'infundibolo del ventricolo destro (il cosiddetto "triangolo della displasia"). Tale alterazione strutturale è alla base delle alterazioni della conduzione elettrica e della eterogeneità elettrofisiologica (potenziali tardivi, onde epsilon, onde T negative) e dei fenomeni di rientro responsabili delle aritmie ipercinetiche ventricolari.

L'infiltrazione adiposa non è di per sé un marker di malattia: tessuto adiposo intramiocardico è presente normalmente ed aumenta con l'età e con la superficie corporea, risultando molto marcato nel "cuore adiposo". Il tessuto adiposo è il risultato di un comune processo riparativo cicatriziale, ad esempio dopo infarto o miocardite, e risulta aumentato negli alcolisti e nella popolazione diabetica. La presenza di modificazioni degenerative dei miociti di tipo fibroso con fenomeni di apoptosi sono invece più caratteristiche della malattia. È presente un grado variabile di atrofia e di sostituzione fibroadiposa, espressione di un meccanismo riparativo, accompagnato da una varia quota di infiltrati infiammatori, e probabilmente anche di fenomeni reattivi a morte cellulare. La biopsia endomiocardica può essere di grande aiuto nella dimostrazione della sostituzione fibroadiposa miocardica, se la sostituzione è transmurale e, di conseguenza, il campionamento endocardico risulta adeguato; criteri quantitativi (>45% del miocardio) sono essenziali per la sua specificità.

11.2.2 Criteri di diagnosi

La complessità diagnostica di questa malattia è dovuta anche alla diversa e talvolta sfumata presentazione clinica; aritmia con morte improvvisa in un giovane è talvolta la prima ed unica manifestazione; in altri casi, palpitazioni ed episodi sincopali sono manifestazioni cliniche che suggeriscono eventi aritmici. In alcuni casi, invece, prevalgono i sintomi da disfunzione ventricolare destra o biventricolare.

I criteri di diagnosi, elencati nella Tabella 11.1, tengono conto sia delle manifestazioni cliniche che del dato funzionale. L'unica tecnica diagnostica di infiltrazione fibroadiposa del miocardio ventricolare è considerata, ad oggi, la biopsia endomiocardica.

L'imaging in grado di identificare l'alterazione funzionale ventricolare destra è stato per molti anni rappresentato dall'angiografia e dall'ecocardiogramma, entrambe con importanti limiti: la prima, in quanto metodica invasiva, e di conseguenza non ripetibile ad esempio in un follow-up, è in grado di evidenziare la discinesia e l'alterazione strutturale del miocardio come *disarray* delle fibre (aspetto "a pila di piatti") laddove c'è infiltrazione adiposa. L'ecocardiogramma, metodica comunque essenziale nell'inquadramento della malattia, ha il limite della finestra acustica e della difficile visualizzazione di una struttura molto anteriore, quale è il ventricolo destro, soprattutto per quel che riguarda l'apice e la parete inferiore.

11.2.3 Risonanza magnetica

La risonanza magnetica rappresenta uno strumento fondamentale per la diagnosi e lo studio della CAVD. Infatti, in virtù della possibilità di una valutazione multiplanare con eccellente risoluzione spazio-temporale e di contrasto, consente una perfetta visualizzazione del ventricolo destro, del tessuto adiposo, della funzionalità contrattile biventricolare globale e segmentaria, oltre che dei flussi transvalvolari e della morfologia e contrattilità del tratto di efflusso ventricolare destro.

La RM rappresenta inoltre la metodica di elezione nel follow-up dei pazienti con CAVD, grazie alla sua non invasività ed alla riproducibilità delle informazioni e delle misurazioni ottenibili.

L'importanza del ruolo della RM risiede anche nell'evidenza che rappresenta lo strumento che meglio correla con i dati ottenibili dalla ventricolografia destra, dalla biopsia endomiocardica e dall'ecocardiografia.

Tabella 11.1 Criteri di diagnosi di CAVD

1. **Storia familiare**
   Maggiori
   Malattia familiare confermata all'autopsia o chirurgia
   Minori
   Storia familiare di morte improvvisa prematura in sospetta CAVD
   Storia familiare su base clinica
2. **Alterazioni ECG**
   Maggiori
   Onde epsilon o allungamento (>110 ms) del QRS nelle derivazioni precordiali (V_1-V_3)
   Minori
   Potenziali tardivi all'ECG di superficie
3. **Alterazioni della ripolarizzazione**
   Minori
   Onde T negative nelle derivazioni precordiali destre (V_2 e V_3) in persone di >12 anni di età in assenza di blocco di branca destra
4. **Aritmie**
   Minori
   Tachicardia ventricolare a morfologia BB sinistro
   Extrasistolia (>1000/24h al monitoraggio Holter)
5. **Disfunzione ventricolare destra**
   Maggiori
   Severa dilatazione e riduzione della FE ventricolare destra (con o senza coinvolgimento ventricolare sinistro)
   Aneurismi del ventricolo destro localizzati (aree acinetiche o discinetiche con bulging diastolico). Severa dilatazione del ventricolo destro
   Minori
   Dilatazione del ventricolo destro minore o FE ridotta
   Dilatazione segmentale moderata del ventricolo destro
   Ipocinesia regionale del ventricolo destro
6. **Alterazioni strutturali del miocardio**
   Maggiori
   Sostituzione fibroadiposa del miocardio alla biopsia

11.2.3.1 Metodica di studio [7, 8]

Localizzazione triplane

Valutazione morfologica:
- immagini assiali oblique *black-blood* (FSE T1 pesate - *double inversion recovery*), orientate su localizzazione sagittale, con copertura totale del cuore sino al tratto di efflusso del ventricolo destro;
  TR = 2 R-R
  TE = 5 msec
  Spessore = 7 mm
  Gap = 0 mm
- immagini sagittali oblique *black-blood* (FSE T1 pesate - *double inversion recovery*), orientate sulle assiali, perpendicolarmente al SIV dalla base all'apice;
  TR = 2 R-R
  TE = 5 msec
  Spessore = 5 mm
  Gap = 0 mm
- immagini FSE T1 con saturazione del grasso (*fat-sat* o STIR), qualora vi siano aree sospette di infiltrazione adiposa (ripetizione di singole immagini selezionate). Parametri: come i punti precedenti.

Valutazione funzionale:
- immagini SSFP *bright-blood* asse lungo del ventricolo destro, ponendosi al centro della valvola atrioventricolare, dalla base all'apice;
  TR = 3,5 msec
  TE = 1,8-5 msec
  Flip angle = 45° (60° dopo somministrazione di MdC)
  Spessore = 8 mm
  Gap = 2 mm
- immagini SSFP *bright-blood* 4 camere orientate parallelamente all'asse atrioventricolare dalla base all'apice, comprendendo il tratto di efflusso ventricolare;
- immagini SSFP *bright-blood* per l'infundibolo ed il tratto di efflusso del ventricolo destro. Orientamento sulle immagini assiali che visualizzano il tronco

comune dell'arteria polmonare con pacchetto di 2-3 immagini lungo l'asse maggiore della polmonare;
- immagini SSFP *bright-blood* asse corto 2 camere. Orientamento sulle immagini in 4 camere, perpendicolarmente al SIV dalla base all'apice. N.B. da eseguire dopo il *first pass* in attesa del *delayed enhancement*.

Studio perfusionale:
- *first pass*: 0,1-0,2 mmol/kg di Gadolinio e.v., flusso 5 mL/sec (a seguire NaCl 20-30 mL a 5 mL/sec). Immagini *saturation recovery* ibride *Gradient-Echo-Echo Planar* (GRE-EPI) in asse corto in apnea;
- *delayed enhancement* (a 10-15-20 min dall'infusione di MdC e.v.): ottimizzare il T1 per l'annullamento del segnale del miocardio (per il ventricolo destro 180-250). Sequenze GRE *inversion recovery*, immagini asse corto 4 camere e sul tratto di efflusso.

11.2.3.2 Criteri di diagnosi RM [9-23]

Criteri morfologici:
- infiltrazione adiposa intramiocardica (Fig. 11.1a,b);
- assottigliamento della parete libera del ventricolo destro;
- ipertrofia della parete del ventricolo destro e/o delle trabecole e/o della banda moderatrice;
- dilatazione globale o segmentaria del ventricolo destro e/o del tratto di efflusso ventricolare.

Criteri funzionali:
- discinesie parietali focali;
- aneurismi (Fig. 11.1c);
- dilatazione del ventricolo destro;
- disfunzione sistolica/diastolica del ventricolo destro.

Infiltrazione adiposa intramiocardica:
- la sensibilità e la specificità della RM nel riconoscimento dell'infiltrazione adiposa sono estremamente variabili (dal 22 al 100%), poiché la parete del ventricolo destro è estremamente sottile e le aree di sostituzione adiposa possono essere molto piccole e circoscritte. Inoltre la possibilità di artefatti (aritmie, movimenti del paziente, turbolenze di flusso) aumenta i casi falsi positivi, così come un aumento del tessuto adiposo epicardico in assenza di malattia può evidenziarsi in pazienti obesi, anziani, diabetici o in trattamento cronico con steroidi.

L'utilizzo delle sequenze SE T1 *fat-sat* [17] aumenta il riconoscimento di aree di infiltrazione adiposa. Le aree più frequentemente coinvolte sono quelle basali, in particolare i tratti di afflusso ed efflusso, e la parete laterale. Nonostante l'interesse istintivo che questo segno ha sempre suscitato, l'infiltrazione adiposa resta il meno specifico e riproducibile tra tutti i parametri valutabili in RM.

Assottigliamento della parete libera del ventricolo destro:
- alcuni Autori [9] riportano un'importante specificità di questo segno (assottigliamento della parete libera del ventricolo destro <5 mm) come fattore predittivo indipendente di CAVD.

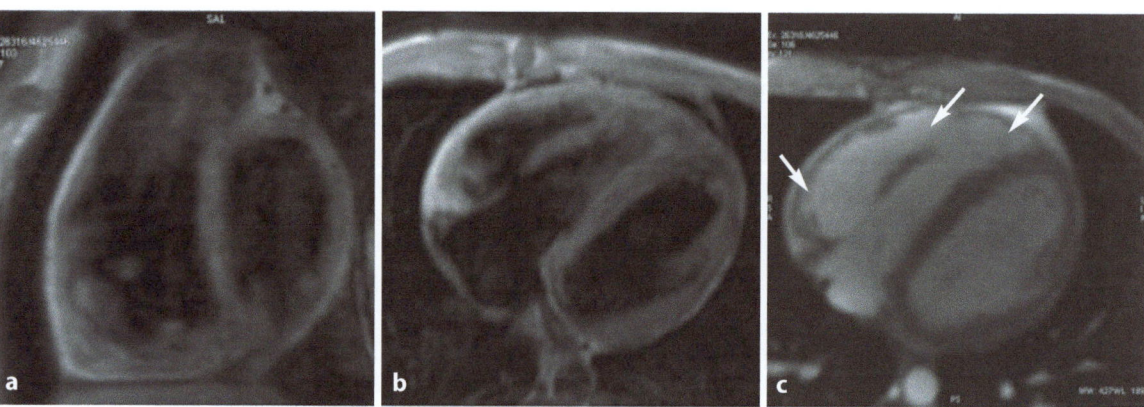

Fig. 11.1 a, b Immagine *black-blood* Spin-Echo T1 asse corto 4 camere. Paziente affetto da displasia aritmogena: il tessuto fibro-adiposo epicardico circonda la parete libera del ventricolo destro e la parete inferiore: sono visbili alcune aree intramiocardiche a livello del setto interventricolare ed epicardiche nella parete posteriore ed antero-laterale del ventricolo sinistro. **c** Immagine telediastolica in sequenza SSFP *bright-blood* 4 camere dello stesso paziente: il ventricolo destro appare dilatato con discinesie (bulging) che interessano l'apice e la base del ventricolo destro, in regione sottotricuspidale (*frecce*)

Positività al late enhancement:
- l'iper-enhancement parietale dopo somministrazione di mezzo di contrasto può identificare aree di sostituzione fibrosa o fibroadiposa [19, 20]; tale caratteristica correla con i rilievi istologici, con l'incidenza di discinesie ventricolari e l'inducibilità di aritmie ventricolari durante test elettrofisiologici.

Alterazioni funzionali (discinesie, bulging e riduzione della FE):
- la dilatazione di grado severo del ventricolo destro, come incremento del diametro e del volume telediastolico e riduzione della FE, rappresentano un criterio di diagnosi di CAVD. L'identificazione di aree discinetiche, soprattutto diastoliche, di aree ipocinetiche e acinetiche è un segno altamente specifico. La correlazione tra alterazioni funzionali e aree di alterato segnale (o positività al *delayed enhancement*) rafforza il sospetto diagnostico.

Coinvolgimento del ventricolo sinistro:
- il coinvolgimento del ventricolo sinistro rappresenta l'estensione di un processo patologico che va ad interessare l'intero tessuto miocardico, tanto da supportare il termine di "cardiomiopatia aritmogena". La sostituzione fibroadiposa può interessare il miocardio ventricolare sinistro con riscontro di infiltrazione subepicardica e, secondariamente, intramiocardica, in particolare della parete libera, del setto posteriore e del segmento postero-laterale [21].

11.2.3.3 Risultati della letteratura

Il ruolo della RM nell'identificazione del tessuto adiposo intramiocardico è controverso. A fronte dell'indubbia capacità di caratterizzazione tissutale di tale metodica, l'ampia variabilità di tessuto adiposo epicardico nel soggetto normale, il riscontro di lipomatosi cardiaca in assenza di manifestazioni cliniche (Fig. 11.2) e la sostituzione adiposa miocardica riscontrata in alcune forme patologiche (diabetici, uso di steroidi, obesi), rende ragione di dubbi interpretativi nella pratica clinica e di ampia discussione in letteratura. La sensibilità e la specificità nell'identificazione di questo segno varia infatti tra il 22% ed il 100% [9-14], mentre più specifiche sono le alterazioni funzionali del ventricolo destro, in particolare le discinesie diastoliche focali nelle tipiche sedi (segmenti con bulging persistente in diastole e discinetiche in sistole, Fig. 11.3), specie se associate

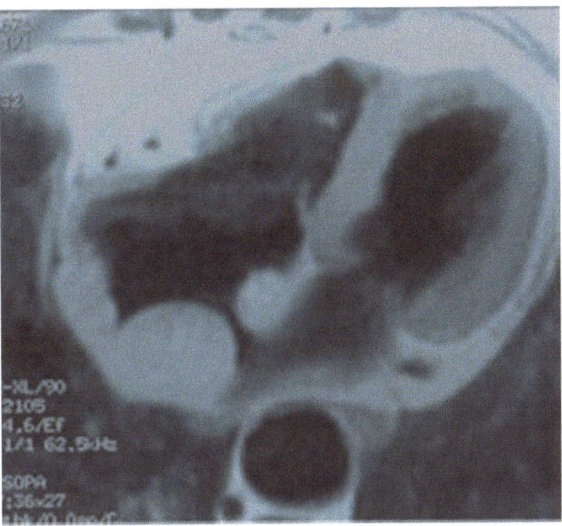

Fig. 11.2 Immagine in sequenza Spin-Echo 4 camere. Paziente con lipomatosi dopo trattamento cronico con steroidi

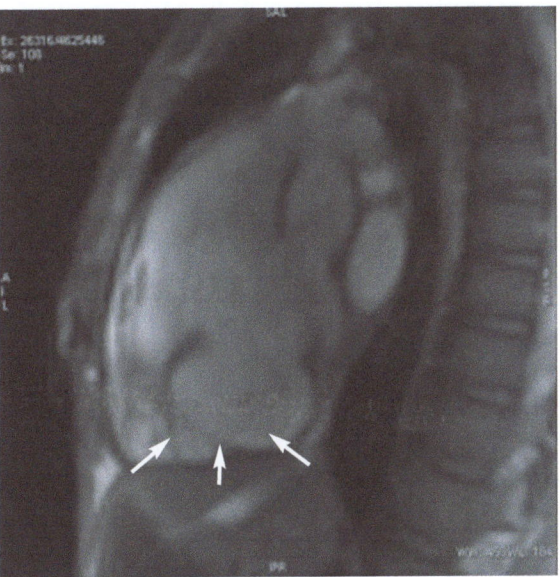

Fig. 11.3 Immagine telediastolica in sequenza SSFP *bright-blood* asse corto. Paziente con cardiomiopatia aritmogena: è evidente un'ampia area discinetico/aneurismatica nella parete inferiore (*frecce*)

ad aree di assottigliamento di parete ed alterato segnale [14-23]. Abbara e coll. [17] sottolineano l'utilità delle sequenze *fat-suppressed* nel migliorare la capacità di identificazione del tessuto adiposo intramiocardico, pur concludendo che questo segno è il meno specifico e sensibile nell'identificazione della malattia. Interessante quanto recentemente riportato sul potenziale ruolo del *late enhancement*, per la sua capacità di identificare le modificazioni strutturali fibroadipose nel ventricolo destro e sinistro; tale dato, in correlazione con i dati anatomopatologici ed in associazione con l'inducibilità di aritmie ventricolari, risulta estremamente importante, soprattutto data la maggiore aritmogenicicità del tessuto fibroso rispetto al tessuto adiposo isolato [18, 19].

Ruolo potenziale della RM è la sua capacità di identificare forme minori o iniziali di malattia, altrimenti non identificabili applicando strettamente i criteri della Task Force [24]. Asincronia di contrazione della parete libera basale è stata riscontrata in malattie iniziali, espressione di mutazione desmosomica (specialmente del PKP2), in familiari di primo grado asintomatici. È comunque importante considerare che la RM non è l'assoluto gold standard nella diagnosi di CAVD e che un'anomalia contrattile, in assenza di alterazioni elettrocardiografiche, deve essere considerata con cautela, per non portare ad un eccesso di diagnosi di questa malattia. La possibilità di dati comparativi viene in particolare da registri e studi multicentrici, attualmente in atto anche sulla CAVD [25]. Questi studi saranno fondamentali nel capire il ruolo delle metodiche diagnostiche e nel valutare l'efficacia diagnostica dei criteri di identificazione della malattia attualmente in uso.

11.3 Cardiomiopatia aritmogena "left dominant"

La cardiomiopatia aritmogena a dominanza sinistra (LDAC) è un'espressione differente della malattia CAVD, di recente inquadramento, ed è anch'essa caratterizzata da sostituzione fibroadiposa del miocardio, ma a localizzazione ventricolare sinistra. A differenza del noto fenotipo "classico" a interessamento ventricolare destro e della variante biventricolare, in cui entrambi i ventricoli sono coinvolti, la LDAC è caratterizzata da precoce e predominante interessamento del ventricolo sinistro.

L'alterazione miocardica frequentemente coinvolge in maniera circonferenziale il terzo esterno del miocardio ed il lato destro del setto interventricolare. Mutazioni del gene che codifica le proteine desmosomiche (desmoplachina, placofillina 2 e desmogleina 2) sono state identificate in famiglie affette dalla malattia, analogamente a quanto è riportato nella più classica forma ventricolare destra.

Dal punto di vista clinico si può presentare ad un variabile range di età, tipicamente con palpitazioni e sintomi di perdita di coscienza improvvisi. Le aritmie hanno caratteristicamente l'aspetto di blocco di branca destra e la loro entità è di solito sproporzionata rispetto alla relativamente modesta disfunzione ventricolare. Aspetti salienti sono la presenza di onde T invertite nelle derivazioni laterali o inferiori. Questa forma di cardiomiopatia è molto spesso misconosciuta, e date le manifestazioni elettrocardiografiche, spesso scambiata per una forma di cardiopatia dilatativa, ischemica o ipertrofica, oppure quale esito di miocardite in pazienti di ogni età con alterazioni elettrocardiografiche ed aritmie inspiegate.

11.3.1 Aspetti RM

Allo studio funzionale è presente una grado variabile, per lo più lieve o moderato, di disfunzione ventricolare, talvolta con discinesia segmentaria che pone problemi nella diagnosi differenziale con la cardiopatia ischemica. Anche il ventricolo destro può essere interessato, con dilatazione e discinesia, ma di solito in misura minore rispetto al ventricolo sinistro.

Il *late enhancement* è marcatamente positivo, come pattern di distribuzione è caratteristicamente subepicardico e mesomiocardico, con aspetto lineare "a stria". Sen-Chowdhry e coll. [26], in un'ampia serie di 40 pazienti, riportano una positività del *late enhancement* nel ventricolo sinistro nel 100% dei casi e sottolineano come questo dato possa essere considerato il punto chiave nell'identificazione di questa misconosciuta variante della più comune CAVD.

11.4 Sindrome di Brugada

Dalla sua prima descrizione clinica nel 1992 [27], la Sindrome di Brugada ha attratto un grande interesse nella letteratura, anche in relazione all'alto rischio di morte improvvisa nei giovani, a fronte di una modesta o nulla sintomatologia.

Dal punto di vista elettrocardiografico la sindrome di Brugada è caratterizzata da alterazioni della ripolarizzazione (sopralivellamento del tratto ST, allungamento del QT) in più di una derivazione precordiale destra (V1-V3) e blocco di branca destra in pazienti con cuori strutturalmente normali. Tali alterazioni e l'insorgenza di aritmie a potenziale esito letale sono esacerbate da agenti vagotonici o beta bloccanti, con più frequente manifestazione a riposo o durante il sonno. La mutazione genetica correlata alla sindrome di Brugada è legata al gene SCN5A, che codifica la α-subunità dei canali del sodio; recenti studi dimostrano una relazione causale tra difetti del SCN5A e fibrosi del tessuto di conduzione e del miocardio ventricolare.

Le modificazioni elettriche da alterazione dei meccanismi legati alla formazione del potenziale d'azione ed alla sua alterata propagazione nelle regioni epicardiche del ventricolo destro possono teoricamente risultare in alterazioni funzionali, in assenza di alterazioni miocardiche. Il ruolo delle metodiche di imaging, ed in particolare della RM, è però controverso. La presenza di alterazioni funzionali nella Sindrome di Brugada è stata descritta utilizzando l'Electron Beam CT [28] e, più recentemente, la risonanza magnetica [29].

In uno studio multicentrico effettuato su 30 pazienti, un'elevata prevalenza di lievi alterazioni funzionali, in assenza di infiltrazione adiposa, è stata riscontrata rispetto ad un gruppo di controllo normale, ed in generale una tendenza ad una funzione ventricolare destra lievemente inferiore a fronte di volumi telediastolici maggiori è stata rilevata dagli studi di RM [30], verosimile espressione funzionale dell'anomala conduzione dell'impulso elettrico.

11.5 Tachicardia ventricolare del tratto di efflusso del ventricolo destro

La tachicardia ventricolare idiopatica del tratto di efflusso del ventricolo destro (RVOT) è una condizione non familiare, benigna, che colpisce soggetti giovani in assenza di anomalie cardiache strutturali. Il difetto è mediato da un'anomalia del cAMP (adenosina monofostato ciclico) che agisce sul potenziale d'azione. Nonostante il suo carattere di benignità, l'aritmia può causare sincope e, raramente, morte improvvisa. La tachicardia è di solito indotta dallo sforzo, ma può insorgere anche a riposo (tachicardia ventricolare ripetitiva monomorfa) e tipicamente viene interrotta dalla somministrazione di alcuni farmaci, quali adenosina, beta bloccanti, calcio-antagonisti ed in risposta alla manovra di Valsalva.

Non vi sono alterazioni strutturali del miocardio documentate [31], ma data l'ipocinesia relativa e la lieve dilatazione che subentra a livello delle camere cardiache in seguito a frequenti disincronie di contrazione, e più ancora di rilasciamento (Fig. 11.4), alterazioni cinetiche e funzionali sono state identificati negli studi

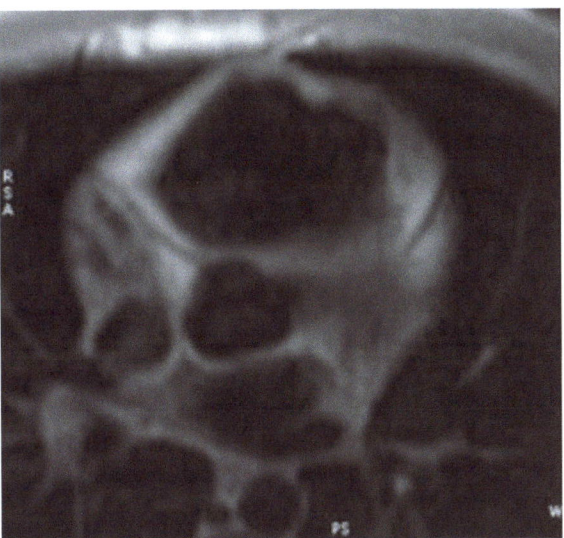

Fig. 11.4 Immagine *black-blood* Spin-Echo. Paziente affetto da RVOT: è visibile una lieve dilatazione del tratto di efflusso del ventricolo destro, senza evidenza di alterazioni dell'intensità di segnale

di RM. La diagnosi differenziale si pone con la CAVD, soprattutto nelle forme iniziali [32, 33]. È però ampiamente sottolineato, in alcuni recenti lavori, che la RM può rappresentare uno strumento diagnostico che produce un "eccesso di diagnosi": Tandri e coll. [34], in un'analisi comparativa di due osservatori in un gruppo di pazienti affetti da RVOT ed un gruppo di normali, riporta come il primo osservatore a conoscenza dei dati clinici identificava un numero maggiore di anomalie, rispetto al secondo osservatore non a conoscenza della diagnosi [33]. Gli Autori concludono che se i segni della RM diagnostici di RVOT possono essere così fortemente influenzati dalla conoscenza dei dati clinici, significa che sono minimi e non differenziabili dalla normale cinetica del ventricolo destro.

Bibliografia

1. Marcus FI, Fontaine G, Guiraudon G et al (1982) Right ventricular dysplasia: a report of 24 adult cases. Circulation 65:384-398
2. Thiene G, Nava A, Corrado D et al (1988) Right ventricular cardiomyopathy and sudden death in young people. N Engl J Med 318:129-133
3. Rampazzo A, Nava A, Danieli GA et al (1994) The gene for arrhythmogenic right ventricular cardiomyopathy maps to chromosome 14q23-q24. Hum Mol Genet 3:959-962
4. McKenna WJ, Thiene G, Nava A et al (1994) Task Force of the Myocardial and Pericardial Disease Working Group of

the European Society of Cardiology and of the Scientific Council on Cardiomyopathies of the International Society and Federation of Cardiology. Diagnosis of arrhythmogenic right ventricular dysplasia/cardiomyopathy. Br Heart J 71:215-218
5. Burke AP, Farb A, Tashko G et al (1998) Arrhythmogenic right ventricular cardiomyopathy and fatty replacement of the right ventricular myocardium: are they different diseases? Circulation 97:1571-1580
6. Basso C, Corrado D, Marcus FI et al (2009) Arrhythmogenic right ventricular cardiomyopathy. Lancet 373:1289-300
7. Jain A, Tandri H, Calkins H et al (2008) Role of cardiovascular magnetic resonance imaging in arrhythmogenic right ventricular dysplasia. J Cardiov Magn Res 10:32
8. Kramer CM, Barkhausen J, Flamm S D et al (2008) Standardized cardiovascular magnetic resonance imaging (CMR) protocols, society for cardiovascular magnetic resonance: board of trustees task force on standardized protocols. J Cardiovasc Magnet Res 10:35
9. Harper KW, Tello R (2003) Prediction rule for diagnosis of arrhythmogenic right ventricular dysplasia based on wall thickness measured on MR imaging. Comput Med Imaging Graph 27:363-371
10. Auffermann W, Wichter T, Breithardt G et al (1993) Arrhythmogenic right ventricular disease: MR imaging vs angiography. AJR, Am J Roentgenol 161:549-555
11. Ricci C, Longo R, Pagnan L et al (1992) Magnetic resonance imaging in right ventricular dysplasia. Am J Cardiol 70:1589-1595
12. Midiri M, Finazzo M, Brancato M et al (1997) Arrhythmogenic right ventricular dysplasia: MR features. Eur Radiol 7:307-312
13. Menghetti L, Basso C, Nava A et al (1996) Spin-echo nuclear magnetic resonance for tissue characterisation in arrhythmogenic right ventricular cardiomyopathy. Heart 76:467-470
14. van der Wall EE, Kayser HW, Bootsma MM et al (2000) Arrhythmogenic right ventricular dysplasia: MRI findings. Herz 25:356-364
15. Tandri H, Bomma C, Calkins H et al (2004) Magnetic resonance and computed tomography imaging of arrhythmogenic right ventricular dysplasia. J Magn Reson Imaging 19:848-858
16. Tandri H, Castillo E, Ferrari VA et al (2006) Magnetic resonance imaging of arrhythmogenic right ventricular dysplasia: sensitivity, specificity, and observer variability of fat detection versus functional analysis of the right ventricle. J Am Coll Cardiol 48:2277-2284
17. Abbara S, Migrino RQ, Sosnovik DE et al (2004) Value of fat suppression in the MRI evaluation of suspected arrhythmogenic right ventricular dysplasia. AJR Am J Roentgenol 182:587-591
18. Harper KW, Tello R (2003) Prediction rule for diagnosis of arrhythmogenic right ventricular dysplasia based on wall thickness measured on MR imaging. Comput Med Imaging Graph 27:363-371
19. Tandri H, Saranathan M, Rodriguez ER (2005) Noninvasive detection of myocardial fibrosis in arrhythmogenic right ventricular cardiomyopathy using delayed-enhancement magnetic resonance imaging. J Am Coll Cardiol 45:98-103
20. Hunold P, Wieneke H, Bruder O et al (2005) Late enhancement: a new feature in MRI of arrhythmogenic right ventricular cardiomyopathy? J Cardiovasc Magn Reson 7:649-655
21. Corrado D, Basso C, Thiene G et al (1997) Spectrum of clinicopathologic manifestations of arrhythmogenic right ventricular cardiomyopathy/ dysplasia: a multicenter study. J Am Coll Cardiol 30:1512-1520
22. Fattori R, Tricoci P, Russo V et al (2005) Quantification of fatty tissue mass by magnetic resonance imaging in arrhythmogenic right ventricular dysplasia. J Cardiovasc Electrophysiol 16:256-261
23. Bluemke DA, Krupinski EA, Ovitt T et al (2003) MR Imaging of arrhythmogenic right ventricular cardiomyopathy: morphologic findings and interobserver reliability. Cardiology 99:153-162
24. Sen-Chowdhry S, Prasad SK, Syrris P et al (2006) Cardiovascular magnetic resonance in arrhythmogenic right ventricular cardiomyopathy revisited: comparison with task force criteria and genotype. J Am Coll Cardiol 48:2132-2140
25. Tandri H, Macedo R, Calkins H et al (2008) Role of magnetic resonance imaging in arrhythmogenic right ventricular dysplasia: insights from the North American arrhythmogenic right ventricular dysplasia (ARVD/C) study. Multidisciplinary Study of Right Ventricular Dysplasia Investigators. Am Heart J 155:147-153
26. Sen-Chowdhry S, Syrris P, Prasad SK et al (2008) Left-dominant arrhythmogenic cardiomyopathy: an under-recognized clinical entity. J Am Coll Cardiol 52:2175-2187
27. Brugada P, Brugada J (1992) Right bundle branch block, persistent ST segment elevation and sudden cardiac death: a distinct clinical and electrocardiographic syndrome: a multicenter report. J Am Coll Cardiol 20:1391-1396
28. Takagi M, Aihara N, Kuribayashi S et al (2001) Localized right ventricular morphological abnormalities detected by electron-beam computed tomography represent arrhythmogenic substrates in patients with the Brugada syndrome. Eur Heart J 22:1032-1041
29. Catalano O, Antonaci S, Moro G et al (2009) Magnetic resonance investigations in Brugada syndrome reveal unexpectedly high rate of structural abnormalities. Eur Heart J 30:2241-2248
30. Papavassiliu T, Wolpert C, Flüchter S et al (2004) Magnetic resonance imaging findings in patients with Brugada syndrome. J Cardiovasc Electrophysiol 15:1133-1138
31. Lesch M, Lewis E, Humphries JO et al (1967) Paroxysmal ventricular tachycardia in the absence of organic heart disease. Ann Intern Med 66:950-960
32. Carlson MD, White RD, Trohman RG et al (1994) Right ventricular outflow tract tachycardia: detection of previously unrecognized anatomic abnormalities using cine magnetic resonance imaging. J Am Coll Cardiol 24:720-727
33. Globits S, Kreiner G, Frank H et al (1997) Significance of morphological abnormalities detected by MRI in patients undergoing successful ablation of right ventricular outflow tract tachycardia. Circulation 96:2633-2640
34. Tandri H, Bluemke DA, Ferrari VA et al (2004) Findings on magnetic resonance imaging of idiopathic right ventricular outflow tachycardia. Am J Cardiol 94:1441-1445

I tumori del cuore

12

Luigi Lovato, Vincenzo Russo, Katia Buttazzi, Rossella Fattori

12.1 Imaging dei tumori del cuore: il significato clinico

I tumori primitivi cardiaci sono rari, con una prevalenza, nella popolazione adulta, variabile tra 0,001% e 0,5% in diverse serie autoptiche [1-3] e, in quella infantile, tra 0,001% e 0,28% [4], tuttavia non rappresentano un quesito altrettanto raro per l'imaging cardiaco, dovendo differenziarli dai tumori cardiaci secondari, che sono dalle 20 alle 40 volte più comuni [1-3] e dalle lesioni non neoplastiche, quali i trombi, molto più frequenti. I tumori cardiaci primitivi, se non trattati, sono lesioni con un'elevata mortalità e morbidità [5] indipendentemente dalla natura benigna o maligna; inoltre, tra i tumori benigni, maligni ed i trombi la prognosi differisce notevolmente quanto il trattamento che, se operato in tempo, può essere curativo o evitare una complicanza letale. La diagnosi deve essere pertanto molto accurata. Negli ultimi decenni, la continua evoluzione tecnologica delle metodiche d'imaging cardiaco non invasivo ha reso più semplice la visualizzazione delle masse cardiache, aumentando notevolmente il numero di lesioni da caratterizzare e la necessità di scelte terapeutiche adeguate [2, 3, 5]. L'ecocardiografia non ha una risoluzione di contrasto per i tessuti molli ed una finestra acustica adeguata per una caratterizzazione più specifica della lesione e della sua estensione a livello cardiaco e mediastinico, importante nel valutarne il grado di invasività e la resecabilità chirurgica. Queste nuove esigenze richiedono l'impiego di metodiche d'imaging multiplanari e ad elevata risoluzione spaziale, temporale e di contrasto.

L'importanza della RM nello studio dei tumori del cuore è riconosciuta sin dalla metà degli anni '80 [6-10]. Essa consente un'ottimale visualizzazione di tutte le masse cardiache e paracardiache e del coinvolgimento miocardico, pericardico e mediastinico [11], nonché una loro caratterizzazione tessutale, ma nemmeno questa metodica permette di raggiungere una diagnosi di natura in tutti i casi. I tumori del cuore costituiscono una sfida per la RM cardiovascolare, oltre ad essere un quesito sempre più frequente, che richiede una buona conoscenza sia della patologia e della semeiologia delle lesioni che delle tecniche di studio con RM.

12.2 La RM nello studio dei tumori cardiaci: vantaggi, limiti e indicazioni

La RM, in virtù della multiplanarità e dell'ampio campo di vista, permette di visualizzare direttamente con poche immagini l'intero torace ed il cuore, orientato lungo i principali piani cardiaci, identificando sempre la sede di un tumore cardiaco ed i suoi rapporti con le strutture cardiache ed extracardiache. La RM, fatta eccezione per l'assenza di segnale del calcio, è superiore alle altre metodiche non invasive, compresa la TC Multidetettore (TCMD), nella caratterizzazione delle masse cardiache [7, 12-13]. Questo dipende dall'elevata risoluzione di contrasto per i tessuti molli. La RM, infatti, con l'impiego di diverse sequenze (*black-blood Spin-Echo* - SE - a pesatura T1 e T2, con e senza saturazione del segnale del grasso e dopo iniezione endovenosa di Gadolinio, *Gradient-Echo* - GE] è in grado di identificare, in una lesione, tessuto adiposo, aree di necrosi e/o fibrosi, strutture cistiche, aree emorragiche o ad alto contenuto di acqua (edema, tessuto mixoide), ottenendo in specifici casi una diagnosi di natura (fibroma, lipoma). Inoltre la RM, grazie al naturale contrasto di segnale, nelle sequenze SE

L. Lovato (✉)
Dipartimento Cardio-Toraco-Vascolare, Radiologia
Cardiovascolare, Policlinico Universitario S. Orsola, Bologna

F. De Cobelli, L. Natale (a cura di), *Risonanza magnetica cardiaca*.
© Springer-Verlag Italia 2010

T1 pesate, tra il pericardio normale (di natura fibrosa e quindi privo di segnale), il grasso mediastinico ed epicardico (fortemente iperintensi) e tra il grasso ed il miocardio (segnale intermedio), è la metodica più sensibile nel documentare l'infiltrazione pericardica [14], elemento fondamentale nella stadiazione tumorale. Analogamente, le sequenze dopo iniezione di Gadolinio migliorano la differenziazione della massa dal miocardio normale circostante [15]. L'aggiunta al dato morfologico di informazioni funzionali e dinamiche accurate e riproducibili è un altro vantaggio della RM nei confronti delle altre metodiche d'imaging. Le sequenze cine GE *Steady-State Free Precession* (SSFP), oltre all'indubbio valore morfologico, quantificano la funzione globale e segmentaria dei ventricoli e l'impatto che il tumore può avere sulle strutture cardiache. La valutazione della presenza e sede di una massa cardiaca è sicuramente un'importante indicazione per la RM cardiaca [16], il più delle volte per confermare un sospetto diagnostico ecocardiografico, ma vi è anche indicazione nella diagnosi differenziale tra tumore e trombo, neoplasia benigna e maligna, primitiva e secondaria, nella valutazione della resecabilità chirurgica di un tumore, nel follow-up post-chirurgico e/o chemioterapico ed infine come guida ad una biopsia. La TCMD può essere un'alternativa alla RM nella valutazione pre- e post-operatoria di una massa. La RM però non utilizza i mezzi di contrasto iodati, riducendo molto il rischio di reazioni allergiche o di danno funzionale renale e non impiega radiazioni ionizzanti, mentre la TC necessita del gating cardiaco, erogando elevate dosi di radiazione al paziente, anche con gli scanner più moderni [17, 18]. Pertanto la RM è preferibile nel follow-up evolutivo di una lesione e nello studio dei tumori cardiaci in età pediatrica, dove il problema dell'esposizione alle radiazioni è ancora maggiore [19]. Si ricorre alla TC quando la RM non è utilizzabile (paziente claustrofobo o con defibrillatore impiantato, lesione molto calcifica), per una stadiazione completa della neoplasia o per ricercare una lesione maligna primitiva nel sospetto di metastasi cardiaca. I limiti della RM sono soprattutto rappresentati dalla lunga durata dell'esame, che con i costi ne riduce la disponibilità nella pratica clinica. La qualità dell'esame è condizionata dalla collaborazione del paziente, spesso anziano o defedato, per migliorare la quale occorre ridurre i tempi di esecuzione dell'esame, ottimizzando il protocollo di studio (Tabella 12.1).

Tabella 12.1 Protocollo di studio con RM per le masse cardiache. Nella colonna sinistra sono riportate le sequenze e le relative proiezioni, nella colonna destra un breve commento sulle modalità d'impiego e l'utilità delle sequenze. Nel corso di ogni studio vi possono essere delle variazioni relative a numero, tipologia e proiezione delle sequenze in rapporto, ad esempio, alla sede della lesione o al risultato delle prime immagini (se è evidente la natura adiposa con le sequenze pre-contrastografiche, ad esempio, il contrasto il più delle volte non è necessario)

Sequenze e proiezioni	Commenti
Localizzatore in tre piani ortogonali	
BBFSET1 assiali e coronali	Localizzazione della massa e definizione dei rapporti con le strutture cardiache ed extracardiache
GESSFP asse lungo 2/4 camere	Ulteriore definizione dei rapporti cardiaci della massa. Mobilità della massa e punto di adesione alla parete (lesioni endocardiche). L'obliquità scelta è quella che visualizza più chiaramente la lesione
BBSET2/BBSET1 con/senza Fat Sat	Ripetizione solo delle 2-3 immagini più rappresentative della massa per la sua caratterizzazione tessutale
First-pass dopo iniezione di Gadolinio	Vascolarizzazione della lesione. L'obliquità scelta è quella che visualizza più chiaramente la lesione
BBSET1 post-Gadolinio	Enhancement precoce della lesione (solo 2-3 immagini più rappresentative). L'obliquità scelta è quella che visualizza più chiaramente la lesione
GESSFP asse corto	Studio della funzione cardiaca, se ritenuto necessario (ad esempio nell'indagine pre-operatoria o nelle metastasi cardiache)
Delayed enhancement	10-15 minuti dopo l'iniezione di Gadolinio (solo 2-3 immagini più rappresentative). L'obliquità scelta è quella che visualizza più chiaramente la lesione. Nel sospetto di trombo si ripetono le immagini più importanti con lungo tempo di inversione (600 ms)

Fat-sat, saturazione del grasso. *First-pass*, studio di primo passaggio del Gadolinio

12.3 Caratteristiche clinico-patologiche e semeiologia RM dei tumori cardiaci

La descrizione in RM delle caratteristiche semeiologiche dei numerosi tumori cardiaci primitivi si trasformerebbe in un lungo elenco ripetitivo, creando confusione, anche per la notevole sovrapposizione dei pattern di segnale delle diverse neoplasie benigne e maligne nelle sequenze morfologiche (6, 14, 20). Si descriveranno pertanto, nel particolare, solo i tumori che costituiscono un quesito più frequente per la RM cardiovascolare o dei quali la RM ottiene una diagnosi di natura, dando invece ampio spazio alla diagnostica differenziale.

12.3.1 I tumori cardiaci primitivi benigni

Nonostante la loro natura istologica, questi tumori non sono clinicamente benigni in quanto, in rapporto a sede, dimensioni e morfologia possono embolizzare o alterare la funzione valvolare (lesioni endocavitarie), generare severe aritmie (lesioni intramiocardiche), coinvolgere il pericardio (masse epicardiche), determinando scompenso cardiaco, ictus, infarto miocardico, morte cardiaca improvvisa e tamponamento cardiaco.

12.3.2 Mixoma

Il mixoma è il più frequente di tutti i tumori primitivi cardiaci [1, 6, 20, 21]. È una lesione tipicamente solitaria, a base endocardica, che ha sede nel 75% dei casi in atrio sinistro, nel 20% in atrio destro, ma si può localizzare anche nei ventricoli o, talvolta, sulla superficie valvolare [6, 21, 22]. Il mixoma è adeso mediante un sottile peduncolo al setto interatriale nella regione della fossa ovale, anche se più raramente ha una larga base di impianto ed origina dalle altre pareti atriali, risultando difficilmente differenziabile da lesioni maligne come i sarcomi. Macroscopicamente è una lesione rotondeggiante, quasi sferica, ma spesso multilobulata o a superficie irregolare (in questi casi può essere sede di deposizione trombotica e più facilmente embolizza). Il mixoma raggiunge anche dimensioni notevoli (diversi centimetri), arrivando ad occupare gran parte della cavità cardiaca in cui è localizzato e può determinare fenomeni di ostruzione emodinamica, soprattutto in sede valvolare. Nel 7% dei casi il mixoma si manifesta in forma atipica e, seppure istologicamente indistinguibile [23, 24], ha un comportamento biologico molto diverso [6], caratterizzato da multicentricità, frequente recidiva dopo escissione chirurgica, localizzazioni diverse dall'atrio sinistro, una predisposizione familiare per mixoma cardiaco e l'associazione a complessi sindromici, quale la sindrome di Carney, malattia autosomica dominante caratterizzata anche da tumori endocrini, lesioni pigmentose della pelle, schwannomi [23]. Nelle sequenze T1 pesate il mixoma appare iso-iperintenso rispetto al miocardio [15, 16], mentre in quelle T2 pesate, essendo formato da cellule specifiche immerse in uno stroma ricco di mucopolisaccaridi ad alto contenuto di acqua (stroma mixoide), è prevalentemente iperintenso con un grado spesso elevato di eterogeneità dipendente dalla variabile presenza di infiltrati flogistici ed aree cistiche (anch'essi iperintensi), fibrosi, calcificazioni, foci di necrosi, emorragie che producono depositi di emosiderina (ipointensi) (Fig. 12.1). Le lesioni ad elevata componente emorragica sono anch'esse molto eterogenee, per il diverso segnale delle sequenze SE in rapporto all'età dell'emorragia [25]. Analogamente, il mixoma mostra un *enhancement* contrastografico tipicamente disomogeneo [15, 16, 26] (Fig. 12.1). Le aree di *delayed enhancement* (DE) positivo dipendono dall'accumulo di Gadolinio negli aumentati spazi interstiziali. Attraverso le sequenze cine si valuta la mobilità della lesione, che se di grandi dimensioni può prolassare nel ventricolo durante la diastole (Fig. 12.2) e le turbolenze di flusso conseguenti ad un danno funzionale valvolare, ma soprattutto si facilita l'identificazione del peduncolo e della sua sede di impianto sull'endocardio (Fig. 12.2).

12.3.3 Lipoma e lipomatosi del setto interatriale

Il lipoma cardiaco è una neoplasia dell'adulto, la cui frequenza è sovrastimata, perché non viene sempre differenziato dall'ipertrofia lipomatosa del setto interatriale (SIA) [1, 6, 20], che è una patologia ben distinta. Il lipoma, a tipica sede atriale destra [27], è una lesione solitaria epicardica, ma può avere spesso origine endocardica [5, 27] e talvolta intramiocardica (Fig. 12.3). Sono riportati rari casi di lipomi multipli associati a sclerosi tuberosa o cardiopatie congenite [16, 28]. Il lipoma è tipicamente asintomatico, può crescere raggiungendo nel tempo dimensioni notevoli [29], in taluni casi manifestandosi con sintomi da ostruzione del flusso, comprimendo il pericardio o più raramente con aritmie

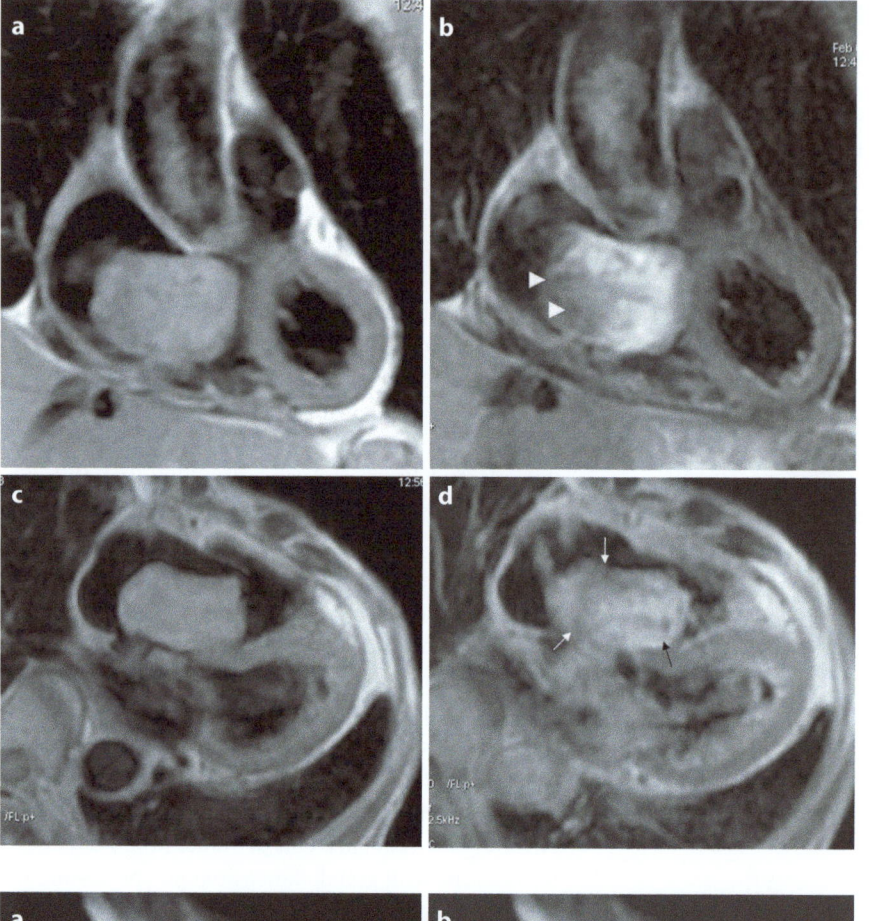

Fig. 12.1 Mixoma atriale destro. Immagine coronale BBSET1. **a** Voluminosa massa disomogeneamente iso-iperintensa.
b La corrispondente immagine BBSET2 con saturazione del grasso mostra una maggiore disomogeneità per la presenza di stroma mixoide (iperintenso) e fibroso (ipointenso). Le aree focali nere (*frecce*) sono riferibili a verosimilmente calcificazioni. Immagini BBSET1 assiali, asse lungo 4c, prima (**c**) e dopo (**d**) iniezione di Gadolinio evidenziano un enhancement eterogeneo. Le aree puntiformi nere in **d** (*frecce*) sono anch'esse riferibili verosimilmente a foci calcifici

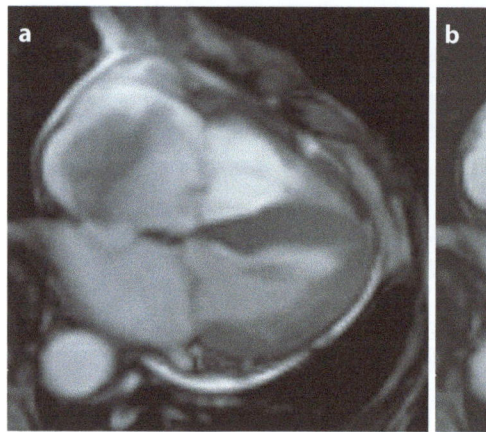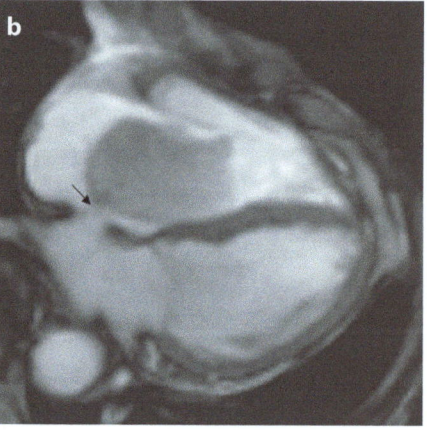

Fig. 12.2 Le immagini GESSFP assiali, asse lungo 4c in sistole (**a**) e diastole (**b**) dimostrano la mobilità della massa, che in diastole prolassa in ventricolo. Si noti il peduncolo nella regione della fossa ovale (*freccia*), caratteristica tipica del mixoma, non visibile nelle sequenze statiche per le notevoli dimensioni della massa, che si appoggia alla parete

[28, 31]. È una lesione ovalare, a margini lisci, capsulata. In RM il tessuto adiposo ha un segnale molto caratteristico, nettamente iperintenso nelle sequenze T1 pesate ed iperintenso in quelle T2 pesate, pertanto il lipoma si differenzia facilmente dalla maggioranza delle altre neoplasie cardiache, prevalentemente isointense nelle sequenze T1 pesate ed iperintense in T2 [6, 20], ma soprattutto le sequenze di saturazione del grasso annullano completamente il segnale della massa, confermandone la natura (Fig. 12.3). La RM permette pertanto di ottenere una diagnosi tessuto-specifica ed è quindi una metodica risolutiva. La controparte maligna, il liposarcoma, è una lesione rarissima, con elevata disomogeneità strutturale, mentre il lipoma è omogeneo, se si eccettuano talvolta esili sepimentazioni [29, 32] e non mostra alcun enhancement contrastografico [32].

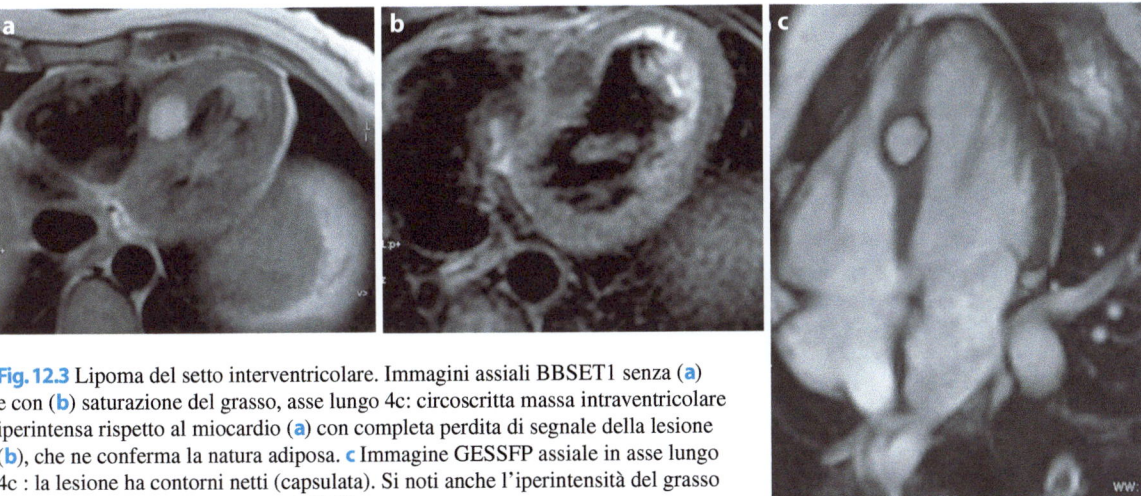

Fig. 12.3 Lipoma del setto interventricolare. Immagini assiali BBSET1 senza (**a**) e con (**b**) saturazione del grasso, asse lungo 4c: circoscritta massa intraventricolare iperintensa rispetto al miocardio (**a**) con completa perdita di segnale della lesione (**b**), che ne conferma la natura adiposa. **c** Immagine GESSFP assiale in asse lungo 4c : la lesione ha contorni netti (capsulata). Si noti anche l'iperintensità del grasso in questa sequenza (alto rapporto T2/T1)

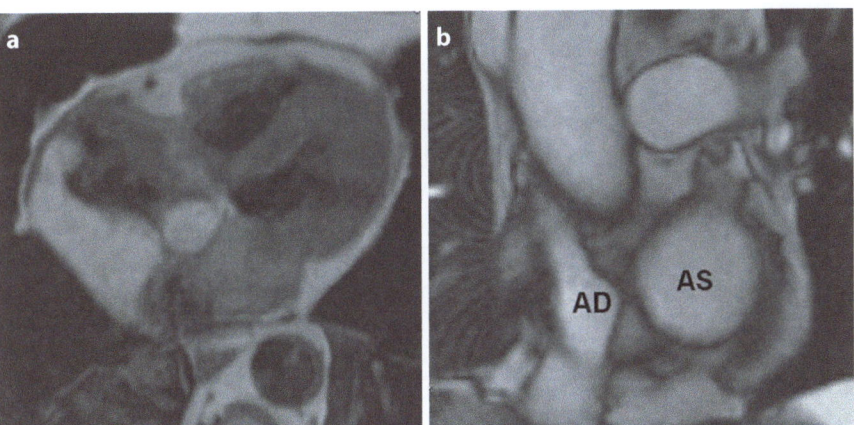

Fig. 12.4 Lipomatosi del SIA. **a** Immagine assiale BBSET1, asse lungo 4c: tipica distribuzione del grasso (iperintenso) nel SIA, con risparmio della fossa ovale, ed estensione alle pareti posteriore e laterale dell'atrio destro (*AD*). **b** Immagine GESSFP, asse corto a livello atriale: aspetto a "clessidra" del SIA. *AS* atrio sinistro.

La lipomatosi del SIA è un'iperplasia del tessuto adiposo con spessore misurato superiore ai 2 cm, che tende a risparmiare la fossa ovale, determinando un tipico aspetto a clessidra del SIA (Fig. 12.4b). Non è una lesione capsulata, ma una deposizione esuberante di grasso che infiltra il miocardio, estendendosi alle pareti degli atri, del ventricolo destro ed al setto interventricolare [33] (Fig. 12.4a). È molto più comune del lipoma cardiaco e per il suo carattere infiltrativo può essere frequentemente causa di aritmie sopraventricolari, ma a differenza di esso non richiede il trattamento chirurgico se non nei casi estremi di abnormi deposizioni di tessuto adiposo che causano ostruzione emodinamica [34]. Per questo la diagnosi differenziale con il lipoma ed altre masse atriali è importante [35]. La RM è altamente specifica, perché il segnale della lesione è lo stesso del lipoma e la distribuzione è caratteristica. La RM, inoltre, misura accuratamente lo spessore settale, differenziando la lipomatosi da una normale iper-rappresentazione di tessuto adiposo.

12.3.4 Fibroelastoma papillare

È il più frequente tumore delle valvole cardiache, adeso all'endocardio da un sottile peduncolo, ma può avere anche sede ventricolare [6]. La superficie è irregolare, formata da multiple escrescenze digitiformi, pertanto tende ad embolizzare [6] ed il trattamento è chirurgico [36-37]. Il fibroelastoma misura spesso solo 1-2 millimetri, raramente supera il centimetro ed essendo adeso a strutture mobili come le valvole non è facilmente valutabile nelle immagini statiche di RM o in TCMD [16]. Esso rappresenta infatti una delle pochissime lesioni dove il potere diagnostico dell'ecocardiografia è uguale,

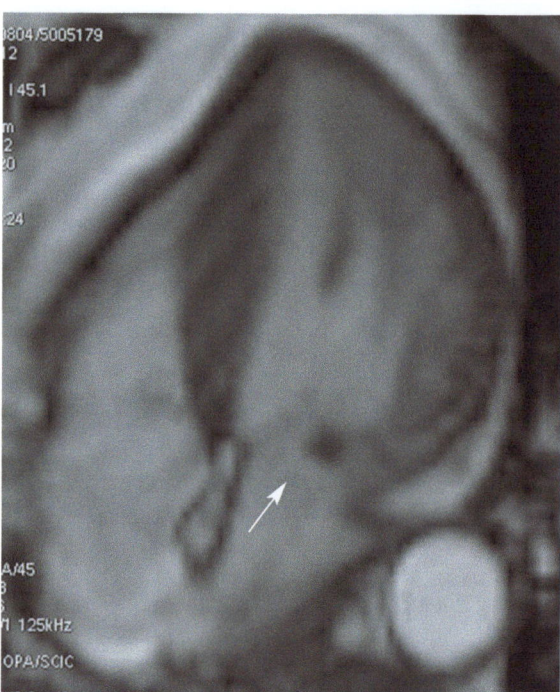

Fig. 12.5 Fibroelastoma papillare. Immagine assiale GESSFP, asse lungo 4c: formazione ipointensa a margini lievemente irregolari (*freccia*), adesa al lembo posteriore mitralico sul versante atriale

se non superiore, alla RM. L'ecocardiogramma transesofageo valuta meglio le strutture valvolari, potendo differenziare il fibroelastoma da una vegetazione ed identifica lesioni molto piccole (<2 mm) [38]. La RM, con le moderne sequenze cine SSFP, identifica anche fibroelastomi di piccole dimensioni (Fig. 12.5), nonché le turbolenze di flusso valvolari associate alla loro presenza, ma, secondo i casi riportati in letteratura, l'impressione è che non aggiunga molto al dato ecocardiografico [39, 40]. Nelle sequenze T1 e T2 pesate la neoplasia è rispettivamente isointensa ed ipointensa rispetto al miocardio, per la sua composizione ricca in tessuto connettivo denso [1, 39], ma la caratterizzazione tessutale è possibile solamente nelle lesioni sufficientemente grandi (intorno al centimetro), anche se il fibroelastoma spesso non mostra enhancement contrastografico [40], rendendo più difficile la sua differenziazione da un trombo.

12.3.5 Fibroma

Il fibroma è uno dei più comuni tumori cardiaci pediatrici [6, 16, 20]. È una lesione solitaria ed intramiocardica, localizzata più frequentemente nel ventricolo sinistro, che raggiunge dimensioni pari a diversi centimetri, estendendosi anche alle cavità cardiache e potendosi manifestare con scompenso cardiaco, severe aritmie e morte cardiaca improvvisa [41]. È importante riconoscerlo, perché il più delle volte necessita di una resezione chirurgica [42]. In un terzo dei casi è asintomatico ed è riconosciuto casualmente in corso di un esame ecocardiografico o sospettato per alterazioni elettrocardiografiche o di un radiogramma del torace [1, 41]. Il fibroma istologicamente è formato da fibroblasti, prevalenti nell'infanzia, e da fibre collagene, che predominano nell'adulto (42). È una lesione omogenea, se si eccettua la presenza di calcificazioni nel 50% dei casi. Il segnale in RM è isointenso o lievemente iperintenso (nei bambini) nelle sequenze T1 pesate ed ipointenso in quelle T2 pesate, aspetto molto caratteristico [7-15], che consente spesso alla RM una diagnosi tessuto-specifica della lesione. I pattern contrastografici variano da un enhancement omogeneo ed eterogeneo [42, 43] ad uno scarso enhancement in fase precoce rispetto al miocardio normale [44], che ne delinea però meglio i confini con il miocardio circostante [7]. Queste differenze nascono da una diversa vascolarizzazione delle lesioni nei neonati e nei bambini molto piccoli, che hanno una cellularità maggiore, rispetto alle lesioni meno recenti e negli adulti. Le sequenze di DE sono invece frequentemente positive [45] per gli ampi spazi interstiziali dovuti alla presenza di fibre collagene (Fig. 12.6). Nelle sequenze cine-GE il fibroma ha segnale ridotto e ad esso corrisponde un'ipocinesia parietale del miocardio. Esse valutano il deficit funzionale prodotto dal fibroma e contribuiscono, con le sequenze contrastografiche, a differenziarlo da una cardiomiopatia ipertrofica asimmetrica.

12.3.6 I tumori cardiaci primitivi maligni

I tumori primitivi maligni del cuore sono molto rari, rappresentando infatti solo il 25% dei tumori primitivi cardiaci, già di per sé poco frequenti [1, 46, 47]. Tra essi, i sarcomi sono di gran lunga i più comuni, seguiti da mesotelioma e linfomi [1, 46-48].

L'angiosarcoma, il più frequente tra i tumori primitivi maligni [1, 6], si manifesta soprattutto tra la terza e quinta decade di età [6, 16, 48] e si localizza quasi invariabilmente nell'atrio destro. L'angiosarcoma può assumere forma multilobulata, a contorni scarsamente definiti e ag-

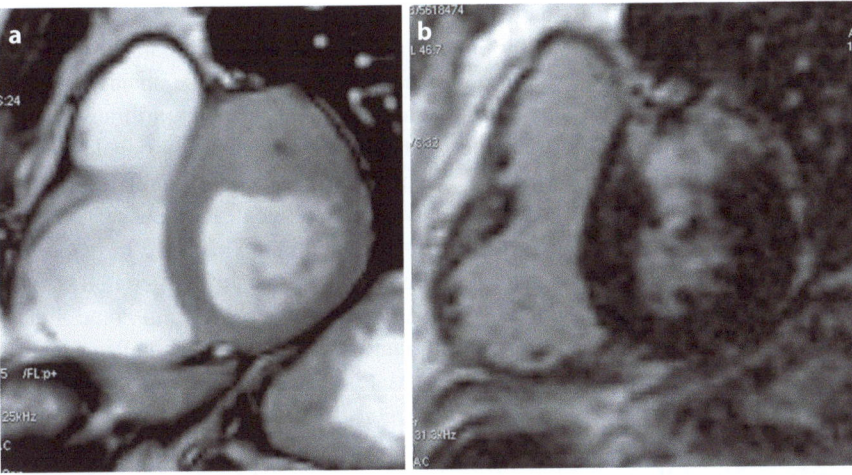

Fig. 12.6 a Immagine GESSFP asse corto: fibroma della parete anteriore del ventricolo sinistro. **b** L'immagine di DE mostra un intenso e disomogeneo enhancement tardivo della lesione

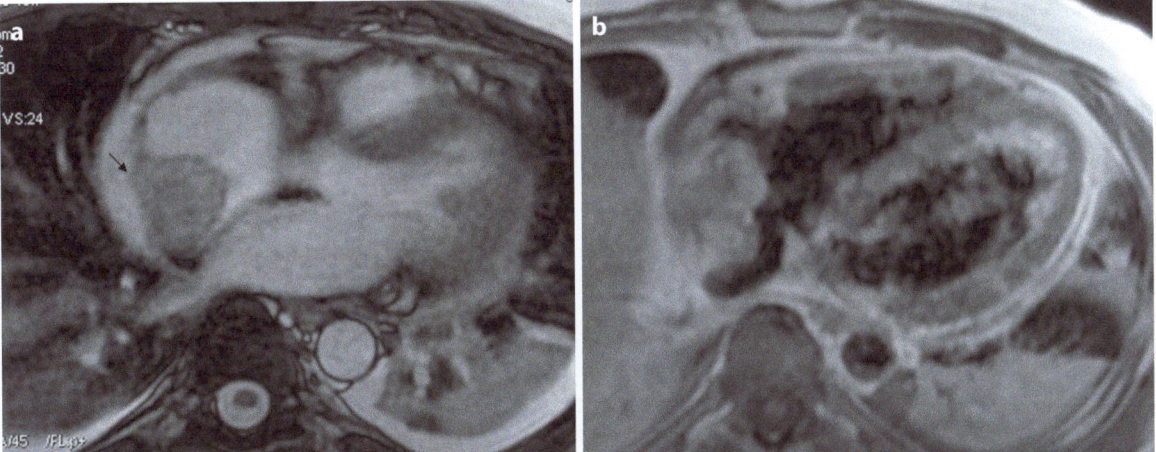

Fig. 12.7 Angiosarcoma dell'atrio destro. **a** Immagine assiale GE, asse lungo 4c: tipico aspetto a "cavolfiore", caratterizzato da multipli foci iperintensi nel contesto della massa. Si noti il versamento pericardico ed il profilo irregolare e ispessito del pericardio viscerale (*freccia*), segno di infiltrazione neoplastica. **b** Immagine assiale 4c BBSET1 post-Gadolinio: intenso, disomogeneo enhancement lesionale, con area centrale non captante, espressione di necrosi tumorale

gettante in cavità atriale destra, ma si estende anche in profondità nella parete miocardica, coinvolgendo il grasso epicardico ed il pericardio; in altri casi infiltra diffusamente il pericardio, talvolta circonferenzialmente [49]. Il versamento pericardico è frequente. È una lesione in genere molto vascolarizzata, istologicamente formata da endotelio che delinea spazi vascolari più o meno definiti, ma talvolta prevalentemente formata da cellule fusiformi. Pertanto è spesso sede di emorragie o focolai di necrosi, che determinano un segnale RM eterogeneo.

Nelle sequenze T1 pesate il tumore appare isointenso con multiple aree di ipointensità (aree vascolari, necrosi) ed iperintensità (emorragie subacute) [6, 50]; nelle sequenze T2 pesate è prevalentemente, ma disomogeneamente, iperintenso. L'aspetto macroscopico di massa a segnale intermedio, punteggiata da focali aree iperintense nelle sequenze GE ed ipointense in T1 e T2, è caratteristico ed è stato già descritto in passato come aspetto a "cavolfiore" (Fig. 12.7). Tali aree corrispondono a vasi [16, 51]. Un'altra morfologia caratteristica è quella di massa diffusamente infiltrante il pericardio con iper-enhancement lineare, definito a "raggi solari" [52]. L'angiosarcoma mostra spesso un intenso enhancement contrastografico, con disomogeneità variabile con il grado di vascolarizzazione e necrosi delle lesioni (Fig.12. 7).

12.3.7 Le metastasi cardiache

I tumori cardiaci secondari sono molto più frequenti dei primitivi e la loro incidenza raggiunge il 12% in diverse serie autoptiche di pazienti affetti da tumori maligni [53, 54]. Essi rappresentano un evento tardivo, spesso letale nella storia naturale di un tumore maligno, ma la sintomatologia è spesso assente, aspecifica o mascherata dalle altre manifestazioni della malattia di base. Il melanoma è il tumore con maggiore tropismo per il cuore [55], ma la neoplasia che metastatizza più frequentemente in sede cardiaca è il carcinoma del polmone, sia per la contiguità anatomica che per la sua frequenza assoluta. In una recente serie autoptica quest'ultimo risulta essere il più comune (36% dei casi), seguito dalle neoplasie emolinfopoietiche (20%), dal tumore della mammella (7%) e dell'esofago (6%) [54]. Le neoplasie maligne disseminano al cuore per via linfatica retrograda (tumore del polmone e dell'esofago), per diretta invasione dalle strutture vicine (tumore del polmone e della mammella, tumori mediastinici), per disseminazione ematogena (tumori emolinfopoietici, melanoma, tumore renale) e per estensione di un trombo neoplastico lungo la vena cava superiore (tumori mediastinici) o inferiore (tumori renali, epatocarcinoma) in atrio destro e le vene polmonari (tumore polmonare) in atrio sinistro. Le metastasi cardiache hanno aspetto infiltrativo e mostrano spesso un intenso enhancement lesionale precoce e tardivo e, analogamente ai tumori maligni primitivi, appaiono quasi invariabilmente isointense nelle sequenze T1 pesate ed iperintense in quelle T2 pesate. Le uniche a mostrare un segnale caratteristico in RM sono quelle da melanoma, che si presentano come noduli multifocali intramiocardici iperintensi nelle sequenze sia T1 che T2 pesate, per la presenza di pigmenti di melanina. Si associano frequentemente secondarismi in altre sedi (polmone, encefalo, pericardio) (Fig.12.8). Le lesioni secondarie dei tumori del polmone e della mammella sono invece più spesso pericardiche.

La RM è molto sensibile nell'identificare un coinvolgimento cardiaco nella stadiazione del tumore polmonare [16, 56]. Le metastasi cardiache non sono un evento raro (16-18%), sia nei linfomi Hodgkin che non-Hodgkin [53], e consistono in lesioni focali miocardiche o pericardiche (disseminazione ematogena) potendosi localizzare in tutte le camere cardiache (Fig. 12.9), nel

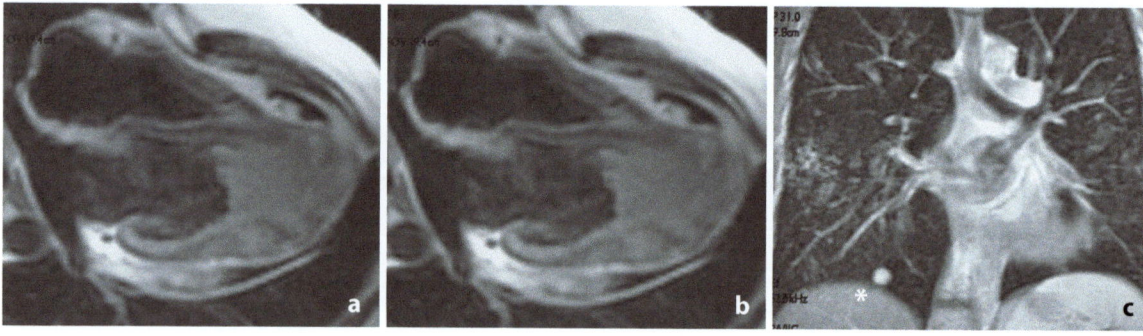

Fig. 12.8 Metastasi cardiache da melanoma. **a** Immagine BBSET1 assiale, asse lungo 4c: multiple lesioni intramiocardiche ed una voluminosa a base endocardica (*frecce*), iperintense rispetto al miocardio. **b** La corrispondente immagine BBSET2 evidenzia ancora una netta iperintensità delle lesioni. Si noti il versamento pericardico. **c** Stesso paziente, immagine coronale BBSET1 post-Gadolinio: lesione secondaria polmonare ipercaptante (*).

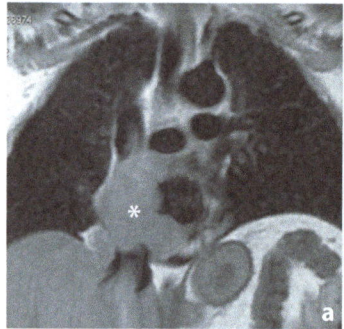 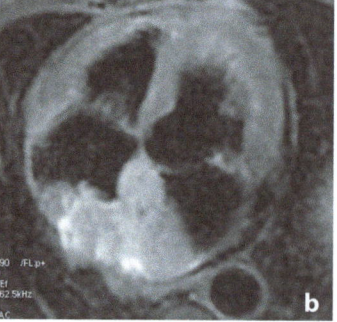

Fig. 12.9 Metastasi cardiaca da linfoma non Hodgkin a cellule B. **a** Immagine BBSET1 coronale: massa a segnale intermedio che occupa gran parte della cavità atriale destra (*) e gli sbocchi delle vene cave. Sospetto coinvolgimento extracardiaco e dell'atrio sinistro. **b** Immagine assiale BBSET2, asse lungo 4c: chiaro coinvolgimento bi-atriale ed estensione al polmone adiacente (interruzione del pericardio posteriore)

grasso subepicardico ed a livello delle coronarie. Il versamento pericardico è frequente e si può complicare con un tamponamento cardiaco. I tumori renali coinvolgono l'atrio destro nel 4-10% dei casi attraverso la vena cava inferiore [57]. La RM esclude con grande precisione il coinvolgimento atriale, aspetto cruciale per la resecabilità chirurgica di questo tumore. La RM è più accurata della TC nel differenziare un trombo neoplastico dagli artefatti da flusso prodotti dal mescolamento di sangue venoso degli arti inferiori con il mezzo di contrasto, mediante le sequenze *phase contrast* o GE [53]. Le sequenze cine-GE valutano il grado di disfunzione contrattile ventricolare prodotto dalle metastasi.

12.4 RM dei tumori cardiaci: le diagnosi differenziali

I tumori cardiaci devono essere differenziati dalle masse non tumorali quali trombi, ascessi, vegetazioni endocarditiche, ematomi, ma anche dalle patologie che simulano una massa cardiaca (pseudomasse), come la cardiomiopatia ipertrofica. La clinica aspecifica (dolore toracico, aritmie, fenomeni embolici, febbre, edemi periferici, dispnea) viene facilmente confusa con quella di patologie cardiovascolari ben più comuni, quali le miocarditi, le miocardiopatie, le coronaropatie e le pericarditi [5, 6, 58]. Pertanto, per una diagnosi differenziale dei tumori cardiaci, la caratterizzazione tessutale non è di per sé sufficiente, ma in primo luogo occorre considerare il contesto clinico nel quale sono inseriti. Un altro elemento cruciale è la definizione della sede della lesione e dei suoi rapporti con le strutture cardiache, perché permette di escludere molte potenziali cause [14]. Solamente a quel punto si valuta il pattern di segnale del tumore in RM. Naturalmente esistono eccezioni a questi criteri e alcune lesioni rimangono molto difficili da definire.

12.4.1 Tumori benigni vs tumori maligni

In presenza di una massa cardiaca è sempre necessario distinguere un tumore maligno da uno benigno, in quanto molte forme benigne possono essere seguite con un follow-up evolutivo, mentre il trattamento delle neoplasie maligne è la chirurgia o la chemioterapia [14].

I tumori cardiaci benigni, a differenza di altri organi, mostrano spesso delle caratteristiche di malignità come la struttura disomogenea con aree necrotiche od emorragiche (mixoma) e l'iperintensità nelle sequenze T2 pesate [6]. Diversi aspetti morfologici macroscopici sono però altamente specifici o sensibili per un tumore maligno [11, 16, 59, 60]: grandi dimensioni, ampia base di impianto sulle pareti cardiache, infiltrazione ed invasione dei tessuti circostanti, coinvolgimento di più di una cavità cardiaca o dei grandi vasi, contemporanea estensione endocavitaria ed intramurale, invasione del pericardio e del mediastino. La RM mostra il coinvolgimento pericardico come nodularità, ispessimento o interruzione dei foglietti. Il versamento pericardico è un altro elemento suggestivo, così come la presenza di metastasi (polmoni, linfonodi mediastinici, pleura e fegato). Hoffmann e coll., studiando le RM di 55 pazienti con tumori cardiaci, non hanno evidenziato tra questi elementi alcun segno che fosse al contempo altamente specifico e sensibile da definirsi patognomonico di malignità, ma concludono sostenendo che la combinazione di più segni sia significativamente utile per differenziare le forme benigne dalle maligne. Ad esempio, la necrosi centrale è un elemento di per sé sensibile, ma poco specifico, tuttavia tutti i tumori localizzati nel cuore destro con versamento pericardico e strutturalmente disomogenei si sono rivelati maligni [60] (Fig. 12.7). L'enhancement contrastografico ha una ridotta specificità, che però aumenta se si considerano solo i tumori con intenso enhancement ed è quindi un'importante elemento distintivo.

12.4.2 Mixoma vs trombo vs sarcoma

Il mixoma ed il trombo sono rispettivamente il tumore e la massa cardiaca più comuni e la strategia terapeutica di tali lesioni è molto differente. Il trombo richiede infatti una terapia anticoagulante, il mixoma la resezione chirurgica. Il trombo può localizzarsi in ogni cavità cardiaca, entrando in diagnosi differenziale con tutti i tumori cardiaci endocardici, ma più frequentemente si forma su una parete acinetica o discinetica del ventricolo sinistro, come conseguenza di un infarto miocardico o di una cardiomiopatia dilatativa, oppure in un atrio sinistro dilatato, più spesso in auricola, in pazienti con patologia mitralica o fibrillazione atriale. Il trombo può però formarsi in tutte le patologie che determinano un rallentamento di flusso nella cavità cardiaca, quali coagulopatie, terapie ormonali o chemioterapie, e malattie infiammatorie come l'endocardite di Löffler [61]. Infine può complicare il posizionamento di un catetere venoso centrale. Il contesto clinico è pertanto di grande aiuto nel differenziare un trombo da masse di altra natura. Il trombo è una lesione ad ampia base di impianto, a margini lobulati o irregolari; al contrario il mixoma è tipicamente peduncolato ed origina dalla fossa ovale, pressoché mai dall'auricola. La diagnosi differenziale è più difficile quando il mixoma ha una sede atriale diversa dal SIA o non è peduncolato (lesione atipica). I tumori tendono ad avere un segnale più elevato nelle sequenze T2 pesate rispetto ai trombi, ma il segnale del trombo nelle sequenze SE cambia in funzione delle variazioni della sua composizione nel tempo. Pertanto in fase acuta i trombi possono essere iperintensi in T2, ed è più difficile distinguerli da un mixoma o un sarcoma, invece ad una o due settimane la comparsa di prodotti di degradazione dell'emoglobina (desossiemoglobina e metaemoglobina) riducono i tempi di rilassamento per effetto paramagnetico, riducendo il segnale nelle sequenze T2 pesate e aumentandolo in quelle T1 pesate; in fase cronica i trombi appaiono invece ipointensi in entrambe per il prevalere di sostanze super-paramagnetiche come la ferritina [62]. Le sequenze GE, sensibili alla disomogeneità di campo magnetico, favoriscono la diagnosi dei trombi, riducendone maggiormente il segnale rispetto ad ogni altra struttura cardiaca e distinguendoli anche dagli artefatti da flusso lento [62], ma anche alcuni mixomi a prevalente stroma fibroso possono essere fortemente ipointensi. L'impiego del mezzo di contrasto aumenta notevolmente l'accuratezza della RM nella diagnosi dei trombi (Fig. 12.10). Diversi studi comparativi hanno dimostrato che essa è più sensibile dell'ecocardiogramma trans-toracico nella diagnosi di trombo [63, 64]. In particolare le sequenze di DE sono apparse superiori sia a quelle GE che all'ecocardiografia [18, 62, 63]. I trombi non mostrano enhancement contrastografico [15], solo quelli organizzati possono avere un debole enhancement tardivo [62]. La sequenza più accurata nella differenziazione dei trombi, compresi i più piccoli (<1 cm^3), è quella di DE con tempo di inversione molto lungo, tale per cui tutti i tessuti, anche il miocardio, recuperano segnale, ad eccezione del trombo che appare nero [14, 65] (Fig. 12.11).

Nella diagnosi differenziale delle masse atriali rientrano anche i sarcomi, che ad eccezione del rabdomiosarcoma, ubiquitario e tipico dell'infanzia, originano più spesso in atrio destro (angiosarcoma) e sinistro (altri sarcomi). Sono lesioni a larga base di impianto, localizzate su pareti diverse dal setto interatriale, distinguibili dai trombi per l'intenso enhancement contrastografico, ma non facilmente differenziabili dai mixomi a sede atipica e non peduncolati. I sarcomi mostrano però le caratteristiche macroscopiche di malignità già descritte. Il versamento pericardico o l'invasione di una vena polmonare sono altri elementi indicativi della natura sarcomatosa della lesione.

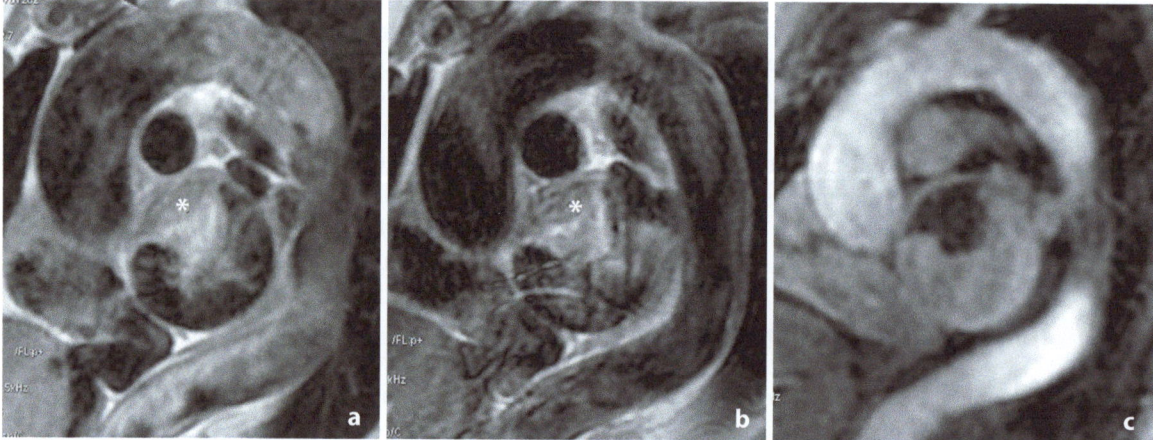

Fig. 12.10 Trombo organizzato adeso alla parete superiore dell'atrio sinistro. Immagini sagittali oblique BBSET1 (**a**) e BBSET2 (**b**): lesione eterogenea (*) a margini mal definiti con alternanza di aree iso-ipointense (vicine alla base) ed iperintense (più superficiali), non differenziabile da un mixoma. **c** Immagine di primo passaggio di contrasto: assenza di enhancement di tutta la lesione, identificabile come trombo

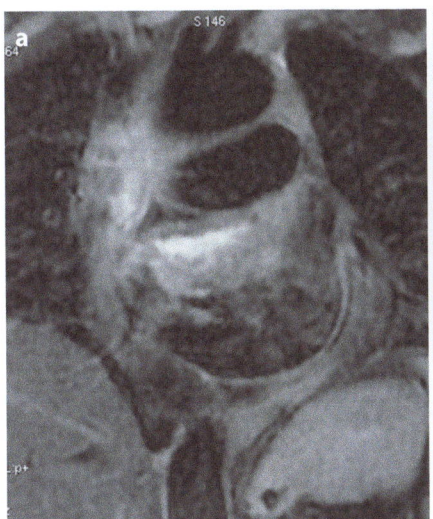
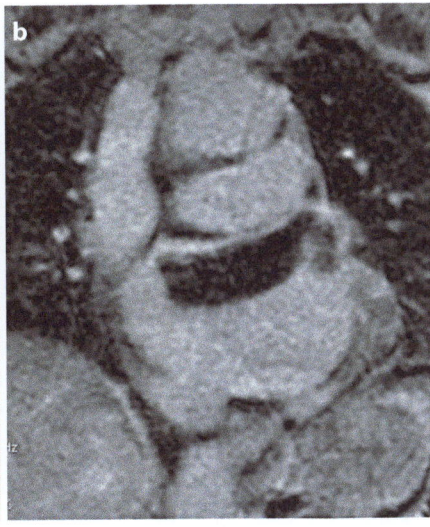

Fig. 12.11 a Immagine BBSET1 coronale: massa atriale sinistra eterogenea, che sembra infiltrare la parete. **b** L'immagine coronale di DE con lungo tempo di inversione dimostra la natura trombotica (assenza di segnale) della lesione, estesa sino all'auricola

12.4.3 Fibroma vs rabdomioma

Il rabdomioma costituisce circa il 60% di tutti i tumori primitivi pediatrici; in ordine di frequenza seguono il teratoma ed il fibroma [66, 67]. Queste neoplasie sono più spesso diagnosticate nel primo anno di vita, a seguito di un'alterazione elettrocardiografica o clinica (scompenso cardiaco, aritmia, insufficienza respiratoria), ma la loro caratterizzazione non è sempre facile con le sole tecniche ecocardiografiche. L'importanza della diagnosi differenziale nasce dal differente comportamento clinico di questi tumori. Infatti, la storia naturale del fibroma è caratterizzata da una progressiva crescita con sostituzione delle fibre miocardiche e conseguente aumento del rischio di scompenso cardiaco, severe aritmie e morte improvvisa [67], per cui l'asportazione chirurgica è l'intervento di scelta. Nel rabdomioma il follow-up clinico ed ecocardiografico è invece maggiormente indicato, perché il tumore tende più spesso a regredire spontaneamente o a non evolvere. Il teratoma si differenzia facilmente, perché è una lesione pericardica ed ha un segnale molto eterogeneo per la struttura multicistica, caratterizzata nelle sequenze T1 pesate da multiple aree ipointense a pareti iperintense. Il fibroma ed il rabdomioma sono invece entrambe neoplasie intramiocardiche, isointense al miocardio nelle sequenze T1 pesate, ma chiaramente differenti nelle sequenze T2 pesate, dove il rabdomioma è francamente iperintenso, mentre il fibroma appare ipointenso (Fig. 12.12). Il fibroma è inoltre una lesione solitaria, mentre il rabdomioma in più della metà dei casi è una lesione multipla, che può interessare anche gli atri [67]. I rabdomiomi multipli si associano a sclerosi tuberosa nel 60-80% dei casi [68], caratterizzata da lesioni epatiche, della cute od encefaliche, che la RM può visualizzare.

Un altro tumore dell'infanzia, seppur più raro (5% dei casi), è l'emangioma [67], che in RM ha lo stesso comportamento di segnale del rabdomioma, ma la loro distinzione è meno importante clinicamente, infatti anche l'emangioma richiede la resezione chirurgica solo nei casi sintomatici.

12.4.4 Tumori pericardici

Diverse lesioni interessano il pericardio, non tutte neoplastiche. Occorre in primo luogo distinguere i tumori secondari dai primitivi del pericardio. Questi ultimi sono rari: i principali sono il teratoma, descritto tra le neoplasie pediatriche, ed il mesotelioma pericardico, tumore dell'adulto [6]. Pertanto la loro differenziazione non risulta clinicamente difficile. Il mesotelioma non ha un aspetto cistico e determina multiple nodularità, che tendono a fondersi in un ispessimento diffuso del pericardio. Il versamento pericardico ed un aspetto costrittivo del cuore sono frequenti [14, 69]. Altre neoplasie pericardiche sono il linfoma primitivo ed i sarcomi, questi ultimi per estensione diretta dall'epicardio. La loro distinzione è clinicamente importante, in quanto, a differenza dei sarcomi che richiedono spesso il trattamento chirurgico, il linfoma può regredire con la sola chemioterapia [6]. Il linfoma colpisce soprattutto soggetti immunocompromessi e coinvolge

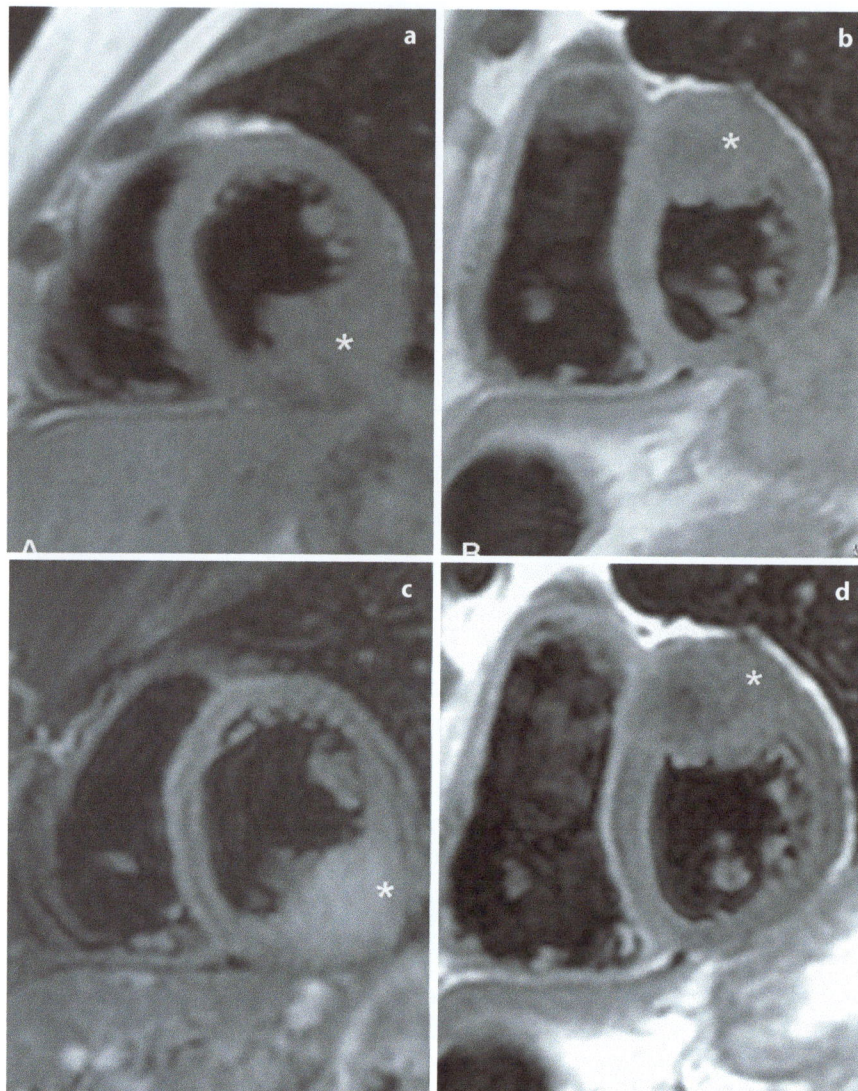

Fig. 12.12 Fibroma e rabdomioma cardiaci. **a, b** Immagine BBSET: le due lesioni intramiocardiche (*) del ventricolo sinistro non sono differenziabili. Immagine BBSET2: il rabdomioma (**c**) è nettamente iperintenso, il fibroma (**d**) appare lievemente ipointenso rispetto al miocardio

più spesso le sezioni destre cardiache, tendendo inoltre a non invadere le camere cardiache [1, 14] e a non mostrare necrosi centrale rispetto ai sarcomi. Talvolta appare ipointenso nelle sequenze T1 pesate, ma la distinzione non è comunque facile e non infrequentemente è necessaria la biopsia. Le neoplasie secondarie sono, tra i tumori pericardici, molto più frequenti dei linfomi, dei sarcomi o del mesotelioma. Il pericardio è infatti la sede più comune delle metastasi cardiache, che si manifestano con multipli noduli od ispessimenti diffusi dei foglietti e frequentemente con versamento pericardico. Se il pericardio è invaso per contiguità (tumori polmonari, mediastinici, mesotelioma pleurico) la diagnosi è semplice. Quando l'invasione è da disseminazione linfatica o ematogena la distinzione da un tumore primitivo dipende dal riconoscimento della neoplasia maligna extracardiaca.

Nella diagnosi differenziale delle masse del pericardio bisogna ricordare anche la cisti pericardica [14, 16]. È una lesione benigna a contenuto fluido che, come tale, risulta rispettivamente ipointensa e iperintensa nelle sequenze T1 e T2 pesate, e non mostra enhancement contrastografico. La sede più caratteristica è l'angolo cardio-frenico destro o sinistro (rispettivamente 70% e 20% dei casi); in sede antero-superiore può essere indistinguibile dal timoma cistico [16].

12.4.5 Pseudomasse

Nel cuore diverse strutture possono mimare una massa cardiaca. Quasi sempre sono varianti anatomiche di strutture embriologiche che comunemente regrediscono con lo sviluppo, ma che in alcuni casi possono residuare parzialmente sino all'età adulta ed essere confuse con un tumore o un trombo. La RM le identifica facilmente, ma un operatore inesperto può interpretarle erroneamente. La più comune è la crista terminalis, una banda fibro-muscolare che si estende lungo la parete postero-laterale dell'atrio destro, dall'ostio cavale superiore a quello inferiore (è un residuo del setto spurio, dove il seno venoso viene incorporato nella parete atriale). Vi sono poi la rete venosa di Chiari, anch'essa distribuita nella regione della crista terminalis o sul pavimento atriale tra gli osti cavale inferiore e del seno coronarico, le valvole di Eustachio o Tebesio. Queste strutture, quando sono prominenti, nella proiezione in asse lungo 4 camere possono simulare una lesione aggettante in cavità atriale. Infine alcune lesioni extracardiache, come le ernie iatali, possono produrre un effetto massa sulla parete atriale o ventricolare ed essere anch'esse malinterpretate.

12.5 RM e tumori cardiaci nella pratica clinica

Nonostante il continuo miglioramento delle tecniche, ancora oggi non esiste una metodica che assicuri una diagnosi di natura per ogni tumore del cuore [5]. La RM, tra queste, è quella che si avvicina di più a questo scopo, presentando infatti diversi vantaggi rispetto alle altre metodiche, ma essendo soprattutto in grado di ottenere le informazioni relative ai rapporti anatomici, alla caratterizzazione tessutale ed alla funzione cardiaca in un'unica sessione di esame. Pertanto non sorprende che sia ritenuta la metodica preferibile nel sospetto di un tumore cardiaco [7, 12, 13, 62, 64]. Nella pratica clinica occorre però fare i conti con i suoi limiti, che ne riducono la disponibilità. L'iter diagnostico per una massa cardiaca prevede così l'ecocardiogramma, come indagine di prima istanza, per la sua semplicità di esecuzione e l'elevata disponibilità, unita ad una buona accuratezza nell'identificare una massa cardiaca. Inoltre il tumore del cuore è spesso un riscontro casuale nel corso di indagini eseguite per altre patologie cardiache o nasce da un sospetto clinico aspecifico, per il quale l'uso della RM rischia di essere improprio. La RM è quindi un'indagine complementare all'ecocardiogramma [70], intervenendo in seconda istanza per confermare un dubbio diagnostico relativo alla sede, alla caratterizzazione della lesione ed ai suoi rapporti con le strutture cardiache ed extracardiache.

Bibliografia

1. Burke A, Virmani R (1996) Tumors of the heart and great vessels. In: Atlas of tumor pathology. Washington, DC: Armed Forces Institute of Pathology, 3rd series, fascicle 16
2. McCallister HA jr (1979) Primary tumors of the heart and pericardium. Curr Probl Cardiol 4:1-51
3. Lam KJ, Dickens P, Chan AC (1993) Tumors of the heart. A 20-year experience with a review of 12,485 consecutive autopsies. Arch Pathol Lab Med 117:1027-1031
4. Nadas AS, Ellison RC (1968) Cardiac tumors in infancy. Am J Cardiol 21:363-366
5. Fieno DS, Saouaf R, Thomson LEJ et al (2006) Cardiovascular Magnetic Resonance of primary tumors of the heart: a review. J Cardiovasc Magn Res 8:839-853
6. Grebenc ML, Rosado de Christenson ML, Burke AP et al (2000) Primary cardiac and pericardiac neoplasm: radiologic-pathologic correlation. RadioGraphics 20:1073-1103
7. Winkler M, Higgins CB (1987) Suspected intracardiac masses: evaluation with MR imaging. Radiology 165:117-122
8. Lund JT, Ehman RL, Julsrud PR et al (1989) Cardiac masses: assessment by MR imaging. AJR Am J Roentgenol 152:469-473
9. Smith DN, Shaffer K, Patz EF (1998) Imaging features of nonmixomatous primary neoplasm of the heart and pericardium. Clin Imaging 22:15-22
10. Amparo EG, Higgins CB, Farmer D et al (1984) Gated MRI of cardiac and pericardiac masses: initial experience. AJR Am J Roentgenol 143:1151-1156
11. Ordovás KG, Reddy GP, Higgins CB (2008) MRI in nonischemic acquired heart disease. J Magn Res Imaging 27:1195-1213
12. Go RT, O'Donnell JK, Underwood DA et al (1985) Comparison of gated cardiac MRI and 2D echocardiography of intracardiac neoplasms. AJR Am J Roentgenol 145:21-25
13. Kaminaga T, Takeshita T, Kimura I et al (2003) Role of magnetic resonance imaging for evaluation of tumors in the cardiac region. Eur Radiol 13:1-10
14. Grizzard JD, Ang GB (2007) Magnetic resonance imaging of pericardial diseases and cardiac masses. Magn Res Imaging Clin N Am 15:579-607
15. Funari M, Fujita N, Peck WW et al (1991) Cardiac tumors: assessment with Gd-DTPA enhanced MR imaging. J Comput Assist Tomogr 15:953-958
16. Krombach GA, Saeed M, Higgins CB (2003) Cardiac masses. In: Higgins CB, De Roos A (eds) Cardiovascular MRI and MRA. Lippincott Williams & Wilkins, Philadelphia, pp 136-154
17. Achembach S, Anders K, Kalender WA (2008) Dual-source cardiac computed tomography: image quality and dose considerations. Eur Radiol 18:1188-1198
18. Coles DR, Smail MA, Negus IS et al (2006) Comparison of

radiation doses from multislice computed tomography coronary angiography and conventional diagnostic angiography. J Am Coll Cardiol 47:1840-1845
19. Hollingsworth CL, Yoshizumi TT, Frush DP et al (2007) Pediatric cardiac-gated CT angiography: assessment of radiation dose. AJR Am J Roentgenol 189:12-18
20. Araoz P, Mulvagh SL, Tazelaar HD et al (2000) CT and MR imaging of benign primary cardiac neoplasms with echocardiographic correlation. RadioGraphics 20:1303-1309
21. Grebenc ML, Rosado de Christenson ML, Green CE et al (2002) Cardiac myxoma: imaging features in 83 patients. RadioGraphics 22:673-689
22. Reynen K (1995) Cardiac mixomas. N Engl J Med 333:1610:1617
23. Carney JA (1995) The Carney complex (myxomas, spotty pigmentation, endocrine overactivity, and schwannomas). Dermatol Clin 13:19-26
24. Mc Carthy PM, Piehler JM, Schaff HV et al (1986) The significance of multiple, recurrent, and "complex" cardiac mixomas. J Thor Cardiovasc Surg 91:389-396
25. Masui T, Takahashi M, Miura K et al (1995) Cardiac myxoma: identification of intratumoral hemorrhage and calcification on MR images. AJR Am J Roentgenol 164:850-852
26. Matsuoka H, Hamada M, Honda T et al (1996) Morphologic and histologic characterization of cardiac myxomas by magnetic resonance imaging. Angiology 47:693-698
27. Mousseaux E, Idy-Peretti I, Bittoun J et al (1992) MR tissue characterization of a right atrial mass: diagnosis of a lipoma. J Comput assist Tomogr 16:148-151
28. Zingas AP, Carrera JD, Murray CA et al (1983) Lipoma of the myocardium. J Comput assist Tomogr 7:1098-1100
29. Hananouchi GI, Goff WB (1990) Cardiac lipoma: six-year follow-up with MRI characteristics and a review of the literature. Magn Reson Imaging 8:825-828
30. Matta R, Neelakandhan KS, Sandhyamani S (1996) Right atrial lipoma. Case report. J Cardiovasc Surg 37:165-168
31. King SJ, Smallhorn JF, Burrows PE (1993) Epicardial lipoma: imaging findings. AJR Am J Roentgenol 160:261-262
32. Kaplan KR, Rifkin MD (1989) MR diagnosis of lipomatous infiltration of the interatrial septum. AJR Am J Roentgenol 153:495-496
33. Tatli S, O'Gara PT, Lambert J et al (2004) MRI of atypical lipomatous hypertrophy of the interatrial septum. AJR Am J Roentgenol 182:598-600
34. McNamara RF, Taylor AE, Panner BJ (1987) Superior vena caval obstruction by lipomatous hypertrophy of the right atrium. Clin Cardiol 10:609-610
35. Nadra I, Dawson D, Schmitz SA et al (2004) Lipomatous hypertrophy of the interatrial septum: a commonly misdiagnosed mass often leading to unnecessary cardiac surgery. Heart 90:e66
36. Grinda JM, Couetil JP, Chauvaud S et al (1999) Cardiac valve papillary fibroelastoma: surgical excision for revealed or potential embolization. J Thorac Cardiovasc Surg 117:106-110
37. Shahian DM, Labib SB, Chang G (1995) Cardiac papillary fibroelastoma. Ann Thorac Surg 59:538-541
38. Sun JP, Asher CR, Yang XS et al (2001) Clinical and echocardiographic characteristics of papillary fibroelastoma. Circulation 103:2687-2693
39. Al-Mohammad A, Pambakian H, Young C (1998) Fibroelastoma: case report and review of the literature. Heart 79:301-304
40. Vizzardi E, Faggiano P, Antonioli E et al (2009) Thrombus or tumor? A case of fibroelastoma as indicated during the submission process. Cases J 2:31
41. Cina SJ, Smialek JE, Burke AP et al (1996) Primary cardiac tumors causing sudden death: a review of the literature. Am J Forensic Med Pathol 17:217-281
42. Burke AP, Rosado-de-Christenson M, Templeton PA et al (1994) Cardiac fibroma: clinicopathologic correlates and surgical treatment. J Thorac Cardiovasc Surg 108:862-870
43. Parmley LF, Salley RK, Williams JP et al (1988) The clinical spectrum of cardiac fibroma with diagnostic and surgical considerations: noninvasive imaging enhances management. Ann Thorac Surg 45:455-465
44. Fujita N, Caputo GR, Higgins CB (1994) Diagnosis and characterization of intracardiac masses by magnetic resonance imaging. Am J Card Imaging 8:69-80
45. De Cobelli F, Esposito A, Mellone R et al (2005) Images in cardiovascular medicine. Late enhancement of a left ventricular cardiac fibroma assessed with gadolinium-enhanced cardiovascular magnetic resonance. Circulation 112:e242-243
46. Burke AP, Cowan D, Virmani R (1992) Primary sarcomas of the heart. Cancer 69:387-395
47. Shanmugan G (2006) Primary cardiac sarcoma. Eur J Cardiothorac Surg 29:925-932
48. Restrepo CS, Largoza A, Lemos DF et al (2005) CT and MR imaging findings of malignant cardiac tumors. Curr Probl Diagn Radiol 34:1-11
49. Jannigan DT, Husain A, Robinson TA et al (1986) Cardiac angiosarcomas: a review and a case report. Cancer 57:852-859
50. Bruna J, Lockwood M (1998) Primary heart angiosarcoma detected by computed tomography and magnetic resonance imaging. Eur Radiol 8:66-68
51. Kim EE, Wallace S, Abello R et al (1989) Malignant cardiac fibrous histiocytomas and angiosarcomas: MR features. J Comput Assist Tomogr 13:627-632
52. Yahata E, Endo T, Homma H et al (1994) Sunray appearance of cardiac angiosarcoma with pericardial obliteration. Am Heart J 127:468-471
53. Chiles C, Woodard PK, Gutierrez FR et al (2001) Metastatic involvement of the heart and pericardium: CT and MR imaging. RadioGraphics 21:439-449
54. Klatt EC, Heitz DR (1990) Cardiac metastases. Cancer 65:1456-1459
55. Glancy DL, Roberts WC (1968) The heart in malignant melanoma. A study of 70 autopsy cases. Am J Cardiol 21:555-571
56. Haggar AM, Pearlberg JL, Froelich JW et al (1987) Chestwall invasion by carcinoma of the lung: detection by MR imaging. AJR Am J Roentgenol 148:1075-1078
57. Kearney GP, Waters WB, Klein LA et al (1981) Results of inferior vena cava resection for renal cell carcinoma. J Urol 125:769-773
58. Cohen, Paz R, Yortner R et al (1998) MRI imaging of a left atrial mass misinterpreted by transesophageal echocardiography. Int J card Imaging 14:113-115
59. Siripornpitak S, Higgins CB (1997) MRI of primary malignant cardiovascular tumors. J Comput Assist Tomogr 21:462-466
60. Hoffmann U, Globits S, Schima W et al (2003) Usefulness of magnetic resonance imaging of cardiac and paracardiac masses. Am J Cardiol 92:890-895
61. Aguilar JA, Summerson J (2000) Intracardiac thrombus in

antiphospholipid antibody syndrome. J Am Soc Echocardiogr 13:873-875
62. Kim DH, Choi SI, Choi JA et al (2006) Various findings of cardiac thrombi on MDCT and MRI. J Comput Assist Tomogr 30:572-577
63. Mollet NR, Diamarkowsky S, Volders W et al (2002) Visualization of ventricular thrombi with contrast-enhanced magnetic resonance imaging in patients with ischemic heart disease. Circulation 106:2873-2876
64. Gulati G, Sharma S, Kothari SS et al (2004) Comparison of echo and MRI in the imaging evaluation of intracardiac masses. Cardiovasc Interv Radiol 27:459-469
65. Bruder O, Waltering KU, Hunold P et al (2005) Detection and characterization of left ventricular thrombi by MRI compared to transthoracic echocardiography. Rofo 177:344-349
66. Beghetti M, Gow RM, Haney I et al (1997) Pediatric primary benign cardiac tumors: a 15-year review Am Heart J 134:1107-1114
67. Uzun O, Wilson DG, Vujanic GM et al (2007) Cardiac tumours in children. Orphanet J Rare Dis 1:2-11
68. Watson GH (1991) Cardiac rhabdomyomas in tuberous sclerosis. Ann N Y Acad Sci 615:50-57
69. Gilkeson RC, Chiles C (2003) MR evaluation of cardiac and pericardial malignancy. Magn Res Imaging Clin N Am 11:173-186
70. Wann LS, Sampson C, Liu Y (1998) Cardiac and paracardiac masses: complementary role of echocardiography and magnetic resonance imaging. Echocardiography 15:139-146

Malattie infiammatorie del miocardio 13

Francesco De Cobelli, Antonio Esposito, Renata Mellone, Alessandro Del Maschio

13.1 Introduzione

Le miocarditi, definite come "infiammazioni del miocardio", sono secondarie più frequentemente a infezioni virali o a processi autoimmunitari. Recenti studi postmortem hanno identificato la miocardite come causa di morte improvvisa nel 12% dei giovani adulti ed un loro ruolo eziologico in circa il 9% delle cardiomiopatie dilatative [1]. La presentazione clinica delle miocarditi è estremamente variabile, dall'astenia all'insufficienza cardiaca congestizia fulminante fino alla morte improvvisa. Quando associate a coinvolgimento del pericardio, la sintomatologia dolorosa acuta retrosternale frequentemente simula una sindrome coronarica acuta, da cui le miocarditi devono essere differenziate. L'attuale gold standard diagnostico è la biopsia endomiocardica; tuttavia tale procedura è invasiva, con rischi non irrilevanti, e possiede elevata sensibilità, ma bassa specificità [1]: è pertanto auspicabile disporre di una tecnica non invasiva che possa guidare alla diagnosi ed essere utile nel follow-up di questa patologia estremamente frequente.

13.1.1 Eziologia

Gli agenti infettivi virali rappresentano la principale causa di miocardite. I classici virus coinvolti sono i *Coxsackievirus B* e gli *Adenovirus*, che risultavano i più frequentemente isolati nelle biopsie endomiocardiche sino alla fine degli anni '90. Negli ultimi anni il *Parvovirus B19* e l'*Herpesvirus 6* sono sempre più frequentemente riscontrati come principali agenti patogeni di miocardite

in Nord America ed Europa [2]. La miocardite è il riscontro autoptico più frequente in pazienti affetti da AIDS, con una prevalenza superiore al 50%. Oltre ai virus, altri agenti infettivi possono essere causa di miocardite: tra i batteri la *Borrelia burgdorferi,* agente eziologico della malattia di Lyme, più frequentemente presenta localizzazione miocardica, mentre tra i parassiti il *Tripanosoma cruzi,* agente eziologico della malattia di Chagas, è il principale responsabile di miocardite nelle aree rurali del Sud America. Numerosi farmaci possono indurre miocardite, come anche una miocardite eosinofila può riscontrarsi nella sindrome di Churg-Strauss, nell'endocardite di Löffler ed in corso di infezioni da elminti o protozoi. Forma rara è la miocardite gigantocellulare, importante causa di cardiomiopatia dilatativa, associata ad aritmie gravi e potenzialmente letali [1].

13.1.2 Patogenesi

Le attuali nozioni sulla patogenesi delle miocarditi virali si basano esclusivamente su modelli animali. In questi modelli, la progressione dalla miocardite acuta alla cardiomiopatia cronica dilatativa è semplificata in un processo a tre fasi [1]. La localizzazione degli agenti virali all'interno dei cardiomiociti comporta danno miocardico acuto, con conseguente esposizione di antigeni intracellulari e attivazione della risposta immunitaria innata (prima fase: danno acuto). A distanza di settimane, l'immunità acquisita, rappresentata da linfociti T ed anticorpi diretti contro epitopi virali simili ad epitopi cardiaci endogeni (mimetismo molecolare), causa un'importante infiammazione locale (seconda fase: danno immunomediato). Nella maggior parte dei pazienti il patogeno è così rimosso e la reazione immunitaria si autolimita con poche sequele cliniche; in una

---

F. De Cobelli (✉)
Dipartimento di Radiologia, IRCCS Ospedale San Raffaele, Università Vita-Salute San Raffaele, Milano

minoranza di pazienti, tuttavia, il virus non è rimosso: si innesca quindi un circolo vizioso in cui persiste il danno miocardico, la risposta autoimmunitaria è rinforzata ed amplificata e conduce allo sviluppo di una cardiomiopatia dilatativa (terza fase: cronicizzazione). Le miocarditi virali riconoscono pertanto una patogenesi complessa in cui il danno citolitico iniziale rappresenta l'evento che scatena la reazione autoimmunitaria, responsabile della maggior parte delle manifestazioni cliniche.

13.1.3 Clinica

Le manifestazioni cliniche delle miocarditi sono estremamente variabili: malattia subclinica, aritmie sopraventricolari o ventricolari (18%), blocco atrio-ventricolare di II e III grado, sintomatologia simil-infartuale, morte improvvisa. I sintomi cardiaci sono costituiti da: dispnea (72%), ridotta tolleranza allo sforzo fisico, palpitazioni, sincopi, dolore precordiale (32%) determinato dal coinvolgimento pericardico o occasionalmente da spasmo coronarico. La cardiomiopatia dilatativa può essere secondaria a miocardite ed esitare in scompenso cardiaco. Nel caso grave di miocardite fulminante, i pazienti presentano un brusco esordio caratterizzato da marcata compromissione sistemica, collasso cardiocircolatorio e disfunzione d'organo, con febbre, severa disfunzione miocardica globale ed aumento delle dimensioni del ventricolo sinistro. I pazienti affetti da miocardite possono presentarsi con manifestazioni cliniche identiche a quelle dell'infarto miocardico, con precordialgia, alterazioni elettrocardiografiche del tratto ST ed incremento degli enzimi di citonecrosi miocardica. La sintomatologia cardiaca è spesso preceduta da manifestazioni prodromiche riferibili all'infezione primitiva virale: febbre, mialgia, astenia, sintomi respiratori (tosse produttiva, espettorato mucoso-sieroemorragico, dolore toracico) e gastrointestinali (nausea, vomito, dolore addominale, diarrea) [1].

13.1.4 Diagnosi

I biomarker di danno miocardico possono essere elevati nei pazienti affetti da miocardite. La Troponina I presenta alta specificità, ma bassa sensibilità [3], nella diagnosi di miocardite: l'incremento dei livelli di Troponina I è tuttavia più comune dell'incremento dei livelli di CPK-MB nella miocardite acuta [3].

L'ECG generalmente presenta tachicardia sinusale con modificazioni aspecifiche del tratto ST e dell'onda T; occasionalmente si può riscontrare sopraslivellamento o sottoslivellamento del tratto ST o onde Q patologiche, che pongono il sospetto clinico di infarto miocardico, soprattutto se associate a precordialgia. La sensibilità dell'ECG nella diagnosi di miocardite è pertanto bassa (47%). In questi casi la coronarografia viene di norma eseguita per escludere la patologia coronarica.

L'ecocardiografia è impiegata, principalmente, per valutare eventuali alterazioni della cinetica in corso di miocardite. Frequentemente non si osservano significative alterazioni funzionali ed in alcuni casi è possibile il riscontro di anomalie della cinesi miocardica segmentale o globale, peraltro presenti anche in corso di infarto miocardico, ed incremento del volume del ventricolo sinistro.

La biopsia endomiocardica rappresenta il gold standard per confermare la diagnosi di miocardite. I *Criteri di Dallas* sono i criteri anatomopatologici che consentono di identificare la presenza di miocardite e di classificare le biopsie in: miocardite attiva, miocardite borderline ed assenza di miocardite [4]. La miocardite attiva è definita come "infiltrato infiammatorio con necrosi e/o degenerazione dei miociti adiacenti non tipica del danno ischemico della malattia coronarica"; la miocardite borderline è invece definita dalla presenza di infiltrato flogistico in assenza di danno miocardico.

13.2 Risonanza magnetica cardiaca

13.2.1 Indicazioni alla RMC

Lo studio di risonanza magnetica cardiaca (RMC) può essere effettuato in caso di sospetta miocardite solo se i pazienti sono sintomatici, se ci sono evidenze cliniche sufficienti di miocardite e se il risultato dell'esame modifica la gestione terapeutica del paziente: è pertanto indicato in pazienti con sintomi ricorrenti o persistenti (dispnea, ortopnea, palpitazioni, ridotta tolleranza allo sforzo fisico, malessere generale, dolore toracico), associati ad evidenza di danno miocardico significativo recente o in atto (disfunzione ventricolare alla valutazione ecocardiografica, anomalie ECG di nuova insorgenza, elevati valori di troponina) ed a sospetta infezione virale (storia di recente malattia virale sistemica o miocardite precedente, assenza di fattori di rischio per malattia coronarica ed età <35 anni, assenza di stenosi coronaria alla valutazione angiografica, recente test da sforzo negativo per ischemia inducibile) [5]. La RMC è fortemente indicata in pazienti con sintomatologia simil-infartuale con dolore toracico, troponina elevata, slivellamento del tratto ST e coronarie indenni, nei quali si riscontra la presenza di miocardite nel 30% dei casi.

13.2.2 Esecuzione della RMC

L'esame RMC per lo studio del paziente con sospetta miocardite si basa sulle sequenze morfologiche "a sangue nero" nei tre assi cardiaci, sulle sequenze T2-STIR con triplo impulso *inversion recovery*, utilizzate al fine di identificare la presenza di edema miocardico. Si acquisiscono, successivamente, sequenze cine-SSFP nei tre assi cardiaci, che consentono l'identificazione di eventuali alterazioni cinetiche globali o segmentarie. Si giunge quindi alla fase contrastografica dell'esame, essenziale per identificare anomalie vascolari *(first-pass perfusion/ early enhancement)* e la presenza di danno miocardico *(late enhancement,* LE) correlabili alla flogosi locale.

13.2.3 Semeiotica strumentale

A differenza delle altre tecniche impiegate, nella RMC i target diagnostici per le miocarditi sono molteplici ed includono la valutazione di anomalie morfologiche e funzionali, la presenza di versamento pericardico e la caratterizzazione tissutale specifica del danno infiammatorio.

13.2.3.1 Anomalie morfologiche

In corso di miocardite è di possibile riscontro un transitorio incremento dello spessore parietale del ventricolo sinistro associato alla presenza di edema, come documentato dalle immagini *black-blood* T2-pesate [6].

Le miocarditi possono comportare un transitorio incremento del volume del ventricolo sinistro, che può servire come evidenza retrospettiva di recente miocardite [7].

13.2.3.2 Anomalie funzionali

Anomalie della contrattilità miocardica possono essere identificate in corrispondenza delle regioni di miocardio con LE [8]. Le discinesie presenti nelle aree di danno miocardico sono invariabilmente presenti in corso di miocardite, ma classificate di grado moderato o medio [9]. La funzione sistolica del ventricolo sinistro è generalmente conservata e la sua compromissione è indipendente dall'estensione dell'area di LE [10].

13.2.3.3 Versamento pericardico

Di frequente riscontro, con una prevalenza variabile dal 32 al 57% nelle diverse casistiche, per quanto non specifica di miocardite, la presenza di versamento è indicativa di possibile coinvolgimento pericardico. Presenza, distribuzione ed estensione del versamento pericardico possono essere evidenziate mediante l'uso di sequenze *black-blood*, con e senza soppressione del segnale del grasso, mentre le sue ripercussioni emodinamiche possono essere definite con le sequenze cine *bright-blood* [11]. Il versamento è frequente nelle forme caratterizzate da coinvolgimento del pericardio in casi di mio-pericardite.

13.2.3.4 Edema

Una caratteristica costitutiva del danno infiammatorio è l'aumento di permeabilità delle membrane cellulari. Nella fase iniziale del danno si verifica un ingresso netto di Na+ con conseguente edema intracellulare, mentre la persistenza del danno determina un flusso netto di acqua e di molecole cellulari, come la troponina, nell'interstizio, con completa perdita della funzionalità cellulare. Le sequenze *black-blood* T2-STIR identificano selettivamente l'edema tissutale in virtù del lungo tempo di rilassamento T2 dei protoni dell'acqua, con conseguente elevata intensità di segnale delle aree edematose. Le sequenze turbo Spin-Echo con triplo impulso *inversion recovery,* con soppressione del segnale del grasso e del sangue, forniscono un eccellente contrasto tra l'edema regionale ed il miocardio normale, con elevato rapporto segnale/rumore [12]. La distribuzione tipica dell'edema in corso di miocardite attiva è la parete subepicardica infero-laterale (Fig. 13.1) o una distribuzione ubiquitaria con il tipico aspetto "a chiazze" *(patchy)* (Fig. 13.2). Come recentemente dimostrato [13], l'area edematosa, documentata nelle immagini T2-STIR, presenta generalmente una maggior estensione dell'area necrotica, evidenziata nelle immagini di LE, e la presenza di edema non è sempre associata alla presenza di LE miocardico: benché sia frequente il riscontro di entrambe queste alterazioni in pazienti affetti da miocardite, non è rara la presenza esclusiva di iperintensità di segnale nelle immagini BBT2w o in quelle di *late enhancement*. Ciò può essere legato ad una diversa finestra temporale di esecu-

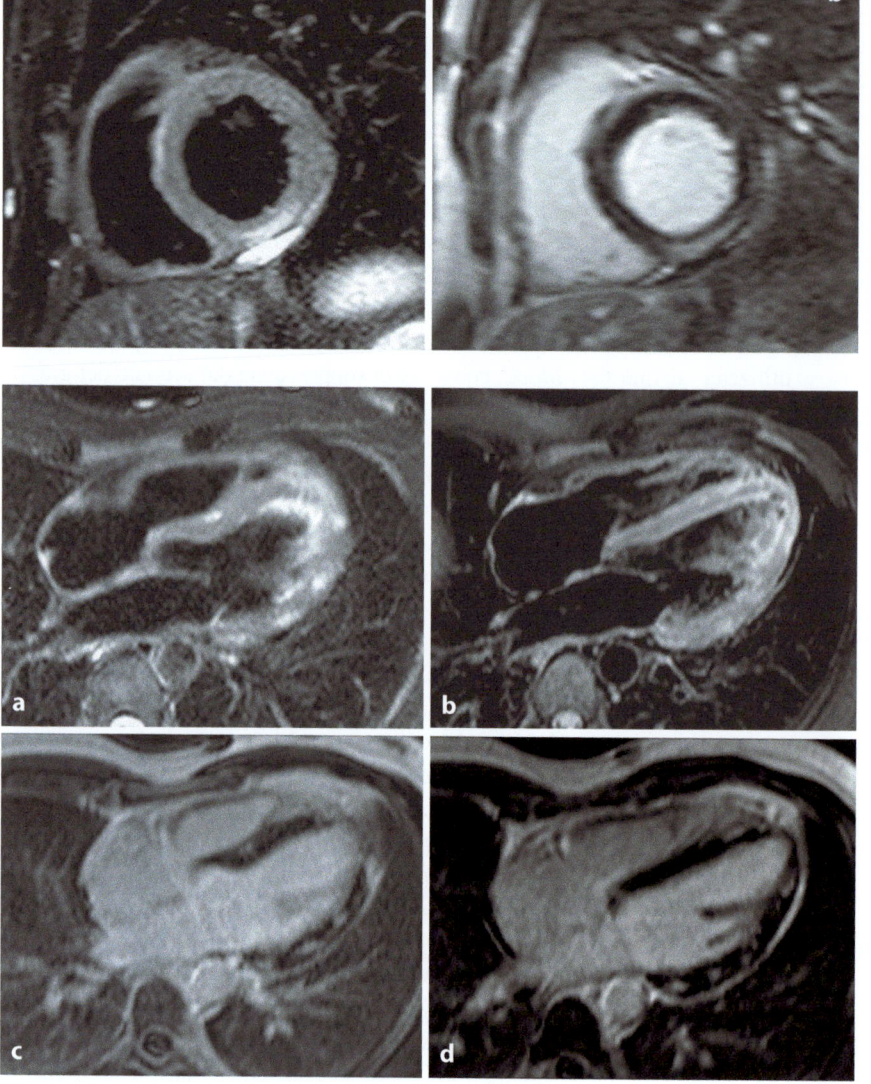

Fig. 13.1 Miocardite acuta con coinvolgimento miocarditico della parete infero-laterale del VS. Nelle immagini STIR (a) si osserva stria iperintensa subepicardica di edema cui corrisponde stria di LE nelle immagini tardive (b)

Fig. 13.2 Aspetto tipico di coinvolgimento con distribuzione "a chiazze" del miocardio ventricolare sinistro: nelle immagini STIR (a, b) si osservano plurimi foci intramiocardici di iperintensità di segnale riferibili ad edema, cui corrispondono, nelle immagini tardive (c, d), foci di LE, segno di coinvolgimento diffuso di necrosi miocardica

zione dell'esame, in cui il segnale dell'edema è evidenziabile nelle fasi iniziali di danno, mentre il segnale di necrosi persiste più a lungo, oppure al meccanismo intrinseco di danno miocardico, in cui una forma più lieve conduce allo sviluppo di edema regionale che può progredire o meno alla necrosi miocardica con una cascata simile a quella del danno ischemico acuto.

13.2.3.5 Iperemia e permeabilità capillare (*early enhancement*)

La vasodilatazione tissutale è una caratteristica integrale dell'infiammazione; l'incremento del volume ematico nell'area infiammata determina accumulo del mezzo di contrasto a base di Gadolinio nei primi minuti dopo l'infusione di contrasto, in virtù dell'aumentato volume di distribuzione del Gadolinio nello spazio intravascolare ed interstiziale durante la fase di *washout* precoce (*early enhancement*) (Fig. 13.3). L'*early enhancement* identifica pertanto l'iperemia miocardica causata dall'insulto flogistico locale ed è un forte indicatore della presenza di miocardite [14].

13.2.3.6 Necrosi e fibrosi (*late enhancement*)

La presenza di LE è indicativa di danno miocardico irreversibile, come necrosi o fibrosi che incrementano il volume di distribuzione dell'agente a base di Gadolinio

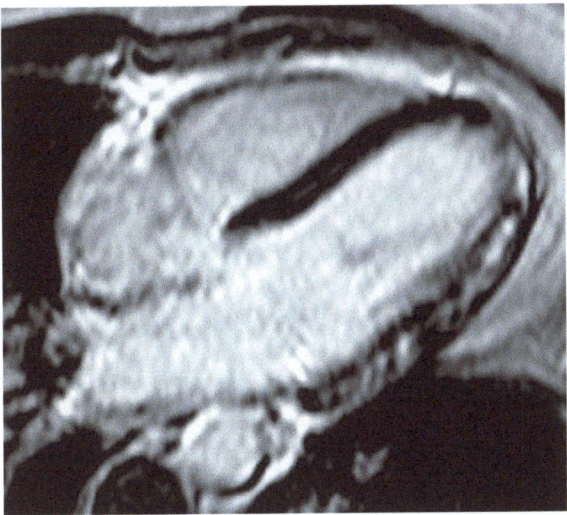
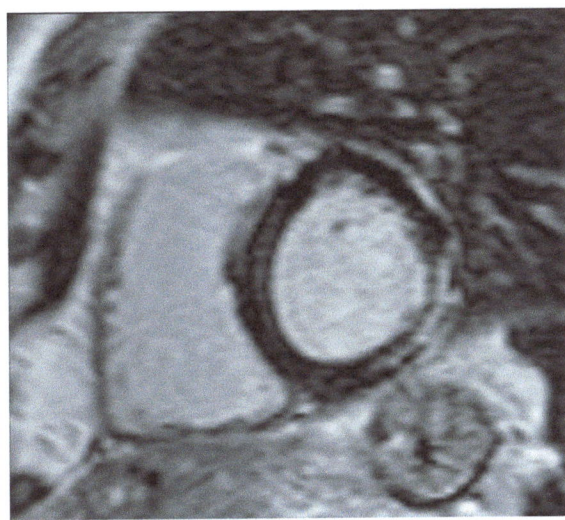

Fig. 13.3 Miocardite attiva in uomo di 42 anni con dolore precordiale e coronarie indenni. Nelle immagini di "early" LE si evidenzia esteso enhancement mesocardico subepicardico in corrispondenza della parete laterale del ventricolo sinistro, in un territorio non vascolare, con tipico pattern diffuso a "macchia di leopardo", diagnostico della presenza di miocardite

Fig. 13.4 Paziente con miocardite attiva bi-ventricolare: nell'immagine in asse corto si osserva stria di LE subepicardica in corrispondenza della parete infero-laterale del ventricolo sinistro e stria di LE a livello del tratto di efflusso del ventricolo destro

somministrato. Nella fase acuta della miocardite, il mezzo di contrasto a base di Gadolinio entra nei cardiomiociti attraverso le membrane cellulari danneggiate: ciò comporta iperintensità di segnale riferibile alla necrosi locale. Nella fase cronica del danno le cellule degenerate sono sostituite da fibroblasti che depositano matrice connettivale, lasciando un'ampia cicatrice fibrosa in cui il Gadolinio si accumula: in questo modo anche le sequele tardive dell'infiammazione tissutale possono essere osservate in RMC con la tecnica del LE [15]. Il pattern di più frequente riscontro è costituito dalla presenza di enhancement subepicardico nella parete libera del ventricolo sinistro, tipicamente in corso di miocardite da PVB19, *Coxsakievirus, Echovirus* ed *Adenovirus* (Fig. 13.1); altro pattern di frequente riscontro è la presenza di *late enhancement* "a chiazze" per il diffuso coinvolgimento di tutte le pareti del ventricolo sinistro (Fig. 13.2). Tuttavia, è possibile il riscontro di enhancement medio-parietale in corrispondenza del setto interventricolare, generalmente associato all'infezione da HHV6 [2]. La localizzazione subepicardica nella parete libera del ventricolo sinistro può essere spiegata dal fatto che i virus cardiotropi possono causare polisierosite e, quindi, pericardite dopo la viremia iniziale: poiché la parete infero-laterale del ventricolo sinistro è in contatto diretto col pericardio, questa rappresenta la principale sede di danno per diffusione per continuità dei patogeni virali [2]. In alcuni casi è possibile identificare una sottile stria di LE in corrispondenza della parete libera del ventricolo destro, anch'essa in continuità diretta con la sierosa pericardica, laddove la necrosi miocardica è tuttavia documentabile in studi autoptici [16]. Non infrequente è l'identificazione di coinvolgimento bi-ventricolare (Fig. 13.4). La localizzazione medio-parietale nel setto interventricolare riscontrata nella miocardite da HHV6 è da riferire al neurotropismo del virus ed alla sua localizzazione nel tessuto di conduzione miocardico: questo pattern può spiegare la frequente associazione clinica con aritmie e blocchi di branca [2]. La tecnica del LE è di fondamentale importanza diagnostica, non solo per evidenziare la presenza di miocardite acuta, ma anche per identificare le forme di miocardite cronica, caratterizzate clinicamente dalla presenza di insufficienza cardiaca ed aritmie ventricolari (Fig. 13.5). Nella nostra esperienza abbiamo riscontrato la presenza di LE nel 70% dei pazienti con diagnosi istologica di miocardite cronica [17]; in particolare si evidenziava la presenza di enhancement miocardico nell'86% dei pazienti con miocardite attiva e solo nel 44% dei pazienti con forma borderline, definite in accordo con i criteri di Dallas. Il LE identifica pertanto la presenza di insulto flogistico attivo, associato a necrosi

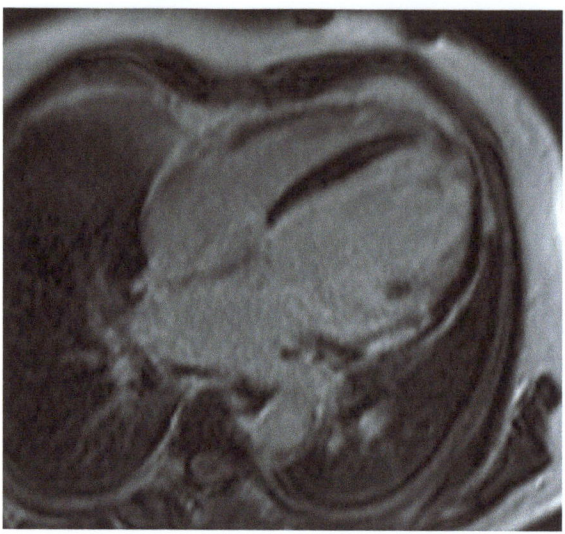

Fig. 13.5 Paziente con cardiomiopatia dilatativa da miocardite cronica. Nell'immagine a 4 camere, ottenuta in fase tardiva dopo infusione di MdC a base di Gadolinio, si evidenzia stria di LE mesocardico in corrispondenza della parete laterale basale

dei cardiomiociti anche nelle forme croniche di danno. Inoltre l'edema miocardico era evidenziato solo nel 22% dei pazienti con miocardite cronica attiva, mentre non si riscontrava nei pazienti con forma borderline, sottolineando come l'edema non si riscontra nelle forme di infiammazione meno severa.

13.2.4 Criteri RMC diagnostici di miocardite ("Lake Louise Consensus Criteria")

In caso di miocardite clinicamente sospetta, si può porre diagnosi di miocardite con i reperti RMC se sono presenti almeno due dei criteri seguenti:
- aumento dell'intensità di segnale globale o regionale nelle immagini BBT2w, compatibile con la presenza di edema miocardico;
- iperintensità di segnale nelle immagini di *early enhancement*, correlabili con la presenza di iperemia;
- presenza di almeno una lesione focale subepicardica con distribuzione regionale non-ischemica evidenziabile con iperintensità nelle immagini di LE, da riferire alla presenza di necrosi miocardica (miocardite attiva) o di sostituzione fibrosa (miocardite cronica) [18].

È indicata la ripetizione dell'esame di RMC a distanza di due settimane dallo studio iniziale se non è presente nessun criterio diagnostico ma l'esordio dei sintomi è stato iperacuto e ci sono forti evidenze cliniche di infiammazione miocardica, oppure se è presente soltanto un criterio diagnostico; la presenza di discinesie del ventricolo sinistro, di compromissioni della funzione sistolica e di versamento pericardico supportano fortemente la diagnosi di miocardite [18].

13.2.5 Diagnosi differenziale

La principale patologia cardiaca da cui si deve differenziare la miocardite è l'infarto miocardico [19, 20], soprattutto in quel 32% di pazienti che si presenta con dolore toracico retrosternale, alterazioni all'ECG compatibili (slivellamento del tratto ST, onde Q) e incremento dei valori di troponina. In questi casi l'angiografia coronarica è il gold standard diagnostico e terapeutico se si documenta una stenosi coronarica, tuttavia è una procedura invasiva. La RMC ha la potenzialità di studiare in maniera non invasiva la patologia miocardica, guidando a una corretta diagnosi differenziale. Alla valutazione con RMC, il versamento pericardico può evidenziarsi in entrambe le condizioni, come frequente è il riscontro di discinesie miocardiche, tanto in pazienti affetti da IMA, quanto in quelli affetti da miocardite (Fig. 13.6). Diverso è il pattern e la localizzazione dell'enhancement tardivo nelle due patologie: come precedentemente descritto, la miocardite si caratterizza per la presenza di LE a localizzazione subepicardica in corrispondenza della parete infero-laterale del ventricolo sinistro in un territorio non vascolare o, in modo non preferenziale, con pattern "a chiazze"; l'IMA si caratterizza, invece, per la presenza di LE subendocardico o trasmurale in un territorio di distribuzione vascolare, con un ridotto numero di segmenti miocardici coinvolti (Fig. 13.3). La distribuzione subendocardica o trasmurale dell'enhancement in pazienti affetti da IMA è legata al territorio di distribuzione terminale delle arterie coronarie. L'intensità del segnale del LE è generalmente maggiore in corso di IMA, perché è maggiore la quantità di cardiomiociti necrotici rispetto alla miocardite ed il pattern è più focale, dipendente dall'arteria coronaria colpita, mentre in corso di miocardite si osservano enhancement diffuso e più tenue per la coesistenza di danno miocitario e cellule non necrotiche all'interno della stessa area di studio [19,20].

La RMC è inoltre utile per differenziare la miocardite acuta dalla cardiomiopatia *tako-tsubo*, entità clinica ca-

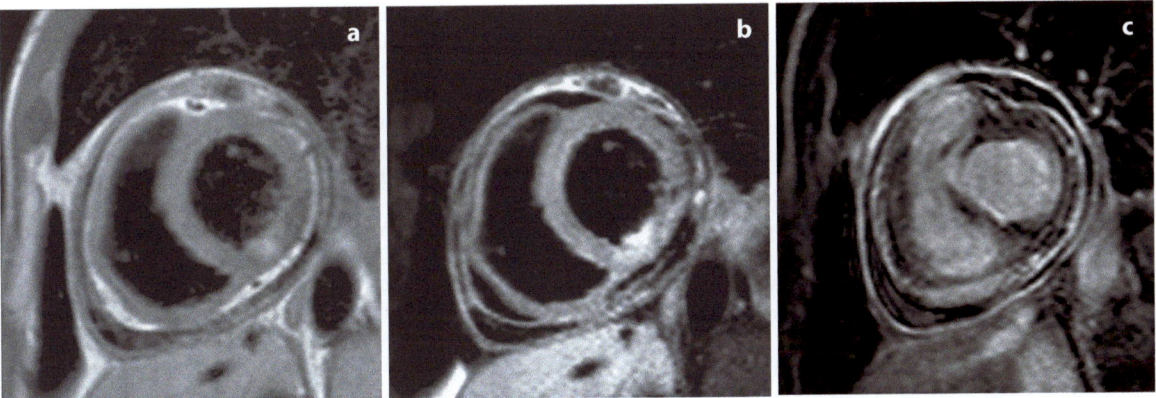

Fig. 13.6 Paziente con quadro di mio-pericardite. **a** Immagine turbo SE a sangue nero in asse corto. **b** Stessa immagine ottenuta con tecnica STIR. **c** Immagine di LE. Si osserva diffuso ispessimento del pericardio che evidenzia enhancement nelle scansioni ottenute in fase precoce dopo infusione di mdC. Si evidenzia area focale iperintensa nelle sequenze a sangue nero, riferibile ad edema miocardico a livello della parete infero-laterale basale. Nelle immagini ottenute dopo somministrazione di mdC si osserva enhancement diffuso della parete miocardica

ratterizzata da una transitoria e talora grave disfunzione sistolica del ventricolo sinistro che si manifesta con caratteri sovrapponibili a quelli di una CAD, con precordialgia, dispnea, alterazioni elettrocardiografiche e rilascio degli enzimi di citonecrosi miocardica. In fase acuta il ventricolo sinistro assume una morfologia caratteristica, con aspetto "a pallone" dei segmenti medio-apicali e dell'apice *(apical ballooning)* ed ipercinesia di quelli basali: le alterazioni della cinetica del ventricolo sinistro non si accompagnano a stenosi delle coronarie epicardiche e la prognosi a distanza è in genere buona, anche se in rari casi il paziente può andare incontro a shock e decesso. La disfunzione microvascolare sembra essere conseguente ad un eccessivo rilascio di catecolamine, che comporta l'insorgenza di spasmo coronarico con coronarie indenni alla valutazione angiografica ed assenza di LE miocardico alla RMC [21]. Recentemente è stata evidenziata la presenza di edema trasmurale nelle sequenze T2-pesate in corrispondenza delle regioni discinetiche in pazienti con cardiomiopatia *tako-tsubo*, in assenza di LE [22]: questa caratteristica aiuta a distinguere il danno miocardico evidenziato in questa entità da quello riscontrabile in corso di miocardite o di infarto miocardico.

13.2.6 Referto RMC

Il referto di uno studio di RMC deve rispondere ai quesiti specifici posti nel sospetto diagnostico di miocardite. Si devono valutare il volume e la funzione del ventricolo sinistro, facendo riferimento ai seguenti parametri: volume telediastolico (EDV) e telesistolico (ESV) del ventricolo sinistro, frazione di eiezione, indice cardiaco, massa del ventricolo sinistro; si deve valutare la presenza di reperti indicativi di attività infiammatoria o di danno miocardico, come l'iperintensità nelle sequenze BBT2w-STIR, indicativa di edema tissutale, il riscontro di *early enhancement,* indicativo di iperemia focale, e di LE, indicativo di necrosi miocardica. Si può porre quindi diagnosi di miocardite se sono soddisfatti almeno due criteri diagnostici dei *Lake Louise Criteria* [18]; il riscontro di discinesie miocardiche e di versamento pericardico rappresenta parametri aggiuntivi indicativi di miocardite [18]. I principali fattori prognostici di disfunzione cronica e dilatazione del ventricolo sinistro sono costituiti dall'EDV nella fase acuta del danno, dalla presenza di LE e dalla quantità complessiva di enhancement riscontrato. La dilatazione ventricolare nella fase acuta è legata alla necrosi miocardica causata dall'infiammazione locale; col passare del tempo una cicatrice fibrosa sostituirà il miocardio necrotico, causando un danno strutturale permanente. Se una certa soglia è superata, la dilatazione diventerà irreversibile: pertanto l'EDV nella fase acuta del danno è un importante parametro indicativo di disfunzione e dilatazione ventricolare cronica [23]. Inoltre la presenza di LE e la quantità globale di enhancement riscontrato sono fattori prognostici indipendenti di disfunzione e rimodellamento ventricolare perché il LE identifica la presenza di danno miocardico irreversibile [2].

Bibliografia

1. Cooper LT (2009) Myocarditis. N Engl J Med 360:1526-1538
2. Mahrholdt H, Wagner A, Deluigi CC et al (2006) Presentation, patterns of myocardial damage, and clinical course of viral myocarditis. Circulation 114:1581-1590
3. Lauer B, Niederau C, Kuhl U et al (1997) Cardiac troponin T in patients with clinically suspected myocarditis. J Am Coll Cardiol 30:1036-1042
4. Aretz HT, Billingham ME, Edwards WD et al (1987) Myocarditis: a histopathologic definition and classification. Am J Cardiovasc Pathol 1:3-14
5. Assomul RG, Lyne JC, Keenan N et al (2007) The role of cardiovascular magnetic resonance in patients presenting with chest pain, raised troponin, and unobstructed coronary arteries. Eur Heart J 28:1242-1249
6. Zagrosek A, Wassmuth R, Abdel-Aty H et al (2008) Relation between myocardial edema and myocardial mass during the acute and convalescent phase of myocarditis-a CMR study. J Cardiov Magn Reson 10:19
7. Friedrich MG, Strohm O, Schulz-Menger J et al (1998) Contrast media-enhanced magnetic resonance imaging visualizes myocardial changes in the course of viral myocarditis. Circulation 97:1802-1809
8. Roditi GH, Hartnell GG, Cohen MC (2000) MRI changes in myocarditis-evaluation with spin echo, cine MR angiography and contrast enhanced spin echo imaging. Clin Radiol 55:752-758
9. Yelgec NS, Dymarkowsky S, Ganame J, Bogaert J (2007) Value of MRI in patients with a clinical suspicion of acute myocarditis. Eur Radiol 17:2211-2217
10. Bohl S, Wassmuth R, Abdel-Aty H et al (2008) Delayed enhancement cardiac magnetic resonance imaging reveals typical patterns of myocardial injury in patients with various forms of non-ischemic heart disease. Int J Cardiov Imaging 24:597-607
11. Wagner A, Shulz-Menger J, Dietz R, Friedrich MG (2003) Longterm follow-up of patients with acute myocarditis by magnetic resonance imaging. Magma 16:17-20
12. Simonetti OP, Kim RJ, Fieno DS et al (2001) An improved MR imaging technique for the visualization of myocardial infarction. Radiology 218:215-223
13. Abdel-Aty H, Boyé P, Zagrosek A et al (2005) Diagnostic performance of cardiovascular magnetic resonance in patients with suspected acute myocarditis. J Am Coll Cardiol 45:1815-1822
14. Miller DD, Holmvang G, Gill JB et al (1989) MRI detection of myocardial perfusion changes by gadolinium-DTPA infusion during dipyridamole hyperemia. Magn Reson Med 10:246-255
15. Mahrholdt H, Wagner A, Judd RM et al (2005) Delayed enhancement cardiovascular magnetic resonance assessment of non-ischaemic cardiomyopathies. Eur Heart J 26:1461-1474
16. Shirani J, Freant LJ, Roberts WC (1993) Gross and semiquantitative histologic findings in mononuclear cell myocarditis causing sudden death, and implications for endomyocardial biopsy. Am J Cardiol 72:952-957
17. De Cobelli F, Pieroni M, Esposito A et al (2006) Delayed gadolinium-enhanced cardiac magnetic resonance in patients with chronic myocarditis presenting with heart failure or recurrent arrythmias. J Am Coll Cardiol:47:1649-1654
18. Friedrich MG, Sechtem U, Schulz-Menger J et al (2009) Cardiovascular magnetic resonance in myocarditis: a JACC white paper. J Am Coll Cardiol 17:1475-1487
19. Laissy JP, Hyafil F, Feldman LJ et al (2005) Differentiating acue myocardial infarction from myocarditis: diagnostic value of early- and delayed-perfusion cardiac MR imaging. Radiology 237:75-82
20. Danti M, Sbarbati S, Alsadi M et al (2009) Cardiac magnetic resonance imaging: diagnostic value and utility in the follow-up of patients with acute myocarditis mimicking myocardial infarction. Radiol Med 114:229-238
21. Mitchell JH, Hadden TB, Wilson JM et al (2007) Clinical features and usefulness of cardiac magnetic resonance imaginig in assessing myocardial viability and prognosis in Takotsubo cardiomyopathy (transient left ventricular apical ballooning syndrome). Am J Cardiol 100:296-301
22. Abdel-Aty H, Cocker M, Friedrich MG (2009) Myocardial edema is a feature of tako-tsubo cardiomyopathy and is related to the severity of systolic function: insights from T2-weighted cardiovascular magnetic resonance. Int J Cardiol 132:291-293
23. Nelson KH, Tao Li (2009) Diagnostic approach and role of MRI in the assessment of acute myocarditis. Cardiol Rev 17:24-30

Malattie del pericardio

14

Marco Francone, Francesca Antonella Calabrese,
Ilaria Iacucci, Matteo Mangia

14.1 Introduzione

Le malattie del pericardio, pur rappresentando complessivamente entità patologiche di non raro riscontro clinico ed in alcuni casi di significativo impatto sulla funzione ventricolare (in particolare diastolica), hanno da sempre ricevuto scarsa attenzione in ambito cardiologico, soprattutto se confrontate con altre cardiopatie, anche molto più rare.

Dal punto di vista diagnostico, l'ecocardiografia trans-toracica rappresenta la metodica di imaging di prima istanza e consente con approccio rapido, non invasivo e relativamente economico, di inquadrare correttamente un gruppo di affezioni che hanno spesso esordio clinico insidioso, sintomatologia aspecifica e che possono mimare numerose altre patologie cardiache, pleuriche e polmonari. La risonanza magnetica (RM) pur rimanendo, per ovvi motivi, una metodica di secondo livello, rappresenta la modalità diagnostica ideale per lo studio della sierosa pericardica, grazie alla sua assoluta non invasività ed alla potenzialità di offrire, in un singolo esame, una combinazione di informazioni morfologiche e funzionali che derivano dall'acquisizione di immagini ad altissimo dettaglio anatomico e dall'utilizzo di sequenze che consentono di valutare l'impatto della patologia sulla funzione ventricolare [1]. La metodica diviene fondamentale soprattutto nei soggetti difficilmente analizzabili con l'ecocardiografia, in cui la visualizzazione della sierosa risulta non ottimale a causa del basso rapporto segnale-rumore e della limitata finestra acustica a disposizione. Inoltre, a causa della limitata panoramicità dell'ecocardiografia, piccole raccolte fluide, ispessimenti focali o semplicemente strutture anatomiche paracardiache possono risultare scarsamente identificabili. La RM con l'acquisizione di immagini su piani anatomici standard consente, invece, di disporre di più ampi campi di vista e di visualizzare tutte le strutture mediastiniche extracardiache, limitando significativamente l'operatore-dipendenza della metodica e rendendo così gli esami più riproducibili [2].

14.2 Anatomia RM e cenni di fisiologia

Il pericardio è un sacco fibro-sieroso, relativamente elastico, costituito da due foglietti, che avvolgono il muscolo cardiaco e l'emergenza dei grossi vasi, definendo una cavità virtuale che, in condizioni fisiologiche, contiene una piccola quantità di ultrafiltrato plasmatico (15-30 mL). Dal punto di vista fisiologico, le funzioni pericardiche vengono differenziate in meccaniche (prevalentemente funzione protettiva del muscolo cardiaco e mantenimento della compliance ventricolare), membranose (formazione del liquido sieroso, ma anche produzione di surfattante e prostaclicline) e legamentose. In relazione all'elevato contrasto naturale esistente tra i due foglietti, distesi da una variabile quota fluida e dalla presenza di tessuto adiposo paracardiaco e subepicardico, la membrana pericardica rappresenta una struttura ideale da studiare con la RM. Nelle sequenze TSE *(Turbo Spin-Echo)* senza saturazione spettrale del tessuto adiposo, il pericardio normale appare come una sottile banda a bassa intensità di segnale, circondata dall'elevato segnale del tessuto adiposo circostante (Fig. 14.1). L'ipointensità è determinata non solo dalla struttura fibrosa dei due foglietti sierosi, ma anche dal movimento non laminare del fluido pericardico e dalla

---

M. Francone (✉)
Dipartimento di Scienze Radiologiche,
Università "Sapienza" di Roma, Roma

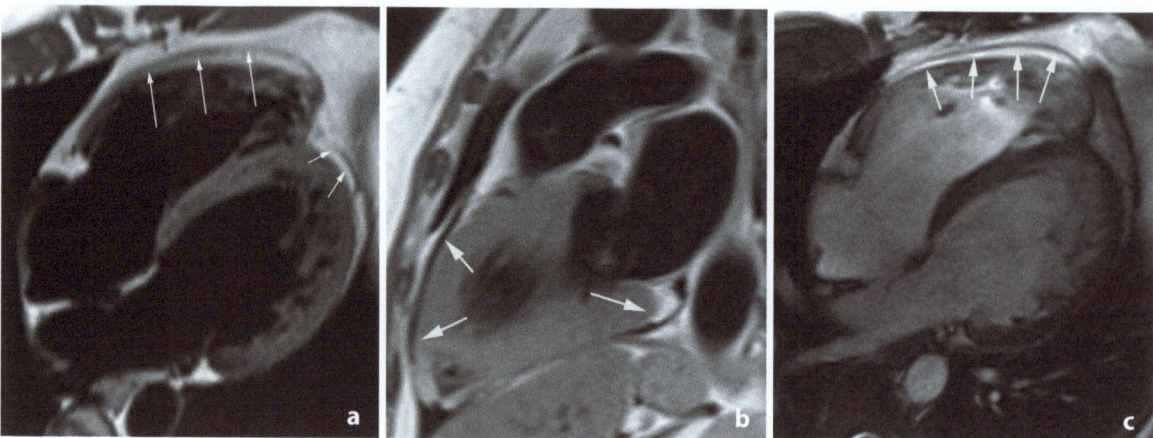

Fig. 14.1 Anatomia normale del pericardio. Nelle sequenze "*black-blood*" TSE T1 pesate (**a, b**) e "*bright-blood*" cine-SSFP (**c**), il pericardio normale appare come una sottile banda a bassa intensità di segnale (spessore massimo 4 mm) circondata dall'elevato segnale del tessuto adiposo circostante

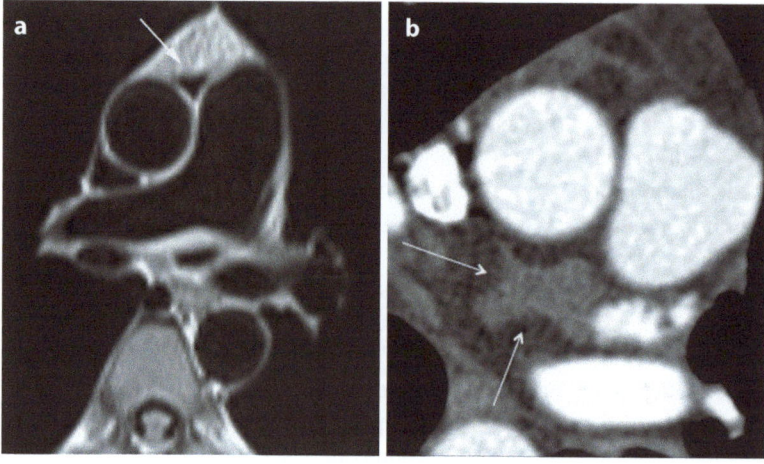

Fig. 14.2 Recessi pericardici. Nell'immagine TSE T1 pesata acquisita sul piano di scansione assiale (**a**), il recesso pre-aortico risulta ben visualizzabile nello spazio compreso tra aorta ascendente e tronco polmonare mentre il recesso retro-aortico del seno trasverso (struttura riconoscibile per il contenuto fluido nell'immagine TC) (**b**) si localizza in sede retro-aortica e può in alcuni casi mimare un'adenopatia pre-carenale. La conoscenza anatomica dei recessi sierosi è pertanto fondamentale poiché possono essere erroneamente interpretati come reperti patologici

presenza di fenomeni di *chemical-shift* in corrispondenza dell'interfaccia acqua-tessuto adiposo [3, 4]. Nelle sequenze cine-RM, con tecnica SSFP GE *(Steady-State Free Precession Gradient-Echo)* la membrana appare ipointensa, in contrasto con la marcata iperintensità del fluido contenuto tra i foglietti; segnale intermedio-elevato è invece osservabile in corso di angio-RM delle coronarie e nelle più recenti sequenze 3D MRCA con gradienti bilanciati *(3D MR coronary angiography with balanced gradients)* [5, 6]. In condizioni fisiologiche lo spessore medio dei foglietti pericardici varia da 1,2 mm in fase diastolica fino a 1,7 mm in fase sistolica, con un limite massimo di 4 mm circa [7]. Come già accennato, la possibilità di discriminare la sierosa dalle strutture contigue dipende dall'elevato contrasto esistente tra i foglietti ed il grasso circostante; le immagini migliori si ottengono pertanto ove il tessuto adiposo è più abbondante, cioè in corrispondenza della regione del ventricolo destro, mentre è stato dimostrato come il pericardio risulti individuabile in RM solamente nel 61% dei casi in corrispondenza della porzione postero-laterale del ventricolo sinistro, ove l'assenza di tessuto adiposo e la presenza di strutture a bassa intensità di segnale, quali la pleura ed il parenchima polmonare, ne limitano significativamente la visualizzazione [1, 2]. È indispensabile, inoltre, la conoscenza anatomica dei recessi della sierosa, che possono essere erroneamente interpretati come reperti patologici (Fig. 14.2) [8, 9]. Il recesso pre-aortico, localizzato tra aorta ascendente e tronco polmonare, per errore può talora essere interpretato come una linfoadenopatia o un flap intimale dell'aorta ascendente [10]; stesso significato può essere attribuito al seno trasverso, struttura curvilinea localizzata posteriormente all'aorta ascendente, visualizzabile nell'80% dei casi sia sul piano assiale puro, sia nelle scansioni sagittali [11]; il seno obliquo, localizzato al di sotto dell'atrio sinistro, può essere interpretato come una lesione esofagea o una cisti broncogena [12]. Nei casi dubbi, l'utilizzo di sequenze cine-RM può rivelarsi utile per differenziare i recessi dalle alterazioni patologiche sopra descritte.

14.3 Patologia congenita

14.3.1 Cisti del pericardio

Le cisti del pericardio sono formazioni rotondeggianti, localizzate prevalentemente in corrispondenza dell'angolo cardiofrenico (90% dei casi), più frequentemente a destra (70% dei casi) [1, 2, 13, 14]. Si tratta di malformazioni di origine celomatica, di norma asintomatiche, ma che possono divenire sintomatiche quando determinano effetti compressivi sulle camere cardiache. Vengono individuate nella gran parte dei casi come reperti occasionali in corso di esami Rx del torace ed appaiono facilmente riconoscibili in RM sulla base della loro localizzazione, del contenuto fluido (ipointense in T1, iperintense in T2) e della presenza di pareti regolari (Fig. 14.3). Dal punto di vista della diagnosi differenziale, tali formazioni dovrebbero essere differenziate da piccole raccolte fluide circoscritte o da altre formazioni cistiche mediastiniche, quali cisti broncogene, timiche o duplicazioni esofagee.

14.3.2 Difetti del pericardio

I difetti parziali o completi del pericardio sono, complessivamente, di rara osservazione e rappresentano il risultato di un incompleto sviluppo embriogenico del pericardio, secondario ad un deficit di vascolarizzazione occorso durante la vita intrauterina [15]. I difetti parziali sono più frequenti dell'agenesia completa e si associano in un terzo dei casi ad altre anomalie complesse, sia cardiache (Fallot, difetti interatriali, pervietà del dotto di Botallo) sia extracardiache (cisti broncogena, ernia jatale) [15]. L'assenza del pericardio può determinare un'erniazione del miocardio nell'emitorace sinistro o, viceversa, del polmone attraverso il tramite, con un quadro sintomatologico ampiamente variabile, in relazione alla sede ed all'entità del difetto. La visualizzazione del difetto non è sempre agevole con la RM, in quanto il pericardio sinistro, interessato nel 70% dei casi, risulta solitamente non ben visualizzabile; la diagnosi si basa quindi sull'osservazione dell'anomala localizzazione delle strutture cardiache e/o polmonari interessate, considerando che la dislocazione delle strutture, attraverso il difetto della sierosa, è spesso transitoria e maggiormente evidenziabile a seguito di variazioni del decubito del paziente (ad esempio in decubito laterale).

14.3.3 Diverticoli pericardici

I diverticoli pericardici, sia congeniti sia acquisiti, sono rarissimi e rappresentano estroflessioni del foglietto pericardico sieroso verso il fibroso attraverso piccole soluzioni di continuo di quest'ultimo [1, 2]; sono localizzati tipicamente a livello dell'angolo cardiofrenico e generalmente tendono ad aumentare di dimensioni nel tempo, per fattori pressori, necessitando pertanto di terapia chirurgica.

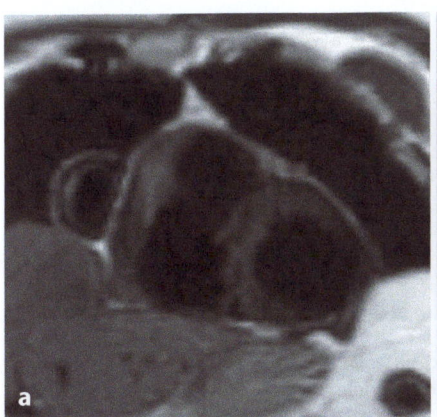
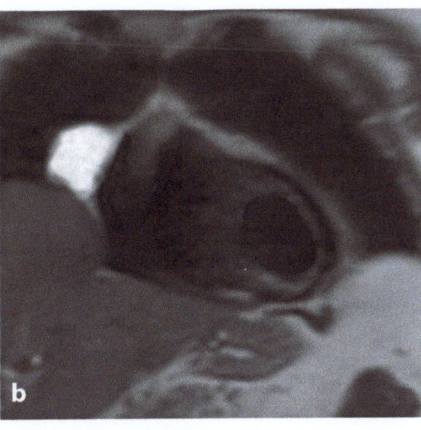

Fig. 14.3 Cisti pericardica. Le sequenze TSE T1 (**a**) e T2 pesate (**b**) evidenziano la presenza di una formazione rotondeggiante, ben capsulata, localizzata in corrispondenza dell'angolo cardiofrenico di destra, ipointensa in T1 ed iperintensa in T2, a contenuto fluido-sieroso

14.4 Patologia acquisita

14.4.1 Versamento pericardico

Il pericardio, in condizioni normali, contiene tra i 15 ed i 35 mL di fluido, pertanto la presenza di un quantitativo superiore ai 50 mL è da considerarsi patologica [16]. Le cause di un accumulo patologico di liquido tra i foglietti pericardici possono essere variabili: scompenso cardiaco, insufficienza renale o epatica, infezioni (batteriche, virali o fungine) e patologia neoplastica (polmonare, mammaria o linfomatosa) [1, 2, 17].

Le raccolte fluide pericardiche vengono normalmente ben documentate con l'ecocardiografia, tuttavia l'accuratezza diagnostica della metodica può risultare significativamente ridotta in presenza di atelettasie o versamenti pleurici, che possono talora mimare versamenti pericardici [1], di piccole raccolte saccate, in corrispondenza di aderenze o in sedi poco esplorabili ecograficamente di pazienti obesi o con severa BPCO, nei quali la differenziazione tra pericardio ispessito, grasso e fluido può risultare non agevole [18-20]. A tal proposito, la RM può essere richiesta per confermare la presenza, la severità e l'estensione del versamento, soprattutto per poterne caratterizzare la natura (trasudato, essudato, emorragia) e valutarne gli effetti emodinamici in fase di riempimento diastolico. La distribuzione del fluido pericardico non avviene in modo omogeneo e, per ragioni gravitazionali, è frequentemente localizzato lungo la parete postero-laterale del ventricolo sinistro, infero-laterale del ventricolo destro e nel recesso pericardico superiore (Fig. 14.4) [21]. In generale, una distanza tra i foglietti pericardici pari a 4 mm è da considerarsi anormale; in presenza di versamenti di moderata entità (100-500 mL) la distanza tra i foglietti pericardici raggiunge i 5 mm in corrispondenza dello spazio pericardico anteriore lungo il ventricolo destro [7, 22]. Similmente al calcolo dei volumi ventricolari, la valutazione quantitativa dei versamenti pericardici può essere effettuata tracciando i contorni della cavità pericardica. I foglietti pericardici sono caratterizzati da una limitata capacità distensiva ed in presenza di un acuto accumulo, questo può comprimere le camere cardiache, alterando il meccanismo di riempimento ventricolare con conseguente riduzione della gittata cardiaca. Tale fenomeno è conosciuto con il nome di "tamponamento pericardico" [23]. La sintomatologia è drammatica e rapidamente mortale.

La diagnosi è clinica ed usualmente confermata ecocardiograficamente. La RM non è di particolare utilità in queste condizioni, se non in casi di versamento pericardico cronico, meno severo, o in presenza di patologia pericardica restrittiva [18].

In RM, l'analisi del segnale del fluido pericardico nelle diverse sequenze può permetterne la caratterizzazione. I trasudati appaiono tipicamente ipointensi nelle sequenze T1 pesate ed iperintensi nelle sequenze T2 pesate; a causa dell'elevato contenuto proteico, gli essudati presentano elevata intensità di segnale nelle sequenze T1 pesate ed ipointensità nelle sequenze T2 pesate. È tuttavia importante sottolineare come l'intensità di segnale della raccolta possa risultare disomogenea a causa del movimento del pericardio durante la normale attività cardiaca, con relativa caduta del segnale *(signal void artefact)*, che in alcuni casi impedisce una corretta caratterizzazione del versamento [3].

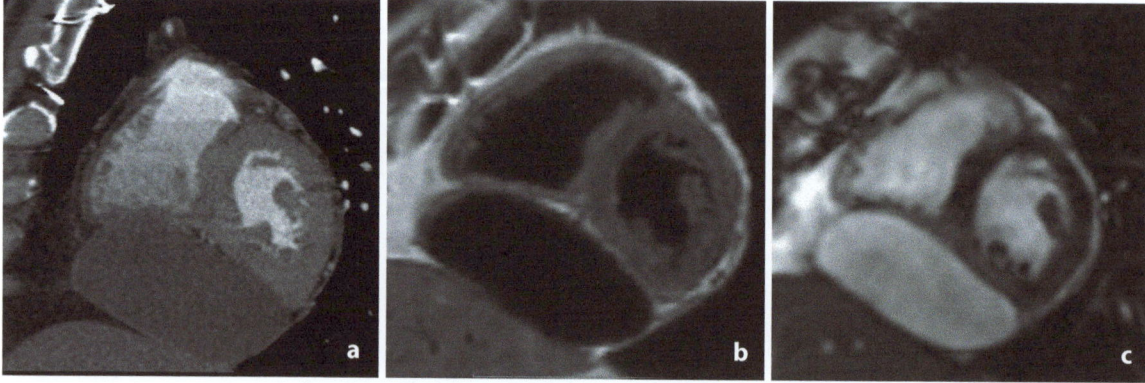

Fig. 14.4 Versamento pericardico saccato. Le immagini di TC multistrato (**a**), TSE T1 pesate (**b**) e cine-SSFP (**c**) in asse corto documentano un'abbondante falda di versamento saccato localizzato al di sotto della base cardiaca, che determina modici effetti compressivi, soprattutto a carico del ventricolo destro

L'emopericardio presenta un'intensità di segnale variabile in relazione alla durata dell'emorragia. In questi casi l'utilizzo delle sequenze SSFP GE può consentire la visualizzazione di bande di fibrina o la presenza di coaguli ematici all'interno della cavità pericardica. Può risultare utile, per un corretto orientamento diagnostico, valutare la presenza di reperti accessori, quali irregolarità di parete, ispessimento o potenziamento dei foglietti sierosi, che possono essere indicativi di un'eventuale natura neoplastica o infiammatoria del versamento stesso [19, 24, 25].

14.4.2 Pericardite infiammatoria

La flogosi dei foglietti pericardici può manifestarsi singolarmente o in corso di malattie sistemiche, quali artrite reumatoide, LES, uremia, sclerodermia, sarcoidosi, ed in concomitanza di un infarto miocardico acuto (Sindrome di Dressler o pericardite post-infartuale). La sintomatologia è variabile in funzione della gravità del processo infiammatorio: in fase acuta il sintomo principale è rappresentato dal dolore toracico, ma indagini autoptiche hanno rivelato la possibilità di un decorso subclinico [18]. L'eziopatogenesi è multifattoriale: nel 30% dei casi non è possibile riscontrare una causa ben precisa, ma la patogenesi infettiva sembra essere la causa più frequente (virale, batterica, micobatterica e fungina) (Fig. 14.5). Nei Paesi sviluppati l'eziologia tubercolare è meno frequente, ma deve sempre essere sospettata in pazienti immunodepressi [18, 26, 27]. Il crescente utilizzo della radioterapia nel trattamento della patologia tumorale polmonare, mammaria e mediastinica, ha comportato un incremento dell'incidenza di casi di pericardite e di pericardite costrittiva. Come precedentemente descritto, la pericardite può far parte di un corredo sintomatologico di malattie sistemiche, quali ad esempio l'artrite reumatoide, il LES, la sclerodermia, oppure essere secondaria ad uremia o ad infarto miocardico. In presenza di un infarto acuto ad estensione trans-murale è facile identificare una pericardite, detta "pericardite epistenocardica"; tale condizione deve essere differenziata dalla più tardiva forma di pericardite, definita post-infartuale o *Dressler's Syndrome*, che sembra non avere alcuna correlazione temporale con l'evento infartuale, ma avere una eziogenesi autoimmunitaria. Infine, le pericarditi possono essere sequele di un evento traumatico, diretto o indiretto, a

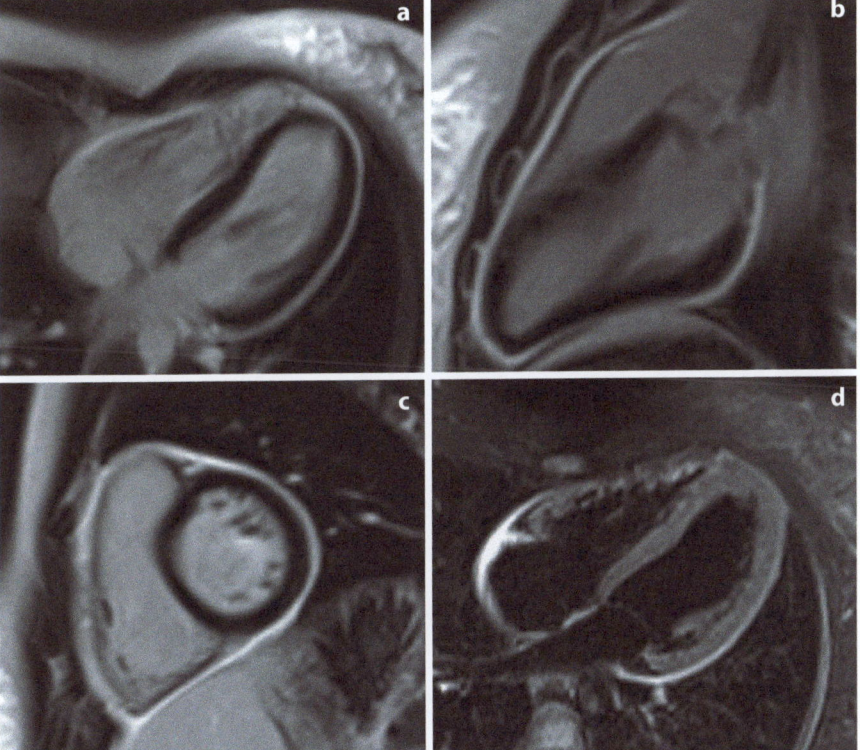

Fig. 14.5 Pericardite acuta recidivante virale in paziente di 15 anni. Le sequenze *Inversion Recovery* acquisite dopo somministrazione di mezzo di contrasto (**a-c**) dimostrano marcato potenziamento dei foglietti sierosi con modesta falda di versamento consensuale. In T2-STIR (**d**), nella scansione a 4 camere, il pericardio appare diffusamente iperintenso per l'edema infiammatorio dei foglietti sierosi

livello toracico. A livello anatomopatologico, l'infiammazione dei foglietti pericardici, in fase acuta, è caratterizzata dalla presenza di tessuto di granulazione altamente vascolarizzato, con concomitante fluido pericardico ed evidenza di iniziali depositi di fibrina, che nel tempo possono determinare l'adesione dei foglietti pericardici [25]. La fase cronica è invece caratterizzata da una progressiva sclerosi dei foglietti pericardici, determinata dalla deposizione di fibrina, fibroblasti e fibre collagene, con la comparsa di un pericardio diffusamente ispessito ed anelastico, caratteristico della pericardite costrittiva [28]. È fondamentale specificare che il pericardio ispessito non è sinonimo di pericardite cronica, perché può risultare tale anche in totale assenza di segni di pericardite costrittiva. La RM rappresenta la metodica più affidabile nella valutazione di tutte queste alterazioni; l'intensità di segnale del pericardio ispessito può risultare estremamente variabile in relazione allo stato di attività ed alla natura del processo flogistico: nelle forme croniche puramente fibrose, il pericardio apparirà come una banda a bassa intensità di segnale, sia nelle sequenze TSE T1 sia nelle T2 pesate, mentre in presenza di processi flogistici subacuti si potrà osservare un segnale intermedio-elevato [29]. Le calcificazioni, che sono di norma meglio identificabili con la TC, appaiono come aree di ipointensità focale, quindi scarsamente differenziabili dal tessuto fibroso [30]. L'utilizzo delle sequenze *Inversion Recovery*, dopo somministrazione di mezzo di contrasto, può rivelarsi utile sia per rilevare la flogosi acuta dei foglietti pericardici, differenziando le forme puramente infiammatorie da quelle croniche, caratterizzate prevalentemente da tessuto fibroso, sia per individuare le diverse componenti del pericardio ispessito (ad esempio la sierosa pericardica rispetto al versamento) (Fig. 14.6) [17]. L'utilizzo di impulsi di pre-saturazione del tessuto adiposo possono essere utili per una migliore delineazione dell'infiammazione pericardica, soprattutto nei casi in cui all'irregolarità dei foglietti pericardici si associa un interessamento e potenziamento post-contrastografico del miocardio, compatibile con un quadro di miocardio-pericardite.

14.4.3 Pericardite costrittiva

La pericardite costrittiva (PC) è un processo morboso cronico, caratterizzato dalla fusione dei foglietti parietale e viscerale, con trasformazione del sacco pericardico in una cotenna fibrosa o fibrocalcifica, relativamente inestensibile, che avvolge il muscolo cardiaco, determinando un grave deficit del riempimento diastolico [31]. I pazienti con PC presentano valori pressori sistemici tipicamente elevati, con associati sintomi conseguenti alla ridotta gittata cardiaca [32]; il sospetto clinico deve essere posto nei pazienti con sintomi imputabili ad una possibile insufficienza cardiaca destra [33]. La sintomatologia, in questi pazienti, è conseguente al diffuso ispessimento pericardico che, divenendo inestensibile, comporta un'equalizzazione delle pressioni telediastoliche nelle 4 camere cardiache, con accentuazione del fenomeno di inversione del setto interventricolare *(ventricular coupling),* fortemente influenzato dagli atti respiratori [18, 26]. Dal punto di vista eziologico, la PC

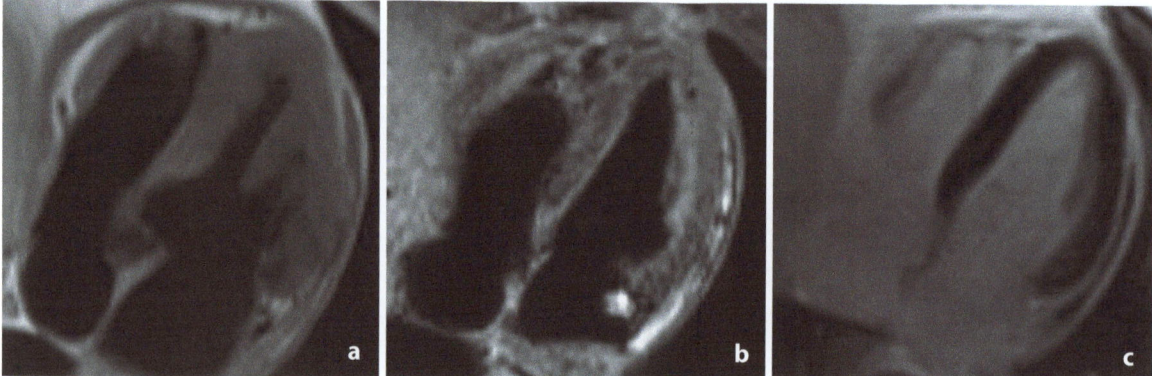

Fig. 14.6 Pericardite cronica attiva in paziente di 46 anni. Il confronto tra sequenze TSE T1 pesate (**a**), T2-STIR (**b**) ed *Inversion Recovery* dopo somministrazione di mdC (**c**) acquisite in asse corto consente di apprezzare la versatilità di queste ultime, che permettono di differenziare i foglietti ispessiti ed infiammati dalla minima falda di versamento consensuale

può essere idiopatica, ma più frequentemente è conseguenza di processi virali acuti con decorso subclinico o possibile complicanza di procedure cardiochirurgiche o di prolungati cicli di radioterapia. L'eziologia tubercolare appare, invece, di sempre più rara osservazione [18, 34]. In relazione all'aspecificità della sintomatologia, nonostante le moderne tecniche a disposizione, è necessario, di volta in volta, un approccio diagnostico individuale per ogni paziente, al fine di escludere altre cause di alterato riempimento ventricolare (ipertensione polmonare, infarto miocardico destro o sinistro), valutando successivamente come il pericardio possa interferire sul riempimento ventricolare, per identificare quei pazienti che possano avvalersi della procedura di pericardiectomia. Quest'ultimo approccio diventa possibile solo dopo aver escluso che la causa dell'alterato riempimento ventricolare non sia determinato da una cardiomiopatia restrittiva (CMR), per la quale è raccomandato un trattamento medico anziché chirurgico [31, 35]. Tale differenziazione diviene particolarmente importante nei pazienti sottoposti a radioterapia, dove la PC e la CMR possono essere presenti contemporaneamente. Si comprende, pertanto, l'utilità di avere a disposizione una metodica in grado di poter fornire una valutazione sia anatomica sia funzionale [33].

Dal punto di vista morfologico, la PC si presenta con un ispessimento più o meno generalizzato del pericardio, che può presentare margini irregolari e localizzazione più frequente a livello della parete libera del ventricolo destro, in corrispondenza della giunzione atrio-ventricolare (Fig. 14.7) [36]. Per una corretta valutazione diagnostica degli ispessimenti pericardici sono stati proposti diversi criteri diagnostici [30, 37]: spessore pericardico ≤2 mm (normale);

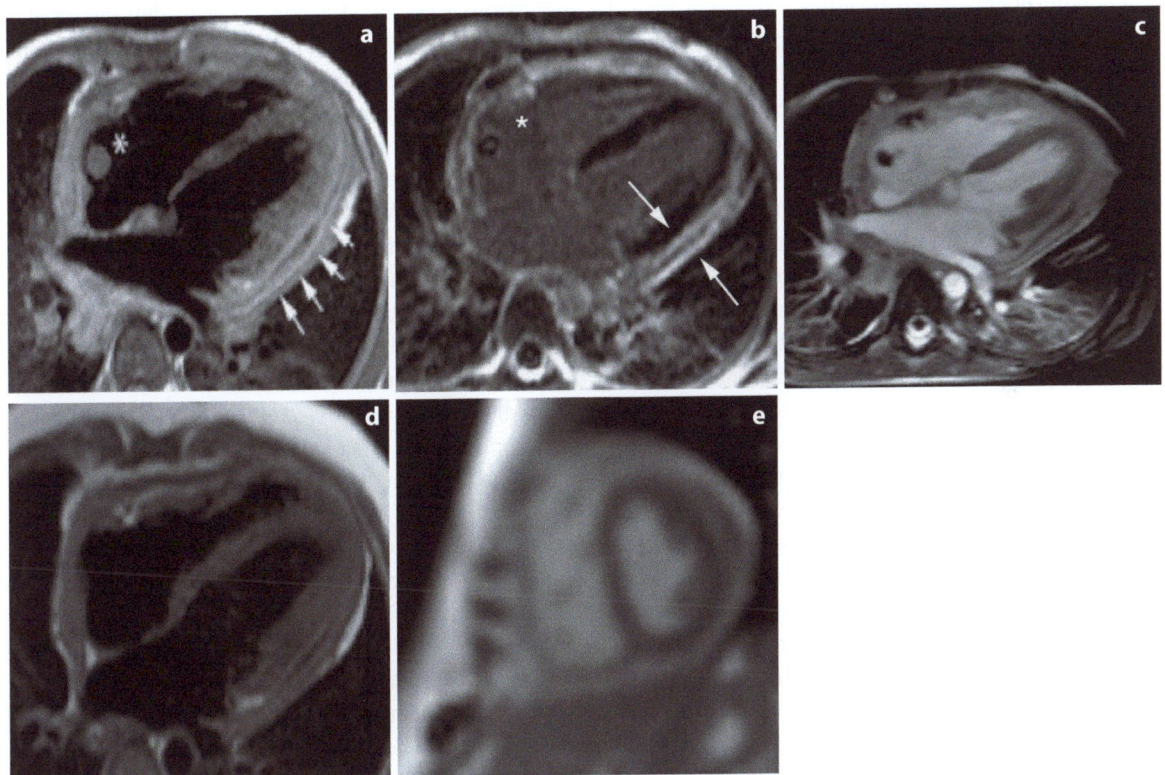

Fig. 14.7 Pericardite caseosa post-tubercolare in bambino di 9 anni HIV positivo evoluta a 12 mesi in pericardite costrittiva. Nel primo esame, le sequenze TSE T1 pesate (**a**), *Inversion Recovery* (**b**) e SSFP (**c**) evidenziano un ispessimento irregolare del pericardio con netto potenziamento dei foglietti, che appaiono distesi da materiale ad elevato contenuto proteinaceo (*frecce*); in corrispondenza della parete laterale dell'atrio destro è anche presente una piccola formazione rotondeggiante di natura trombotica (*). Nel controllo a 12 mesi (**d**) il trombo non è più apprezzabile, mentre si rileva un diffuso ispessimento della membrana pericardica con marcati effetti compressivi a carico del ventricolo destro, che presenta tipico aspetto tubulare; le sequenze real-time (**e**), acquisite in fase di profonda inspirazione, rilevano appiattimento del setto interventricolare secondario ad incremento del gradiente pressorio trans-settale

spessore pericardico >4 mm (suggestivo per costrizione pericardica in paziente con sintomatologia clinica compatibile); spessore pericardico >5-6 mm (altamente specifico per PC). La presenza, quindi, di tessuto fibroso o fibro-calcifico [3, 29, 38, 39] con spessore pericardico >5 mm può essere fortemente suggestivo per la diagnosi di PC [30], esistendo tuttavia un ampio gruppo di pazienti con PC che non rispondono pienamente a tale criterio diagnostico. Talreja e coll. hanno infatti dimostrato come la PC possa manifestarsi anche in presenza di un pericardio istologicamente di spessore normale nel 18% della loro casistica [40].

I sintomi della costrizione cardiaca dipendono primariamente dalla sede delle alterazioni patologiche; focali alterazioni dei foglietti pericardici a livello della giunzione atrio-ventricolare o nella porzione basale di entrambi i ventricoli possono alterare significativamente il riempimento ventricolare [39, 41]. Da ciò emerge come l'alterazione emodinamica dipenda maggiormente dalla ridotta compliance pericardica, dalla sede della alterazione e non solo dal criterio morfologico di ispessimento pericardico. Inoltre ci sono pazienti che in condizioni basali non presentano alterazioni cliniche ed emodinamiche compatibili con forme di costrizione cardiaca, ma che a seguito di improvvisi squilibri idrici possono manifestare le tipiche alterazioni emodinamiche della PC. Tali pazienti costituiscono un sottogruppo di PC "occulte", che rendono particolarmente evidente la stretta relazione esistente tra il riempimento cardiaco e le proprietà meccaniche della membrana pericardica [42, 43]. In RM, in presenza di PC, il pericardio fibrotico e/o calcifico presenta un'ipointensità di segnale nelle sequenze T1 e T2 pesate e cine-RM. Negli stadi avanzati di PC non è dimostrabile alcun potenziamento contrastografico dei foglietti pericardici [25]; l'eventuale potenziamento patologico può essere riferibile solo ad un residuo del processo infiammatorio. L'alterato riempimento ventricolare determina un peculiare adattamento morfologico delle camere cardiache, con l'evidenza di un aspetto tubulare di uno o entrambi i ventricoli (più frequente a destra) e conseguente dilatazione delle camere atriali (Fig. 14.7). A tal proposito la RM, grazie alla sua panoramicità, può dimostrare contemporaneamente la dilatazione cavale e delle vene epatiche, la presenza di un eventuale versamento pleurico ed ascitico. In molti pazienti, tuttavia, non sempre è possibile riconoscere le classiche alterazioni morfologiche della PC. Talvolta la ridotta capacità di riempimento ventricolare non è riferibile alla sola compliance del pericardio: vi sono, infatti, forme di pericarditi costrittive effusive, dove la costrizione miocardica si riduce dopo la rimozione del fluido pericardico; si ritiene che tali pericarditi rappresentino delle forme di transizione da pericarditi acute effusive a PC [44, 45]. È utile per il radiologo sapere che esistono transitorie costrizioni cardiache, che possono simulare una PC e che si riscontrano frequentemente nelle fasi di risoluzione di alcune pericarditi; in questi casi la clinica e le alterazioni emodinamiche scompaiono però dopo breve tempo [42].

Le sequenze cine-RM si rivelano molto spesso utili nel valutare la rigidità del pericardio durante il ciclo cardiaco e nel documentare la ridotta espansibilità del ventricolo, durante il riempimento diastolico [38]. Lo studio dinamico con RM può inoltre essere utile per differenziare un pericardio normale da uno rigido e sclerotico. Durante un ciclo cardiaco in condizioni di normalità, infatti, il pericardio presenta un movimento sincrono al muscolo miocardico, elemento non evidente in caso di pericardio ispessito. Le conseguenze dell'intrappolamento cardiaco ad opera di un pericardio con ridotta compliance sono rappresentate da: dissociazione tra le pressioni intratoraciche ed intracardiache, isolando il cuore dai cambiamenti pressori intratoracici, che si verificano nella normale respirazione; incremento del *ventricular coupling* (VC) ed incremento delle pressioni di riempimento cardiaco con equalizzazione pressoria in tutte le camere cardiache. Tutte queste alterazioni sono ben dimostrabili con l'ecocardiografia e con il cateterismo cardiaco [18, 26, 31, 46, 47]. Pur non essendo le pressioni di riempimento direttamente calcolabili con la RM, l'utilizzo di sequenze *velocity-encoded* (VENC) tipicamente mostrerà nella PC un tipico pattern di restrizione miocardica, con evidenza di un rapido riempimento atriale precoce *early filling* e un ridotto od assente riempimento ventricolare tardivo. La valutazione delle alterazioni emodinamiche rende particolarmente agevole, inoltre, la differenziazione tra la PC e CMR, in cui è presente una ridotta distensibilità dei ventricoli, che presentano, però, dimensioni normali e dinamica sistolica normale o poco alterata. La RM, in caso di CMR, mostra un peculiare pattern di potenziamento dopo somministrazione di mezzo di contrasto ed in modo non invasivo tramite sequenze T2 pesate può dimostrare la presenza di depositi di ferro, ancor oggi una delle principali cause di CMR [19]. La PC, contrariamente alla CMR, è tipicamente caratterizzata da importanti variazioni nella dinamica di riempimento ventricolare conseguenti alla normale respirazione (aumentato riempimento in fase inspiratoria del ventricolo destro ed aumentato riempimento del ventricolo sinistro in fase espiratoria) [48, 49]. Un altro utile parametro per poter differenziare le due condizioni morbose è la valutazione del fenomeno del movimento paradosso del setto interventricolare (SI) verso il ventricolo sinistro. La posizione e la configurazione del SI sono, infatti, determinate dal gradiente pressorio esistente tra i due ventricoli; tale fenomeno è conosciuto come interdipendenza ventricolare o VC [33, 46, 50, 51-54]. In condizioni pressorie normali il SI presenta una convessità rivolta verso il ventricolo di destra e la sua configurazione è mantenuta stabile durante tutto il ciclo cardiaco, senza evidenza di alterazioni durante gli atti respiratori. Durante la fase inspiratoria, nei soggetti normali, la riduzione della pressione intratoracica comporta un aumentato ritorno venoso alle sezioni cardiache di destra, con ridotto riempimento delle sezioni di sinistra, dovuto al sequestro del sangue nel pool polmonare, ed il SI tende ad appiattirsi. In presenza di una ridotta compliance pericardica, l'incremento delle pressioni di riempimento ventricolare comporta in fase protodiastolica un'inversione o un movimento sigmoide del SI [33]. In presenza di PC, a causa della dissociazione esistente tra le pressioni intratoraciche ed intracardiache, il fenomeno dell'inversione del setto appare notevolmente accentuato dagli atti respiratori [18, 46, 55]. L'inversione del SI risulta in questi casi evidente in fase inspiratoria con ritorno alla normalità in fase espiratoria. Giorgi e coll., usando le cine-RM *breath-hold* in 4 camere, hanno evidenziato nei pazienti con PC un appianamento (*flattening*) o inversione del setto in fase protodiastolica, pattern assente nei pazienti con sospetta CMR. Tali alterazioni erano maggiormente evidenti nel setto nella sua porzione basale e dimostrabili solamente in pazienti che presentavano un coinvolgimento pericardico lungo il ventricolo di destra [39, 41]. Inoltre, in questi casi, utilizzando sequenze real-time, invitando il paziente ad una profonda inspirazione, si possono seguire visivamente le variazioni di posizione e configurazione del SI durante il ciclo cardiaco (Fig. 14.7) [2, 47, 56, 57].

14.4.4 *Masse del pericardio*

Le neoplasie primitive del pericardio rappresentano complessivamente entità di rara osservazione, tuttavia l'interessamento secondario della sierosa è stato riscontrato su serie autoptiche nel 22% dei pazienti deceduti per malattia metastatica [58]. Le neoplasie primitive più frequenti sono il mesotelioma, il lipoma ed i sarcomi

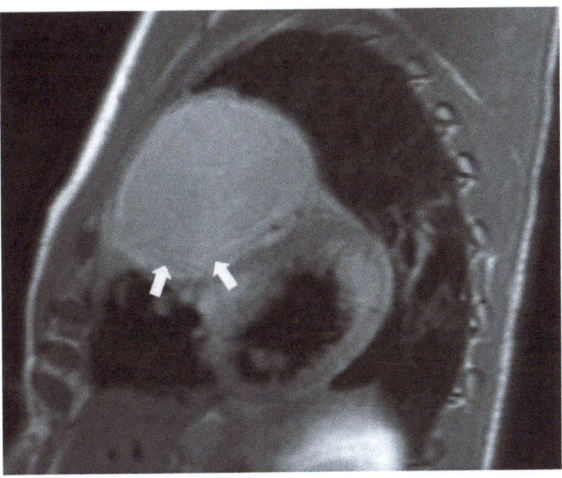

Fig. 14.8 Metastasi pericardica da osteosarcoma in paziente di 26 anni. L'immagine TSE T1 pesata in asse corto evidenzia una voluminosa formazione espansiva che determina estesa interruzione della linea pericardica (*frecce*) con estensione del processo patologico al tessuto miocardico sottostante

[59, 60] (Fig. 14.8). I tumori che più frequentemente possono metastatizzare il pericardio sono al polmone, alla mammella ed i linfomi [60], caratterizzandosi per la sproporzione rilevabile tra le dimensioni della massa tumorale e l'entità del versamento pericardico, spesso con componente ematica. L'invasione per contiguità della sierosa da parte di masse mediastiniche può essere individuata in base all'interruzione focale del pericardio [61]. Rispetto ad altre metodiche, la RM offre il vantaggio di poter meglio identificare la sede di impianto ed i margini della neoplasia, che risultano delimitati dal tessuto adiposo e dalla presenza del versamento, tuttavia una corretta caratterizzazione della neoplasia è raramente possibile [62]. Fanno eccezione i lipomi ed i liposarcomi, caratterizzabili in base al contenuto adiposo della massa tumorale.

14.5 Conclusioni

Malgrado l'accuratezza diagnostica della metodica e l'elevato numero di informazioni ottenibili con un singolo esame, la RM non appare indicata come indagine di prima istanza nella valutazione del paziente con sospetta patologia del pericardio; grazie ai costi minori, la facile accessibilità e la rapidità dell'esame, l'ecocardiografia rimane, infatti, la metodica di screening iniziale. L'utilizzo della RM diviene tuttavia fondamentale in tutti quei casi in cui le informazioni ottenute con l'iniziale studio ecografico non siano dirimenti, o quando sia necessario un approfondimento diagnostico, in particolar modo nei soggetti ecograficamente mal valutabili, nei versamenti saccati di modesta entità ed in sedi poco esplorabili, nei casi sospetti per PC e/o nella diagnosi differenziale con CMR, nello studio delle masse pericardiche e nelle condizioni patologiche con concomitante interessamento di pericardio e miocardio (pericardio-miocardite, pericardite post-infartuale, neoplasie miocardiche primitive o secondarie).

Bibliografia

1. Bogaert J, Francone M (2009) Cardiovascular magnetic resonance in pericardial diseases. J Cardiovasc Magn Reson 11(1):14
2. Francone M, Dymarkowski S, Kalantzi M, Bogaert J (2005) Magnetic resonance imaging in the evaluation of the pericardium. A pictorial essay. Radiol Med 109(1-2):64-74
3. Smith WH, Beacock DJ, Goddard AJ et all (2001) Magnetic resonance evaluation of the pericardium. Br J Radiol 74:384-392
   White CS (1995) MR evaluation of the pericardium. Top Magn Reson Imaging 4:258-266
4. Giorgi B, Dymarkowski S, Maes F et al (2002) Improved visualization of coronary arteries using a new three-dimensional submillimeter MR coronary angiography sequence with balanced gradients. AJR 179:901-910
5. Bogaert J, Duerinckx AJ (1995) Appearance of the normal pericardium on coronary MR angiograms. J Magn Reson Imaging 5:579-587
6. Sechtem U, Tscholakoff D, Higgins CB (1986) MRI of the normal pericardium. AJR 147:239-244
7. McMurdo KK, Webb WR, von Schulthess GK et al (1985) Magnetic resonance imaging of the superior pericardial recesses. AJR 145:985-988
8. Solomon SL, Brown JJ, Glazer HS et al (1990) Thoracic aortic dissection: pitfalls and artifacts in MR imaging. Radiology 177:223-228
9. Bogaert J, Duerinckx AJ (1995) Appearance of the normal pericardium on coronary MR angiograms. J Magn Reson Imaging 5:579-587
10. Im JG, Rosen A, Webb WR et al (1988) MR imaging of the transverse sinus of the pericardium. AJR 150:79-84
11. Levy-Ravetch M, Auh YH, Rubenstein WA et al (1985) CT of the pericardial recesses. AJR 144:707-714
12. Feigin DS, Fenoglio JJ, McAllister HA et al (1977) Pericardial cysts: a radiologic-pathologic correlation and review. Radiology 125:15-20
13. Jeung MY, Gasser B, Gangi A et al (2002) Imaging of cystic masses of the mediastinum. Radiographics 22:S79-93
14. Lorell BH, Braunwald E (1988) Pericardial disease. In: Braunwald E (ed) Heart disease, a textbook of cardiovascular medicine, WB Saunders, Philadelphia, pp 1484-1485
15. Edwards ED (1991) Applied anatomy of the heart. In: Giuliani ER, Fuster V (eds) Cardiology: fundamentals and practice. Mosby-Year book, St Louis, pp 47-51
16. Klein C, Graf K, Fleck E et al (2003) Acute fibrinous pericarditis assessed with magnetic resonance imaging. Images in cardiovascular medicine. Circulation 107:e82
17. Troughton RW, Asher CR, Klein AL (2004) Pericarditis. Lancet 363:717-727
18. Bogaert J, Dymarkowski S, Taylor AM (2005) Clinical cardiac MRI, 1st edition. Springer, Berlin Heidelberg New York
19. Misselt AJ, Harris SR, Glockner J et al (2008) MR imaging of the pericardium. Magn Reson Imaging Clin N Am 16:185-199
20. Stark DD, Higgins CB, Lanzer P et al (1984) Magnetic resonance imaging of the pericardium: normal and pathologic findings. Radiology 150:469-474
21. Sechtem U, Tscholakoff D, Higgins CB (1986) MRI of the abnormal pericardium. AJR 147:245-252
22. Mulvagh SL, Rokey R, Vick GWD, Johnston DL (1989) Usefulness of nuclear magnetic resonance imaging for evaluation of pericardial effusions, and comparison with two-dimensional echocardiography. Am J Cardiol 64:1002-1009
23. Chiles C, Woodard PK, Gutierrez FR et al (2001) Metastatic involvement of the heart and pericardium: CT and MR imaging. Radiographics 21:439-449
24. Taylor AM, Dymarkowski S, Verbeken E, Bogaert J (2006) Detection of pericardial inflammation with late-enhancement cardiac magnetic resonance imaging: initial results. Eur Radiol 16:569-574
25. Little WC, Freeman GL (2006) Pericardial disease. Circulation 133:1622-1632
26. Restrepo CS, Diethelm L, Lemos JA et al (2006) Cardiovascular complications of human immunodeficiency virus infection. Radiographics 26:213-31
27. Francone M, Dymarkowski S, Kalantzi M, Bogaert J (2005) Real-time cine MRI of ventricular septal motion. A novel approach to assess ventricular coupling. J Magn Reson Imaging 21:305-309
28. Wang ZJ, Reddy GP, Gotway MB et al (2003) CT and MR imaging of pericardial disease. Radiographics 23:S167-180
29. Soulen RL, Stark DD, Higgins CB (1985) Magnetic resonance imaging of constrictive pericardial disease. Am J Cardiol 55:480-484
30. Myers RBH, Spodick DH (1999) Constrictive pericarditis: clinical and pathophysiologic chararcteristics. Am Heart J 138:219-232
31. Ling LH, Oh JK, Schaff HV, Danielson GK et al (1999) Constrictive pericarditis in the modern era: evolving clinical spectrum and impact on outcome after pericardiectomy. Circulation 100:1380-1386
32. Nishimura RA (2001) Constrictive pericarditis in the modern era: a diagnostic dilemma. Heart 86:619-623
33. Ling LH, Oh JK, Schaff HV et al (1999) Constrictive pericarditis in the modern era: evolving clinical spectrum and impact on outcome after pericardiectomy. Circulation 100:1380-1386
34. Hancock EW (2001) Differential diagnosis of restrictive cardiomyopathy and constrictive pericarditis. Heart 86:343-349
35. Frank H, Globits S (1999) Magnetic resonance imaging evaluation of myocardial and pericardial disease. J Magn Reson Imaging 10:617-626
36. Oh KY, Shimizu M, Edwards WD et al (2001) Surgical

pathology of the parietal pericardium. A study of 344 cases (1993-1999). Cardiovascul Pathol 10:157-168
37. Kovanlikaya A, Burke LP, Nelson MD et al (2002) J Characterizing chronic pericarditis using steady-state free-precession cine MR imaging. AJR 179:475-476
38. Giorgi B, Mollet NR, Dymarkowski S et al (2003) Assessment of ventricular septal motion in patients clinically suspected of constrictive pericarditis, using magnetic resonance. Radiology 228:417-424
39. Talreja DR, Edwards WD, Danielson GK et al (2003) Constrictive pericarditis in 26 patients with histologically normal pericardial thickness. Circulation 108:1852-1857
40. Hasuda T, Satoh T, Yamada N et al (1999) A case of constrictive pericarditis with local thickening of the pericardium without manifest ventricular interdepence. Cardiology 92:214-216
41. Sagristà-Sauleda J (2004) Pericardial constriction: uncommon patterns. Heart 90:257-258
42. Bush CA, Stang JM, Wooley CF et al (1977) Occult constrictive pericardial disease. Circulation 56:924-930
43. Sagristà-Sauleda J, Angel J, Sanchez A et al (2004) Effusive-constrictive pericarditis. N Engl J Med 350:469-475
44. Hancock EW (2004) A clearer view of effusive-constrictive pericarditis. N Engl J Med 350:435-437
45. Hurrell DG, Nishimura RA, Higano ST et al (1996) Value of dynamic respiratory changes in left and right ventricular pressures for the diagnosis of constrictive pericarditis. Circulation 93(11):2007-2013
46. Van den Hout RJ, Lamb HJ, Van den Aardweg JG et al (2003) Real-time MR imaging of aortic flow: influence of breathing on left ventricular stroke volume in chronic obstructive pulmonary disease. Radiology 229:513-519
47. Talreja DP, Nishimura RA, Oh JK, Holmes DR (2008) Constrictive pericarditis in the modern era novel criteria for diagnosis in the cardiac catheterization laboratory. J Am Coll Cardiol 51:315-319
48. Hatle LK, Appleton CP, Popp RL (1989) Differentiation of constrictive pericarditis and restrictive cardiomyopathy by Doppler echocardiography. Circulation 79:357-370
49. Janicki JS, Weber KT (1980) The pericardium and ventricular interaction, distensibility and function. Am J Physiol 238:H494-503
50. Freeman GL, LeWinter MM (1984) Pericardial adaptations during chronic cardiac dilation in dogs. Circ Res 54:294-300
51. Candell-Riera J, Garcia del Castillo H, Permanyer-Miralda G et al (1978) Echocardiographic features of the interventricular septum in chronic constrictive pericarditis. Circulation 57:1154-1158
52. Santamore WP, Bartlett R, Van Buren SJ et al (1986) Ventricular coupling in constrictive pericarditis. Circulation 74:597-602
53. Gibson TC, Grossman W, McLaurin MP et al (1976) An echocardiographic study of the interventricular septum in constrictive pericarditis. British Heart Journal 38:738-743
54. Klein AL, Cohen GI, Pietrolungo JF et al (1993) Differentiation of constrictive pericarditis from restrictive cardiomyopathy by Doppler transesophageal echocardiographic measurements of respiratory variations in pulmonary venous flow. J Am Coll Cardiol 22:1935-1943
55. Setser RM, Fischer SE, Lorenz CH (2000) Quantification of left ventricular function with magnetic resonance images acquired in real time. J Magn Reson Imaging 12:430-438
56. Francone M, Dymarkowski S, Kalantzi M et al (2006) Assessment of ventricular coupling with real-time cine MRI and its value to differentiate constrictive pericarditis from restrictive cardiomyopathy. Eur Radiol 16:944-951
57. Hanock EW (1982) Pericardial disease in patients with neoplasm. In: Reddy PS, Leon DF, Shaver JA (eds) Pericardial disease. Raven Press New York, p 325
58. Gossinger HD, Siostrzonek P, Zangeneh M et al (1988) Magnetic resonance imaging findings in a patient with pericardial mesothelioma. Am Heart J 115:1321-1322
59. Gilkeson RC, Chiles C (2003) MR evaluation of cardiac and pericardial malignancy. Magn Reson Imaging Clin N Am 11:173-186
60. Lund JT, Ehman RL, Julsrud PR et al (1989) Cardiac masses: assessment by MR imaging. AJR 152: 469-473
61. Sechtem U, Neubauer S, Revel D et al (1998) The clinical role of magnetic resonance in cardiovascular disease. Report of a Task Force of the European Society of Cardiology in collaboration with the Association of European Pediatric Cardiologists. Eur Heart J 19:19-39

Valvulopatie

15

Guido Ligabue, Federica Fiocchi

15.1 Introduzione

Il sospetto di malattia valvolare si basa sul riconoscimento di sintomi e segni all'esame clinico mentre, per la conferma del sospetto diagnostico e per la quantificazione della severità di malattia, l'ecografia, associata alla valutazione color-doppler e doppler-pulsato, rappresenta l'indagine fondamentale di primo livello, spesso esaustiva. L'ECG, unitamente alla radiografia del torace, può fornire ulteriori elementi per determinare la severità della malattia, mentre per la valutazione emodinamica si ricorre al cateterismo cardiaco, quale completamento dell'esame coronarografico nella fase di studio preoperatoria [1]. La RM si propone come alternativa all'ecocardiografia sia per il maggiore contenuto anatomico dell'esame sia perché permette una valutazione più accurata della funzione ventricolare. La RM viene attualmente indicata come indagine appropriata (secondo le linee guida dell'*American Heart Association/American College of Cardiology, AHA/ACC*) unicamente per la valutazione della funzione ventricolare e della malattia valvolare di valvole native o di protesi valvolari in caso di esame ecocardiografico trans-toracico o trans-esofageo (TEE) non ottimale [2]. In questi soggetti le due applicazioni di particolare valore per la RM sono: la planimetria valvolare, in caso di stenosi valvolare, e la quantificazione del rigurgito valvolare.

L'anatomia valvolare può essere correttamente rappresentata mediante l'impiego di sequenze Turbo Spin-Echo con doppio impulso di inversione, le cosiddette *black-blood* TSE. Tale approccio, tuttavia, non presenta alcun contenuto informativo riguardo la funzione valvolare e richiede lunghi tempi di acquisizione se paragonato all'imaging cine-RM; è inoltre suscettibile di artefatti, specie da flusso turbolento. L'imaging anatomico degli apparati valvolari può essere ottenuto anche ricorrendo alle sequenze di tipo cine-RM (*Fast-Gradient-Echo* o *Steady-State Free Precession*) sfruttando l'alto segnale del sangue in movimento, in confronto al basso segnale dei foglietti e dell'anulus valvolare (Fig. 15.1). Queste ultime sequenze sono inoltre utili per evidenziare la presenza di turbolenze del flusso trans-valvolare in quanto, a causa del defasamento degli spin in movimento, si produce il noto effetto di vuoto di segnale. La visibilità del vuoto di segnale è tuttavia proporzionale non solo ai parametri di acquisizione della sequenza (principalmente il tempo di eco ed il *flip angle*), ma anche da quelli di visualizzazione (come il centro e l'ampiezza delle finestre).

La valutazione funzionale delle valvole cardiache viene comunemente eseguita ricorrendo alla tipologia di sequenze cosiddette *phase-encoded* o *phase-contrast* cine-RM (PC) o *velocity-encoded* cine-RM (VEC), le quali forniscono tipicamente due distinti set di immagini: il primo di magnitudine (o modulo), con contenuto puramente anatomico, ed il secondo di fase, nel quale la scala dei grigi rappresenta la codifica della velocità degli spin in movimento all'interno di ciascun voxel del piano anatomico di acquisizione, espressa in cm/s. Dal prodotto dell'area dell'orifizio valvolare e della velocità media di tutti i voxel in essa compresi si ottiene il flusso istantaneo attraverso la valvola, cioè relativo al frame in analisi, espresso in millilitri.

Dopo avere ripetuto il calcolo in tutti i frame dell'acquisizione VEC si può tracciare la curva flusso-tempo relativa ad un singolo battito cardiaco, il cui integrale esprime la portata, o gittata sistolica (in mL), attraverso

G. Ligabue (✉)
Servizio di Radiologia I, Dipartimento Integrato
dei Servizi Diagnostici e per Immagini, Università di Modena
e Reggio Emilia, A.O.U. Policlinico di Modena, Modena

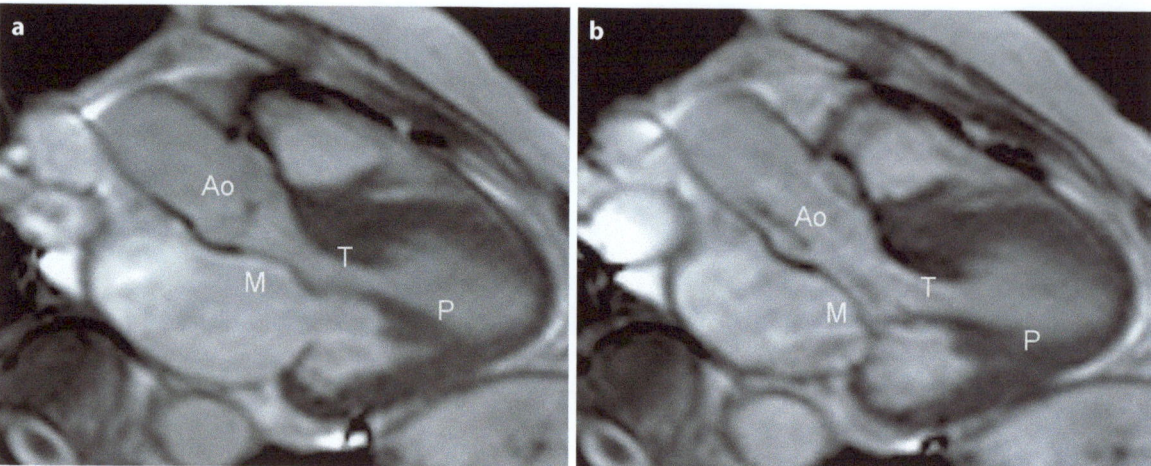

Fig. 15.1 Due frame non consecutivi tratti da sequenza cine-RM orientata sull'asse lungo verticale 3 camere. L'alto segnale del sangue ed il basso segnale del miocardio, dei lembi valvolari e delle corde tendinee, tipico di tali sequenze, consentono il semplice riconoscimento dell'anatomia delle valvole cardiache di sinistra. **a** Frame telediastolico. **b** Frame telesistolico. *Ao,* valvola aortica; *M,* valvola mitrale; *T,* corda tendinea del lembo anteriore della valvola mitrale; *P,* muscolo papillare anteriore

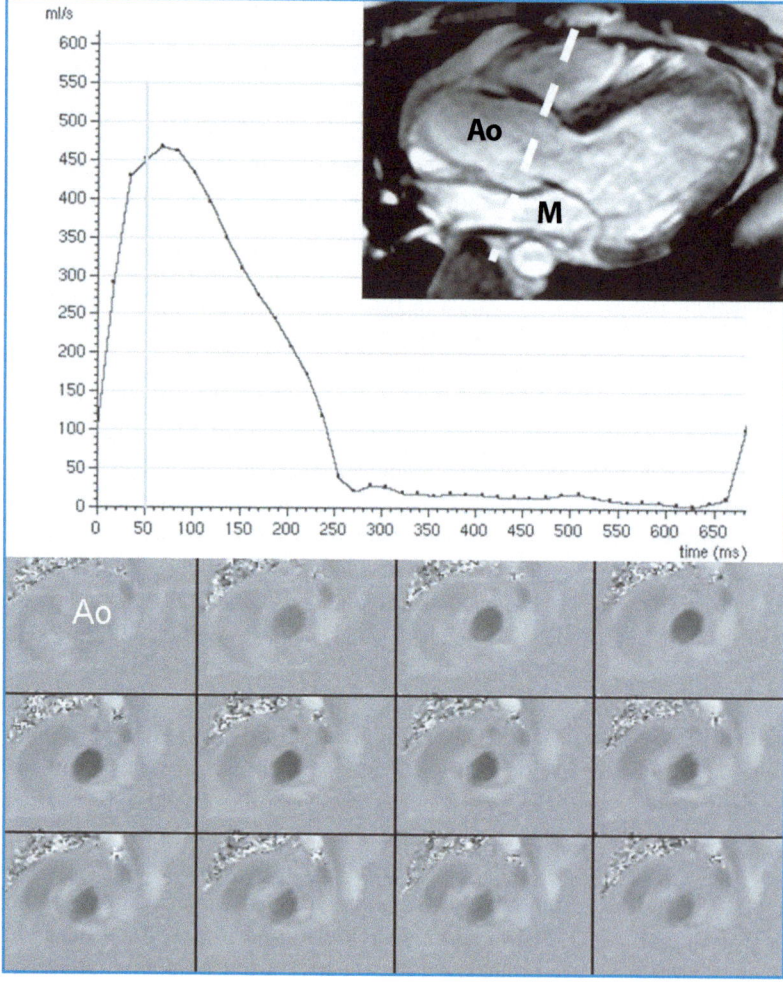

Fig. 15.2 Curva flusso-tempo relativa ad un singolo battito cardiaco tratta da acquisizione VEC per lo studio del flusso trans-valvolare aortico. L'area sottesa alla curva esprime la portata o gittata sistolica (in mL) attraverso la valvola. Nell'immagine è rappresentato il piano ideale di acquisizione (*linea tratteggiata*) ed in basso i frames consecutivi dell'acquisizione VEC. *Ao,* valvola aortica; *M,* valvola mitrale

la valvola (Fig. 15.2). È utile ricordare che la relazione tra la velocità misurata e quella reale degli spin è legata dalla seguente equazione: Vmisurata=Vreale (cosθ), dove θ indica l'angolo compreso tra la direzione del flusso campionato e quello del jet di turbolenza. Pertanto, per valori angolari al di sotto di 20° l'errore di misura è pressoché trascurabile (in quanto attorno al 5%), mentre per valori angolari superiori l'errore di misura diviene rilevante [3]. Questo tipo di approccio ha mostrato alta correlazione con analoghe misure ottenute mediante TEE e/o cateterismo cardiaco [4]. I principali vantaggi della valutazione RM nei confronti dell'ecocardiografia sono: non dipendenza da finestre acustiche nella scelta del piano ottimale di imaging, indipendenza da assunti di tipo anatomico sulla conformazione dell'apparato valvolare per la misurazione del flusso, possibilità di campionamento dell'intero orifizio della valvola e di flussi anche ad altissima velocità (anche di 6 m/s).

15.2 Metodologia RM per la valutazione della stenosi valvolare

I principali rilievi di tipo anatomico possono essere ottenuti ricorrendo alle sequenze di tipo cine-RM *Fast-Gradient-Echo* (FGE) o *Steady-State Free Precession* (SSFP), in quanto consentono il riconoscimento di ispessimento dei lembi valvolari, la loro ridotta escursione, nonché eventuali anomalie anatomiche (ad esempio la bicuspidia) o calcificazioni dei foglietti della valvola. Con tali sequenze si rende evidente anche il vuoto di segnale, tipicamente anterogrado, che si produce subito distalmente all'orifizio stenotico e che si estende nella camera cardiaca (o vaso) ricevente. Le dimensioni di quest'ultimo dipendono principalmente dall'area dell'orifizio valvolare, dalla morfologia valvolare e dal gradiente di pressione tra le due camere [5]. Per il calcolo del gradiente di pressione esistente e dell'area valvolare si ricorre alle sequenze VEC applicando, in analogia all'approccio ecocardiografico, l'Equazione di Bernoulli modificata dove: P1-P2=4 (V2-V1), oppure DP=4V2, dove DP (in mmHg) indica il gradiente pressorio e V (in m/s) indica la massima velocità campionata attraverso il piano, che può essere estrapolata dalla curva velocità-tempo del flusso trans-valvolare [6]. La stima della velocità massima del flusso è tanto più precisa quanto più il piano di imaging PC viene prescritto perpendicolarmente a quello del jet del flusso stenotico. Tra i parametri di acquisizione, quello maggiormente determinate per la stima della velocità di flusso è la VENC *(velocity encoding)*, espressa in cm/s, che deve essere impostata ad un valore di poco superiore a quello della velocità del flusso che si desidera campionare: ad esempio <150 cm/s a livello della valvola mitrale, o di quella polmonare, e >150 cm/s (fino anche 400 cm/s) a livello della valvola aortica. Questo per evitare fenomeni di aliasing che impediscono la corretta stima della velocità del flusso sanguigno. Per flussi ad alta velocità è utile inoltre ridurre il TE per permettere un più rapido campionamento del segnale [7, 8].

15.3 Metodologia RM per la valutazione del rigurgito valvolare

Le sequenze di tipo cine-RM FGE risultano utili anche in questo ambito, potendo dimostrare la presenza di ispessimento o movimenti anomali dei lembi valvolari, la loro incompleta chiusura, eventuali difetti anatomici ed alterazioni di volume delle camere cardiache (ad esempio la dilatazione atriale). Tali immagini consentono una stima semiquantitativa dell'entità del rigurgito mediante la misura dell'area del jet e della sua lunghezza, in maniera analoga all'approccio color-doppler ecocardiografico. La precisione di tale approccio dipende tuttavia dalla selezione del piano di imaging, che deve coincidere con quello del flusso retrogrado, e dalla scelta del valore del TE, in quanto questo influenza il grado di defasamento consentito agli spin in flusso turbolento e, quindi, dell'area del jet di rigurgito. La visibilità del rigurgito dipende anche, in maniera inversa, dall'ampiezza di banda, diventando pertanto maggiormente evidente selezionando bassi valori di ampiezza di banda [9].

Per la quantificazione del rigurgito sono possibili due modalità differenti: quella volumetrica e quella con sequenze a VEC. Nel primo metodo, applicabile unicamente in soggetti con malattia di una singola valvola, l'entità del rigurgito si può calcolare dalla differenza tra la gittata sistolica dei due ventricoli calcolata con il metodo di Simpson sulle immagini cine-RM SSFP asse corto dei ventricoli. Per le valvole atrio-ventricolari si può calcolare l'entità assoluta del rigurgito (volume rigurgitante in mL) come differenza tra la gittata sistolica del rispettivo ventricolo e la gittata sistolica della valvola ventricolo-arteriosa omologa, calcolata con metodica a contrasto di fase. La frazione rigurgitante è rappresentata dal rapporto tra volume rigurgitante e gittata sistolica del ventricolo ed è espressa come percentuale della gittata sistolica ventricolare. Pertanto:

Frazione rigurgitante (%) = [Volume rigurgitante (mL) / Gittata sistolica (mL)] x 100

Sulla base dell'entità della frazione rigurgitante, l'insufficienza valvolare viene graduata come segue: frazione rigurgitante 15-20% = lieve; frazione rigurgitante 20-40% = moderata; frazione rigurgitante >40% = severa [8]. Data la forma ellittica del ventricolo sinistro, quest'ultimo approccio è più semplice se applicato allo studio della valvola mitrale, mentre la stima del rigurgito tricuspidalico è più difficile a causa della complessa anatomia del ventricolo destro. Impiegando sequenze VEC, il flusso retrogrado appare nero e pertanto facilmente individuabile e quantificabile, a patto di avere selezionato il corretto piano di imaging che deve essere posizionato perpendicolarmente al jet di rigurgito e prossimalmente alla valvola, avendo cura di non includere i lembi valvolari che possono essere fonte di artefatti. L'entità del volume rigurgitante (in mL) è calcolata come integrale della porzione negativa della curva flusso-tempo e la frazione rigurgitante è espressa dal rapporto tra volume rigurgitante e flusso trans-valvolare anterogrado, calcolata con analoga acquisizione subito distalmente alla valvola, espressa come percentuale di quest'ultimo [8].

15.4 Protocolli per specifiche patologie valvolari

Di seguito sono elencate le modalità cliniche di applicazione della RM nella valutazione delle principali malattie valvolari.

15.4.1 Stenosi aortica

Le linee guida AHA/ACC [10] indicano l'approccio cardiochirurgico valvolare nei pazienti sintomatici con stenosi aortica severa (classe I) e lo propongono in quelli con evidenza di disfunzione diastolica del ventricolo sinistro ed ipotensione sotto sforzo. La severità della stenosi aortica viene classificata, in analogia all'ecocardiografia, sulla base dell'area dell'orifizio valvolare ed è graduata come segue: lieve se >1,5 cm^2; moderata se compresa tra 1 e 1,5 cm^2; severa se <1 cm^2 [10].

Il protocollo essenziale per la valutazione RM del paziente con stenosi della valvola aortica deve includere non solo la quantificazione dell'entità della stenosi, ma anche la quantificazione della funzione, dei volumi e della massa del ventricolo sinistro. Il piano di imaging ottimale per il riconoscimento del jet di stenosi è quello del tratto di efflusso del ventricolo sinistro (LVOT). Per la misurazione della velocità massima del flusso si ricorre alle sequenze VEC con acquisizione dapprima sul piano LVOT, possibilmente parallelo al jet di stenosi evidenziato nelle immagini cine-RM FGE. Pur con il limite rappresentato dalla possibile scelta di un piano non corretto, questa prima acquisizione serve per identificare la sede del punto di massima velocità di flusso rispetto al quale si esegue una seconda acquisizione VEC prescritta distalmente alla valvola e perpendicolarmente al punto di massima velocità. La VENC viene progressivamente aumentata sino ad eliminare possibili fenomeni di aliasing; tuttavia la VENC non deve essere incrementata eccessivamente per non perdere sensibilità della misura. La misurazione di velocità inferiori a 4-6 m/s (VENC di 300-400 cm/s) non pone generalmente problemi, mentre per valutazione di flussi a maggiore velocità richiede l'impiego di sequenze a TE breve, cioè 3-4 m/s, per non perdere accuratezza della misura [11]. La necessità di acquisire le immagini VEC su due piani perpendicolari dipende anche dalla seguente considerazione tecnica, valida ogni qualvolta si valuti una possibile stenosi valvolare: anche se le sequenze VEC hanno una risoluzione in piano di circa 1,5 mm, lo spessore del voxel è variabile tra 6 e 8 mm, pertanto il picco di velocità può essere sottostimato per effetto di volume parziale con spin più lenti contenuti nello stesso voxel. Questo fenomeno è tanto più evidente tanto più ridotte sono le dimensioni del jet di stenosi in esame, tipicamente in stenosi serrate. Il gradiente pressorio può essere derivato dall'applicazione della Equazione di Bernoulli modificata.

L'area della valvola può essere calcolata con due differenti metodi: planimetria della valvola su multiple acquisizioni cine-RM (o le immagini in modulo della sequenza VEC), condotte parallelamente al piano valvolare, o applicando l'Equazione di Continuità in analogia al metodo ecografico. Questa equazione si basa sull'assunto che il flusso, a livello del tratto di efflusso del ventricolo sinistro, equivalga e quello attraverso la valvola, pertanto eseguendo una seconda acquisizione VEC sul tratto di efflusso ventricolare sinistro l'area funzionale della valvola corrisponde a:

Area valvola aortica (cm^2) = [Velocità LVOT (cm/s) / Velocità valvola aortica (cm/s)] × Area LVOT (cm^2)

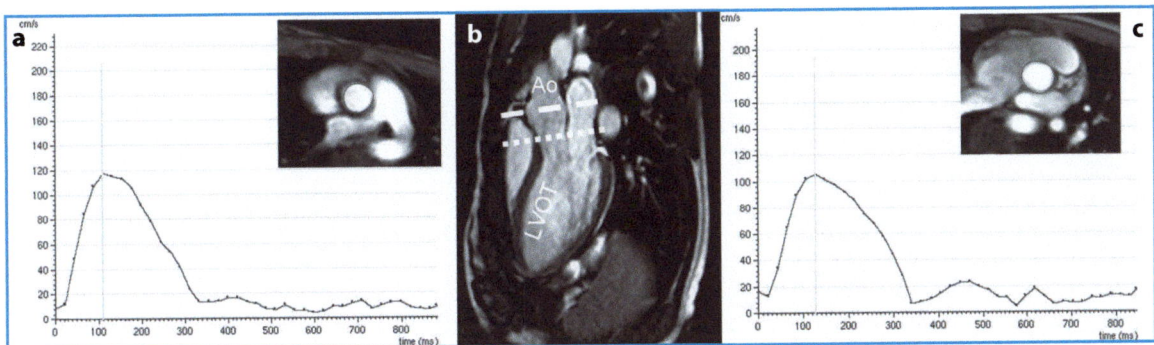

Fig. 15.3 Esempio di applicazione della Equazione di Continuità per il calcolo dell'area funzionale della valvola aortica tramite la misurazione della velocità del flusso, sia distalmente alla valvola (*linea tratteggiata*), sia in corrispondenza del tratto di efflusso del ventricolo sinistro prossimalmente alla valvola (*linea punteggiata*). **a** Curva velocità-tempo calcolata distalmente alla valvola aortica. **b** Immagine cine-RM orientata sull'asse lungo verticale 3 camere. **c** Curva velocità-tempo calcolata prossimalmente alla valvola. *Ao*, valvola aortica; *LVOT*, tratto di efflusso del ventricolo sinistro

In un soggetto con conservata funzione sistolica del VS, questo corrisponde alla seguente gradazione: lieve se <25 mmHg; moderata se compresa tra 25 e 40 mmHg; severa se >40 mmHg. Un esempio di applicazione dell'Equazione di Continuità è rappresentato in Figura 15.3.

Nei soggetti con stenosi valvolare degenerativa calcifica il metodo planimetrico può rivelarsi impreciso per la complessa morfologia tridimensionale dell'orifizio valvolare ed il vuoto di segnale provocato dal flusso turbolento ad alta velocità, pertanto è consigliabile ricorrere al calcolo dell'area valvolare fisiologica mediante l'Equazione di Continuità [12]. Infine lo studio RM si completa con la misurazione dei diametri dell'aorta toracica mediante angio-RM, in quanto la stenosi valvolare aortica si associa frequentemente a dilatazione dell'ascendente (Fig. 15.4). Da ultimo è utile valutare e segnalare la presenza di *delayed enhancement*, in quanto nei soggetti con stenosi severa è stato segnalato enhancement con distribuzione subendocardica che potrebbe riflettere danno della parete miocardica in relazione allo stress pressorio [13].

15.4.2 Insufficienza aortica

Le più frequenti patologie che causano insufficienza aortica sono la dilatazione idiopatica, le malformazioni congenite, come la bicuspidia, e la degenerazione calcifica dei lembi, così come la malattia reumatica e l'endocardite infettiva. Altre cause sono l'ipertensione sistemica e la Malattia di Marfan. L'insufficienza aortica provoca una progressiva dilatazione ventricolare che per lungo tempo rimane asintomatica. L'imaging della valvola viene effettuato non solo per la valutazione dell'efficacia del trattamento medico, ma anche per la scelta del corretto timing chirurgico che dipende da una molteplicità di parametri quali: la presenza di sintomi, il valore della frazione di eiezione a riposo, la variazione dell'EF sotto sforzo e, non ultimo, le dimensioni del ventricolo. Tutti questi criteri sono principalmente ecocardiografici e definiti [14]. Al di fuori dei soggetti con valutazione ecocardiografica inadeguata il ruolo della RM è tuttavia ancora da definire.

Il grading dell'insufficienza può essere effettuato in maniera qualitativa anche ricorrendo all'analisi delle immagini cine-RM FGE (non con le SSFP) come segue: I - defasamento vicino al piano valvolare; II - jet esteso alla camera cardiaca prossimale; III - jet coinvolgente la maggior parte della camera prossimale; IV - jet coinvolgente la camera prossimale per la maggior parte del ciclo cardiaco [15]. Il principale limite di questo approccio risiede nella natura tridimensionale del jet di rigurgito che, pertanto, viene valutato in maniera imprecisa con un singolo piano di scansione cine-RM FGE: tale approccio, attualmente non è più raccomandato. Si ricorre alla misura del flusso con sequenza VEC orientata perpendicolarmente al piano LVOT, dove il flusso retrogrado misurato rappresenta l'entità del rigurgito ed il suo rapporto rispetto alla gittata sistolica, calcolata subito distalmente al piano valvolare, rappresenta la frazione di rigurgito. L'insufficienza valvolare è definita lieve, moderata (frazione di rigurgito di circa 30-40%), moderata-severa (40-50%) o severa (>50%) (Fig. 15.5).

La conformazione bicuspide della valvola aortica è

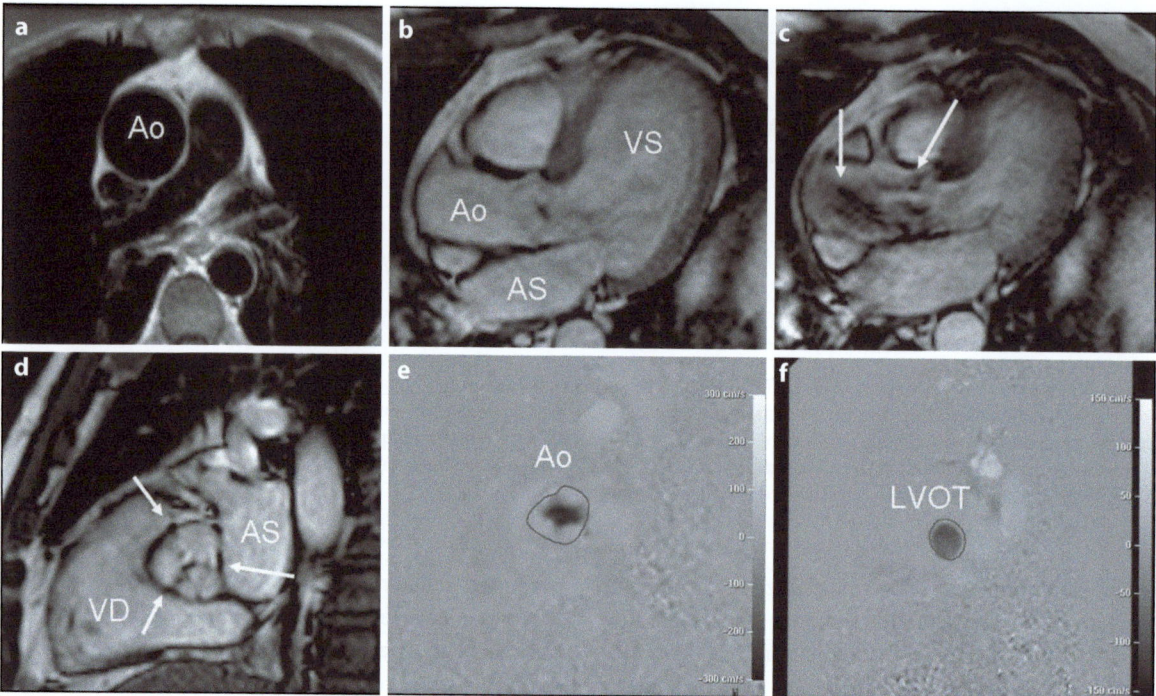

Fig. 15.4 Soggetto con stenosi valvolare aortica ad eziologia degenerativa calcifica associata a dilatazione dell'aorta ascendente e del ventricolo di sinistra. Il jet di flusso turbolento ad alta velocità attraverso la valvola provoca tipicamente vuoto di segnale nelle immagini cine-RM (*frecce*) acquisite in fase sistolica, tale da rendere difficoltoso il calcolo dell'area anatomica della valvola. Per il calcolo dell'area valvolare funzionale è indicato ricorrere all'impiego dell'Equazione di Continuità. **a** Immagine assiale *Spin-Echo black-blood*. **b** Immagine cine-RM orientata sull'asse lungo verticale 3 camere, frame telediastolico. **c** Immagine cine-RM orientata sull'asse lungo verticale 3 camere, frame telesistolico. **d** Immagine cine-RM orientata parallelamente alla valvola aortica. **e** Immagine VEC posizionata distalmente alla valvola aortica. **f** Immagine VEC posizionata prossimalmente alla valvola aortica. *Ao*, aorta; *VS*, ventricolo sinistro; *AS*, atrio sinistro; *VD*, ventricolo destro; *LVOT*, tratto di efflusso del ventricolo sinistro

la più comune malformazione congenita cardiaca, riscontrata in soggetti adulti nell'1-2% dei casi. In caso di valvola aortica bicuspide (BAV) l'insufficienza valvolare è presente in circa il 50% dei casi, mentre la stenosi è più rara. È considerata una malattia dell'intera radice aortica e dell'aorta ascendente, in quanto le complicanze sono valvolo-vascolari. Infatti l'insorgenza di disfunzione valvolare è molto più frequente in caso di BAV rispetto ai pazienti con valvola tricuspide ed ha una progressione più rapida. Nonostante ciò, il rimodellamento intrinseco della matrice vascolare del bulbo aortico è alla base della dilatazione, che sembra essere indipendente dalla coesistente disfunzione valvolare [16, 17]. La diagnosi RM di BAV si effettua su immagini cine-RM SSFP orientate parallelamente al piano valvolare durante l'apertura e la chiusura della valvola e ricercando le commissure valvolari o l'eventuale rafe: la bicuspidia è definita dalla presenza di due commissure durante la sistole e la commissura che non si separa rappresenta il rafe [18]. La presenza di rafe tra la cuspide destra-sinistra ha prognosi peggiore rispetto al rafe antero-posteriore, così come la presenza di orifizio valvolare eccentrico predispone alla stenosi valvolare. La RM, in caso di insufficienza valvolare, è indicata per la valutazione accurata oltre che della frazione di rigurgito, anche delle dimensioni dell'aorta ascendente (valutazione basale e di follow-up). Quando alla bicuspidia si associa dilatazione della radice aortica, la sostituzione di quest'ultima è raccomandata se il suo diametro è maggiore di 4,5 cm [10, 19].

15.4.3 Stenosi mitralica

Le cause più frequenti di stenosi mitralica sono rappresentate della malattia reumatica e dalla endocardite. L'escursione dei lembi riduce l'orifizio valvolare, determinando incremento del gradiente pressorio tra atrio e ventricolo durante la diastole. La valutazione RM

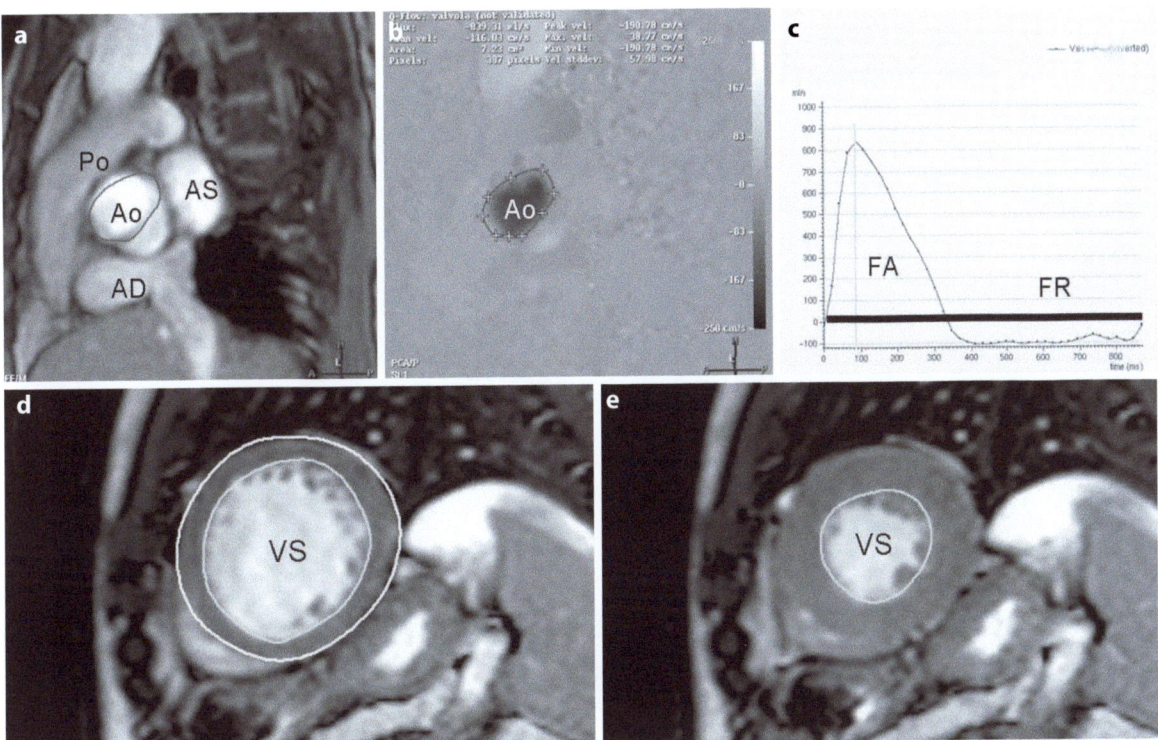

Fig. 15.5 Soggetto con insufficienza valvolare aortica di grado moderato su valvola aortica bicuspide. Nella curva flusso-tempo si riconosce flusso retrogrado in fase diastolica. La frazione di rigurgito è del 40%. Si associa lieve dilatazione ed ipertrofia concentrica del ventricolo sinistro. **a** Immagine modulo dell'acquisizione VEC sul piano valvolare. **b** Immagine di fase dell'acquisizione VEC sul piano valvolare. **c** Curva flusso-tempo. **d** Immagine cine-RM orientata sull'asse corto del ventricolo sinistro, frame telediastolico. **e** Immagine cine-RM orientata sull'asse corto del ventricolo sinistro, frame telesistolico. *Ao,* valvola aortica; *AS,* atrio sinistro; *AD,* atrio destro; *VS,* ventricolo sinistro; *Po,* arteria polmonare; *FA,* flusso anterogrado; *FR,* flusso retrogrado

viene richiesta qualora l'ecocardiografia risulti non conclusiva od insufficiente, per esempio in soggetti con finestre acustiche limitate o con pattern di flusso complessi; in questi casi la possibilità della RM di esaminare e quantificare il flusso trans-valvolare su multipli piani tomografici risulta determinante [20]. Il piano ottimale per la dimostrazione della direzione del flusso turbolento è rappresentato da quello 4 camere anche se, a completamento, vengono di norma acquisite immagini lungo l'asse lungo verticale 2 e 3 camere [21]. Utilizzando sequenze VEC orientate parallelamente e perpendicolarmente alla direzione del jet di stenosi si può pertanto misurare la velocità massima del flusso e calcolare quindi il gradiente pressorio trans-valvolare [22]. Il secondo dato che deve essere considerato dall'esame RM riguarda la planimetria della valvola, che viene eseguita su immagini orientate parallelamente al piano valvolare mitralico, il quale approssimativamente coincide con quello asse corto del ventricolo sinistro (Fig. 15.6) [23].

Data la morfologia tridimensionale dell'orifizio valvolare e la sua traslazione sull'asse antero-posteriore durante il ciclo cardiaco, per poter eseguire misure affidabili è indispensabile acquisire più piani paralleli sovrapposti o con gap minimo. La valutazione della geometria dell'atrio sinistro deve includere la misurazione dei diametri longitudinale e trasversale, nonché dell'area o del volume, quantificabili con metodo planimetrico sulle immagini asse lungo 4 camere ed asse lungo verticale 2 camere. Ovviamente andrà descritta l'eventuale presenza di immagini riferibili a formazioni trombotiche.

15.4.4 Insufficienza mitralica

L'insufficienza mitralica è una patologia complessa che dipende da anomalie dell'anulus valvolare, dei lembi valvolari, delle corde tendinee o dei muscoli papillari. Si possono schematicamente distinguere due forme di

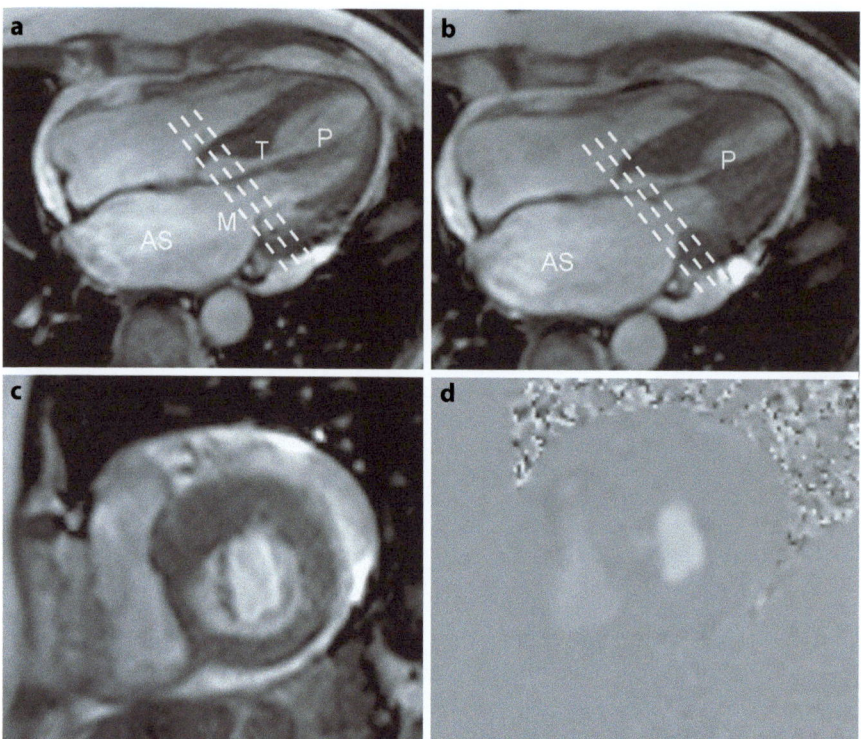

Fig. 15.6 Le linee tratteggiate indicano il piano ideale per la prescrizione della sequenza cine-RM multislice per eseguire la valutazione planimetrica della valvola mitrale. **a** Immagine cine-RM orientata sull'asse lungo orizzontale del ventricolo sinistro, frame telediastolico. **b** Immagine cine-RM orientata sull'asse lungo orizzontale del ventricolo sinistro, frame telesistolico. **c** Immagine Cine-RM orientata secondo la geometria ideale per la visualizzazione della valvola mitrale, frame telediastolico. I lembi valvolari sono ben riconoscibili. **d** Immagine di fase dell'acquisizione VEC sul piano valvolare. *AS,* atrio sinistro; *M,* valvola mitrale; *T,* corda tendinea del lembo anteriore della valvola mitrale; *P,* muscolo papillare anteriore

insufficienza: la forma organica e la forma funzionale. Nella prima il vizio valvolare è dovuto ad alterazioni anatomiche dell'apparato mitralico, mentre nella seconda, per definizione, i lembi valvolari sono anatomicamente normali ed il meccanismo dell'insufficienza è da ricercare in alterazioni della geometria e della funzione del ventricolo sinistro. Le principali eziologie della forma organica sono: la malattia reumatica (dove i lembi sono ispessiti e fibrotici), l'endocardite (dove i lembi sono erosi) ed il prolasso dei lembi. Tra le cause di insufficienza mitralica funzionale ricordiamo la disfunzione post-infartuale e la dilatazione ventricolare sinistra. Le indicazioni alla chirurgia valvolare dipendono dalla severità dei sintomi e qualora si osservi una riduzione della frazione di eiezione o il diametro telediastolico del ventricolo sinistro superi i 4,5 cm [19]. In questa tipologia di pazienti la RM è indicata come la metodica più precisa per la quantificazione del rigurgito. All'esame RM si dimostra incremento volumetrico dell'atrio sinistro, spesso associato a dilatazione ventricolare, ed il piano di acquisizione 4 camere è quello indicato per la dimostrazione del rigurgito. Nei soggetti con malattia della sola mitrale il metodo più semplice per la quantificazione del rigurgito consiste nella calcolo della differenza della gittata sistolica tra ventricolo sinistro e destro, calcolata con il metodo di Simpson sull'acquisizione multislice sul piano asse corto [24]. Discrepanze fino al 10% (circa 8 mL) nella gittata sistolica dei due ventricoli sono considerate come non significative. Analogo risultato si ottiene per differenza tra la gittata sistolica attraverso la valvola aortica (calcolata con sequenza VEC) e quella del ventricolo sinistro (calcolata con metodo volumetrico di Simpson) [25]. Quest'ultimo approccio è quello raccomandato [26]. La quantificazione diretta del rigurgito può essere anche effettuata con sequenza VEC, nella quale il piano di imaging, che non deve coincidere con quello della valvola, deve essere posizionato sul versante atriale ed impostato parallelo a quello valvolare il più possibile perpendicolarmente a quello del jet di rigurgito.

15.4.5 Malattie valvolari delle camere di destra

La valutazione ecocardiografica della valvola polmonare è principalmente di tipo qualitativo e si basa sulla valutazione dell'ampiezza e della morfologia del segnale doppler continuo; inoltre, data la posizione retrosternale, la sua visualizzazione diretta mediante eco-

15 Valvulopatie

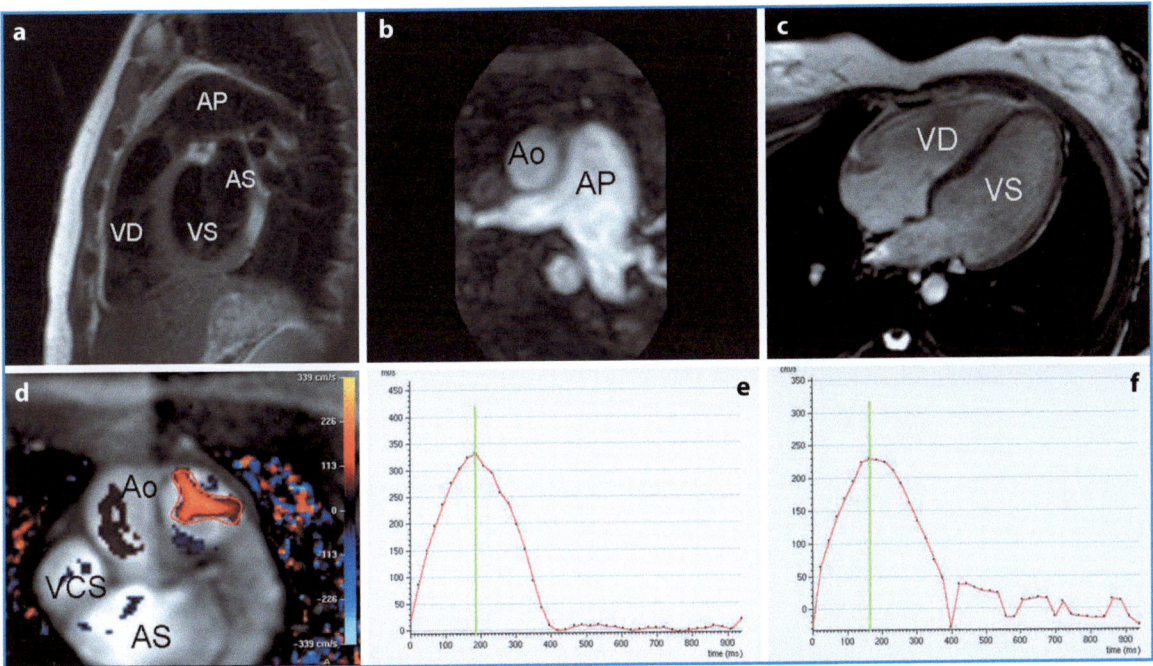

Fig. 15.7 Soggetto con dilatazione aneurismatica dell'arteria polmonare secondaria a stenosi valvolare polmonare. La valvola è normoconformata, tricuspide, senza evidenza di rigurgito. La curva velocità-tempo del flusso attraverso la valvola mostra velocità massima di circa 240 cm/s, equivalente a gradiente pressorio di circa 23 mmHg. **a** Immagine sagittale *Spin-Echo black-blood*. **b** Ricostruzione sul piano assiale delle immagini angio-RM. **c** Immagine cine-RM orientata sull'asse lungo orizzontale del cuore, frame telediastolico. **d** Immagine di fase dell'acquisizione VEC sul piano valvolare (il flusso anterogrado è codificato con colore rosso). **e** Curva flusso-tempo attraverso la valvola polmonare. **f** Curva velocità-tempo attraverso la valvola polmonare. *AS*, atrio sinistro; *VS*, ventricolo sinistro; *VD*, ventricolo destro; *AP*, arteria polmonare; *Ao*, aorta; *VCS*, vena cava superiore

grafia trans-toracica è complessa e non sempre eseguibile. Nondimeno, nella pratica clinica la stima dei volumi del ventricolo destro e della sua frazione di eiezione è puramente qualitativa. Al contrario, la RM consente la visualizzazione diretta della morfologia valvolare unitamente alla quantificazione di eventuale stenosi o rigurgito (dato considerato fondamentale, ad esempio, nei soggetti con riparazione chirurgica di tetralogia di Fallot come complicanza maggiore tardiva) [27, 28]. La valutazione del rigurgito e della stenosi valvolare polmonare e tricuspidalica viene eseguita in maniera del tutto analoga a quanto effettuato per le corrispondenti strutture del cuore sinistro (Fig. 15.7). L'insufficienza tricuspidalica (IT) è solitamente dovuta a dilatazione dell'anello valvolare (primariamente delle cuspidi anteriore o posteriore, data la relativa fissità di quella settale), causato di disfunzione cardiaca sinistra (infarto o malattie valvolari), aumento di pressione o di volume del ventricolo destro o dilatazione delle camere cardiache. Cause meno frequenti sono: patologia reumatica, endocardite, rottura di corde tendinee o mu-

scoli papillari e degenerazione mixomatosa. Se non trattata in modo sincrono alla valvola mitrale, una frazione significativa di IT può avere impatto negativo sia peri- che post-operatorio (classe funzionale post-intervento e sopravvivenza). Dato che la IT è un marker di malattia cardiaca o valvolare avanzata, a pochi paziente è offerto l'intervento (mortalità ospedaliera del 37%). La valvola tricuspide ha una morfologia complessa che tende a diventare più piana e rotondeggiante in caso di IT rispetto alla morfologia non-planare ed ellittica in soggetti sani [29]. L'ecocardiografia è usata routinariamente per la quantificazione della IT, mediante metodiche di color-doppler e valutazione della contrazione della vena cava. La RM permette sicuramente di valutare con più precisione ed accuratezza il rigurgito valvolare, così come la disfunzione ventricolare associata. La presenza di patologia valvolare è valutata con sequenze VEC con piano di acquisizione parallelo all'anulus valvolare (piano che deve essere modificato rispetto al piano mitralico, in particolare se si utilizzano sequenze 2D in apnea). La quantificazione del rigurgito

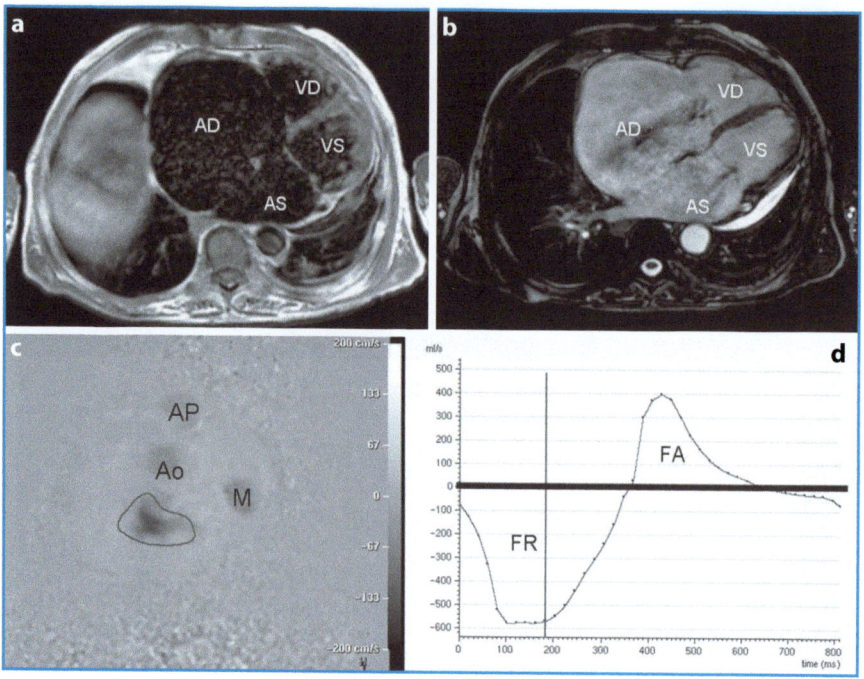

Fig. 15.8 Soggetto con marcata dilatazione dell'atrio destro secondaria a massivo rigurgito tricuspidalico. La curva flusso-tempo attraverso la valvola esprime l'entità del rigurgito. **a** Immagine assiale *Spin-Echo black-blood.* **b** Immagine Cine-RM orientata sull'asse lungo orizzontale del cuore; frame telesistolico; **c** Immagine di fase dell'acquisizione VEC sul piano valvolare (il flusso retrogrado è codificato in nero); **d** Curva flusso-tempo attraverso la valvola tricuspide. *AD,* Atrio destro; *AS,* Atrio sinistro; *VS,* Ventricolo sinistro; *VD,* Ventricolo destro; *AP,* Arteria polmonare; *Ao,* Aorta; *FA,* Flusso anterogrado; *FR,* Flusso retrogrado.

è data dal rapporto tra il flusso rigurgitante durante la sistole e l'*in-flow* durante la diastole (Fig. 15.8). Nel caso di malattia valvolare singola tricuspidalica una quantificazione indiretta del rigurgito può essere effettuata misurando i volumi telediastolici e telesistolici di entrambi i ventricoli [30].

fase. Tuttavia, dato che tali valvole sono spesso responsabili di artefatti da suscettibilità magnetica, il campionamento del flusso deve essere eseguito a distanza dalla valvola per evitare di includere distorsioni del campo.

15.4.6 Endocarditi e valvole artificiali

L'endocardite rappresenta una complicanza severa dell'impianto di valvola artificiale e la diagnosi deve essere effettuata precocemente, data la frequente indicazione al re-intervento di sostituzione. Per la valutazione della morfologia e della funzione valvolare, nonché per il riconoscimento di vegetazioni sui lembi valvolari, l'ecocardiografia trans-esofagea viene ritenuta sufficiente. La RM, tuttavia, viene indicata per l'individuazione di ascessi paravalvolari, normalmente di difficile riconoscimento ecocardiografico, e per dimostrare il loro rapporto anatomico con le strutture cardiache ed i grossi vasi. È inoltre utile ricordare che le moderne protesi valvolari non rappresentano controindicazione all'esame RM, anche con magneti ad alto campo VEC [31]. Nei pazienti con valvola artificiale la RM può essere impiegata per la quantificazione dell'eventuale stenosi/rigurgito valvolare con sequenze a contrasto di

Bibliografia

1. Cheitlin M (1991) Valvular heart disease: management and intervention. Circulation 84 [Suppl 3]:259-264
2. Hendel RC, Patel MR, Kramer CM et al (2006) ACCF / ACR / SCCT / SCMR / ASNC / NASCI / SCAI / SIR 2006 appropriateness criteria for cardiac computed tomography and cardiac magnetic resonance imaging: a report of the American College of Cardiology Foundation Quality Strategic Directions Committee Appropriateness Criteria Working Group, American College of Radiology, Society of Cardiovascular Computed Tomography, Society for Cardiovascular Magnetic Resonance, American Society of Nuclear Cardiology, North American Society for Cardiac Imaging, Society for Cardiovascular Angiography and Interventions and Society of Interventional Radiology. J Am Coll Cardiol 48(7):1475-1497
3. Firmin DN, Nayler GL, Kilner PJ et al (1990) The applications of phase shifts in NMR for flow measurements. Magn Reson Med 14:230-241
4. Kondo C, Caputo GR, Semelka R et al (1991) Right and left ventricular stroke volume measurements with velocity encoded cine NMR imaging: in vitro and in vivo evaluation. AJR Am J Roentgenol 157:9-16

5. Mohiaddin RH, Gatehouse PD, Henien M et al (1997) Cine MR Fourier velocimetry of blood flow through cardiac valves: comparison with doppler echocardiography. J Magn Reson Imaging 7(4):657-63
6. Varaprasathan GA, Araoz PA, Higgins CB, Reddy GP (2002) Quantification of flow dynamics in congenital heart disease: applications of velocity-encoded cine MR imaging. Radiographics 22(4):895-905
7. Higgins CB, Sakuma H (1996) Heart disease: functional evaluation with MR imaging. Radiology 199:307-315
8. Taylor AM, Bogaert J (2005) Valvular heart disease. In: Bogaert J, Dymarkowski S, Taylor AM (eds) Clinical cardiac MRI. Springer, Berlin, pp 353-379
9. Sechtem U, Pflugfelder PW, Cassidy MM et al (1988) Mitral or aortic regurgitation: quantification of regurgitant volumes with cine MR imaging. Radiology 167(2):425-30
10. Bonow RO, Carabello BA, Chatterjee K et al (2008) 2008 focused update incorporated into the ACC/AHA 2006 guidelines for the management of patients with valvular heart disease: a report of the American College of Cardiology / American Heart Association Task Force on Practice Guidelines. Writing committee to revise the 1998 guidelines for the management of patients with valvular heart disease. Endorsed by the Society of Cardiovascular Anesthesiologists, Society for Cardiovascular Angiography and Interventions, and Society of Thoracic Surgeons. J Am Coll Cardiol 52(13):1-142
11. Ariyarajah V, Kwong RY (2008) Valvular Heart Disease. In: Kwong RY (ed) Cardiovascular Magnetic Resonance Imaging. Humana Press, Totowa, New Jersey, pp 491-503
12. Kilner PJ, Manzara CC, Mohiaddin RH et al (1993) Magnetic resonance jet velocity mapping in mitral and aortic valve stenosis. Circulation 87:1239-1248
13. Debl K, Djavidani B, Buchner S et al (2006) Delayed hyperenhancement in magnetic resonance imaging of left ventricular hypertrophy caused by aortic stenosis and hypertrophic cardiomyopathy: visualisation of focal fibrosis. Heart 92(10):1447-1451
14. Borer JS, Bonow RO (2003) Contemporary approach to aortic and mitral regurgitation. Circulation 108(20):2432-2438
15. Aurigemma G, Reichek N, Schiebler M, Axel L (1991) Evaluation of aortic regurgitation by cardiac cine magnetic resonance imaging: planar analysis and comparison to doppler echocardiography. Cardiology 78: 340-347
16. Cecconi M, Manfrin M, Moraca A et al (2005) Aortic dimensions in patients with bicuspid aortic valve without significant valve dysfunction. Am J Cardiol 95(2):292-294
17. Nistri S, Sorbo MD, Marin M et al (1999) Aortic root dilatation in young men with normally functioning bicuspid aortic valves. Heart 82(1):19-22
18. Debl K, Djavidani B, Buchner S et al (2009) Dilatation of the ascending aorta in bicuspid aortic valve disease: a magnetic resonance study. Clin Res Cardiol 98:114-120
19. Hunt SA, Abraham WT, Chin MH et al (2005) ACC/AHA 2005 guideline update for the diagnosis and management of chronic heart failure in the adult—summary article: a report of the American College of Cardiology/American Heart Association Task Force on Practice Guidelines (Writing committee to Update the 2001 guidelines for the evaluation and management of heart failure). J Am Coll Cardiol 46: 1116-1143
20. Didier D (2003) Assessment of valve disease: qualitative and quantitative. Magn Reson Imaging Clin N Am 11(1):115-134
21. Didier D, Ratib O, Lerch R, Friedli B (2000) Detection and quantification of valvular heart disease with dynamic cardiac MR imaging. Radiographics 20(5):1279-1299
22. Heidenreich PA, Steffens J, Fujita N et al (1995) Evaluation of mitral stenosis with velocity-encoded cine magnetic resonance imaging. Am J Cardiol 75:365-369
23. Djavidani B, Debl K, Lenhart M et al (2005) Planimetry of mitral valve stenosis by magnetic resonance imaging. J Am Coll Cardiol 45:2048-2053
24. Glogar D, Globits S, Neuhold A, Mayr H (1989) Assessment of mitral regurgitation by magnetic resonance imaging. Magn Reson Imaging 7:611-617
25. Kon MW, Myerson SG, Moat NE, Pennell DJ (2004) Quantification of regurgitant fraction in mitral regurgitation by cardiovascular magnetic resonance: comparison of techniques. J Heart Valve Dis 13:600-607
26. Cawley PJ, Maki JH, Otto CM (2009) Cardiovascular magnetic resonance imaging for valvular heart disease: technique and validation. Circulation 119(3):468-78
27. Rebergen SA, Chin JG, Ottenkamp J et al (1993) Pulmonary regurgitation in the late postoperative follow-up of tetralogy of Fallot: volumetric quantitation by nuclear magnetic resonance velocity mapping. Circulation 88:2257-2266
28. Vliegen HW, van Straten A, de Roos A et al (2002) Magnetic resonance imaging to assess the hemodynamic effects of pulmonary valve replacement in adults late after repair of tetralogy of Fallot. Circulation 106:1703-1707
29. Rogers JH, Bolling SF (2009) The tricuspid valve: current perspective and evolving management of tricuspid regurgitation. Circulation 119(20):2718-2725
30. Westenberg JJ, Roes SD, Ajmone Marsan N et al (2008) Mitral valve and tricuspid valve blood flow: accurate quantification with 3D velocity-encoded MR imaging with retrospective valve tracking. Radiology 249(3):792-800
31. MRIsafety.com. Available at: http://www.MRIsafety.com

Cardiopatie congenite 16

Mauro Oddone, Daniela Tani, Francesca Rizzo

16.1 Introduzione

Lo studio delle cardiopatie congenite (CC) è evoluto notevolmente nella sua storia. Il cateterismo cardiaco (CatC) è diventato una realtà 60 anni fa, l'ecocardiografia successivamente, negli anni '70. Entrambe le tecniche sono state essenziali per la diagnosi e la gestione cardiaca nel paziente cardiopatico. L'imaging del cuore con risonanza magnetica (RMC) rappresenta uno dei più recenti strumenti a disposizione per lo studio delle CC, grazie a sviluppi tecnologici che ormai consentono valutazioni ad elevata risoluzione spaziale e temporale: magneti ad alta intensità di campo, sistemi di gradienti e *shim* integrati ad alte prestazioni, bobine a RF e software dedicati, metodiche di sincronizzazione cardiaca/respiratoria più accurate. La RMC è una modalità di imaging non invasivo, di ormai provata efficacia per l'analisi anatomica e funzionale delle CC: a differenza del CatC e della tomografia computerizzata, bene si affianca all'ecocardiografia come metodica non invasiva, non comportando l'uso di radiazioni ionizzanti e di mezzi di contrasto iodati. L'esame obiettivo cardiovascolare (ispezione, palpazione dei polsi periferici ed auscultazione cardiaca) e patologico (individuazione di cianosi o scompenso cardiaco), l'ECG, la radiografia del torace e l'ecocardiografia doppler rappresentano ancora il nucleo centrale della valutazione iniziale di un paziente con sospetta CC, soprattutto in epoca neonatale.

L'incidenza delle CC varia, secondo le differenti statistiche, tra il 5 ed il 10 per mille. Il 30% circa di queste costituisce potenzialmente un'urgenza neonatale (Tabella 16.1), richiedendo una correzione cardiochirurgica alla nascita o, comunque, nelle prime settimane di vita. La mortalità di queste CC "critiche" è attestata in Italia intorno al 18%. La possibilità di ridurre ulteriormente questo valore risiede soprattutto nell'impiego dell'ecocardiografia, non solo in epoca neonatale, ma anche fetale [1, 2]: l'identificazione precoce di CC critiche consente infatti la pianificazione del tempo e della sede del parto ed il neonato può giungere più rapidamente ed in migliori condizioni all'attenzione del cardiochirurgo. La maggior parte delle CC può essere diagnosticata dal Cardiologo Pediatra nel primo inquadramento, con dati anatomici ed emodinamici già sufficientemente precisi a guidare la strategia terapeutica. Oltre alle urgenze cardiochirurgiche si possono riconoscere anche quelle cardiologiche mediche: la pervietà del dotto arterioso nel prematuro, l'ipertensione polmonare persistente del neonato, l'ischemia miocardica transitoria, le miocardiopatie ipertrofiche o ipocinetiche e le aritmie.

Tabella 16.1 Cardiopatie congenite critiche neonatali

Cianogene

CC con shunt destro-sinistro ed ipoafflusso polmonare
- atresia polmonare a setto intatto
- atresia polmonare con DIV (Difetto InterVentricolare)
- atresia della tricuspide
- tetralogia di Fallot

CC con shunt destro-sinistro ed iperafflusso polmonare
- truncus
- ritorno venoso polmonare anomalo totale

Trasposizione dei grossi vasi

Con scompenso CC
- ventricolo sinistro ipoplastico
- coartazione aortica
- stenosi valvolare aortica serrata
- atresia aortica o mitralica con DIV

M. Oddone (✉)
Centro Diagnostico Biomedical,
Diagnostica per Immagini, Genova

L'ecocardiografia può talora essere limitata dalla presenza di una cattiva finestra acustica o dalla difficoltà di studiare adeguatamente la morfologia delle strutture vascolari extracardiache, in particolare i rami polmonari, la geometria precisa dell'aorta e di eventuali collaterali aortici. Può essere anche cruciale una valutazione più obiettiva dell'emodinamica o della funzione ventricolare, sia per porre un'indicazione chirurgica precisa (pressione nell'arteria polmonare per una derivazione cavo-polmonare, valutazione delle resistenze vascolari polmonari e loro reattività per la chiusura di un difetto inter-ventricolare), sia per indicare in tempo un intervento prima di un degrado della funzione ventricolare destra (tetralogia di Fallot operata, ventricolo destro sistemico nella trasposizione delle grosse arterie). Inoltre nei pazienti adulti sottoposti a interventi correttivi e che necessitano di una sorveglianza di routine, il tessuto cicatriziale della parete toracica impedisce un'adeguata penetrazione degli ultrasuoni, con riduzione significativa della qualità d'immagine.

In anni meno recenti, una più completa definizione diagnostica veniva ottenuta con il CatC. Questo algoritmo diagnostico è stato modificato dall'introduzione della RMC nella diagnostica delle CC [3-7]. Un numero elevato di CC sono oggi diagnosticate senza l'aiuto del CatC, richiesto solo in alcuni casi per completare le informazioni rilevate con le tecniche non invasive (ecocardiografia doppler e RMC), più spesso prima di interventi chirurgici a cuore aperto o per effettuare procedure interventistiche.

16.2. Indicazioni della RMC nello studio delle cardiopatie congenite

Virtualmente, tutte le CC possono essere esaminate con la RMC. In generale le indicazioni [8] si ritrovano in una o più delle seguenti categorie:
- quando l'ecocardiografia trans-toracica non può fornire le informazioni diagnostiche richieste;
- quando la valutazione clinica ed altri test diagnostici risultano contraddittori;
- in alternativa ad un CatC diagnostico;
- per ottenere un'informazione diagnostica per la quale la RMC offre vantaggi unici.

Le indicazioni di classe I e II, definite dal gruppo di lavoro della Società Europea di Cardiologia e della Società per la RM cardiovascolare [9], sono elencate nelle Tabelle 16.2 e 16.3.

Tabella 16.2 Indicazioni classe I per la RMC nelle cardiopatie congenite

[CLASSE I: la tecnica fornisce informazioni clinicamente rilevanti ed è normalmente appropriata: può essere utilizzata come tecnica di prima scelta]

Generali

Valutazione iniziale e follow-up delle CC dell'adulto

Specifiche

Anomalie del situs viscero-atriale in CC complesse
Valutazione di volume, massa e funzione ventricolare destra e sinistra
DIV sopracristale infundibulare o associato ad anomalie complesse
Valutazione quantitativa di uno shunt (Qp/Qs)
Anomalie o ostruzioni post-operatorie dei ritorni venosi polmonari o sistemici
Stenosi aortica sopravalvolare
Aneurisma aortico (sinus Valsalva)
Anelli vascolari
Coartazione aortica
Finestra aorto-polmonare
Atresia polmonare e stenosi polmonare centrale
Collaterali sistemico-polmonari
Rigurgito polmonare
Follow-up post-operatorio (shunt)

Tabella 16.3 Indicazioni classe II per la RMC nelle cardiopatie congenite

[CLASSE II: la tecnica fornisce informazioni clinicamente rilevanti ed è spesso utile, ma un'informazione simile può essere fornita da altre metodiche]

Specifiche

Anomalie isolate del situs
DIA (tipo secundum e primum)
Anomalie delle valvole atrio-ventricolari
Aneurismi e diverticoli ventricolari
Stenosi polmonare sopravalvolare
Malposizione delle grosse arterie

Le più frequenti richieste di un approfondimento di RMC sono comunque le seguenti:
- descrizione segmentaria ed anatomia vascolare delle CC complesse;
- valutazione delle anomalie dell'aorta e dei tronchi sovraortici (interruzione, coartazione, anelli vascolari);
- studio delle arterie polmonari (anatomia, stenosi e collaterali aorto-polmonari) e dei ritorni venosi sistemici e polmonari;
- valutazione della funzione ventricolare sistolica (soprattutto del ventricolo destro);
- monitoraggio dei pazienti con CC sottoposti a procedure chirurgiche o interventistiche;
- conferma e valutazione di origine ed estensione dei tumori cardiaci.

16.3 Tecnica e metodologia nel neonato-lattante e nel bambino

Le sequenze di acquisizione utilizzate in età pediatrica sono le stesse di più comune impiego clinico nell'adulto [5, 10-13]: per uno studio morfologico cardiovascolare le *black-blood*, bbTSE o EPI e angio-RM 3D con contrasto (3D CE-MRA); per uno studio morfologico e funzionale le *white-blood* effettuate con tecnica cine *balanced Steady-State Free Precession* (b-SSFP); per una misura dei flussi e delle portate le cine *velocity-encoded phase contrast MR* (VEPC MR).

La maggior parte di tali sequenze sono acquisite, se possibile, in apnea. Tuttavia, i neonati-lattanti e i bambini di età inferiore ai cinque anni non possono trattenere il respiro e presentano una frequenza cardiaca elevata. La qualità d'immagine è quindi in generale viziata da artefatti da movimenti respiratori e/o cardiaci, che diventano ancora più importanti se il bambino è in ansia o agitato. La consuetudine è pertanto quella di sottoporre il bambino non collaborante a sedazione o ad anestesia generale, con monitoraggio ECG, del respiro e della temperatura cutanea, eseguendo l'indagine con un definito quesito clinico nel più breve tempo possibile. L'anestesia generale con intubazione endotracheale è riservata ai pazienti critici, quando l'importanza di ottenere reperti certi giustifica l'induzione di brevi periodi di apnea. Il bambino più grande, soprattutto in presenza di un parente rassicurante, meglio collabora nel trattenere il respiro per circa 8 secondi. Il tempo d'esame può così variare da 5 a 45 minuti, in rapporto alla complessità del caso ed alla necessità di uno studio funzionale o dei flussi in aggiunta ad uno studio anatomico o con angio-RM.

Le piccole dimensioni del cuore e dei vasi rendono necessaria un'elevata risoluzione spaziale (meno di 1 mm di risoluzione in piano), che può essere realizzata con bobine *phased array* a più elementi, piccoli campi di vista (20-26 cm), con matrice rettangolare ed uno spessore di strato di 3-5 mm. La scelta del numero di strati adeguata alla regione d'interesse, l'impiego equilibrato della tecnica di *parallel imaging* e l'acquisizione a strati singoli riducono il tempo di indagine senza influire significativamente sul rapporto S/R (segnale/rumore) e sulla risoluzione spaziale. Una sincronizzazione cardiaca ottimale basata sulla vettocardiografia è comunque il presupposto fondamentale per una qualità d'immagine che risulti diagnostica. La sincronizzazione respiratoria può essere associata nelle scansioni bbTSE o EPI nel neonato in anestesia generale, per limitare l'uso dell'apnea alle scansioni b-SSFP ed alle acquisizioni 3D CE-MRA. Ancora più recentemente, con il *parallel imaging* o schemi avanzati di riempimento del K-spazio, è diventato possibile acquisire ognuno dei volumi consecutivi di una 3D CE-MRA in 3-5 secondi, anche in respiro spontaneo. Vengono così bene mostrati in modo dinamico il circolo polmonare e sistemico ed i ritorni venosi polmonari e sistemici (Fig. 16.1), anche con piccole dosi di contrasto (0,2-0,3 mmol/kg).

L'elevata frequenza cardiaca del neonato-lattante (100-150 bpm) richiede un'alta risoluzione temporale (20-60 msec) per accurate misure del volume ventricolare e dei flussi. Se si usa una tecnica di segmentazione del K-spazio, il numero di linee per segmento deve essere adeguato alla frequenza cardiaca per ottenere una sufficiente risoluzione temporale.

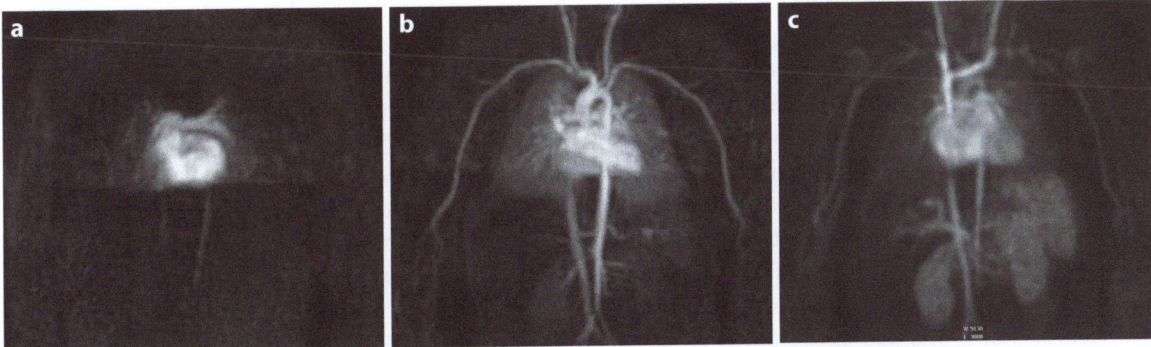

Fig. 16.1 3D CE-MRA sequenziale in neonato in anestesia generale in ventilazione spontanea. L'acquisizione in 15" di tre volumi consecutivi, dopo somministrazione e.v. di circa 2 ml di Gd-DTPA in 2", consente di valutare, nelle successive ricostruzioni MIP, il circolo polmonare (**a**), l'aorta e i suoi rami principali (**b**) e i ritorni venosi polmonari e sistemici (**c**)

16.4 Applicazioni cliniche più frequenti della RMC nelle cardiopatie congenite

Di seguito puntualizzeremo il ruolo della RMC nelle situazioni in cui viene più frequentemente richiesto un approfondimento diagnostico. Non faremo una descrizione clinica particolareggiata delle varie CC, per la quale si rimanda ad un approfondimento preliminare [14].

L'impressione generale è che, di fatto, la RMC rappresenti uno strumento per rispondere a questioni riguardanti specifici reperti morfologici individuali e dati funzionali emodinamici di un'anatomia cardiaca nota. Questo in contrasto con la percezione che il ruolo fondamentale della RMC, nello studio delle CC del bambino e dell'adulto, sia quello di descrivere sede ed anatomia di un'anomalia congenita del cuore e dei grossi vasi [10].

16.4.1 Difetti interatriali e interventricolari

La RMC è una tecnica complementare all'ecocardiografia quando nell'adulto il difetto non è chiaramente dimostrato per via transtoracica e nei difetti interatriali (DIA) tipo seno venoso, spesso associati con anomalie venose polmonari, individuate con elevata sensibilità dalla 3D CE-MRA. La valutazione emodinamica rappresenta una fase importante per le informazioni influenti sul timing terapeutico: quantificazione dello shunt sinistro-destro, mediante il calcolo Qp/Qs con tecnica VEPC MR da misurazioni flussimetriche ottenute nel tronco polmonare e nell'aorta ascendente [15]; valutazione del sovraccarico ventricolare (b-SSFP asse corto).

Il difetto interventricolare (DIV) comporta uno shunt sinistro-destro e, se ampio, può portare ad una malattia polmonare ipertensiva. I difetti ampi, quindi, sono chiusi con *device* per via percutanea: tale procedura interventistica in corso di cateterismo è sempre più praticata nei DIV muscolari ed in quelli membranosi, tranne nei casi di DIV con diametro superiore ai 12 mm, multipli o distanti meno di 5 mm dalla valvola aortica o mitralica. La RMC può dare una rappresentazione anatomica 3D molto accurata con tecnica b-SSFP, per un'adeguata pianificazione del gesto interventistico. Il calcolo Qp/Qs con tecnica VEPC MR può essere utile per valutare l'efficacia di un *banding* dell'arteria polmonare, effettuato come intervento palliativo nei DIV residui dopo chiusura chirurgica/interventistica di DIV multipli [16].

Circa il 50% dei DIV si associano ad altre anomalie, in particolare la coartazione e la stenosi aortica, o fanno parte di un quadro malformativo più complesso, quale, ad esempio, la tetralogia di Fallot.

16.4.2 Anomalie dell'aorta e dei tronchi sovraortici

16.4.2.1 Coartazione aortica

Nel sospetto di una stenosi dell'aorta discendente in prossimità del dotto di Botallo o del legamento arterioso (coartazione aortica, CoA), la RMC non solo visualizza nel dettaglio (tecniche b-SSFP e 3D CE-MRA) l'anatomia dell'anomalia (CoAo) (sede, diametro, estensione, rapporto con i tronchi sovraortici, jet di accelerazione di flusso e presenza di collaterali), ma può anche individuare potenziali anomalie associate (bicuspidia aortica, dotto arterioso pervio, arteria succlavia destra lusoria) e determinare la severità dell'ostruzione emodinamica utilizzando [17]: calcolo del gradiente pressorio dalla più alta velocità di picco attraverso la stenosi con l'equazione modificata di Bernoulli (severo se superiore a 20 mmHg); portata aortica (velocità e volume di flusso), misurata subito distalmente alla sede di coartazione ed a livello diaframmatico (Fig. 16.2), per una quantificazione della circolazione collaterale (la CoAo risulta significativa quando il volume di flusso distale è maggiore di quello prossimale). I dati rilevati influiscono sulla decisione di una correzione dell'anomalia (riparazione chirurgica con anastomosi termino-terminale, preferita nel neonato lattante; angioplastica/stenting, praticate nel bambino più grande, nell'adulto e nelle situazioni di ri-coartazione). Nel caso di una CoAo lieve, l'assenza di una circolazione collaterale è indicazione per una terapia medica antipertensiva e, nel momento di una riparazione chirurgica, per tecniche aggiuntive che minimizzino il rischio di un'ischemia del midollo spinale.

La CoAo può presentarsi isolata o in combinazione ad altre lesioni (bicuspidia valvolare aortica, stenosi aortica valvolare o sopravalvolare, anomalie della valvola mitrale, DIA, DIV, persistenza del dotto arterioso, anomalie cono-troncali), che possono essere oggetto di valutazione con la RMC.

16.4.2.2 Anelli vascolari

Anelli vascolari, o vasculo-legamentosi, o anse vascolari [18] possono essere asintomatici o determinare una com-

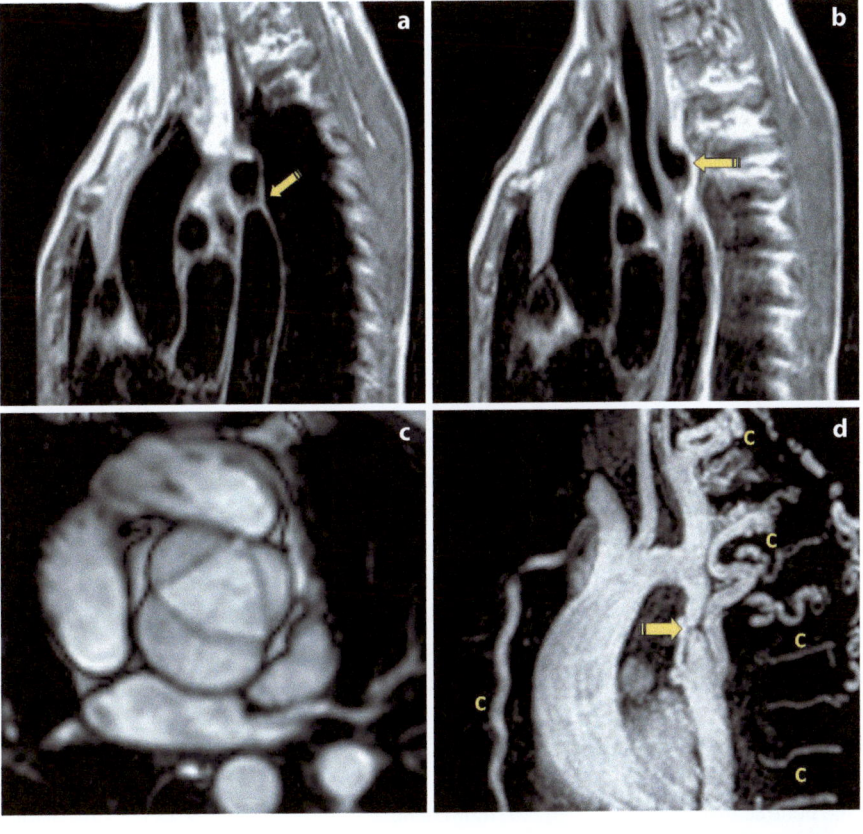

Fig. 16.2 Coartazione aortica. Valutazione pre-chirurgica. **a** Le scansioni sagittali bbTSE individuano sede (*freccia*), diametro ed estensione della stenosi aortica e la presenza di un'arteria succlavia destra lusoria (**b**), posteriormente all'esofago ed alla trachea (*freccia*). Lo studio con tecnica b-SSFP esclude una bicuspidia valvolare aortica (**c**), mentre l'angiografia 3D CE-MRA (ricostruzione MIP) (**d**) evidenzia una coartazione aortica significativa in sede istmica (*freccia*) e circoli collaterali (*C*) intercostali e mammari interni dilatati. La misurazione con tecnica VEPC MR della portata aortica subito distalmente alla sede di coartazione ed a livello diaframmatico quantifica la severità della stenosi e la circolazione collaterale

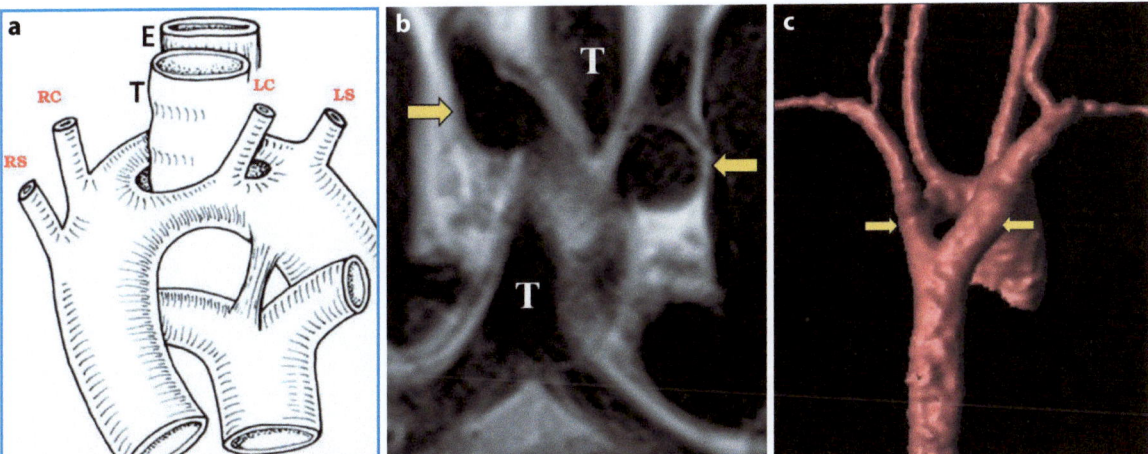

Fig. 16.3 Doppio arco aortico. Fra gli anelli vascolari completi è l'anomalia più comune. **a** Trachea (*T*) ed esofago (*E*) sono circondati dall'anello. Lo studio morfologico di RMC con le tecniche bbTSE (scansione coronale) (**b**) e 3D CE-MRA (ricostruzione VR 3D) (**c**) individua bene l'anomalia ed un'eventuale compressione sulla trachea. Quando entrambi gli archi sono pervi (*frecce*) generalmente il destro è dominante. Le arterie carotidi comuni (*RC* e *LC*) e succlavie (*RS* e *LS*) originano separatamente

pressione delle vie respiratorie e dell'esofago con distress, disfagia, cianosi. L'evidenza di un arco aortico destro nel radiogramma del torace o in un'ecocardiografia transtoracica possono già fornire elementi di conferma del sospetto diagnostico, ma la RMC individua agevolmente le anomalie vascolari, ne precisa l'anatomia, i rapporti con la trachea ed il grado di compressione, prima e dopo un'eventuale correzione chirurgica (Fig. 16.3).

16.4.2.3 Interruzione aortica

Rappresenta una rara anomalia vascolare congenita, valutata tradizionalmente con ecocardiografia ed angiografia, può essere diagnosticata e caratterizzata nei differenti tipi con la RMC [19]. Possono essere precisate la distanza fra i segmenti, le dimensioni del dotto arterioso e del tratto d'efflusso del ventricolo sinistro ed eventuali anomalie associate (difetti intracardiaci, arco aortico destro, vasi anomali). La RMC permette inoltre di individuare eventuali complicanze nel corso del follow-up post-chirurgico: residui gradienti pressori a livello del tratto di efflusso del ventricolo sinistro e dell'anastomosi o stenosi del bronco principale sinistro.

16.4.3 Studio delle arterie polmonari e dei ritorni venosi sistemici e polmonari

Le malformazioni congenite dell'arteria polmonare (AP) includono: l'agenesia monolaterale, l'arteria sinistra retro-tracheale, il tronco arterioso comune, l'agenesia o la stenosi delle valvole o dei rami polmonari. La RMC dimostra molto bene tali anomalie nelle scansioni bbTSE e 3D CE-MRA (Fig. 16.4). La RMC è efficace, inoltre, nella valutazione delle CC con ostruzione all'efflusso ventricolare destro [20]. Un ampio spettro di anomalie dell'AP può essere presente nei pazienti con tetralogia di Fallot. Nei casi più lievi si associano un DIV ed una lieve stenosi valvolare polmonare (*pink Fallot*). All'estremo opposto si può osservare un'atresia completa dell'AP con assenza dei rami polmonari principali (*pseudotruncus arteriosus*): in questa eventualità la presenza di vasi collaterali sistemico-polmonari e DIV sono essenziali per la sopravvivenza. Negli adulti con tetralogia di Fallot non corretta spesso si sviluppa un'ipertrofia del ventricolo destro, per compensare l'aumento del gradiente pressorio attraverso il tratto di efflusso polmonare stenotico, seguita da una dilatazione per un'insufficienza da sovraccarico di volume. Nei pazienti con stenosi polmonare severa, il jet di accelerazione di flusso può determinare una dilatazione aneurismatica postostruttiva. Altre anomalie dei rami polmonari più distali, o eventuali collaterali aorto-polmonari che possono influenzare la pianificazione del trattamento chirurgico, possono essere studiate con la RMC, utilizzando sequenze morfologiche e funzionali (Fig. 16.5).

La RMC deve essere considerata la tecnica di scelta per lo studio delle anomalie di sviluppo delle connessioni

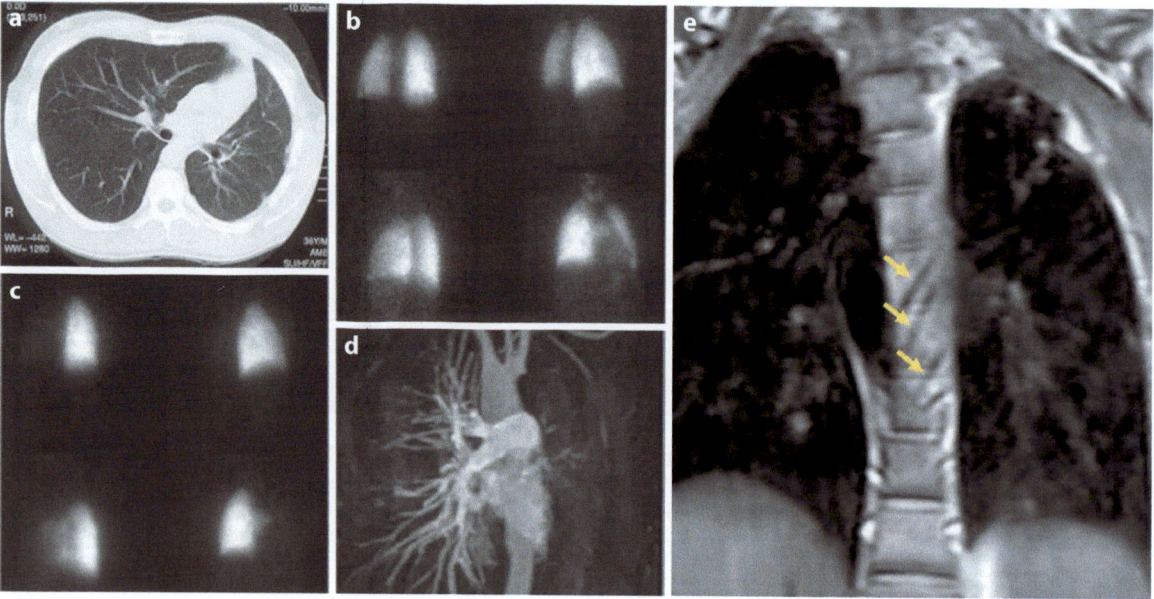

Fig. 16.4 Agenesia dell'arteria polmonare sinistra. Anomalia rara (0,5-1,4% delle cardiopatie congenite), isolata o associata (tetralogia di Fallot, stenosi polmonare, DIV, etc.), si presenta con un polmone assente o ipoplasico alla TC del torace (**a**) ed ipoventilato ed ipoperfuso alla scintigrafia polmonare ventilatoria/perfusionale (**b, c**). La ricostruzione MIP 3D CE-MRA (**d**) conferma l'agenesia dell'arteria polmonare sinistra e la ridotta perfusione del polmone sinistro attraverso le arterie bronchiali (*frecce* in **e**, scansione coronale T1FSE BB)

venose polmonari (ritorno venoso polmonare anomalo, parziale o totale, stenosi, ipoplasia o atresia delle vene polmonari) e sistemiche (vena cava superiore sinistra connessa al seno coronario o all'atrio sinistro, vene cave drenanti nell'atrio sinistro, *cor triatriatum*), soprattutto perché lo studio morfologico con 3D CE-MRA e b-SSFP (Fig. 16.6) può essere completato da informazioni emodinamiche [21, 22]. Uno studio completo dovrebbe includere l'utilizzo della tecnica VEPC MR e quindi la determinazione di: dimensione e flusso dei drenaggi venosi anomali; rapporto Qp/Qs; dimensione e flusso delle arterie polmonari; dimensioni e funzione ventricolare. Nel sospetto di una stenosi venosa polmonare, la 3D CE-MRA non solo visualizza la stenosi, ma anche eventuali collaterali. La significatività della stenosi è valutata misurando il flusso nelle vene e nelle arterie polmonari, sia dal lato sano che dal lato sospetto di stenosi venosa polmonare (misura a monte e a valle della

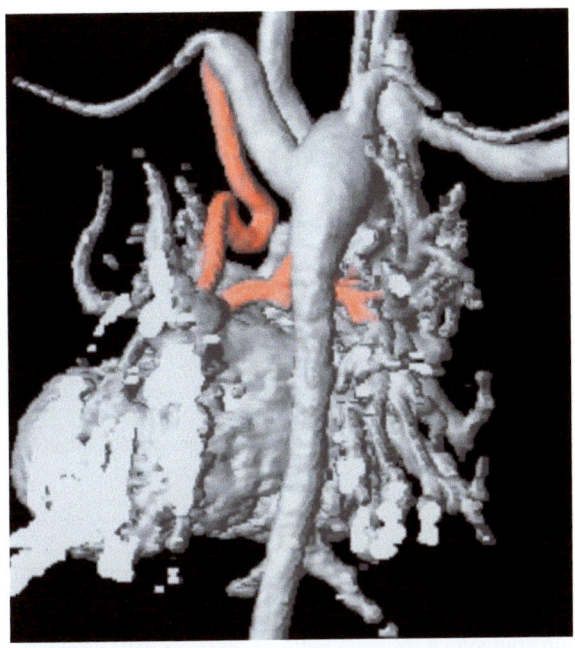

Fig. 16.5 Collaterali sistemico-polmonari in atresia polmonare con DIV. La ricostruzione VR 3D dopo 3D CE-MRA bene evidenzia i vasi collaterali sistemico-polmonari (*rosso*), dilatati, ad origine dall'aorta discendente e dall'arteria succlavia sinistra e diretti alle arterie polmonari di entrambi i lati. Il circolo polmonare può essere garantito, infatti, in assenza di un dotto arterioso pervio, grazie ad arterie collaterali aorto-polmonari (presenti in almeno il 60-70% dei casi) o da un plesso di arterie bronchiali e pleuriche (5%). La precisa individuazione con la RMC di tali collaterali e lo studio dell'albero arterioso polmonare sono essenziali per pianificare il tipo di approccio chirurgico

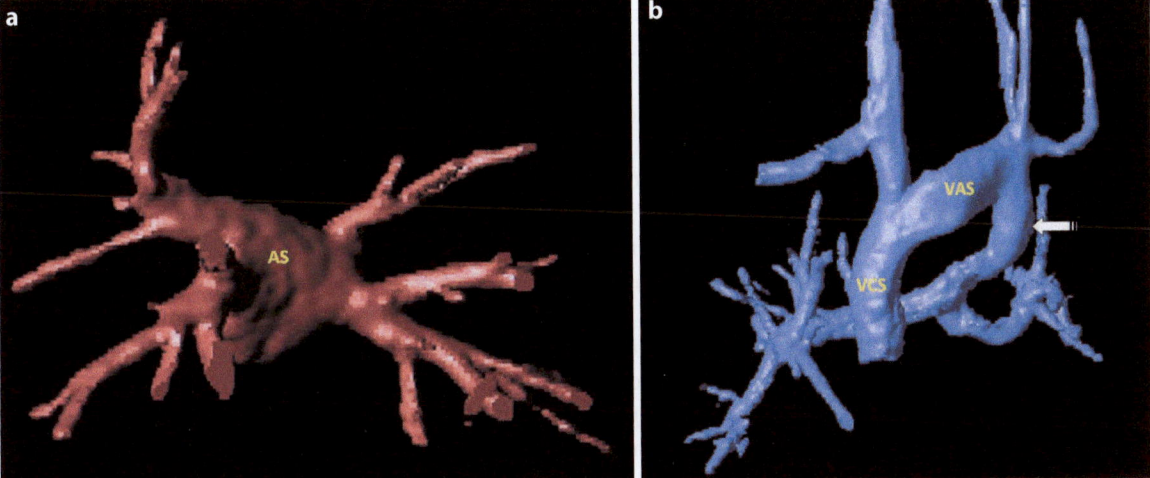

Fig. 16.6 Ritorno venoso polmonare anomalo parziale in paziente con DIA tipo seno venoso. **a** Le ricostruzioni selettive VR 3D dopo 3D CE-MRA bene dimostrano i ritorni venosi polmonari in atrio sinistro (*AS*) ed eventuali stenosi. **b** Presenza di un anomalo ritorno venoso comune delle vene polmonari superiori, drenante nella vena anonima sinistra (*VAS*) e quindi nella vena cava superiore (*VCS*)

stenosi): la vena ostruita perde il normale flusso fasico, con riduzione della velocità a monte della stenosi ed incremento a valle. Quando la stenosi è localizzata alla giunzione veno-atriale, è difficile individuare il jet a valle, la cui direzione è imprevedibile. È bene poi ricordare che un flusso accelerato o turbolento non necessariamente è dovuto ad una stenosi a monte e che il calibro del vaso e la curva di flusso non necessariamente riflettono la reale severità della stenosi, ma una redistribuzione di flusso al polmone sano [23]. Ci sono però limitazioni allo studio dei flussi nei casi di: anatomia venosa polmonare molto complessa (tronchi comuni brevi con precoce ramificazione; collaterali veno-venosi tortuosi); turbolenza ed artefatti da defasamento; presenza di stent; effetto *blurring* delle immagini realizzate con tecnica 3D CE-MRA senza gating cardiaco, diversamente da quelle b-SSFP.

16.4.4 Monitoraggio dei pazienti con cardiopatia congenita sottoposti a procedure chirurgiche o interventistiche

La tendenza attuale è quella di correggere precocemente le CC (Tabella 16.4), secondo il concetto proposto dal *Children's Hospital di Boston*, secondo il quale più precoce è la correzione della cardiopatia, più completo è il recupero funzionale del miocardio. La periodica valutazione dei pazienti con CC trattata (*grown up congenital heart disease*) rappresenta quindi oggi un'importante necessità, che richiede un crescente impegno multidisciplinare dei Centri specialistici [24]. Lo spettro clinico è diversificato. I sopravvissuti ad una CC non trattata hanno per lo più un'anomalia semplice, alcuni una CC complessa con ipertensione polmonare secondaria. Fra i pazienti sottoposti a terapia (Tabella 16.4), alcuni si presentano con una correzione definitiva (anatomica e fisiologica), altri con la probabile necessità di un re-intervento o con una correzione definitiva palliativa (fisiologica). L'ecocardiografia è usualmente utilizzata nel controllo della maggior parte dei pazienti con CC trattate chirurgicamente o con procedura interventistica nel corso di un CatC. Poiché il monitoraggio sequenziale delle dimensioni e della funzione ventricolari è fondamentale in corso del follow-up, la RMC rappresenta certamente una tecnica affidabile, più dell'ecocardiografia, nel fornire una quantificazione precisa e riproducibile dei volumi, della massa e della fun-

Tabella 16.4 Terapia delle cardiopatie congenite

Terapia chirurgica

CC con possibilità di correzione definitiva
- DIA (Difetto InterAtriale)
- DIV (Difetto InterVentricolare)
- coartazione aortica
- pervietà del dotto arterioso
- Tetralogia di Fallot non complicata
- TGA (*switch* arterioso)
- anomalie dei ritorni venosi

CC con potenzialità correttiva ma probabile necessità di reintervento
- sostituzioni valvolari o interposizione di protesi
- atresia polmonare a setto integro con ventricolo destro ben rappresentato
- atresia polmonare con DIV e collaterali sistemico-polmonari

CC con correzione fisiologica e non anatomica
- cardiopatie con un solo ventricolo funzionale (intervento di Fontan)
- TGA in caso di impossibilità di switch (intervento di Mustard)

Cateterismo interventistico

- chiusura di dotto arterioso pervio di dimensioni uguali o inferiori a 6 mm
- chiusura di vasi anomali o collaterali sistemico-polmonari
- chiusura di DIA tipo ostium secundum
- dilatazione di stenosi valvolare polmonare, definitiva e risolutiva
- dilatazione di stenosi valvolare aortica, spesso solo palliativa
- dilatazione e/o posizionamento di stent per stenosi delle arterie polmonari

zione ventricolari [25]. Questo vale soprattutto per il ventricolo destro, che è solitamente la camera cardiaca più coinvolta e stressata nella riparazione delle anomalie congenite [20], in particolare della trasposizione delle grandi arterie (TGA) con *switch* atriale, della tetralogia di Fallot e di altre CC che comportano la preparazione di un patch transanulare polmonare o il posizionamento di un condotto. Le ripercussioni di un rigurgito polmonare sulla funzione ventricolare destra e sinistra possono essere determinate congiuntamente con misure volumetriche ed un esame della funzione diastolica ventricolare con tecnica VEPC MR: tali informazioni possono avere grandi implicazioni su prognosi e terapia.

La TGA completa rappresenta un'urgenza diagnostica ecocardiografica e terapeutica interventistica (manovra di Rashkind). La RMC non è dunque indicata nel periodo neonatale. I pazienti sopravvissuti si presentano spesso con una correzione secondo la procedura di *switch* atriale (tecniche di Mustard o Senning), il cui inconveniente maggiore è quello di lasciare il ventricolo destro in posizione sottoaortica, sottoposto a pressioni sistemiche. Tale situazione porta frequentemente allo

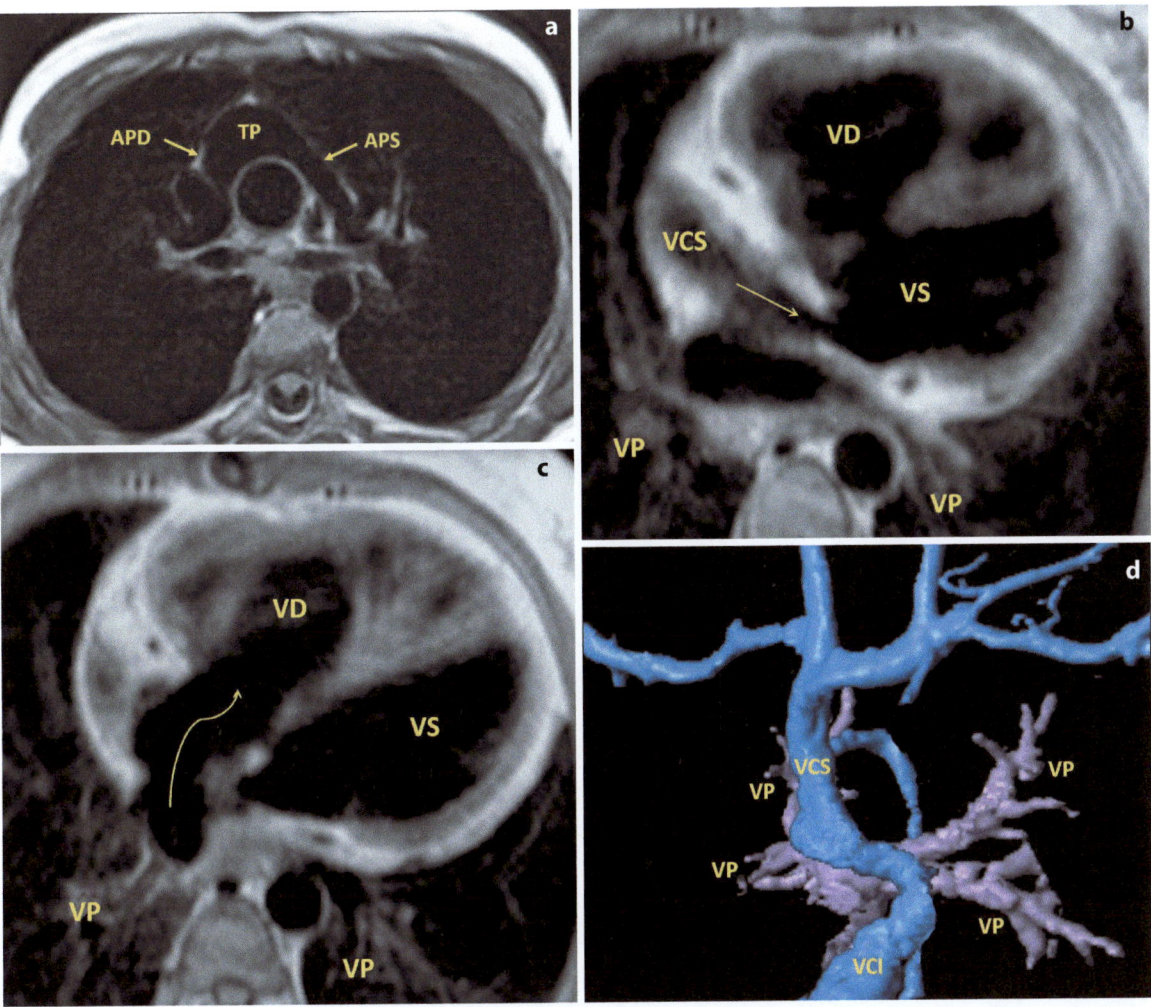

Fig. 16.7 Follow-up dopo *switch* in TGA. Situazione anatomica post-operatoria, definita con scansioni bbTSE (**a, b, c**) e ricostruzioni VR 3D dopo 3D CE-MRA (**d**). **a** (*switch* arterioso) La biforcazione del tronco polmonare (*TP*) è posizionata anteriormente all'aorta (*Ao*) con la manovra di Lecompte. **b, c, d** (*switch* atriale) Il sangue ossigenato dei ritorni venosi polmonari (*VP*) è incanalato verso la valvola tricuspide, il ventricolo destro (*VD*) e l'aorta, mentre il sangue desaturato dei ritorni venosi sistemici (*VCS* e *VCI*) è incanalato verso la valvola mitrale, il ventricolo sinistro (*VS*) e il tronco polmonare

sviluppo di un'insufficienza ventricolare destra e ad un rigurgito tricuspidalico, che spesso esita in un trapianto cardiaco. L'individuazione precoce di una disfunzione ventricolare destra è fondamentale per un preciso timing dell'intervento [26]. A lungo termine nei pazienti trattati con la procedura di *switch* arterioso (Fig. 16.7) possono invece determinarsi complicanze come un restringimento del tratto d'efflusso del ventricolo destro ed una stenosi polmonare, una dilatazione della neo-radice aortica, un'insufficienza valvolare aortica, una stenosi coronarica. La RMC è oggi la tecnica di scelta per la valutazione post-operatoria completa dopo *switch*: la precisa valutazione morfologica e funzionale, in particolare del ventricolo destro, è completata dalla ricerca con la tecnica di *late enhancement* dopo somministrazione di mezzo di contrasto di zone infartuate [27] o di fibrosi miocardica, segno prognostico negativo [28].

La correzione chirurgica totale della tetralogia di Fallot comporta il ripristino della continuità tra il ventricolo destro ed il tronco polmonare, mediante patch di allargamento o condotti valvolati e non, e la chiusura dei DIV. La RMC è la tecnica più completa per il monitoraggio post-chirurgico (Fig. 16.8) e per pianificare un eventuale re-intervento [20]. Possono essere valutati: la

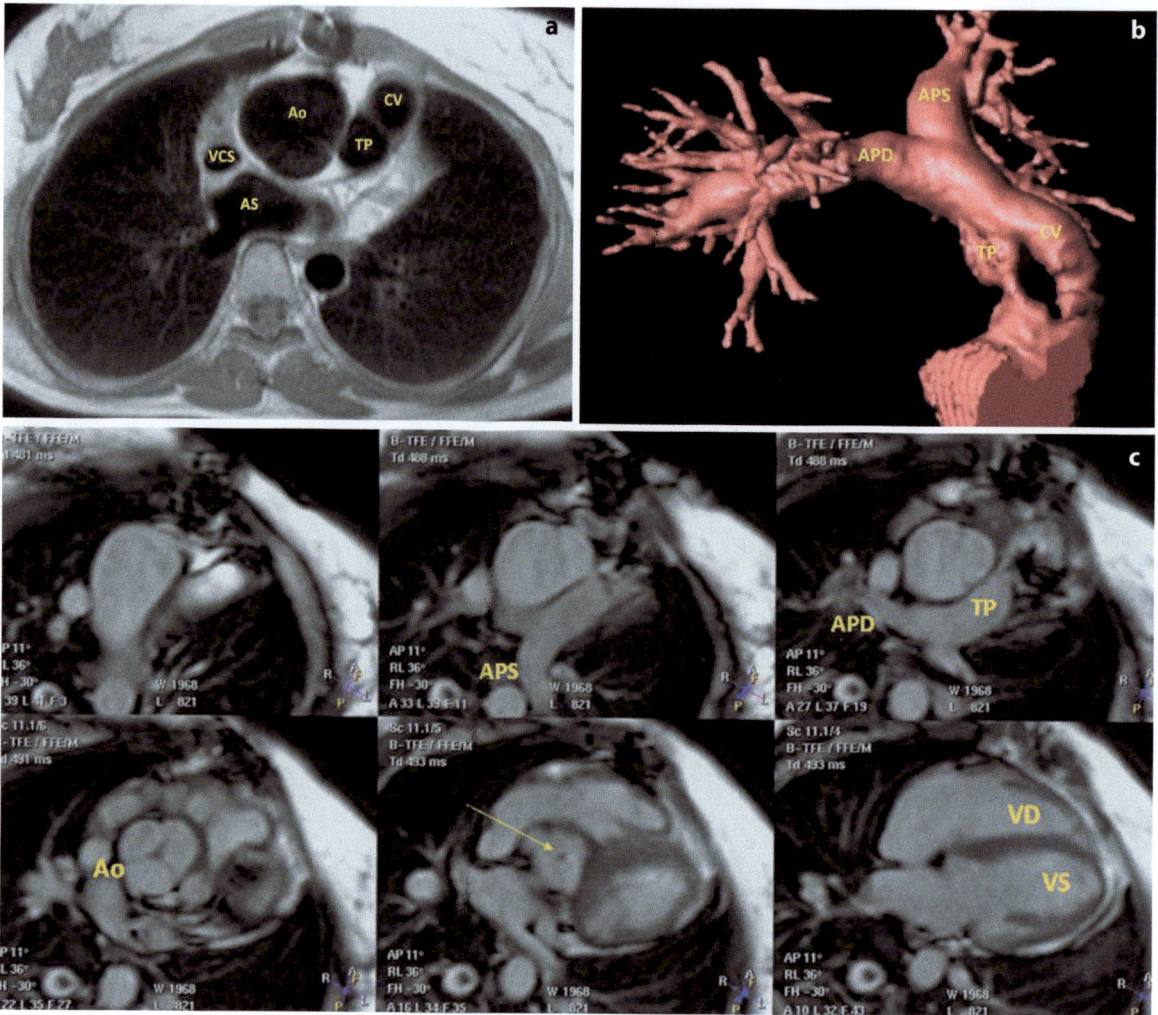

Fig. 16.8 Valutazione post-chirurgica di tetralogia di Fallot. Le scansioni assiali bbTSE (**a**) e le ricostruzioni VR 3D dopo 3D CE-MRA (**b**) dimostrano, dopo ricostruzione chirurgica del tratto di efflusso del ventricolo destro (*VD*), la pervietà del condotto valvolato (*CV*) interposto fra la ventricolotomia destra e la biforcazione del tronco polmonare (*TP*). I goal dell'esame con RMC includono: la valutazione quantitativa con tecnica b-SSFP di volumi, massa e frazione d'eiezione dei ventricoli (in particolare del ventricolo destro); l'imaging morfologico del tratto di efflusso del ventricolo destro, delle arterie polmonari, dell'aorta (*freccia* in **c**, immagini b-SSFP, rigurgito valvolare aortico) e dei collaterali aorto-polmonari; quantificazione con tecnica VEPC MR dei rigurgiti valvolari, del rapporto Qp/Qs nei residui shunt intracardiaci e della distribuzione del flusso polmonare

continuità tra tratto di efflusso del ventricolo destro ed arteria polmonare, individuando eventuali stenosi residue; la funzione ed i volumi del ventricolo destro; il rigurgito valvolare polmonare, quantificandolo nel tempo per pianificare la riparazione chirurgica prima che una disfunzione ventricolare diventi irreversibile; l'eventuale presenza di ipoplasia dei vasi polmonari distali; l'ostruzione o la stenosi di shunt centrali o condotti di focalizzazione; la dilatazione aneurismatica degli shunt centrali o dei patch di allargamento con tessuto pericardico.

Le CC con un ventricolo funzionalmente unico, raggruppano un ventaglio di malformazioni caratterizzate da un insufficiente sviluppo delle strutture del cuore sinistro (stenosi/atresia della valvola aortica e/o mitrale, ipoplasia/assenza del ventricolo sinistro con ipoplasia dell'aorta ascendente e dell'arco). L'interruzione della gravidanza è praticata nel 60% circa delle diagnosi prenatali, mentre il trattamento chirurgico convenzionale dei nati vivi è essenzialmente palliativa e si realizza in tre tempi: intervento di Norwood neonatale (Fig. 16.9a),

16 Cardiopatie congenite

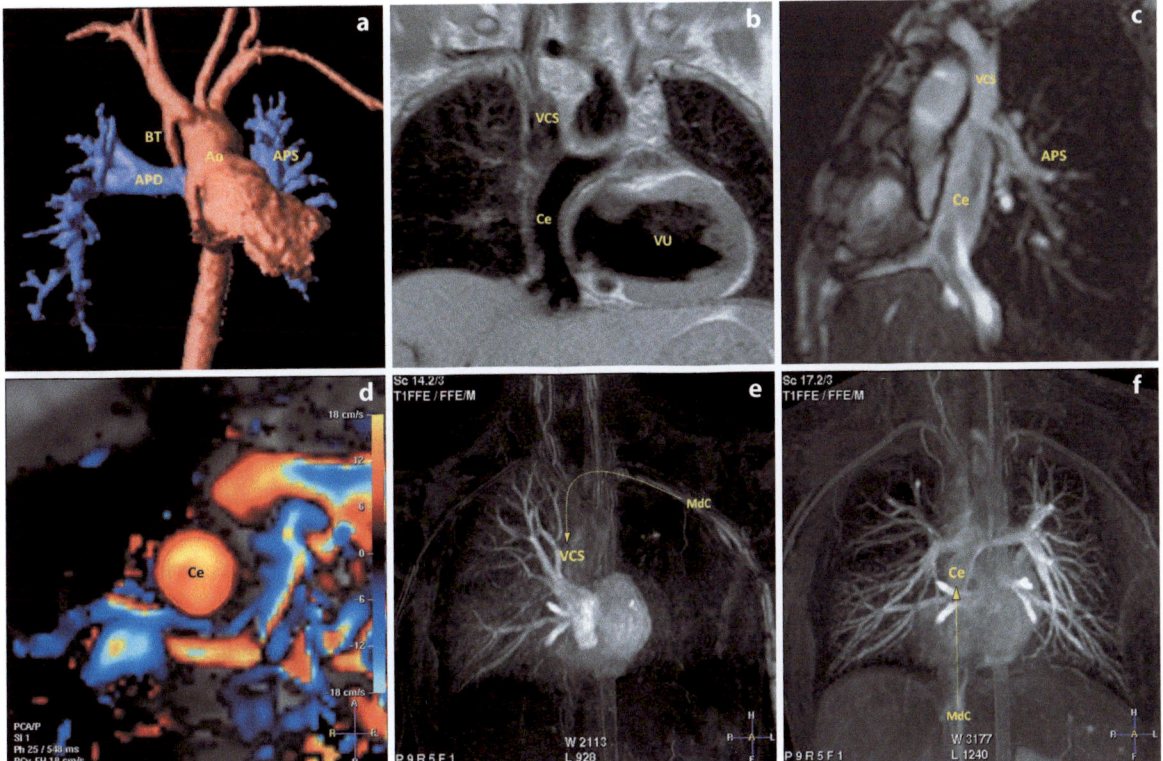

Fig. 16.9 Intervento di Fontan extracardiaco. Mentre l'intervento di Norwood (**a**) ricostruisce in epoca neonatale l'aorta (*Ao*) ed assicura il flusso polmonare attraverso uno shunt modificato di Blalock-Taussing (*BT*), la conversione cavo-polmonare totale con condotto extracardiaco (*Ce*) rappresenta la tappa finale della correzione chirurgica di una cardiopatia congenita con ventricolo funzionalmente unico (*VU*). Le immagini bbTSE (scansione coronale) (**b**), b-SSFP (**c**) e VEPC MR (**d**) permettono un'analisi morfologica e flussimetrica della vena cava superiore (*VCS*) e del *Ce*. Le ricostruzioni MIP dopo 3D CE-MRA documentano la distribuzione di flusso polmonare attraverso la *VCS* (**e**) ed il *Ce* (**f**)

per creare un largo DIA, ricostruire l'arco aortico ed assicurare il flusso polmonare; intervento di Glenn bidirezionale (derivazione cavo-bipolmonare); derivazione cavo-polmonare totale. La RMC è meno praticata della TC nella valutazione post-chirurgica dopo gli interventi di Norwood e Glenn. Oggetto degli esami sono: lo studio della neo-aorta, dell'aorta nativa e dell'arco aortico alla ricerca di una stenosi residua; l'individuazione di una compressione del bronco principale sinistro; la verifica della pervietà dell'anastomosi sistemico-polmonare; il controllo della crescita delle arterie polmonari, in particolare di quella destra, che potrebbe risultare deformata, stenosata o ipoplasica; la valutazione dei ritorni venosi sistemici. La RMC rappresenta invece la tecnica di scelta nel controllo dopo derivazione cavo-polmonare totale con uno studio della morfologia e della funzione ventricolare, del neo-arco aortico, delle arterie polmonari e dei ritorni venosi sistemici, con una determinazione quantitativa del flusso nelle vene cave/condotti (Fig. 16.9) e nelle arterie polmonari, con una precisa mappa della distribuzione del flusso ai polmoni [29]. La RMC ha consentito di verificare che il contributo della vena cava inferiore al flusso totale cresce in proporzione diretta con la superficie corporea e con l'età [30].

Le procedure di correzione della coartazione aortica vanno dall'intervento chirurgico di resezione ed anastomosi termino-terminale, all'aortoplastica con *flap* di succlavia o *patch* sintetico, all'angioplastica senza o con posizionamento di stent. La RMC può verificare il buon risultato post-operatorio, con il ripristino del normale pattern di flusso in aorta senza collateralità, ed è indicata nella sorveglianza non invasiva a lungo termine dei pazienti operati, con l'individuazione delle possibili complicanze, quali coartazione residua, ri-coartazione, ipoplasia residua dell'arco aortico, aneurismi (Fig.

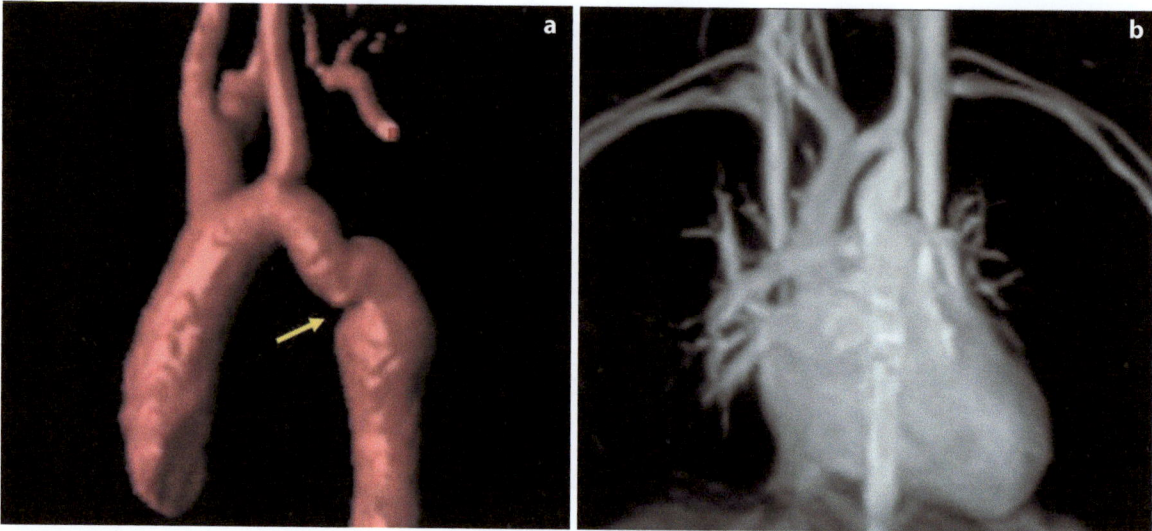

Fig. 16.10 Controllo post-operatorio di coartazione aortica. **a** Dopo aortoplastica con flap di arteria succlavia sinistra, la ricostruzione VR 3D dopo 3D CE-MRA mostra una pseudo-ricoartazione per la presenza di un kinking (*freccia*) senza ostruzione e di una successiva dilatazione localizzata, da monitorare per individuare precocemente un eventuale aneurisma. **b** Un arco aortico ipoplasico e con morfologia "gotica" può essere oggetto di un reintervento

16.10a). La valutazione è sempre anatomo-funzionale. Gli archi a morfologia "gotica" (Fig. 16.10b) sono associati ad incremento della massa ventricolare sinistra, determinabile con tecnica b-SSFP, e ad ipertensione arteriosa a riposo e soprattutto sotto sforzo [31]. L'individuazione precoce di anomalie post-operatorie consente di effettuare un sollecito trattamento, con riduzione di morbidità e mortalità cardiovascolare.

16.5 Punti chiave

- L'esame di riferimento per lo studio delle cardiopatie congenite è l'ecocardiografia.
- La RMC viene richiesta, generalmente, quando sono necessarie informazioni diagnostiche aggiuntive o non ricavabili con altre metodiche non invasive.
- La prerogativa più importante della RMC nello studio delle cardiopatie congenite è la possibilità di effettuare una valutazione non solo morfologica (2D e 3D), ma soprattutto funzionale cardiovascolare (volume, massa e perfusione ventricolari; velocità di flusso, gradienti e quantificazione del Qp/Qs), sia in fase pre-operatoria che post-operatoria.
- La RMC è il miglior metodo per determinare in vivo la volumetria ventricolare, in particolare nella valutazione funzionale del ventricolo destro.

Ringraziamenti

Un ringraziamento particolare, per il loro aiuto, supporto e collaborazione nell'attività di diagnosi/follow-up e ricerca delle cardiopatie congenite con CMR, ai Colleghi: Dott. Paolo Tomà, Radiologia, Ospedale Pediatrico Bambino Gesù, Roma; Dott. Giacomo Pongiglione, Cardiologia, Ospedale Pediatrico Bambino Gesù, Roma; Dott. Maurizio Marasini, Cardiologia, IRCCS G. Gaslini, Genova; Dott. Lucio Zannini, Cardiochirurgia, IRCCS G. Gaslini, Genova; Dott. Gianlauro Bava, Chirurgia Vascolare, IRCCS G. Gaslini, Genova; Dott. Pietro Dalmonte, IRCCS G. Gaslini, Genova.

Bibliografia

1. Long WA (1990) Fetal and neonatal cardiology. WB Saunders C, Philadelphia, pp 223-375
2. American Institute of Ultrasound in Medicine (1991) Guidelines for performance of the ante-partum obstetrical ultrasound examination. J Ultrasound Med 10:576-578
3. Task Force of the European Society of Cardiology, in collaboration with the Association of European Paediatric Cardiologists (1998) The clinical role of magnetic resonance in cardiovascular disease. Eur Heart J 19:19-39
4. Kellenberger CJ, Yoo SJ, Büchel ER (2007) Cardiovascular MR imaging in neonates and infants with congenital heart disease. Radiographics 27(1):5-18
5. Knauth L, Gauvreau K, Powell AJ et al (2008) Ventricular size and function assessed by cardiac MRI predict major

adverse clinical outcomes late after tetralogy of Fallot repair. Heart 94:211-216
6. Bailliard F, Hughes ML, Taylor AM (2008) Introduction to cardiac imaging in infants and children: techniques, potential, and role in the imaging work-up of various cardiac malformations and other pediatric heart conditions. Eur J Radiol 68(2):191-198
7. Valsangiacomo Buechel E, Kaiser T, Jackson C et al (2009) Normal right- and left ventricular volumes and myocardial mass in children measured by steady state free precession cardiovascular magnetic resonance. J Cardiovasc Magn Reson 11(1):19
8. Nielsen JC, Powell AJ (2007) Cardiovascular MRI applications in congenital heart disease. Indian J Radiol Imaging 17:86-97
9. Pennell DJ, Sechtem UP, Higgins CB et al (2004) Clinical indications for cardiovascular magnetic resonance (CMR): Consensus Panel report. J Cardiovasc Magn Reson 6(4):727-765
10. Sohrab F, John H, Annika S et al (2008) Routine clinical cardiovascular magnetic resonance in paediatric and adult congenital heart disease: patients, protocols, questions asked and contributions made. J Cardiovasc Magn Reson 10:46
11. Chung T (2000) Assessment of cardiovascular anatomy in patients with congenital heart disease by magnetic resonance imaging. Pediatr Cardiol 21(1):18-26
12. Fogel MA (2000) Assessment of cardiac function by magnetic resonance imaging. Pediatr Cardiol 21(1):59-69
13. Powell AJ, Geva T (2000) Blood flow measurement by magnetic resonance imaging in congenital heart disease. Pediatr Cardiol 21(1):47-58
14. Corno AF, Festa GP (2008) Congenital heart defects. Decision making for cardiac surgery. Volume 3: CT-Scan and MRI. Steinkopff-Verlag Darmstadt, Germany
15. Powell AJ, Tsai-Goodman B, Prakash A et al (2003) Comparison between phase-velocity cine magnetic resonance imaging and invasive oximetry for quantification of atrial shunts. Am J Cardiol 91(12):1523-1525
16. Esmaeili A, Höhn R, Koch A et al (2006) Assessment of shunt volumes in children with ventricular septal defects: comparative quantification of MR flow measurements and invasive oximetry. Clin Res Cardiol 95(10):523-530
17. Jeffrey JH, Karen O, Gautham PR (2008) Velocity-encoded cine MR imaging in aortic coarctation: functional assessment of hemodynamic events. RadioGraphics 28:407-416
18. Oddone M, Granata C, Vercellino N et al (2005) Multimodality evaluation of the abnormalities of the aortic arches in children: techniques and imaging spectrum with emphasis on MRI. Pediatr Radiol 35(10):947-960
19. Dillman JR, Yarram SG, D'Amico AR (2008) Interrupted aortic arch: spectrum of MRI findings. AJR Am J Roentgenol 190(6):1467-1474
20. Boechat MI, Ratib O, Williams PL (2005) Cardiac MR imaging and MR angiography for assessment of complex tetralogy of Fallot and pulmonary atresia. Radiographics 25(6):1535-1546
21. Grosse-Wortmann L, Al-Otay A, Goo HW (2007) Anatomical and functional evaluation of pulmonary veins in children by magnetic resonance imaging. J Am Coll Cardiol 49(9):993-1002
22. Dillman JR, Yarram SG, Hernandez RJ (2009) Imaging of pulmonary venous developmental anomalies. AJR Am J Roentgenol 192(5):1272-1285
23. Roman KS, Kellenberger CJ, Macgowan CK et al (2005) How is pulmonary arterial blood flow affected by pulmonary venous obstruction in children? A phase-contrast magnetic resonance study. Pediatr Radiol 35:580-586
24. Chessa M, Cullen S, Deanfield J (2004) The care of adult patients with congenital heart defects: a new challenge. Ital Heart J 5(3):178-182
25. Grothues F, Smith GC, Moon JC et al (2002) Comparison of interstudy reproducibility of cardiovascular magnetic resonance with twodimensional echocardiography in normal subjects and in patients with heart failure or left ventricular hypertrophy. Am J Cardiol 90:29-34
26. Laffon E, Latrabe V, Jimenez M et al (2006) Quantitative MRI comparison of pulmonary hemodynamics in Mustard/Senning-repaired patients suffering from transposition of the great arteries and healthy volunteers at rest. Eur Radiol 16(7):1442-1448
27. Taylor AM, Dymarkowski S, Hamaekers P et al (2005) MR coronary angiography and late-enhancement myocardial MR in children who underwent arterial switch surgery for transposition of great arteries. Radiology 234(2):542-547
28. Babu-Narayan SV, Goktekin O, Moon JC et al (2005) Late gadolinium enhancement cardiovascular magnetic resonance of the systemic right ventricle in adults with previous atrial redirection surgery for transposition of the great arteries. Circulation 111(16):2091-2098
29. Klimes K, Abdul-Khaliq H, Ovroutski S et al (2007) Pulmonary and caval blood flow patterns in patients with intracardiac and extracardiac Fontan: a magnetic resonance study. Clin Res Cardiol 96(3):160-167
30. Whitehead KK, Sundareswaran KS, Parks WJ (2009) Blood flow distribution in a large series of patients having the Fontan operation: a cardiac magnetic resonance velocity mapping study. J Thorac Cardiovasc Surg 138(1):96-102
31. Ou P, Celermajer DS, Raisky O (2008) Angular (Gothic) aortic arch leads to enhanced systolic wave reflection, central aortic stiffness, and increased left ventricular mass late after aortic coarctation repair: evaluation with magnetic resonance flow mapping. J Thorac Cardiovasc Surg 136(4):1103-1104

Spettroscopia RM

17

Gianluca Perseghin, Francesco De Cobelli

17.1 Spettroscopia in risonanza magnetica: uno strumento per misurare in modo non invasivo nell'uomo il contenuto intracellulare dei substrati energetici e il metabolismo energetico

La RMC è una tecnica di imaging largamente utilizzata in cardiologia clinica che utilizza lo "spin" nucleare dei protoni presenti nell'acqua e nelle catene carboniose degli acidi grassi che costituiscono i lipidi.

La spettroscopia in risonanza magnetica (MRS) è invece una tecnica non invasiva che costituisce uno strumento capace di produrre informazioni quantitative e semi-quantitative sul metabolismo dei substrati energetici e sul metabolismo energetico, anche senza la necessità di dover eventualmente somministrare un tracciante esterno.

L'^{1}H è il nucleo più sensibile per gli studi in MRS e per questa ragione produce un rapporto segnale-rumore maggiore rispetto a quello di qualsiasi altro nucleo. D'altro canto lo svantaggio è che l'^{1}H è presente in tutte le molecole; questo può rendere difficile l'interpretazione degli spettri perché poco specifico. Inoltre, in ogni spettro ottenuto in vivo nell'uomo sarà presente il grosso picco dell'acqua che costituisce il solvente dell'ambiente intracellulare. Più recentemente, però, sono state sviluppate tecniche di soppressione del segnale dell'acqua che permettono di individuare metaboliti presenti anche a concentrazioni più basse. In questo contesto, la ^{1}H-MRS permette di poter ottenere informazioni relative al contenuto intra-miocardiocitario di diversi substrati, quali la creatina, il lattato, la deossiemoglobina ed i trigliceridi.

La MRS permette però di ottenere segnali anche da altri nuclei quali il ^{23}sodio (Na), il ^{13}carbonio (C) e il ^{31}fosforo (P).

Il ^{31}P in particolare, grazie alla sua abbondanza (100%) legata al fatto che è l'isotopo presente in tutti i composti che contengono fosforo, è stato il nucleo più largamente sfruttato perché capace di dare informazioni sul metabolismo dell'adenosina-trifosfato (ATP) e sul metabolismo della fosfocreatina (PCr), ovvero le due forme di riserva energetica biochimica a cui può attingere il miocardiocita per produrre lavoro meccanico, nonché del fosforo inorganico (Pi), le cui caratteristiche di suscettibilità possono essere sfruttate per misurare il pH in vivo.

Il ^{13}C costituisce invece solo l'1,1% di tutti i nuclei di carbonio esistenti in natura (l'altro isotopo che è presente in natura è il ^{12}C, che non è dotato di spin e che è quindi invisibile alle metodiche di risonanza magnetica). A causa di questa ridotta abbondanza la spettroscopia in MR del ^{13}C si caratterizza per una bassa sensibilità. È comunque utilizzabile per cercare di studiare la glicolisi, la glicogeno sintesi, il metabolismo del ciclo dell'acido tricarbossilico e la β-ossidazione, anche se in questo caso è necessario dover associare la somministrazione di traccianti per arricchire la presenza del ^{13}C nel miocardiocita [1-5].

In generale si deve enfatizzare il fatto che questi nuclei (^{31}P, ^{13}C) si caratterizzano per una sensibilità molto più bassa rispetto a quella del protone e sono presenti nei tessuti a concentrazioni 4-5 volte più basse rispetto a quelle dei nuclei di ^{1}H delle molecole di trigliceridi

---

G. Perseghin (✉)
Dipartimento di Scienze dello Sport, Nutrizione e Salute,
Università degli Studi di Milano e Divisione di Scienze
Metaboliche e Cardiovascolari, IRCCS Ospedale San Raffaele,
Milano

ed acqua. È proprio a causa di questo che la risoluzione temporale e spaziale della MRS è bassa e, pertanto, la sua applicazione in campo clinico risulta ancora limitata. Al momento, infatti, l'indagine appare tecnicamente difficile ed utilizzabile da personale altamente specializzato ed esperto nella gestione di specifici hardware e software; la procedura, inoltre, è sempre di lunga durata.

A dispetto di questi limiti, migliorando le tecniche di acquisizione e di analisi del segnale, molti aspetti potranno essere affrontati ed eventualmente risolti. Lo scopo di questo capitolo sarà quindi di descrivere le recenti applicazioni della spettroscopia in RMC, con enfasi particolare alla cardiopatia ischemica ed alle alterazioni metaboliche che si accompagnano all'insufficienza cardiaca.

17.2 Spettroscopia del ^{31}P in RMC

La spettroscopia del ^{31}P in RMC si è dimostrata capace di studiare in vivo il metabolismo dei fosfati ad alta energia del miocardio nell'uomo. Questa metodica è stata utilizzata per lo studio della parete anteriore del ventricolo sinistro e del setto in molti pazienti con malattie cardiache stabili.

Generalmente la spettroscopia del ^{31}P in RMC è eseguita utilizzando spettrometri da 1,5-3T attrezzati con specifiche bobine e con trasmettitori di radiofrequenze, nonché amplificatori specifici per l'isotopo (in questo caso ^{31}P). Si deve ricordare che sono anche necessarie specifiche sequenze di acquisizione, nonché software per il post-processing e per l'analisi del segnale. Più spesso vengono utilizzate bobine superficiali sintonizzate sulla specifica radiofrequenza del ^{31}P (ad esempio 25,85 MHz a 1,5T).

Il paziente a riposo è posizionato in posizione supina. Spesso al centro della bobina è presente una piccola quantità di soluzione acquosa contenente metil-fosfonato, che serve come riferimento geometrico, permettendo di posizionare meglio la bobina sul torace del paziente. La bobina è mantenuta sul torace mediante fasce di velcro, che sono utili per minimizzare gli eventuali artefatti legati agli atti del respiro. L'esatta posizione della bobina viene verificata rapidamente mediante l'acquisizione di immagini che permettono di identificare il riferimento geometrico sopra descritto; nel caso, la bobina viene riposizionata in modo che il suo centro si trovi esattamente sotto l'ostio della valvola mitralica, come determinabile mediante le immagini assiali. Prima di iniziare la specifica acquisizione, è necessario eseguire la locale omogeneizzazione del campo magnetico, e questa procedura è eseguita (a volte automaticamente) mediante lo *shimming* dei gradienti, guidato e innescato dalla simultanea acquisizione dell'ECG. I volumi da omogeneizzare vengono pianificati grazie alle immagini trasversali e sagittali, acquisite per verificare il posizionamento della bobina, e di solito includono il ventricolo di sinistra, cercando di evitare i muscoli della parete toracica ed il diaframma. La sintonizzazione della bobina viene generalmente eseguita manualmente. L'acquisizione dello spettro ^{31}P-MR viene sincronizzata con l'onda R all'ECG. La selezione tridimensionale del volume di interesse può essere eseguita mediante diverse tecniche, quali la *Depth-Resolved Surface Coil Spectroscopy* (DRESS), la *Image-Selected In vivo Spectroscopy* (ISIS) o la *3-Dimensional Chemical Shift Imaging* (3D-CSI).

Sulla base della nostra esperienza le dimensioni del volume di interesse sono tipicamente 6 (caudo-craniale) ×7×7 cm^3. Generalmente la durata dell'acquisizione è di 10 minuti, mentre tenendo conto di tutte le procedure di pre-scanning la durata della sessione è di 40-45 minuti.

Alcuni fattori di correzione devono essere presi in considerazione per l'effetto di saturazione e l'effetto di contaminazione da parte dei fosfati ad alta energia, presenti nei globuli rossi localizzati a livello del ventricolo sinistro durante l'acquisizione. Questo tipo di valutazione permette di ottenere la determinazione diretta della concentrazione relativa di ogni metabolita. È naturale ricordare che una quantificazione assoluta della concentrazione dei metaboliti sarebbe preferibile, ma essa richiederebbe procedure di calibrazione del segnale del ^{31}P a quello dell'^{1}H dell'H$_2$O più complesse.

Un tipico spettro di individuo sano mostra 6 segnali di risonanza: il segnale dei 3 atomi di fosforo dell'ATP (alfa, beta e gamma), della fosfocreatina (PCr), del 2.3-difosfoglicerato, metabolita intermedio della glicolisi presente negli eritrociti, dei fosfo-di-esteri, presenti sulle membrane, e nei fosfolipidi circolanti. Il rapporto PCr/ATP rappresenta l'indice di metabolismo energetico cardiaco più importante che possa essere determinabile mediante la ^{31}P-MRS. Negli studi in vivo nell'uomo questo rapporto viene considerato il potenziale energetico del miocardio [6]. Quando la richiesta di energia sotto forma di ATP supera la disponibilità determinata dalla sintesi dell'ATP stesso, i livelli intracellulari di PCr si riducono, determinando in ultima analisi una riduzione del rapporto PCr/ATP. I livelli intracellulari di ATP, invece, cominciano a ridursi solo quando la PCr è sostanzialmente depleta. Un'altra possibile spiegazione alla riduzione di questo rapporto, che è tipica del quadro di scompenso cardiaco cronico, è rappresentata dalla riduzione del pool di creatina totale intracellulare [7].

Utilizzando questa metodica, il range del rapporto PCr/ATP è stato riportato essere tra 1,1 e 2,5, con una tendenza a ridursi all'aumentare dell'età [8-10]. Questa ampia variabilità tra un laboratorio e l'altro riflette variazioni metodologiche nelle tecniche di acquisizione e di analisi dei dati. È quindi auspicabile che si arrivi ad una standardizzazione delle metodiche. In soggetti sani e negli atleti la PCr/ATP ratio rimane costante ed è stata riportata una modesta riduzione solo durante condizioni di marcata stimolazione farmacologica [11]. Un rapporto PCr/ATP ridotto in condizioni di riposo è stato invece riportato in vivo in individui con cardiomegalia congenita [1] o in altre malattie congenite muscolari, come le distrofie muscolari progressive [12], nell'amiloidosi e nel beri-beri cardiaco [1], nonché nella cardiopatia ischemica e nelle condizioni associate ad insulino resistenza sistemica, che verranno descritte in dettaglio nei prossimi paragrafi. Anche in individui con ipertensione arteriosa ed ipertrofia patologica del ventricolo sinistro il rapporto PCr/ATP è ridotto sia in condizioni di riposo che durante *challenge* farmacologico e l'alterazione del metabolismo energetico correla con la disfunzione diastolica tipica di questi pazienti [13].

Il rapporto PCr/ATP viene quindi riconosciuto come attendibile bio-marker di alterazione del metabolismo energetico cardiaco anche in virtù di due altre caratteristiche. Si è rivelato un marker prognostico in studi di tipo longitudinale; è stato infatti riportato che un ridotto rapporto in pazienti con cardiomiopatia dilatativa ed ipertrofica era associato alla progressione dell'insufficienza cardiaca in modo indipendente da altre variabili emodinamiche e di funzione del ventricolo sinistro [14]. Inoltre è stato dimostrato che il rapporto PCr/ATP, grazie al fatto di essere ottenuto in modo non invasivo, può essere monitorato ripetutamente nell'arco di intervalli di tempo relativamente brevi, permettendo di valutare gli effetti dell'esercizio fisico di modesta entità [15] e comunque in condizioni durante le quali la performance del ventricolo sinistro è stimolata dalla somministrazione di farmaci [11, 13, 16].

17.3 Spettroscopia dell'^{1}H in RMC

L'^{1}H è presente in molti metaboliti, inclusi la creatina, il lattato, la taurina ed i residui (CH_3 e CH_2) delle catene alifatiche degli acidi grassi che costituiscono i trigliceridi intratissutali. È su questi metaboliti che si è focalizzata l'attenzione negli ultimi anni; è notevole infatti l'interesse relativo al contributo dell'eccesso di grassi intracardiaci alla patogenesi dell'insufficienza cardiaca nella cardiomiopatia dilatativa idiopatica, ischemica ed ipertensiva ed alla regolazione dell'apoptosi miocardiocitaria [17]. Questa metodica si sta rivelando, in alcuni laboratori, sufficientemente sensibile per la quantificazione in modo non invasivo dei lipidi intracardiomiocitari. Come nel muscolo scheletrico, anche nel miocardio i segnali che sono generati mediante la spettroscopia in RM dell'^{1}H dimostrano che questi tessuti sono caratterizzati da due compartimenti di trigliceridi endogeni. Uno di questi compartimenti rappresenta il pool di trigliceridi localizzati nella gocciola di trigliceridi presenti nel citosol del miocardiocita (o intramiocellulare), mentre l'altro compartimento rappresenta il pool di trigliceridi stipati negli adipociti (o extramiocellulare) [18]. I due segnali hanno un *chemical shift* di 0,2 ppm, dovuto ad una lieve differenza di suscettibilità magnetica secondaria ad un diverso arrangiamento geometrico nelle due popolazioni cellulari (cardiomiocita ed adipocita) [19]. Szczepaniak e coll. hanno dimostrato che le determinazioni dei trigliceridi intracardiaci in ^{1}H-MRS erano ottenibili ad intensità di campo magnetico di 1,5T, ma che soprattutto erano vantaggiose perché permettevano di differenziare i due compartimenti escludendo le potenziali contaminazioni dei trigliceridi presenti nel citoplasma degli adipociti (Fig. 17.1) [20, 21].

17.4 Applicazioni nella cardiopatia ischemica

Utilizzando la spettroscopia in RM del ^{31}P è possibile identificare alterazioni del rapporto PCr/ATP entro pochi minuti, e probabilmente secondi, dall'inizio della ridotta ossigenazione. I livelli intracellulari di PCr, infatti, precipitano rapidamente, mentre quelli di fosforo inorganico aumentano altrettanto rapidamente a seguito della reazione di defosforilazione della PCr, richiesta per liberare energia necessaria al lavoro meccanico di contrazione cardiaca [22]. L'identificazione in vivo mediante RM del ^{31}P è stata dimostrata quasi 20 anni fa

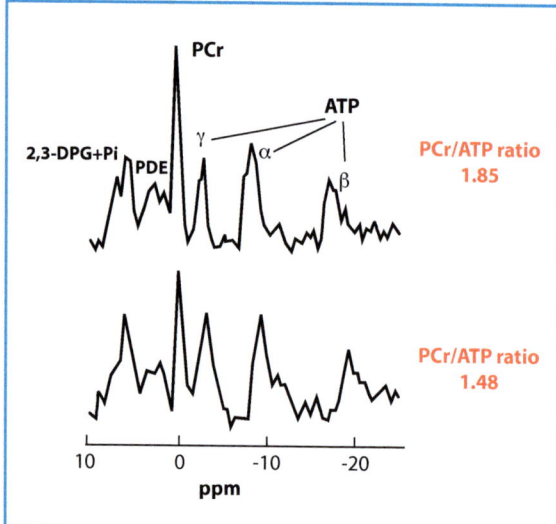

Fig. 17.1 Spettroscopia in ³¹P del miocardio. *ATP*, adenosina-trifosfato; *PCr*, fosfocreatina; *PDE*, fosfodiesteri; *DPG*, difosfoglicerato; *Pi*, fosforo inorganico

da Weiss e coll. [23] i quali hanno riportato che in pazienti con stenosi del 70% dell'arteria coronarica discendente anteriore sinistra, il rapporto PCr/ATP, quasi normale a riposo, si riduceva significativamente a seguito di un incremento di lavoro della pompa cardiaca del 30-35% indotto dall'esercizio di contrazione isometrica della muscolatura dell'avambraccio. A riprova dell'osservazione, gli Autori avevano elegantemente studiato gli stessi soggetti con il medesimo protocollo sperimentale dopo intervento di rivascolarizzazione, non riportando apprezzabili cambiamenti del rapporto PCr/ATP. In un altro lavoro, Pohost e coll. hanno riportato come in donne con dolore toracico tipico dell'angina, ma coronarie indenni allo studio coronarografico, l'indagine con ³¹P -MRS prima e dopo l'esecuzione di esercizio fisico di contrazione isometrica dei muscoli dell'avambraccio evidenziava una riduzione del rapporto PCr/ATP indotta dall'esercizio più marcata che nel gruppo controllo, suggerendo che alla base di tale sintomatologia potesse esserci una disfunzione del microcircolo più che un danno macrovascolare vero e proprio [15] e proponendo questa tecnica come uno strumento non traumatico e non invasivo per identificare le anormalità metaboliche del metabolismo miocardico in condizioni di ischemia. Deve essere comunque enfatizzato il fatto che nella cardiopatia ischemica le condizioni metaboliche del miocardio possono essere molto diverse in relazione alla loco-regionalità della malattia;

è ovvio, quindi, che una maggiore risoluzione spaziale per una più precisa localizzazione del segnale sarà necessaria nel prossimo futuro.

17.5 Applicazioni di ricerca nelle malattie metaboliche più comuni (obesità e diabete)

Negli ultimi anni l'obesità e il diabete di tipo 2 hanno evidenziato una vera propria pandemia nel modo occidentale, ma anche nei Paesi in via di sviluppo in associazione a stili di vita poco appropriati e caratterizzati da spiccata sedentarietà e diete ipercaloriche e/o ricche di grassi [24]. Queste patologie, indipendentemente dal fatto di poter aumentare significativamente il rischio di cardiopatia ischemica, si caratterizzano per il fatto di indurre un significativo aumento del grasso in sede ectopica. Esiste la cosiddetta ipotesi dell'eccesso calorico (*overflow hypothesis*) [25, 26], secondo la quale, a seguito di una disfunzione del tessuto adiposo (o semplicemente perché le capacità del tessuto adiposo sono superate), questo eccesso calorico, che in condizioni normali viene immagazzinato sotto forma di trigliceridi nel tessuto adiposo, comincia ad accumularsi anche in sedi più nobili e non strettamente deputate a questa funzione di "magazzino" di energia, come il muscolo scheletrico, il fegato e la beta-cellula. In questi tessuti il grasso ectopico esercita effetti metabolici e funzionali deleteri che favoriscono l'insorgenza di insulino-resistenza prima e di diabete poi. Questo accumulo ectopico di lipidi è stato inizialmente misurato proprio mediante metodiche di ¹H-MRS a livello del muscolo scheletrico [27] e del fegato [28], ma in questi ultimi anni è diventato importante misurarlo anche a livello del miocardio. In maniera del tutto simile al muscolo scheletrico, anche il miocardio può caratterizzarsi per un eccessivo accumulo intramiocardiocitario di lipidi. In tal caso, però, l'identificazione e la quantificazione di questa alterazione metabolica diventa molto difficile da investigare in vivo nell'uomo. Il cuore battente, infatti, è in perpetuo movimento ed è inoltre circondato da una quota variabile di tessuto adiposo pericardico che può interferire con le procedure di quantificazione. È quindi per questa ragione che pochi dati sono a disposizione nell'uomo. Il diabete di tipo 2, in particolare, è infatti una condizione che indipendentemente dalla cardiopatia ischemica si associa ad una prevalenza e ad un'incidenza annuale di scompenso cardiaco molto superiore rispetto a quella della popolazione non diabetica [29]. L'accumulo ectopico di trigliceridi a livello del miocardio è stato dimostrato essere presente in paziente non diabetici obesi, in pazienti con intolleranza al glucosio e nei pazienti diabetici, proprio grazie all'utilizzo di queste metodiche di ^{1}H-MRS [21]. Se questi lipidi si accumulino in sede ectopica solo a causa dell'*overflow* a partire dal tessuto adiposo in presenza di eccesso calorico nella dieta o ci possa essere una concausa legata ad un potenziale difetto del metabolismo energetico cardiaco è oggetto di molti studi e l'applicazione della ^{31}P-MRS potrebbe essere, a questo riguardo, particolarmente utile. In questo senso è stato da noi dimostrato come i pazienti affetti da diabete di tipo 1 in scarso compenso metabolico, e a seguito degli effetti tossici dell'iperglicemia cronica, si caratterizzano per alterazioni del metabolismo energetico cardiaco e come queste alterazioni possono essere migliorate con la sostituzione della funzione beta-cellulare grazie al trapianto di pancreas [30]. Anche il più comune diabete di tipo 2, già all'esordio e/o dopo pochi anni di malattia, si caratterizza per lo stesso tipo di alterazione che mediante ^{31}P-MRS viene espressa come una riduzione del rapporto PCr/ATP [31, 32]. Una potenziale spiegazione è che il deficit del metabolismo energetico possa essere secondario all'effetto tossico dell'iperglicemia cronica, che media tale effetto deleterio tramite lo stress ossidativo indotto dall'iperglicemia stessa. Nostri studi più recenti hanno però dimostrato che queste alterazioni del metabolismo energetico a livello miocardio possono essere osservate in individui non ancora diabetici, come gli individui obesi [33] o solo sovrappeso, ma con steatosi epatica [34], a sostegno dell'ipotesi che, accanto all'iperglicemia, l'insulino resistenza che caratterizza questi individui possa essere concausa del deficit del metabolismo energetico. In questo studio è stato osservato negli individui modestamente sovrappeso (indice di massa corporeo medio di 27 kg/m^2 circa), ma caratterizzati dal fatto di essere affetti da steatosi epatica, un maggior spessore del tessuto adiposo pericardico in assenza di alterazioni morfologiche, strutturali e funzionali del ventricolo sinistro. A dispetto di queste osservazioni iniziali sarà necessario dimostrare nel prossimo futuro che l'accumulo ectopico sia proporzionalmente capace di alterare il metabolismo insulino-mediato del glucosio a livello del miocardio.

Anche l'accumulo di grasso epicardico potrebbe essere coinvolto nelle alterazioni metaboliche del ventricolo sinistro. L'accumulo in questo distretto, in maniera simile all'accumulo in sede viscerale, potrebbe essere caratterizzato da flussi lipolitici elevati [35] e in questa localizzazione i NEFA in eccesso non incontrerebbero barriere anatomiche nel loro potenziale tragitto verso i miocardiociti [36]. I livelli circolanti di NEFA sembrerebbero inoltre associarsi alla massa del ventricolo sinistro, mentre il grasso epicardico sembra essere un marker del lavoro meccanico del ventricolo sinistro [37].

17.6 Applicazioni nello scompenso cardiaco

Qual è il razionale per cercare di stabilire se il miocardio di individui insulino resistenti si caratterizzi o meno per deficit del metabolismo energetico? Come abbiamo anticipato nel paragrafo precedente, l'insufficienza cardiaca non solo è una tipica complicanza del diabete e dell'obesità, ma è una patologia che, quando si manifesta clinicamente, indipendentemente dalla sua patogenesi, si caratterizza per una prognosi molto severa (sopravvivenza del 50% a 5 anni) [38]. Questo accade a dispetto del fatto che sono numerosi gli strumenti terapeutici farmacologici o anche interventistici che cercano di migliorare la prognosi di questi pazienti.

L'alterazione del metabolismo energetico del miocardio nel cuore scompensato è un'alterazione ben identificata [6]; il rapporto PCr/ATP, infatti, si riduce nel tempo in pazienti con scompenso ingravescente, anche se nelle fasi iniziali può rimanere normale. La riduzione del rapporto correla, in pazienti con cardiomiopatia dilatativa, con la classe funzionale *New York Heart Association* (NYHA) e con la frazione d'eiezione [39], ma soprattutto costituisce un fattore prognostico superiore alla classe funzionale NYHA stessa [14]. Nello scompenso cardiaco, però, sia la PCr che l'ATP si riducono simultaneamente e, quindi, il rapporto PCr/ATP non può riflettere pienamente il grado di alterazione metabolica. Infatti con la quantificazione assoluta, ottenuta mediante l'utilizzo della localizzazione spettrale con *optimum pointspread function* (SLOOP), nei pazienti con cardiomiopatia dilatativa è stata osservata una riduzione del 51% della concentrazione della PCr e del 35% dell'ATP; il rapporto PCr/ATP avrebbe sottostimato l'alterazione in quanto risulterebbe alterato solo del 25% [40]. Da questo punto di vista la metodica più sensibile potrebbe essere quella di misurazione del flusso dell'ATP attraverso la reazione della creatin-chinasi, utilizzando esperimenti di trasferimento della saturazione a 4 angoli (FAST). Weiss e coll. hanno dimostrato una riduzione del 18% della PCr nel cuore di individui con scompenso rispetto ai controlli con livelli immodificati di ATP [41]. Questo lavoro dimostra che le misure di turnover dell'ATP sono i più sensibili indicatori del deragliamento del metabolismo energetico del miocardio nello scompenso.

Gli effetti della terapia farmacologica con beta-bloccanti, ACE-inibitori, bloccanti del recettore per angiotensina II sono benefici sulla malattia, ed un trattamento per 3 mesi in un piccolo gruppo di pazienti con cardiomiopatia dilatativa ha evidenziato che il rapporto PCr/ATP è passato da 1,51±0,32 a 2,15±0,27 in parallelo al miglioramento del quadro clinico [42]. Anche il nostro gruppo ha recentemente dimostrato che in un trial doppio-cieco, cross-over in 12 pazienti in terapia convenzionale avviati a randomizzazione per ricevere placebo rispetto a trimetazidina, era possibile osservare un miglioramento del rapporto PCr/ATP in parallelo ad un miglioramento del quadro clinico. L'effetto era atteso sulla base dell'ipotesi di lavoro; la trimetazidina, infatti, è un modulatore metabolico che inibisce in maniera reversibile (e per questo non è tossico) l'utilizzo ossidativo del glucosio a discapito di quello degli acidi grassi. Poiché esistono dati sperimentali che suggeriscono che il consumo ossidativo del glucosio sia più conveniente rispetto a quello degli acidi grassi [43] ci si poteva aspettare, come verificato, un effetto metabolico e conseguentemente funzionale benefico [44]. La trimetazidina ha migliorato del 33% il rapporto PCr/ATP (da 1,35±0,33 a 1,80±0,50), ma soprattutto il nostro studio ha dimostrato che con la ^{31}P-MRS è stato possibile osservare e monitorare un effetto dell'intervento terapeutico nel tempo. Un altro recente studio in pazienti con cardiomiopatia dilatativa ha dimostrato, utilizzando queste metodiche spettroscopiche, che un programma di esercizio fisico di lunga durata non è dannoso per il metabolismo energetico del miocardio [45]. Lo studio suggerisce, quindi, che non solo è possibile monitorare l'effetto di un intervento farmacologico, ma anche quello dell'esercizio fisico.

17.7 Applicazioni future

La modalità di descrizione dei dati di metabolismo cardiaco, ottenuti mediante metodiche di risonanza magnetica in spettroscopia del miocardio, è stata focalizzata a cercare di sostenere l'ipotesi che le determinazioni dei lipidi intracardiaci e dei parametri di metabolismo energetico del cuore possano essere validi surrogati di prognosi e buoni surrogati di *hard points* cardiaci, in associazione a parametri che si possono ottenere con procedure di cine-MR, utilizzabili nel futuro in trial farmacologici per valutare l'efficacia, ma anche la sicurezza, di nuovi farmaci in ambito cardiovascolare [46], compresi quelli che si affacceranno sul mercato nei prossimi anni per il trattamento dello scompenso ed anche delle malattie metaboliche più comuni, quali diabete e obesità, che in questo momento conoscono una diffusione simile ad una vera e propria pandemia. Il successo di queste metodiche è, ovviamente, la non invasività della procedura e la mancanza di utilizzo di radiazioni ionizzanti. Attualmente il suo utilizzo è confinato alla ricerca, ma con il miglioramento della risoluzione spaziale e temporale che verrà verosimilmente ottenuto con gli strumenti della prossima generazione, si può iniziare a pensare ad un utilizzo anche in campo clinico. Da questo punto di vista diventerà una sfida importante per tutti gli operatori nel settore riuscire a costituire dei network di collaborazioni tra i vari laboratori di risonanza magnetica in spettroscopia che portino ad una standardizzazione delle modalità di acquisizione dei dati e, soprattutto, delle modalità di analisi nella fase del post-processing, in modo da rendere l'interpretazione di questi dati più semplice, comune e condivisa rispetto all'attuale.

Bibibliografia

1. Bottomley PA (1994) MR Spectroscopy or the Human Heart: The Status and the Challenges. Radiology 191:593-612
2. Beyerbacht HP, Vliegen HV, Lamb HJ et al (1996) Phosphorus magnetic resonance spectroscopy of the human heart: current status and clinical implications. Eur Heart J 17:1158-1166
3. Forder JR, Pohost GM (2003) Cardiovascular nuclear magnetic resonance: basic and clinical applications. J Clin Invest 111:1630-1639
4. Perseghin G, Petersen KF, Shulman GI (1999) NMR studies on the mechanism of insulin resistance in man. In: Reaven G, Laws A (eds) Contemporary Endocrinology: Insulin Resistance, chapter 9. Humana Press Inc, Totowa, NJ, pp 159-177
5. Hudsmith LE, Neubauer S (2009) Magnetic resonance spectroscopy in myocardial disease. J Am Coll Cardiol Img 2:87-96
6. Neubauer S (2007) Mechanisms of disease: the failing heart - an engine out of fuel. N Engl J Med 356:1140-1151
7. Nakae I, Mitsunami K, Omura T et al (2003) Proton magnetic resonance spectroscopy can detect creatine depletion associated with the progression of heart failure in cardiomyopathy. J Am Coll Cardiol 42: 1587-93

8. Kostler H, Landschutz W, Koeppe S et al (2006) Age and gender dependence of human cardiac phosphorus metabolites determined by SLOOP 31P MR spectroscopy. Magn Reson Med 56:907-911
9. Okada M, Mitsunami K, Inubushi T, Kinoshita M (1998) Influence of aging or left ventricular hypertrophy on the human heart: contents of phosphorus metabolites measured by 31P MRS. Magn Reson Med 39:772-782
10. Perseghin G, De Cobelli F, Esposito A et al (2009) Left ventricular function and energy metabolism in middle-aged men undergoing long lasting sustained aerobic oxidative training. Heart 95:630-635
11. Pluim BM, Lamb HJ, Kayser HWM et al (1998) Functional and metabolic evaluation of the athlete's heart by magnetic resonance imaging and dobutamine stress magnetic resonance spectroscopy. Circulation 97:666-672
12. Crilley JG, Boehm EA, Rajagopalan B et al (2000) Magnetic resonance spectroscopy evidence of abnormal cardiac energetics in Xp21 muscular dystrophy. J Am Coll Cardiol 36:1953-1958
13. Lamb HJ, Beyerbacht HP, van der Laarse A et al (1999) Diastolic dysfunction in hypertensive heart disease is associated with altered myocardial metabolism. Circulation 99:2261-2267
14. Neubauer S, Horn M, Cramer M et al (1997) Myocardial phosphocreatine-to-ATP ratio is a predictor of mortality in patients with dilated cardiomyopathy. Circulation 96:2190-2196
15. Buchthal S, Den Hollander JA, Bairey Merz CN et al (2000) Abnormal myocardial phosphorous-31 nuclear magnetic resonance spectroscopy in women with chest pain but normal coronary angiograms. N Engl J Med 342:829-835
16. Lamb HJ, Beyerbacht HP, Ouwerkerk R et al (1997) Metabolic response of normal human myocardium to high-dose atropine-dobutarnine stress studied by 31P-MRS. Circulation 96:2969-2977
17. Kang PM, Izumo S (2000) Apoptosis and heart failure. A critical review of the literature. Circ Res 86:1107-1113
18. Schick F, Eismann B, Jung W-I et al (1993) Comparison of localized proton NMR signals of skeletal muscle and fat tissue in vivo: two lipid compartments in muscle tissue. Magn Reson Med 29:158-167
19. Boesch C, Slotboom J, Hoppeler H, Kreis R (1997) In vivo determination of intra-myocellular lipids in human muscle by means of localized 1H-MR-Spectroscopy. Magn Reson Med 37:484-493
20. Szczepaniak LS, Babcock EE, Schick F et al (1999) Measurement of intracellular triglyceride stores by 1H spectroscopy: validation in vivo. Am J Physiol 276: 977-989
21. McGavock JM, Lingvay I, Zib I et al (2007) Cardiac steatosis in diabetes mellitus A 1H-magnetic resonance spectroscopy study. Circulation 116:1170-1175
22. Clarke K, O'Connor AJ, Willis RJ (1987) Temporal relation between energy metabolism and myocardial function during ischemia and reperfusion. Am J Physiol 253:412-421
23. Weiss RG, Bottomley PA, Hardy CJ, Gerstenblith G (1990) Regional myocardial metabolism of high-energy phosphates during isometric exercise in patients with coronary artery disease. N Engl J Med 323:1593-1600
24. Branca F, Nikogosian H, Lobstein T (eds) World Health Organization Europe, 2007. WHO library cataloguing in publication data. The challenge of obesity in the WHO european region and the strategies for response
25. Mc Garry JD (1992) What if Minkowski had been ageusic? An alternative angle on diabetes. Science 258: 766-770
26. Perseghin G (2005) Muscle lipid metabolism in the metabolic syndrome. Curr Opin Lipidol 16:416-420
27. Perseghin G, Scifo P, De Cobelli F (1999) Intramyocellular triglyceride content is a determinant of in vivo insulin resistance in humans: a 1H-13C NMR spectroscopy assessment in offspring of type 2 diabetic parents. Diabetes 48:1600-1606
28. Perseghin G, Lattuada G, De Cobelli F (2007) Habitual physical activity is associated with the intra-hepatic fat content in humans. Diabetes Care 30:683-688
29. Nichols GA, Hillier TA, Erbey JR, Brown JB (2001) Congestive heart failure in type 2 diabetes: prevalence, incidence, and risk factors. Diabetes Care 24:1614-1619
30. Perseghin G, Fiorina P, De Cobelli F Et al (2005) Cross-sectional assessment of the effect of kidney and kidney-pancreas transplantation on resting left ventricular energy metabolism in type 1 diabetic-uremic patients: a 31P-MRS study. J Am Coll Cardiol 46:1085-1092
31. Diamant M, Lamb HJ, Groeneveld Y et al (2003) Diastolic dysfunction is associated with altered myocardial metabolism in asymptomatic normotensive patients with well-controlled type 2 diabetes mellitus. J Am Coll Cardiol 42:328-335
32. Scheuermann-Freestone M, Madsen PL, Manners D et al (2003) Abnormal cardiac and skeletal muscle energy metabolism in patients with type 2 diabetes. Circulation 107:3040-3046
33. Perseghin G, Natali G, De Cobelli F et al (2007) Abnormal left ventricular energy metabolism in obese men with preserved systolic and diastolic functions is associated with insulin resistance. Diabetes Care 30:1520-1527
34. Perseghin G, Lattuada G, De Cobelli F et al (2008) Increased mediastinal fat and impaired left ventricular energy metabolism in young men with newly found fatty liver. Hepatology 47:51-58
35. Marchington JM, Mattacks CA, Pond CM (1989) Adipose tissue in the mammalian heart and pericardium: structure, foetal development and biochemical properties. Comp Biochem Physiol B 94:225-232
36. Iacobellis G, Corradi D, Sharma AM (2005) Epicardial adipose tissue: anatomic, biomolecular and clinical relationships with the heart. Nat Clin Pract Cardiovasc Med 2:536-543
37. Kankaanpaa M, Lehto H-R, Parkka JP et al (2006) Myocardial triglyceride content and epicardial fat mass in human obesity: relationship to left ventricular function and serum free fatty acid levels. J Clin Endocrinol Metab 91:4689-4695
38. From AM, Leibson CL, Bursi F (2006) Diabetes in heart failure: prevalence and impact on outcome in the population. Am J Med 119:591-599
39. Neubauer S, Krahe T, Schindler R et al (1992) 31P magnetic resonance spectroscopy in dilated cardiomyopathy and coronary artery disease. Altered cardiac high-energy phosphate metabolism in heart failure. Circulation 86:1810-1818
40. Beer M, Seyfarth T, Sandstede J et al (2002) Absolute concentrations of high energy phosphate metabolites in normal, hypertrophied, and failing human myocardium measured

noninvasively with (31)P-SLOOP magnetic resonance spectroscopy. J Am Coll Cardiol 40:1267-1274
41. Weiss RG, Gerstenblith G, Bottomley PA (2005) ATP flux through creatine kinase in the normal, stressed, and failing human heart. Proc Natl Acad Sci USA 102:808-813
42. Smith CS, Bottomley PA, Schulman SP (2006) Altered creatine kinase adenosine triphosphate kinetics in failing hypertrophied human myocardium. Circulation 114:1151-1158
43. Korvald C, Elvenes OP, Myrmel T (2000) Myocardial substrate metabolism influences left ventricular energetics in vivo. Am J Physiol Heart Circ Physiol 278:1345-1351
44. Fragasso G, Perseghin G, De Cobelli F (2006) Effects of metabolic modulation by trimetazidine on left ventricular function and phosphocreatine/adenosine triphosphate ratio in patients with heart failure. Eur Heart J 27:942-948
45. Beer M, Wagner D, Myers J et al (2008) Effects of exercise training on myocardial energy metabolism and ventricular function assessed by quantitative phosphorus-31 magnetic resonance spectroscopy and magnetic resonance imaging in dilated cardiomyopathy. J Am Coll Cardiol 51:1883-1891
46. van der Meer RW, Rijzewijk LJ, de Jong HW et al (2009) Pioglitazone improves cardiac function and alters myocardial substrate metabolism without affecting cardiac triglyceride accumulation and high-energy phosphate metabolism in patients with well-controlled type 2 diabetes mellitus. Circulation 119:2069-2077

Indicazioni cliniche alla RMC e criteri di appropriatezza

18

Giancarlo Casolo, Jacopo Del Meglio, Carlo Tessa

18.1 Introduzione

La risonanza magnetica cardiaca (RMC) trova un crescente significativo ruolo nella clinica cardiologica grazie alle molteplici possibilità diagnostiche evidenziate nel corso degli anni. Per molte condizioni cliniche tale metodica non solo ha evidenziato le principali caratteristiche semeiologiche delle cardiopatie sottostanti, ma addirittura ne ha documentato la fisiopatologia ed, in diverse occasioni, è stata impiegata per svelare aspetti sconosciuti dei meccanismi di malattia. Infine, dato di grande rilevanza, oggi disponiamo di molteplici dati prognostici basati su elementi raccolti mediante la RMC nei principali quadri patologici.

Appare tuttavia di notevole importanza, in questo come in molti altri campi della medicina, stabilire non tanto ciò che una metodica possa offrire in una determinata condizione clinica, quanto semmai il suo valore assoluto. In altri termini è necessario stabilire con attenzione e rigorosità scientifica le indicazioni cliniche della RMC, mettendo da parte ciò che sono le semplici applicazioni oppure gli aspetti investigativi. Altrettanto rilevante appare tradurre le indicazioni in termini di uso appropriato nel panorama delle metodiche già esistenti ed ormai affermate. Nel caso della RMC, a differenza ad esempio dell'ecocardiografia, evidenziare chiaramente indicazioni ed uso appropriato non è sempre facile per la mancanza di studi sufficientemente ampi o di confronto; in tale caso il giudizio sarà basato prevalentemente su documenti di consenso tra professionisti e panel di esperti della materia.

18.2 Indicazioni e appropriatezza della RMC al 2006

In un ormai ben conosciuto documento della Società Europea di Cardiologia (ESC) del 2004 [1] un panel di esperti ha delineato quelle che, all'epoca, erano considerate indicazioni cliniche plausibili della RMC. Le indicazioni furono suddivise in classi di priorità sulla base sia dell'importanza delle informazioni che della loro rilevanza nel mondo reale. In questo modo, le applicazioni di classe I erano quelle che offrivano informazioni così importanti da giustificarne l'uso in prima battuta, quelle di classe II erano importanti, ma non esclusive, ed infine quelle di classe III erano quelle importanti, ma in cui le informazioni di altre metodiche erano di solito sufficienti. Alcune indicazioni erano infine classificate come di solo ambito di ricerca. Questo documento, ancorché basato più sul consenso di esperti che su evidenze, ha avuto tuttavia il merito di introdurre il concetto dell'impiego alternativo, od esclusivo, della RMC, permettendo così di evidenziarne immediatamente i punti di forza. In questo documento le indicazioni in classe I erano comunque numerose e prevalentemente concentrate nell'ambito delle cardiopatie congenite (specie nel follow-up post-correzione chirurgica e nello studio dei vasi polmonari), delle malattie dell'aorta, delle cardiomiopatie e delle masse cardiache. Risultavano piuttosto scarse le indicazioni nella malattia coronarica e nelle valvulopatie. Il documento si chiudeva con un'analisi dei costi che evidenziava, molto opportunamente, che la RMC è una tecnica costosa che, ovviamente, deve essere usata laddove i costi producano un valore aggiunto rispetto all'imaging tradizionale. In questo documento non venivano considerate le nuove possibilità diagnostiche, quali soprattutto la valutazione del microcircolo in corso di sindrome coronarica acuta (SCA) e lo studio della perfusione da

G. Casolo (✉)
U.O.C. di Cardiologia, Ospedale Versilia,
Lido di Camaiore (LU)

stress nella valutazione dell'ischemia. Viceversa, in classe I era già posizionato lo studio della vitalità miocardica, il riconoscimento dell'infarto acuto e/o cronico e delle anomalie coronariche.

Un altro citatissimo documento riguardante l'uso appropriato della RMC è quello prodotto da un panel di esperti di diverse importanti società scientifiche (*American College of Cardiology, American College of Radiology, Society of Cardiovascular Computer Tomography, Society for Cardiovascular Magnetic Resonance, American Society of Nuclear Cardiology, North American Society for Cardiac Imaging, Society for Cardiovascular Angiography and Interventions, Society of Interventional Radiology*) [2]. In questo corposo documento, l'uso appropriato della RMC viene definito attraverso uno score da 1 a 9, dove l'uso appropriato si realizza quando lo score è compreso tra 7 e 9, l'uso dove vi è incertezza di appropriatezza tra 4 e 6 e dove l'uso è inappropriato tra 1 e 3. Il documento è stato prodotto qualche anno dopo il primo e, pertanto, ha il pregio di comprendere alcune ulteriori evidenze che hanno modificato l'importazione del documento della ESC. Il panel ha individuato 33 indicazioni possibili che sintetizzano, in uno schema piuttosto rigido, il complesso ambito di utilizzo clinico della RMC. Limitandoci alle indicazioni dove la metodica viene giudicata senz'altro appropriata (score 7-9), compare un ruolo più che plausibile nell'identificazione della malattia coronarica nei pazienti con dolore toracico ed a rischio intermedio di malattia coronarica ostruttiva che non possono sottoporsi ad uno stress-test o hanno un tracciato ECG non interpretabile. Altrettanto interessante appare il ruolo proposto nell'attribuire ad una stenosi coronarica di incerta entità, rilevata con coronarografia convenzionale, il significato funzionale.

18.3 Nuove recenti acquisizioni

Negli ultimi anni la RMC ha ricevuto una crescente attenzione sia nelle sue applicazioni cliniche tradizionali che in ambiti differenti. Se la coronarografia con RM non ha ricevuto significativi contributi della letteratura, e dunque non è stata modificata l'indicazione concordemente riconosciuta come appropriata (cioè la descrizione delle anomalie coronariche), significativi e importanti acquisizioni hanno riguardato l'infarto miocardico acuto [3] e le miocardiopatie.

Nell'ambito dell'infarto miocardico acuto è stato evidenziato come la RMC sia in grado di documentare numerosi importanti aspetti fisiopatologici che si traducono in rilevanti riflessi clinici. Infatti la RMC descrive in modo pressoché unico l'infarto miocardico acuto, riconoscendo la necrosi, il miocardio a rischio, l'ostruzione microvascolare e l'emorragia [4-6]. Ciascuno di questi elementi, preso singolarmente, possiede un importante significato per le scelte cliniche ed un valore prognostico incrementale rispetto ai tradizionali marker del danno. Appare pertanto ragionevole considerare, tra le indicazioni, un uso allargato della RMC sia precocemente che nel follow-up dei pazienti dopo un infarto miocardico.

Alcuni studi hanno definitivamente dimostrato il significativo ruolo della RMC durante stress farmacologici, sia a fini diagnostici che prognostici [7-9]. Nello studio multicentrico multivendor IMPACT il confronto head-to-head della scintigrafia miocardica di perfusione rispetto alla RM da stress con adenosina ha evidenziato la non inferiorità della RMC, rispetto all'esame radioisotopico, nell'identificare la coronaropatia significativa [8]. Nello studio di Bodi e coll., condotto su oltre 600 pazienti seguiti per quasi due anni, è stato evidenziato come la RM da stress con dipiridamolo sia in grado di offrire importanti informazioni prognostiche ed addirittura di aiutare a condurre scelte cliniche orientate alla risposta all'esame [9].

Infine, un altro settore rilevante che ha visto un significativo avanzamento delle conoscenze è quello delle miocardiopatie. Grazie all'ampliamento delle informazioni ottenibili con la tecnica del *delayed enhancement* sono stati numerosi i quadri di miocardiopatia descritti e definiti con la RMC [10]. Accanto ad una miglior definizione delle miocardiopatie, inoltre, iniziano ad emergere dati prognostici circa l'importanza della RMC. Nelle cardiomiopatie dilatative tale metodica può identificare l'eziologia della malattia e predirne la prognosi [11-13]. La RMC si sta inoltre dimostrando uno strumento importante nella selezione dei pazienti da avviare alla stimolazione biventricolare (CRT). È stato dimostrato che la presenza di ampie zone cicatriziali a sede segmentaria rilevate con RM identifica con elevata accuratezza i non responders [14].

18.4 Moderne indicazioni e impiego appropriato della RMC

Nella Tabella 18.1 sono riportate le principali indicazioni alla RMC alla luce delle vecchie e nuove acquisizioni. Accanto all'elenco delle indicazioni all'esame è riportato il grado di appropriatezza secondo il metodo

Tabella 18.1 Principali indicazioni alla RMC

Cardiopatie congenite			
Valutazione iniziale e follow-up delle cardiopatie congenite dell'adulto	I	9	A
Cardiopatie congenite complesse corrette chirurgicamente (FU)	I	9	B
Malattie dell'aorta			
Diagnosi e follow-up degli aneurismi dell'aorta ascendente e toracica	I	8	A
Dissezione aortica acuta	II	8	B
Dissezione aortica cronica e follow-up dopo correzione	I	9	A
Ematoma intramurale aortico ed ulcera penetrante	I	8	A
Malattie valvolari			
Studio della valvola aortica			
Quantificazione della stenosi	II	6	B
Quantificazione dell'insufficienza	II	5	B
Valutazione dei lembi valvolari	III	6	B
Studio della mitrale			
Quantificazione della stenosi	III	3	B
Quantificazione dell'insufficienza	III	3	B
Valutazione dei lembi valvolari	II	6	B
Studio della tricuspide			
Quantificazione della stenosi	III	3	B
Quantificazione dell'insufficienza	III	3	B
Valutazione dei lembi valvolari (sospetta anomalia di Ebstein)	II	6	B
Studio della polmonare			
Quantificazione della stenosi	II	5	B
Quantificazione dell'insufficienza (nel Fallot operato)	I	8	B
Valutazione dei lembi valvolari	II	6	B
Malattia coronarica			
Nei pazienti in cui l'ecocardiografia non sia possibile per la valutazione anatomo-funzionale del ventricolo sinistro	I	8	A
Nei pazienti con buona finestra acustica per la valutazione anatomo-funzionale del ventricolo sinistro	III	5	A
Studio di perfusione durante infusione di adenosina/dipiridamolo per la diagnosi nei pazienti a rischio elevato di CAD	III	5	B
Studio di perfusione durante infusione di adenosina/dipiridamolo per la diagnosi nei pazienti a rischio intermedio di CAD	II	8	B
Studio di perfusione durante infusione di adenosina/dipiridamolo per la diagnosi nei pazienti a rischio basso di CAD	III	3	B
Studio di perfusione durante infusione di adenosina/dipiridamolo per la stratificazione prognostica dei pazienti con CAD	II	7	B
Studio anatomico delle arterie coronarie	Invest.		C
Studio delle anomalie coronariche	I	9	B
Studio dell'infarto acuto STEMI dopo PCI	I	8	B
Diagnosi e valutazione delle sindromi coronariche acute	III	5	B
Diagnosi e valutazione dell'infarto miocardico pregresso	III	5	B
Diagnosi di infarto pregresso non riconosciuto dalla SPECT	I	9	B
Riconoscimento e follow-up della trombosi ventricolare	II	7	A
Valutazione ed indicazioni prima di un impianto di ICD/CRT	I	8	B
Valutazione della vitalità miocardica	I	8	A
Cardiopatie congenite			
Miocarditi, miocardiopatie, pericardio, masse			
Diagnosi di miocardite acuta e cronica	I	8	B
Diagnosi differenziale tra eziologia ischemica e non di una cardiomiopatia	II	7	A
Cardiomiopatie infiltrative/restrittive	I	9	B
Cardiomiopatia del ventricolo destro	I	9	B

(cont. →)

(continua) **Tabella 18.1**

Cardiomiopatia ipertrofica	II	7	B
Cardiopatie da accumulo di ferro	I	9	C
Stratificazione prognostica delle cardiomiopatie	I	9	C
Pericardite costrittiva	I	8	B
Masse e tumori	II	8	B
	I	9	B
Miscellanea			
Pazienti non candidabili all'ecocardiografia per cattiva finestra acustica	I	9	A
Pazienti in cui è importante avere misure accurate di volumi e funzione	I	9	A
In alternativa all'ecocardiografia trans-esofagea	II	7	B
Nei casi in cui sia necessario avere più informazioni da un singolo test (ad esempio ischemia+vitalità+funzione)	I	9	A

adottato, a suo tempo, dalla ESC nelle raccomandazioni del 2004. Nella seconda colonna è riportato uno score da 1 a 9 redatto secondo i principi adottati dal documento del 2006. Infine è riportato uno score supplementare che ha lo scopo di offrire una chiave di lettura pratica e che introduce la fattibilità, nell'attività reale, tenendo presente le risorse necessarie per eseguire l'esame e così costruito:

- A: applicazione semplice in un setting comune;
- B: applicazione che richiede un rilevante sforzo organizzativo;
- C: applicazione che necessita di specifiche condizioni in un centro di eccellenza.

18.4.1 Cardiopatie congenite

La RMC offre, nelle cardiopatie congenite, un ausilio insostituibile soprattutto nell'adulto e nel follow-up dopo un intervento correttivo. Sono insostituibili le informazioni relative allo stato del circolo polmonare, dei rapporti tra le camere e la pervietà di shunts e condotti. Poiché le informazioni raccolte non dipendono dalla direzione del flusso o dalla comunicazione tra le camere esplorate (come avviene per le tecniche angiografiche), la RMC è superiore a tutte le altre tecniche nella definizione delle cardiopatie congenite complesse. Per queste ultime è necessaria una certa esperienza e un team diagnostico esperto.

18.4.2 Malattie dell'aorta

Le malattie dell'aorta sono facilmente esaminabili con la RMC. L'aneurisma aortico può essere controllato periodicamente in modo preciso e ripetibile, evitando l'impiego di radiazioni ionizzanti. Un capitolo a parte meritano le sindromi aortiche acute, che posseggono un peculiare aspetto alla RMC. In questo ambito la RM può costituire un esame di prima scelta, tranne che nella dissecazione acuta, dove altre tecniche sono più semplici da utilizzare in un paziente gravemente instabile.

18.4.3 Malattie valvolari

Nonostante i notevoli miglioramenti tecnologici dell'ecocardiografia, che costituisce l'esame di prima scelta nei pazienti con malattie valvolari, le indicazioni all'uso della RMC sono molte ed in espansione. Alcune valvulopatie, quali la stenosi mitralica, di norma non richiedono l'uso della RMC. Tuttavia è bene sapere che questa metodica può esaminare tutte le malattie valvolari e quantificarle in modo accurato. A titolo di esempio la stenosi aortica, che non può essere studiata con ecocardiografia nei pazienti con finestra acustica non disponibile, può costituire una indicazione plausibile prima di passare all'esame emodinamico-angiografico. In questa condizione la valvola viene visualizzata e sia l'area che il gradiente sono valutabili con precisione. Nell'insufficienza mitralica, la RMC può evidenziare il lembo mitralico o la porzione dello stesso che prolassa, il meccanismo del medesimo e quindi contribuire, in modo non invasivo alternativo alla TEE, alla descrizione ai fini chirurgici della valvulopatia. In tutte queste applicazioni è necessario poter orientarsi su di un centro esperto.

18.4.4 Malattia coronarica

Numericamente si tratta di una patologia che colpisce una popolazione assai ampia. Tuttavia sarebbe impensabile inviare alla RMC la maggior parte dei pazienti. Così, se la finestra acustica è buona, in genere l'esame ecocardiografico, condotto da mani esperte, è sufficiente a offrire valutazioni anatomo-funzionali adeguate. Viceversa, laddove il paziente non offra garanzie per un esame di qualità, è necessario considerare la RMC come un esame di prima scelta, anche in considerazione del fatto che questo livello di informazioni in genere è alla portata della maggior parte dei centri.

L'esame RMC durante infusione di adenosina/dipiridamolo, per rilevare la presenza ed estensione dell'ischemia, è indicato per la diagnosi nei pazienti a rischio intermedio, mentre non lo è in quelli a basso ed alto rischio. Tuttavia l'esame deve essere eseguito in centri dotati di esperienza.

Lo studio delle arterie coronarie resta un esame investigativo, mentre appare semplice e indicato nel sospetto di origine anomala e di decorso delle coronarie native. Nelle valutazione delle sindromi coronariche acute l'esame può essere indicato, ma in genere vi si può ricorrere in seconda battuta. Viceversa, in una moderna visione dell'infarto, grazie alle indicazioni offerte nelle prime giornate dopo un infarto acuto transmurale, specie se trattato con angioplastica primaria, la RMC può costituire un esame irrinunciabile per valutare lo stato del microcircolo e predire il rimodellamento e la prognosi. Mentre la RMC non appare indicata per lo studio dell'infarto pregresso, se non in alcuni casi specifici, costituisce l'esame di prima scelta per identificare un sospetto pregresso infarto non rilevabile con altre tecniche. Lo studio della vitalità miocardica, anche ai fini della risposta all'impiego di terapie medico-chirurgiche e devices, appare indicato con elevato grado di appropriatezza.

18.4.5 Miocarditi, miocardiopatie, pericardio, masse

In questo capitolo rientrano molte condizioni che trovano una indicazione appropriata della RMC. Le miocarditi, ad esempio, sono un ambito di notevole interesse, dove una specifica distribuzione (in genere subepicardica) del *delayed enhancement* del contrasto può supportare la diagnosi di miocardite ed escludere la genesi aterosclerotica di una lesione miocardica. Come già ricordato, molti elementi prognostici sono legati a specifici pattern dell'esame RMC e, a tutt'oggi, questa metodica costituisce un ausilio irrinunciabile nei centri che si occupano di miocardiopatie.

Lo studio delle masse e dei tumori cardiaci e paracardiaci sono stati fra le prime indicazioni riconosciute come appropriate per la RMC fin dalla sua introduzione.

18.4.6 Miscellanea

La RMC trova indicazione appropriata in tutti i pazienti in cui l'ecocardiografia tradizionale non sia fattibile per cattiva finestra acustica, quando è necessaria una precisa quantificazione di volumi, massa e funzione, in molte condizioni in cui il paziente non desideri eseguire l'ecocardiografia trans-esofagea (ad esempio lo studio dell'aorta, delle masse atriali e ventricolari superiori ai 2-3 mm, nella sospetta trombosi dell'auricola sinistra) ed ovviamente quando si desideri un esame che contenga in sé più informazioni (quali anatomia, funzione, caratterizzazione tissutale).

18.5 Conclusioni

Rispetto a qualche anno fa, la RMC non è più una tecnica riservata a pochi centri di eccellenza o eseguita in pochi casi molto selezionati. Le indicazioni appropriate sono molteplici e spesso le informazioni che offre sono esclusive e fondamentali per la gestione dei pazienti. Purtroppo è ben noto come queste considerazioni si scontrino con difficoltà organizzative e competenze non sempre all'altezza delle necessità. Tuttavia questi problemi non possono e non devono far perdere di vista che oggi la RMC rappresenta una tecnica matura, robusta e fondamentale nel management clinico di molti dei nostri pazienti. La RMC offre la possibilità di studiare il cuore senza necessità di speciali implementazioni, rispetto a quelle standard di tutti gli scanner moderni. Pertanto è o dovrebbe essere disponibile in molti ospedali e centri di cura una equipe che garantisca l'esame e la sua implementazione nel *workflow* dei pazienti.

Bibliografia

1. Pennell D, Sechtem U, Higgins CB et al (2004) Clinical indications for cardiovascular magnetic resonance (CMR): consensus panel report. Eur Heart J 25:1940-1965
2. Hendel RC, Patel MR, Kramer CMN, Poon M (2006) ACCF/ACR/SCCT/SCMR/ASNC/NASCI/SCAI/SIR 2006. Appropriateness criteria for cardiac computed tomography

and cardiac magnetic resonance imaging. JACC 48:1475-1497
3. Lockie T, Nagel E, Redwood S, Plein S (2009) Use of cardiovascular magnetic resonance imaging in acute coronary syndromes. Circulation 119:1671-1681
4. Aletras AH, Tilak GS, Natanzon A et al (2006) Retrospective determination of the area at risk for reperfused acute myocardial infarction with T2-weighted cardiac magnetic resonance imaging: histopathological and displacement encoding with stimulated echoes (DENSE) functional validations. Circulation 113(15):1865-70
5. Orn S, Manhenke C, Greve OJ et al (2009) Microvascular obstruction is a major determinant of infarct healing and subsequent left ventricular remodelling following primary percutaneous coronary intervention. Eur Heart J 30:1978-1985
6. Ganame J, Messalli G, Dymarkowski S et al (2009) Impact of myocardial haemorrhage on left ventricular function and remodelling in patients with reperfused acute myocardial infarction. Eur Heart J 30(12):1440-1449
7. Nandalur KR, Dwamena BA, Choudhri AF et al (2007) Diagnostic performance of stress cardiac magnetic resonance imaging in the detection of coronary artery disease: a meta-analysis. J Am Coll Cardiol 50(14):1343-1353
8. Schwitter J, Wacker CM, van Rossum AC et al (2008) MR-IMPACT: comparison of perfusion-cardiac magnetic resonance with single-photon emission computed tomography for the detection of coronary artery disease in a multicentre, multivendor, randomized trial. Eur Heart J 29(4):480-489
9. Bodi V, Sanchis J, Lopez-Lereu MP et al (2009) Prognostic and therapeutic implications of dipyridamole stress cardiovascular magnetic resonance on the basis of the ischaemic cascade. Heart 95(1):49-55
10. Olivotto I, Maron MS, Autore C et al (2008). Assessment and significance of left ventricular mass by cardiovascular magnetic resonance in hypertrophic cardiomyopathy. J Am Coll Cardiol 52(7):559-566
11. Casolo G, Minneci S, Manta R et al (2006) Identification of the ischemic etiology of heart failure by cardiovascular magnetic resonance imaging: diagnostic accuracy of late gadolinium enhancement. Am Heart J 151(1):101-108
12. Wu KC, Weiss RG, Thiemann DR et al (2008) Late gadolinium enhancement by cardiovascular magnetic resonance heralds an adverse prognosis in nonischemic cardiomyopathy. J Am Coll Cardiol 51(25):2414-2421
13. Kwon DH, Smedira NG, Rodriguez ER et al (2009) Cardiac magnetic resonance detection of myocardial scarring in hypertrophic cardiomyopathy. Correlation with histopathology and prevalence of ventricular tachycardia. J Am Coll Cardiol 54:242-249
14. Marsan NA, Westenberg JJ, Ypenburg C et al (2009) Magnetic resonance imaging and response to cardiac resynchronization therapy: relative merits of left ventricular dyssynchrony and scar tissue. Eur Heart J [In press]

Indice analitico

3PPS 28-29

A
Acidi grassi 203, 205, 208
Adenosina-trifosfato 48, 203
ALCAPA syndrome 112
Amiloidosi 60-61, 126-128, 204
Anelli vascolari 190, 192-193
Aneurisma 113, 190, 200, 214
Anomalie
 - di origine delle coronarie 110-112, 212, 213
 - venose del cuore 110, 116
Appropriatezza 61, 112, 121, 212, 215
Area (della valvola) 180
Aritmie 83-84, 91, 96, 98, 126-127, 133-138, 143, 145-146, 149, 151, 157-158, 161, 189
Arteria polmonare 19, 21-23, 73-74, 77, 110, 112, 136, 183, 185-186, 190, 192, 194, 198
Arterie coronarie 28-29, 54, 91, 104, 106, 110, 112-113, 162, 213, 215
ARVC, malattia aritmogena 72

B
Bambino 171, 191-192
Bicuspide 181-183
Black-Blood FSE 8-9, 67, 69, 72-74, 76
Bland-White-Garland, sindrome di 112
Bobina 3, 37, 56, 65-66, 68, 72-74, 108, 204
Bolo 53-56, 84
Bridging miocardico 110
Bulging 135-137
Bypass 110, 114-116

C
CAD, *coronary artery disease* 88, 103, 107-108, 163, 213
Camere cardiache 24-25, 32, 40, 67, 122, 128, 139, 148, 152, 167-168, 170, 172, 179, 185
Campo magnetico 3-5, 40, 46, 65, 150, 204-205

Caratterizzazione tessutale 141-142, 146, 149, 153
Cardiomiopatia
 - aritmogena del ventricolo destro 121, 133
 - dilatativa 33, 60, 82, 121-123, 149, 157-158, 162, 205, 207-208
 - ipertrofica 60, 83, 121, 124-125, 146, 148, 214
 - restrittiva 60, 126, 171
Cardiomiopatie specifiche 121, 127
Cardiopatia
 - ischemica 50, 53, 56, 59, 61, 92, 133, 138, 204-206
 - congenita 13, 51, 143, 189-190, 194, 196, 200, 211-214
Cateterismo cardiaco 172, 177, 179, 189
Classificazione AHA 26-28, 177, 180
Coartazione aortica 115, 189-190, 192-193, 196, 199-200
Compliance ventricolare 165
Contrasto 10-11, 13, 16, 31, 39-41, 44, 53-58, 69-71, 76-77, 84-85, 87, 92-95, 97, 104-105, 107, 110, 114, 116, 122, 125, 134, 137, 141-142, 149-150, 159-161, 165-166, 169-170, 172, 179, 186, 189-192, 197, 215
Coronarografia 1, 56, 87-88, 103-104, 110, 112-113, 115-116, 158, 212
Coronaro-RM 28, 61, 104, 106-108, 110, 116
Coronaro-TC 104, 107-110, 116
Criteri di Dallas 158, 161
Criteri di Lake Louise 162-163
Cuore V, 1, 3, 7-8, 10, 19-22, 25-29, 31-32, 36-37, 39-40, 45, 65, 67, 74, 104, 106, 110, 116, 127-128, 134-135, 141, 146, 148-149, 151, 153, 172, 185-186, 189-192, 198, 206-208, 215

D
Delayed enhancement 53, 56-57, 59-60, 70-71, 92, 113, 116, 142-143, 181, 212, 215
DENSE MRI 46
Diabete 206-208

Diagnosi differenziale 84, 93, 100, 121, 126, 128, 138-139, 142, 145, 149-152, 162, 167, 174, 213
Diagnostica per immagini V, 1, 19, 53, 91
Difetti interatriali 167, 192
Difetti interventricolari 192

E

ECG-gating prospettico/retrospettivo 5, 6, 32, 103, 104
ETL, Echo train length 7, 34, 37
Ecocardiografia 1, 39-41, 48, 82, 84, 92, 97, 103, 113, 121, 134, 141, 145, 150, 158, 165, 168, 172-173, 177, 179-180, 183, 185-186, 189-190, 192-194, 196, 200, 211-215
Ecocardiogramma 3, 133-134, 146, 150, 153
Edema 9, 36, 57-59, 68, 91-95, 97-99, 127, 141, 159-160, 162-163, 169
Emocromatosi 126-127, 129
Endocardite 150, 157, 181-182, 184-185, 186
Enhancement 9-10, 41, 53, 55-57, 59-60, 70-71, 76, 85, 87-88, 92-95, 113, 116, 121, 123, 126, 128, 136-138, 142-144, 146-150, 152, 159-163, 181, 197, 212, 215
Equazione di Bernoulli 179-180
Equazione di continuità 180-182

F

Fase telediastolica 10, 24-25, 41-42, 44, 104
- telesistolica 10, 25, 41-42
Fast Spin-Echo 7, 33-34, 105
Fibrosi 50, 123, 125-126, 128, 139, 141, 143, 160, 197
Fluido pericardico 165, 168, 170, 172
Flusso trans-mitralico 48-51
Follow-up 113, 116, 127, 130, 134, 142, 149, 151, 157, 182, 190, 194, 196-197, 200, 211-214
Fosfocreatina 50, 203-204
Frazione rigurgitante 179-180
Funzione cardiaca 39, 65, 121, 129, 142, 153, 185
Funzione diastolica 6, 15, 39, 48, 50-51, 91, 122, 124-125, 196
Funzione sistolica 39-42, 44, 48, 50, 83, 91, 100, 122, 124, 126, 127, 129, 136, 159, 162, 163, 181

G

Gadolinio 10, 57-58, 84, 86-87, 93-94, 97-98, 125, 136, 141-144, 147-148, 160-162
Gating 5-6, 16, 31-32, 34, 44, 65, 83, 93, 103-104, 106, 142, 196
Gating prospettico 5-6, 32, 104
Gating retrospettivo 5-6, 104
Grasso ectopico 206

H

Half Fourier 37

I

Imaging 1, 19, 36, 40-41, 44, 48, 53-55, 57, 59-61, 67, 69, 73, 81-82, 86-87, 92-93, 99, 103-104, 106, 109-110, 116, 121, 123, 125-130, 134, 139, 141-142, 165, 177, 179-181, 184, 189, 191, 198, 203-204, 211-212
Imaging parallelo 19, 36, 41, 53-54, 61, 67, 69, 73, 110
Indicazioni 3, 10, 13, 65, 104, 107, 110, 121, 184, 190, 211-215
Infarto
- acuto 9, 59, 92-94, 96-100, 169, 212-213, 215
- cronico 95-96
Infiltrazione adiposa 73, 134-136, 139
Infundibulo 134-135
Insufficienza
- aortica 76, 181
- diastolica 48, 50
- mitralica 77, 124, 183-184, 214
Insulino resistenza 205-207
Interruzione aortica 194
Ischemia 53, 55, 60, 83, 85-86, 88, 91-92, 111, 115, 126, 159, 189, 192, 206, 212, 214-215

K

Kawasaki, malattia di 110, 113, 116

L

Late enhancement 9-10, 70-71, 76, 121, 123, 126, 128, 137-138, 159-161, 197
LVOT 20, 23-24, 72, 180-182

M

Magnete 3, 5, 15-16, 55, 83
Malattia coronarica 61, 71, 81, 88, 91, 103, 105, 115, 158, 211-213
Malattia di Anderson-Fabry 60, 126-129
Malattie
- dell'aorta 211, 213-214
- infiammatorie 150
- valvolari 76, 180, 184-185, 213-214
Malformazioni 115, 167, 181, 194, 198
Massa miocardica 41, 42, 124
Masse e pseudo-masse cardiache 10, 13, 21, 40-43, 74, 76, 96, 124, 142, 144, 145, 147-149, 151, 153, 163, 180, 190, 196, 198, 200, 207
MdC, mezzo di contrasto 56, 76, 104-105, 107, 109-110, 113, 116, 125-126, 135-136, 162-163, 170

Metastasi cardiaca 142, 148
Miocardio 10, 15, 19, 23, 26, 32-34, 36-37, 39-41, 43-45, 50, 53, 55, 57-58, 65, 70, 76, 81-83, 85, 91-93, 95-99, 114, 116, 125-127, 130, 133-139, 142-143, 145-146, 148, 150-152, 157, 159-160, 163, 167, 170, 174, 178, 196, 204-208, 212
Miocardiopatie 65, 149, 189, 212-213, 215
Miocardite
 - acuta 157-158, 160-162, 213
 - cronica 123, 161-162
MIP 29, 191, 193-194, 199
Mixoma 143-144, 149-150
Morfologia V, 1, 3, 21-22, 24, 27-28, 32, 67, 78, 121, 129, 133-135, 143, 147, 163, 179, 181, 183-186, 190, 199-200
MPR-curved 2D 29

N
Navigator-Echo 6, 105-106, 109, 111-112, 115
Necrosi 53, 57-60, 91-94, 96, 98-99, 116, 141, 143, 147, 149, 152, 158, 160-163, 212
Neonato-lattante 191
Neoplasia 142-143, 146, 148, 152, 173

O
Obesità 56, 206-208

P
Patologia
 - acquisita del pericardio 168
 - congenita 78, 110, 167
 - valvolare 76, 128, 185
Perfusione 3, 8, 54-57, 60, 66, 68-71, 76, 81-88, 92, 97, 99, 103, 121, 194, 200, 211-213
Pericardite 25, 44, 126-127, 159, 161, 163, 169-171, 174, 214
Phase-contrast 46, 115, 122, 177
Piani di studio 19, 26, 29
Pressione ventricolare 39, 48, 50
 - atriale 50
Protocolli di studio 65

R
Rigurgito valvolare 177, 179, 185-186, 198
RM, risonanza magnetica 1, 19, 31, 53, 76, 82-83, 92, 133-134, 139, 165, 189, 203, 208
RMC, risonanza magnetica cardiaca 3, 39, 65, 72, 121, 158, 211
Ruolo prognostico 100
RVOT 20, 22-23, 139

S
Sarcoidosi 60-61, 126-128, 169
Sarcomi 143, 146, 150-152, 173
Saturazione del grasso 9, 76, 135, 142, 144-145
Sequenze 1, 5-10, 19, 31-33, 36, 40, 44-48, 50, 53-59, 61, 65-67, 69-70, 72-74, 76-79, 84, 86, 92-93, 97-98, 104-106, 108-109, 113-116, 122, 125-126, 128-129, 136-137, 141-144, 146-152, 159, 163, 165-173, 177-180, 183, 185-186, 191, 194, 204
Sequenze *cine bright-blood* 40, 159
 - b-SSFP 40-42, 44, 48, 104, 191-193, 195-196, 198-200
Sequenze cine-RM 56, 67, 74, 92, 166-167, 172
 - *Inversion Recovery* 9, 169-170
Sequenze di acquisizione 191, 204
Sindromi aortiche acute 214
Single Shot Fast Spin-Echo 7, 37
Slew-rate 5
Spin-Echo 7, 31-34, 105, 113, 136-137, 139, 141, 159, 165, 177, 182, 185-186
Sequenze morfologiche 9, 31, 57, 92, 115, 143, 159, 194
SSFP (*Steady-State Free Precession*) 6, 19, 29, 40-42, 44, 48, 66-67, 69, 71-79, 104, 107, 113-114, 135-137, 142, 144-146, 159, 166, 168-169, 171, 179, 181-182, 191-193, 195-196, 198-200
Steatosi epatica 207
Stenosi aortica 60, 76, 83, 124, 180, 190, 192-193, 214
Stenosi valvolare 177, 179-182, 185, 189, 194, 196
Stent coronarici 15, 109
Strain encoded MRI 46
Stress 44, 53-56, 58-60, 69, 71-72, 82-88, 91-92, 94, 103, 181, 207, 212
Studio perfusionale 53, 55, 58, 59, 84

T
Tachicardia 55, 72, 111, 123, 135, 139, 158
Tagging 14-15, 44-46
Tagging miocardico (*myocardical tagging*) 44, 46
Tako-tsubo 93-94, 162-163
Tecniche a respiro libero/trattenuto 6, 29, 32, 34, 37, 106, 107
Tecniche a sangue bianco/nero (*black-blood, white-blood*) 8, 9, 31-33, 35, 36, 67, 69, 72-74, 76, 95, 104,105, 107, 113, 122, 123, 126, 128, 135, 136, 139, 141, 159, 163, 166, 182, 185, 186, 191
Tecniche di imaging 54, 61, 82, 93, 103, 129
Tetralogia di Fallot 51, 185, 189-190, 192, 194, 196-198
Trasposizione delle grosse arterie 190

Trigliceridi intramiocellulari 205
Tromba 123, 142, 146, 148-150, 153, 171
Tumori cardiaci 141, 143, 146, 148, 149, 153, 190, 215

U
Urgenza neonatale 189

V
Valvole artificiali 186
Vasi 15, 19, 25-26, 32-33, 46-47, 78, 80, 83, 87, 104, 147, 149, 165, 186, 189, 191-192, 194-196, 198, 211
Velocity-Encoded Cine-RM 177
Velocity-encoded MRI 46
VENC 46-47, 49, 66, 76-78, 172, 179-180
Vene polmonari 24, 148, 195
Ventricolo
  - destro 19-23, 42, 46, 48, 51, 55, 67, 72-74, 77, 96, 100, 121, 126-127, 133-139, 145, 161, 166, 168, 171, 180, 182, 185-186, 190, 194, 196-198, 200, 213
  - sinistro 10, 12, 19-24, 42, 46, 50, 51, 57, 59, 65, 67, 69, 70-72, 83, 85, 96, 100, 113-115, 121, 122, 124, 126, 134, 136-138, 146, 147, 149, 152, 158, 159, 161-163, 166, 168, 173, 180-186, 189, 194, 197, 198, 204, 205, 207, 213
Vettocardiografia 191
Vitalità miocardica 3, 56, 58, 82, 100, 109, 121, 212-213, 215
Volume
  - telediastolico 43, 48, 137, 163
  - telesistolico 43
Volumi ventricolari 41, 42, 73, 128, 168
Volume Rendering 29

W
Wall motion 13
Wall thickness/wall thickening 12, 13
Whole heart coronary angiography 104, 106-107, 110

Finito di stampare nel mese di giugno 2010

If you have any concerns about our products,
you can contact us on
ProductSafety@springernature.com

In case Publisher is established outside the EU,
the EU authorized representative is:
**Springer Nature Customer Service Center GmbH
Europaplatz 3, 69115 Heidelberg, Germany**

Printed by Libri Plureos GmbH
in Hamburg, Germany